Praxisbuch Adipositas in der Geburtshilfe

Alexander Strauss • Carolin Strauss
Hrsg.

Praxisbuch Adipositas in der Geburtshilfe

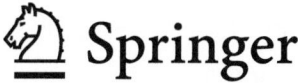

Hrsg.
Alexander Strauss
Christian-Albrechts-Universität zu Kiel
Kiel, Deutschland

Carolin Strauss
Endokrinologikum Kiel
Kiel, Deutschland

ISBN 978-3-662-61905-6   ISBN 978-3-662-61906-3 (eBook)
https://doi.org/10.1007/978-3-662-61906-3

Die Deutsche Nationalbibliothek verzeichnet diese Publikation in der DeutschenNationalbibliografie; detaillierte bibliografische Daten sind im Internet über http://dnb.d-nb.de abrufbar.

© Springer-Verlag GmbH Deutschland, ein Teil von Springer Nature 2022
Das Werk einschließlich aller seiner Teile ist urheberrechtlich geschützt. Jede Verwertung, die nicht ausdrücklich vom Urheberrechtsgesetz zugelassen ist, bedarf der vorherigen Zustimmung des Verlags. Das gilt insbesondere für Vervielfältigungen, Bearbeitungen, Übersetzungen, Mikroverfilmungen und die Einspeicherung und Verarbeitung in elektronischen Systemen.
Die Wiedergabe von allgemein beschreibenden Bezeichnungen, Marken, Unternehmensnamen etc. in diesem Werk bedeutet nicht, dass diese frei durch jedermann benutzt werden dürfen. Die Berechtigung zur Benutzung unterliegt, auch ohne gesonderten Hinweis hierzu, den Regeln des Markenrechts. Die Rechte des jeweiligen Zeicheninhabers sind zu beachten.
Der Verlag, die Autoren und die Herausgeber gehen davon aus, dass die Angaben und Informationen in diesem Werk zum Zeitpunkt der Veröffentlichung vollständig und korrekt sind. Weder der Verlag, noch die Autoren oder die Herausgeber übernehmen, ausdrücklich oder implizit, Gewähr für den Inhalt des Werkes, etwaige Fehler oder Äußerungen. Der Verlag bleibt im Hinblick auf geografische Zuordnungen und Gebietsbezeichnungen in veröffentlichten Karten und Institutionsadressen neutral.

https://stock.adobe.com/de/images/fingers-pointing-to-a-happy-chubby-woman-concept-harassment-on-black-background-studio-shoot/219629451?prev_url=detail
Umschlaggestaltung: deblik Berlin

Lektorat/Planung: Sabine Gehrig
Springer ist ein Imprint der eingetragenen Gesellschaft Springer-Verlag GmbH, DE und ist ein Teil von Springer Nature.
Die Anschrift der Gesellschaft ist: Heidelberger Platz 3, 14197 Berlin, Germany

Erste Gedanken

Den Phänomenen Übergewicht und Adipositas wurde als multifaktoriellen Entwicklungsprozessen an dynamisierte Lebenswirklichkeiten zu allen Zeiten nachdrückliche Aufmerksamkeit gezollt. Dies spiegelt sich nicht nur im gegenwärtig zugehörigen multimodal-interdisziplinären Systemverständnis, sondern auch in der Vielzahl überlieferter Bezeichnungen, welche für eine beachtenswerte Körperfülle verwendet wurden, wider: *Wohlbeleibtheit, Obésité, Corpulenz, Gastrophorie, Embonpoint* (Wohlbeleibtheit, „*en bon point* - in gutem Zustand"), *Fettleibigkeit, Obesitas, Polylipie, Saginatio* (lat. Mästung), *Fettsucht, Polysarkie* (Fleischesüberschuss) oder *Lipomatosis*. Abgrenzungen des Körpergewichts unterliegen historisch wie gegenwärtig durch widersprüchliche Grenzziehungen einer Vielzahl von Adaptationen. *G.D. Regneller* (Professor en médecine) nannte 1839 die Beleibtheit „*das Höchste der Gesundheit, die rechte Mitte zwischen Magerkeit und Fettleibigkeit*". Während sie durch Fettansammlungen den Umfang des Körpers mehr oder minder vermehrt, „*vernichtet sie*", nach seiner Meinung, „*doch stets die Schönheit der natürlichen Formen*". Unter wiederholten Neuausrichtungen von anthropometrischen Idealvorstellungen ist der Betrachtungshorizont unserer Tage in der Erkenntnis vom Beginn kausaler Wirkungskreise weit vor der Geburt des Menschen angekommen. Fühlbar greift die Entwicklung des Körpergewichts sowohl in die Lebenswirklichkeit der Einzelnen, als auch in diverse Systembestandteile des gesellschaftlichen Zusammenlebens ein. Risiken können dabei nicht nur *eigendynamisch für Systeme*, sondern auch *interdependent durch Systeme* ent- und bestehen. Verdichtungs- und Vernetzungsphänomene, welche in intersystemischen Risikoketten Grenzen (Gesundheit, Ernährung, Erziehung, Ökonomie, Politik) durchdringen, werden so zu übergreifenden, in der Regel nur schwer beeinflussbaren Prozessdeterminanten. Einseitige Betrachtungsweisen werden der Komplexität der Konsequenzen von Übergewicht und Adipositas daher nicht umfassend gerecht, insbesondere, wenn sich die prozessuale Binnendynamik der auslösenden und ausgelösten Ereignisse biologisch oder zeitlich divergent einstellt.

Der Begriff *Risiko* erweist sich dabei als doppelsinnig und verweist nicht nur auf manifeste Schadenspotentiale, sondern beruht auch auf komplexen Wahrnehmungs-, Deutungs-, Selektions- und Kommunikationsprozessen seiner gesellschaftlichen Definition. Dabei folgt der Umgang mit systemischen Risiken – wie Adipositas und Mutterschaft – der Verflechtung von Sach-, Informations- aber auch der Sozialebene.

» *Erleiden oder Verursachen?*

Das Körperbild ist kontinuierlichen Anpassungen der individuellen Subjektivität unterworfen. Phänomenologisch findet aber ein authentisches Selbst- und Fremderleben von Adipositas nur sehr eingeschränkt statt. Allgemeine, kultursensitive Auseinandersetzungen mit kontinuierlich steigendem/gesteigertem Körpergewicht fallen regelhaft einem generellen gesellschaftlichen Vermeidungsverhalten zum Opfer. Lebensweltlich akzentuiert abweichungsfokussiertes Risikoverständnis von Adipositas die dominante Zuschreibung des Attributs *Gesundheitsgefährdung*. Dies erweist sich für Betroffene als dienlich, Stigmata wie mangelnde Attraktivität, Selbstverantwortung, Mäßigung, Bildung oder Kaufkraft in den Hintergrund zu drängen. Im

Bemühen um eine kohärente Analyse von Wirkmechanismen und die Kennzeichnung zugehöriger Interventionsoptionen nimmt die betrachtete Lebensphase *„peri partum"* in mehrfacher Hinsicht eine gesundheitsbestimmende Schlüsselstellung ein.

Nach dem Jahrtausendwechsel ist es unter der weiblichen Weltbevölkerung erstmals zum numerischen Überwiegen von Adipositas verglichen mit Untergewicht gekommen. Dieser globale Paradigmenwechsel durchdringt konsekutiv nicht nur die nationalen Gesellschaftsordnungen, sondern wird auch zur fundamentalen Belastung der Gesundheitssysteme. Regulatorische wie finanzielle Verantwortlichkeiten, der Zugang zu Präventionsprogrammen und langfristige Betreuungsallokationen können in diesem Kontext pars pro toto auch als (Vor-)Zeichen der geburtsmedizinischen Herausforderungen gewertet werden. Wenngleich derzeit „noch" nicht sämtliche Antworten bekannt sind, müssen wir dennoch „nicht mehr" mit allen Fragen leben.

» *„Die dünnste Tinte ist besser als das umfangreichste Gedächtnis"*

Dieses chinesische Sprichwort fordert uns auf, die Dauerhaftigkeit des Augenblicks schriftlich auszuformen. Im Hinterlassen von Spuren wird so aus wissenschaftlicher Verantwortung inhaltliche Wahrhaftigkeit. Auch der Verwirklichungsprozess von Praxisbuch Adipositas in der Geburtshilfe ist demgemäß entscheidend durch die hochqualifizierte Kooperation aller Beteiligten geprägt. Im Bestreben, die kumulierte Expertise aller Autoren in Buchform zusammenzuführen fanden die Herausgeber bei **SPRINGERNATURE** stets zielorientierte Unterstützung. Vor allem mit Frau Dr. sc. hum. Sabine Höschele, Ina Conrad und Herrn Naresh Veerabathini sind uns als unverzichtbare Quellen produktiven Elans an die Seite gestellt.

» *Entdecken Sie Neues und vergleichen Sie mit Bekanntem!*

Dem Andenken unserer Väter gewidmet, freuen wir uns in Praxisbuch Adipositas in der Geburtshilf aktuelles Wissen mit unserer geschätzten Leserschaft zu teilen.

Carolin Strauss
Alexander Strauss
Kiel
Dezember 2021

Inhaltsverzeichnis

I Grundsätzlich

1 Körpergewicht und Schwangerschaft – Grundlagen 3
Alexander Strauss

2 Ernährungsmanagement vor und während Schwangerschaft sowie nach Geburt 37
Manfred J. Müller und Anja Bosy-Westphal

II Präkonzeptionell

3 Adipositas und unerfüllter Kinderwunsch 73
Thomas Strowitzki

4 Genetische Determination der Gewichtsentwicklung 87
Johanna Giuranna, Christoph Reichetzeder und Anke Hinney

5 Adipositas und metabolische Chirurgie 97
Fritz W. Spelsberg und Thomas P. Hüttl

III Präpartal

6 Adipositas und Schwangerschaftsrisiken 113
J. Weichert

7 Abnormer Glukosemetabolismus und Adipositas: fetale und neonatale Kurz- und Langzeitrisiken und ihr klinisches Management 145
Ute Schäfer-Graf

8 Adipositas und physische Aktivität während einer Schwangerschaft und in der Nachsorge 159
Thorsten Schmidt

9 Adipositas und Depression in der Schwangerschaft 169
Marie-Kathrin Rehme, Anna Birkenstock, Viktoria Schrader und Helge Frieling

IV Peripartal

10 **Adipositas und Geburtskomplikationen** 179
   Alexander Strauss

11 **Adipositas und Sectio caesarea** 211
   Alexander Strauss

12 **Adipositas und geburtshilfliche Anästhesie** 229
   Henning Ohnesorge

V Postpartal

13 **Adipositas im Wochenbett und während der Laktation** 245
   Carolin Strauss

14 **Der Einfluss von maternaler Adipositas auf Gewichtsentwicklung und kardiometabolisches Risiko der Nachkommen – alles eine Frage der Gene?** 261
   Christoph Reichetzeder und Anke Hinney

15 **Mütterliche Adipositas und langfristige Auswirkungen auf die Nachkommen** 277
   Sarah Perschbacher, Nathalie Eckel, Delphina Gomes und Regina Ensenauer

16 **Management der postpartalen Gewichtsentwicklung** 297
   Carolin Strauss

Serviceteil
Stichwortverzeichnis 313

Über die Autoren

Anna Birkenstock Klinik für Psychiatrie, Sozialpsychiatrie und Psychotherapie, Medizinische Hochschule Hannover, Hannover, Deutschland

Frau Prof. Dr. Dr. A. Bosy-Westphal Institut für Humanernährung der Universität Kiel, Kiel, Deutschland

Agrar- und Ernährungswissenschaftliche Fakultät, Institut für Humanernährung u. Lebensmittelkunde, Christian Albrechts Universität Kiel, Kiel, Deutschland

Dr. Dr. rer. nat. Nathalie Eckel Mannheim Institute of Public Health, Social and Preventive Medicine, Universitätsmedizin Mannheim, Mannheim, Deutschland

Prof. Dr. med. Regina Ensenauer Institut für Medizinische Informationsverarbeitung, Biometrie und Epidemiologie (IBE), Medizinische Fakultät, Ludwig-Maximilians-Universität München, München, Deutschland

Institut für Kinderernährung, MRI, Max Rubner-Insitut, Karlsruhe, Deutschland

Prof. Dr. med. Helge Frieling Klinik für Psychiatrie, Sozialpsychiatrie und Psychotherapie, Medizinische Hochschule Hannover, Hannover, Deutschland

Dr. rer. nat. Johanna Giuranna Hamburg, Deutschland

Delphina Gomes, M.Sc. Institut für Medizinische Informationsverarbeitung, Biometrie und Epidemiologie (IBE), Medizinische Fakultät, Ludwig-Maximilians-Universität München, München, Deutschland

Prof. Dr. rer. nat. Anke Hinney Klinik für Psychiatrie, Psychosomatik und Psychotherapie des Kindes- und Jugendalters, Forschungsabteilung Molekulargenetik, Universitätsklinikum Essen, Essen, Deutschland

Prof. Dr. Thomas P. Hüttl Hauptabteilung für Viszeral- und minimalinvasive Chirurgie, Adipositas Zentrum München, München, Deutschland

Prof. Dr. med. Manfred J. Müller Institut für Humanernährung der Universität Kiel, Kiel, Deutschland

Dr. med. Henning Ohnesorge Klinik für Anästhesiologie und operative Intensivmedizin, UKSH Campus Kiel, Kiel, Deutschland

Sarah Perschbacher, M.Sc. Institut für Medizinische Informationsverarbeitung, Biometrie und Epidemiologie (IBE), Medizinische Fakultät, Ludwig-Maximilians-Universität München, München, Deutschland

Dr. Marie-Kathrin Rehme Celle, Deutschland

Dr. med. Christoph Reichetzeder Institut für Ernährungswissenschaft, Abteilung Ernährungstoxikologie, Universität Potsdam, Nuthetal, Deutschland

Prof. Dr. med. Ute Schäfer-Graf Berliner Diabeteszentrum für Schwangere, Klinik für Gynäkologie und Geburtshilfe, St. Joseph Krankenhaus, Berlin, Deutschland

Dr. med. Thorsten Schmidt UKSH Campus Kiel, Kiel, Deutschland

Dr. Viktoria Schrader Tagesklinik Salzgitter-Bad, DR. FONTHEIM, Mentale Gesundheit, Salzgitter, Deutschland

Prof. h.c. Priv.-Doz. Dr. med. Fritz W. Spelsberg Abteilung für Viszeralchirurgie, Klinikum Fürstenfeldbruck, Fürstenfeldbruck, Deutschland

Prof. Dr. med. Alexander Strauss Christian-Albrechts-Universität zu Kiel, Kiel, Deutschland

Dr. med. Carolin Strauss Endokrinologikum Kiel, Kiel, Deutschland

Prof. Dr. med. Thomas Strowitzki Abt. Gynäkologische Endokrinologie und Fertilitätsstörungen, Universitätsfrauenklinik Heidelberg, Heidelberg, Deutschland

Priv.-Doz. Dr. med. Jan Weichert Klinik für Gynäkologie und Geburtshilfe, UKSH Campus Lübeck, Lübeck, Deutschland

Über die Herausgeber

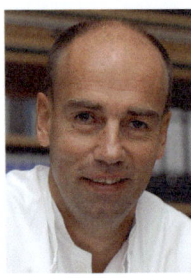

Prof. Dr. med. Alexander Strauss
ist seit Jahrzehnten intensiv mit Fragestellungen der Risikogeburtshilfe befasst. Die klinische Vermittlung und Umsetzung evidenzbasierter Erkenntnisse befeuert seine berufslebenslange Ambition mit KollegInnen durch Publikationen, Präsentationen und Kurse in fachlichen Diskurs zu treten. „Wissenschaftlichkeit mit Praktikabilität", dieser Verknüpfung folgend, verschreibt er sich gemeinsam mit allen AutorInnen und Springer Nature auch im vorliegenden Leitfaden den Herausforderungen von Adipositas in der Geburtshilfe.

„Error hesternus – Doctor hodiernus"

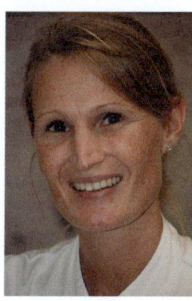

Dr. med. Carolin Strauss
beschäftigt sich seit vielen Jahren im Rahmen ihrer Tätigkeit an den Universitätsfrauenkliniken München und Kiel eindringlich mit der u. a. auch interprofessionellen Vermittlung von Aus- und Weiterbildungsinhalten. Im Gespräch mit dem fachlichen Nachwuchs fußt ihre Weitergabe klinischer Handlungsempfehlungen stets auf der Basis analytischer Auseinandersetzung mit der vorhandenen wissenschaftlichen Meinungsvielfalt. So trägt auch das vorliegende Buch, maßgeblich ihre, dezidierter Praxisorientierung verpflichtete Handschrift.

„Verba volant – Scripta manent"

Grundsätzlich

Inhaltsverzeichnis

Kapitel 1 Körpergewicht und
            Schwangerschaft – Grundlagen – 3
            Alexander Strauss

Kapitel 2 Ernährungsmanagement
            vor und während Schwangerschaft sowie
            nach Geburt – 37
            Manfred J. Müller und Anja Bosy-Westphal

Körpergewicht und Schwangerschaft – Grundlagen

Alexander Strauss

Inhaltsverzeichnis

1.1 Grundlagen – 5

1.2 Klinische Charakteristika – 8
1.2.1 Adipositas gewinnt Übergewicht – 10
1.2.2 Wie kommt es zur (Fehl-)Entwicklung des Körpergewichts? – 11
1.2.3 Einflussmöglichkeiten – 11
1.2.4 Auswirkungen – 17

1.3 Sonderfall – Schwangerschaft – 20
1.3.1 Gewichtzunahme – 20
1.3.2 Körperbild – 24
1.3.3 Lifestyle – 26

1.4 Interventionsmöglichkeiten – 27
1.4.1 Multimodale Maßnahmen zur Gewichtsreduktion – 27
1.4.2 Adjuvante medikamentöse Therapieansätze von Adipositas – 28

© Springer-Verlag GmbH Deutschland, ein Teil von Springer Nature 2022
A. Strauss, C. Strauss (Hrsg.), *Praxisbuch Adipositas in der Geburtshilfe*,
https://doi.org/10.1007/978-3-662-61906-3_1

1.5 **Prävention – 29**
1.5.1 Primärprävention – 29
1.5.2 Sekundärprävention – 29
1.5.3 Tertiärprävention – 30

1.6 **Ausblick – 30**
1.6.1 Gesundheitsökonomische Konsequenzen – 31

1.7 **Fazit für die Praxis – 31**

Literatur – 33

Trailer

Die Entwicklung des Körpergewichts ist ein multifaktorielles Geschehen. Genetische Einflussgrößen, eine Störung des Energiestoffwechsels, abnorme Hunger- und Sättigungsregulationsmechanismen, einseitige Ernährungsverhaltensweisen und Bewegungsmangel, aber auch organische Faktoren und psychosoziale Auslöser können ätiologisch wegbereitend werden. Adipogene Umweltbedingungen führen zu einer erhöhten Disposition für ein zu hohes Körpergewicht und ohne ausreichende Gegenregulation dauerhaft zu Übergewicht bzw. Adipositas.

1.1 Grundlagen

Das Körpergewicht (KG) trägt maßgeblich zur Fremd- sowie zu unserer Selbstwahrnehmung bei. Introspektion als Triebfeder eines fast bevölkerungsweit vertretenen Bemühens, den gängigen Lebensstilidealen zu entsprechen, hat dabei allerdings nur wechselnden Erfolg. Dies umso mehr, als biologischen Prozessen bzw. der Erbausstattung vorzüglich im mittleren Bereich des Gewichtsspektrums (Normalgewicht) ein dominierender Einfluss auf die Körpergewichtsausprägung zukommt. Bei adipöser Fettgewebsvermehrung tritt deren Bedeutung für die Entwicklung des Körpergewichts sukzessive zurück. Vielmehr gewinnen Umweltfaktoren und psychologische Mechanismen im hohen Körpergewichtssegment die Prozesshoheit über die Steuerung der Gewichtsentwicklung.

> Phänomenologisch sind Übergewicht und Adipositas als multifaktorielle Entwicklungsprozesse der Lebenswirklichkeit der Betroffenen zu verstehen.

Das soziale Stigma „zu hohen Körpergewichts" findet sich nach wie vor auch sprachlich in der bevölkerungsweit verwendeten Terminologie wieder. Herabwürdigende Bezeichnungen behindern die Bereitschaft zur Einsicht in den Körperzustand und wirken einer potenziellen Handlungsbereitschaft entgegen. Abgerundet wird die Verkettung fehlgehender Unterstützungsansätze durch ein mitunter mangelhaftes Erschließen des individuellen Hintergrunds der Patientin in Form der häuslichen Lebensumstände, spezifischer Stressoren und ihres sozioökonomischen Milieus.

An der Stärkung der Volksgesundheit orientierte Konzepte der Bevölkerungsentwicklung implementierten erstmalig in den USA während der Zeit des zweiten Weltkriegs auch Erwägungen zur Ernährung der Staatsbürger. Rasch griffen nationale Bemühungen zur Gesundheitsvorsorge der Allgemeinheit um sich und Empfehlungen zur Versorgung mit Mikro- und Makronährstoffen wie auch die Beachtung des Bedarfs an Nahrungsenergie fanden auch internationale Beachtung. Festlegungen zu wünschenswerten (Grenz-)Werten der Nährstoffzufuhr sind für Deutschland durch die DGE (Deutsche Gesellschaft für Ernährung) seit 1956 verfügbar. Mit Beginn des dritten Jahrtausends werden diese Konsensusempfehlungen für die deutschsprachigen Länder unter dem Begriff D-A-CH-Referenzwerte fortgeführt.

Der Begriff Körpergewicht, angegeben in Kilogramm (kg), bezeichnet die physikalische Körpermasse eines Lebewesens. Es ist in den Tagen nach der Geburt am geringsten und nimmt, bei normaler Entwicklung, bis zum Erwachsenenalter gemeinsam mit der Körperhöhe stetig zu. Faktoren, welche vornehmlichen Einfluss auf das Körpergewicht haben, lassen sich auf drei fundamentale Einzelkomponenten zurückführen (Schäfer-Graf et al. 2019).

> Gesamtenergiebedarf = Grundumsatz + Thermogenese + leistungsabhängige Energie

Grundumsatz (GU) bezeichnet als Basiswert den individuellen Energiebedarf in physischer und psychischer Entspannung und bei ausgeglichener Körpertemperatur (24 kcal/kg KG). Dies bedeutet eine empfohlene mütterliche Energieaufnahme während der Frühschwangerschaft von 2300 kcal/Tag. Ein Mehrbedarf von 13% durch das Wachstum des Fetus, der Plazenta und den gesteigerten mütterlichen Erfordernissen erhöht diesen Wert im II. und III. Trimenon auf 2600 kcal/Tag (Bung 2016). Bei adipösen Schwangeren (unabhängig von Körperhöhe und Konstitution) ist eine ausreichende Energiezufuhr bereits bei einem GU von 12–18 kcal/kg KG gegeben (dabei sind 1600–1800 kcal/Tag und ein Proteinanteil von 60–80 g nicht zu unterschreiten). Die Anpassung einer für Mutter und Kind unbedenklich restriktiven Ernährungsstrategie kann über einen Ausschluss der Ketonkörperbildung/-ausscheidung im Morgenurin (Urinstix 1–2/Woche) erfolgen. Der tägliche Energiemehrbedarf der Stillenden beträgt 500 kcal.

Die **Thermogenese** des menschlichen Körpers dient der Aufrechterhaltung der temperatursensiblen Stoffwechselprozesse. Sie erfolgt durch Energiewandlung innerhalb des Stoffwechsels, der Muskulatur und des braunen Fettgewebes des Säuglings. Die kontinuierliche Wärmeproduktion besteht dabei aus einem obligaten und einem fakultativen bzw. adaptiven Anteil (u. a. durch Kälteexposition, eine Veränderung der Nährstoffzusammensetzung, Medikamente oder Genussstoffe beeinflusst) und umfasst 10% des täglichen Energiebedarfs.

Der **leistungsabhängige Energiebedarf** ist variabel und anhand der täglichen (wechselnden) Aktivitäten zu bemessen (physical activity level, PAL).

Die Bevölkerung in mitteleuropäischen Industriestaaten ist in den vergangenen Jahrzehnten mit einer Zunahme der Körpermaße ihrer Bürger konfrontiert. Im reproduktiven Alter (18-50. Lebensjahr) beträgt die durchschnittliche jährliche Gewichtszunahme ca. 0,28 kg für Frauen mit Normalgewicht. Deutlich höher fällt diese Spanne bei adipösen Frauen aus: 1,13 kg/Jahr. In Summe ergibt sich daraus eine kontinuierliche Körpergewichtserhöhung von 9 kg bzw. bei Adipositas bis zu 36 kg (Robert Koch Institut und DESTATIS 2017). Körperlich inaktive Personen (sitzender Lebensstil) haben ein, im Vergleich zu Menschen, welche sich viel bewegen, vierfach erhöhtes Risiko für die Entwicklung einer Adipositas mit all ihren Folgeerscheinungen. Adipogene Umfeldbedingungen und ein wenig aktiver Lebensstil (regelmäßige Bewegungszeit <150 Minuten/Woche) bereiten einer interventionsrefraktären Zunahme des Körpergewichts dabei das Feld (Ferrari und Graf 2016). Durch körperliche Ertüchtigung (200 Bewegungseinheiten) gelingt eine Verringerung der beschriebenen alterungsbedingten Gewichtszunahme bei Frauen und Männern im Normalgewichtsbereich um 0,32 kg/Jahr bzw. 0,27 kg/Jahr. Für adipöse Frauen sind −1,94 kg/Jahr und für adipöse Männer −1,25 kg/Jahr zu erreichen (Wirth 2016).

16 Millionen Menschen in Deutschland erfüllen die Kriterien von Adipositas. Im europäischen Vergleich bedeutet das eine Spitzenposition. Dabei übertrifft der Relativanteil an Frauen denjenigen der Männer (Schäfer-Graf et al. 2017) (◘ Tab. 1.1).

Weltweit zeichnet Adipositas jährlich für ca. 4 Millionen Todesfälle verantwortlich (15).

> Adipositas verkürzt das Leben von Frauen um 9 und von Männern um 12 Jahre.

Für übergewichtige (BMI $\geq$25,0–29,9 kg/m^2) ist verglichen zu normalgewichtigen Frauen (BMI $\geq$18,5–24,9 kg/m^2) ein derartiger statistischer Zusammenhang des Sterblichkeitsrisikos nicht gegeben. Dies gilt allerdings nicht für alle potenziell fatal endenden Erkrankungsmöglichkeiten in gleicher Weise (Lenz et al. 2009).

Body mass index (BMI)

Körpergewicht und Schwangerschaft – Grundlagen

Tab. 1.1 Häufigkeit von Übergewicht und Adipositas in Deutschland (Robert Koch Institut 2018; IQTIG 2015)

	Übergewicht (BMI ≥25,0 kg/m²)	Adipositas (BMI ≥30,0 kg/m²)
Männer	67%	23%
Frauen	53%	24% (BMI ≥40,0 kg/m²: >1%)
18–29 Lebensjahr	30%	10% (BMI ≥40,0 kg/m²: 0,9%)
30–39 Lebensjahr	38%	17% (BMI ≥40,0 kg/m²: 2,3%)
40–49 Lebensjahr	46%	19%
Kinder	20%	6%
Schwangere	45%	16%

> BMI = Körpergewicht (kg)/Körperoberfläche (m²)

Die bereits im frühen 19. Jahrhundert vom belgischen Mathematiker Adolphe Quetelet als Maßstab einer anthropometrischen Klassifizierung entwickelte Formel blieb in der Folge nicht unumstritten. Der pragmatische Ansatz, das Verhältnis von Körpergewicht und Körperoberfläche zur Risikostratifizierung zu verwenden, lässt in seiner Beurteilung die Gewebedifferenzierung u. a. die Unterscheidung von Fett und Muskelmaße außer Acht. Daneben können die Knochendichte, stärkere Knochen- und Gelenkdurchmesser oder größere Schulterbreite (bei Personen mit gleicher Körperhöhe), besonders bei sportlichem Habitus (Konstitutionstypus), Unschärfen in diese Kategorisierung einbringen. Zudem wird mit dem BMI das individuelle Fettverteilungsmuster nicht erfasst. Dabei kommt gerade diesem ein erheblicher prognostischer Wert für metabolisch bedingte Folgezustände/Krankheiten zu. Trotz oder gerade wegen seiner auf Praktikabilität reduzierten Aussagequalität bemängelt die breit gefächerte BMI-Kritik in erster Linie die Pauschalität seiner Ergebnisse. Diese hat zur Etablierung von alternativen Bewertungsmethoden geführt. Dabei wird das Ziel der besseren Erkennung von Gesundheitsrisiken mitverursacht durch Veränderungen der Körperzusammensetzung (Body Composition) verfolgt (Tab. 1.2).

Aus dem BMI lässt sich kein treffgenaues Abbild des Ernährungs- und Gesundheitszustandes des Probanden gewinnen. Gerade die Bestimmung des Körperfettanteils gelingt nur näherungsweise. Hierzu müssen alternative Methoden, u. a. Messung der Hautfaltendicke – *Calipometrie* – nach der 3-Falten-, 5-Falten- oder 9-Faltenformel eingesetzt werden. Andererseits ist der BMI zur Abschätzung der mit dem Körperfettgehalt verbunden Risiken wie Hypertonie, Arteriosklerose, KHK, Apoplex aber auch des Diabetesrisikos zwar dem BAI (Body-Adiposity-Index) überlegen, der Taillenumfang gewinnt jedoch jeweils eine noch höhere Aussagekraft. Die technisch einfache und störungsrefraktäre Messung des Taillenumfangs kann so als Ergänzung zur Bestimmung des BMI klinischen Wert gewinnen.

Tab. 1.2 Anthropometrische Berechnungsformeln/Indizes

Indizes	Methodik	Prädiktive Wertigkeit verglichen zum BMI
Broca-Index (weiblich)	(Körperhöhe [cm] – 100) × 0,85	–
Ponderal-Index (PI)	Körpergewicht [kg]/Körperhöhe [m]^3	+
Körperbau-Entwicklungsindex (KEI)	Körperhöhe, Schulterbreite, Beckenstachelbreite und Unterarmumfang bzw. Oberschenkelumfang	± geeignet bei Sportlern und zur biologischen Altersbestimmung
Waist-to-Height-Ratio (WtHR)	Bauchumfang [cm]/Körperhöhe [m]	+ lässt genauere Rückschlüsse auf den gesundheitlich bedenklichen Bauchfettanteil zu
Area-Mass-Index (AMI) (weiblich)	0,865 × (Körpergewicht [kg]/Körperhöhe [m]) + 18,56	+
Body-Adiposity-Index (BAI)	(100 × Hüftumfang [m]/Körperhöhe [m] × Wurzel Körperhöhe) - 18 Körpermaße/Körperoberfläche (abhängig vom individuellen Körperbau, von Statur und Geschlecht)	± prozentualer Körperfettanteil bzw. metabolisches Risiko
Taillenumfang	Taillenumfang [cm]	+ prozentualer Körperfettanteil bzw. metabolisches Risiko
Taille-Hüft-Verhältnis	Taillenumfang [cm]/Hüftumfang [cm]	+ prozentualer Körperfettanteil bzw. metabolisches Risiko
Body-Shape-Index (BSI oder ABSI)	Bewertung von Körpergröße, Körpergewicht und Bauchumfang (Bauchfett)	+ besonders ABSI-Z-Wert (= Vergleich mit US-Bevölkerungsdurchschnittswerten) – für Schwangere wird diese Messmethode als nicht geeignet eingeschätzt

Tipp

Ausgangspunkt jeglicher Indexierung ist eine Patientinnen-unabhängige (medizinische) Messung von Körpergewicht und Körperhöhe, da von den Schwangeren selbst ihr Gewicht zu niedrig angesetzt/berichtet und die Körperhöhe überschätzt wird (Modder und Fitzsimons 2010)

1.2 Klinische Charakteristika

❯ Fettgewebe wird als Speicherform von Energie in Nahrungsüberschusszeiten zur Sicherung des individuellen Überlebens eines Lebewesens angelegt. Spezies-spezifisch kann bis zu 100 Tage von Fettreserven gezehrt werden.

Adipozyten, aus retikulärem Bindegewebe hervorgegangen, erfüllen im menschlichen

Körper wichtige Aufgaben. Fettgewebe ist u. a. der größte Energiespeicher des Organismus und spielt bei der Regulation der Energiehomöostase eine bedeutsame Rolle. Das Volumen der Fettspeicher wird determiniert durch die Größe und die Anzahl der enthaltenen Fettzellen. Über Jahrzehnte hinweg galt als Dogma, dass die Zellzahl während der Entwicklung im Kindesalter weitgehend festgelegt würde und über die gesamte Lebensdauer nahezu konstant bliebe. Veränderungen der Fettgewebsgröße würden dieser Vorstellung folgend nur durch eine Modulation des Adipozytenvolumens erreicht werden. Dieses Konzept hat heute keine Gültigkeit mehr, da gezeigt werden konnte, dass auch im Jugend- und Erwachsenenalter neben einer Volumenmodifikation auch die numerische Veränderung der Adipozytenzahl möglich ist (Wabitsch und Fischer-Posovszky 2008) (◘ Tab. 1.3).

Es wird zwischen unterschiedlichen **Fettgewebsarten** unterschieden: weißem und braunem Fettgewebe. Braunes Fettgewebe hat die Aufgabe, Wärme zu erzeugen. Vor allem im Säuglingsalter wird diese Funktion benötigt, da alternative Mechanismen der Thermoregulation bei Neugeborenen noch nicht entwickelt sind. Weißes Fettgewebe übernimmt dagegen Stoffwechsel-, Isolier-, Speicher- oder Strukturaufgaben. Depotfett findet sich größtenteils an der Körperoberfläche subkutan, gluteal und abdominal wie auch peritoneal. Baufett hat polsternde, schützende Aufgaben (subkutan, plantar, orbital, buccal, kardial, renal und an diversen Gelenken). Proinflammatorisches und endokrines Potenzial, mit einer möglichen Propagation einer Insulinresistenz und Entzündungsreaktion, weist weißes Fettgewebe, bedingt durch seine Menge und unabhängig seiner Lokalisation auf. Insgesamt ist das Quantum weißen Fettgewebes wesentlich größer als der braune Fettgewebsanteil (u. a. axillär, mediastinal). Fettgewebe (weißes) tritt nicht nur an verschiedenen Stellen des menschlichen Körpers auf, auch sein relatives **Verteilungsmuster** ist zwischen Mann und Frau unterschiedlich ausgeprägt (besonders bei Adipositas) (◘ Tab. 1.4).

Die Fettgewebsverteilung, wenngleich charakteristisch, ist jedoch nicht nur geschlechtsgebunden. Etwa 15% der Frauen weisen (genetisch bedingt) ein androides Fettverteilungsmuster auf. Ebenso kommen bei einem Teil der Männer gynoide Formen vor. Bei Adipositas hat der Fettverteilungstypus unterschiedliche gesundheitliche Konsequenzen. Der androide Typ ist mit einem erhöhten Risiko für Diabetes mellitus Typ 2, Hypertonie sowie Hyper- und Dyslipidämien verbunden. Ursächlich wirkt sich hierfür die deutlich höhere Ansprechbarkeit des viszeralen Fettgewebes gegenüber lipolytisch wirksamen Hormonen (Katecholaminen, Somatotropin, Testosteron) und die dadurch erhöhte Freisetzung von Fettsäuren aus den abdominalen Depots aus. Die Steigerung der Fettsäurekonzentration führt zur Störung der muskulären Glukosever-

◘ Tab. 1.3 Spezifika von Fettgewebstypen

	Viszerales Fett	Subkutanes Fett
Adipozyten	Klein	Groß
Gewebedurchblutung	Stark	Reduziert
Innervierung	Umfangreich	Spärlich
Besatz mit Hormonrezeptoren (Katecholamine, Androgene)	Ausgeprägt	Gering(er)

Tab. 1.4 Verteilungstypen von Fettgewebe (weiß)

	Bevorzugte Ablagerung	Fettverteilung (Körperregion)	Diagnostik (Waist-to-Hip-Ratio, WHR)
Weiblicher Habitus („*Birnentyp*")	Unterhautfettgewebe	Gluteo-femoral	<0,85
Männlicher Habitus („*Apfeltyp*")	Intraperitoneales Fettgewebe	Abdomino-viszeral (zentral)	<1,0

wertung, zu erhöhter hepatischer Glukoneogenese und zu Insulinresistenz. Diese Stoffwechselauslenkungen bereiten so den mit androidem Fettverteilungstyp assoziierten Folgeerkrankungen langfristig den Weg.

1.2.1 Adipositas gewinnt Übergewicht

Eine ungezügelte Steigerung der Kalorienzufuhr bei gleichzeitiger Abnahme des aktiven Kalorienverbrauchs wirken als Auslöser einer sich nun schon über Jahrzehnte anbahnenden Adipositasepidemie in Ländern mit hohem und sehr hohem Entwicklungsstand (Human Development Index der Vereinten Nationen 2017). Der Anteil adipöser Menschen ist global während dreier Jahrzehnte (1983–2013) um 27,5% gewachsen. International nehmen die pazifischen Cook Islands mit mehr als 53% adipösen Bewohnern, dicht gefolgt von weiteren Südseeinseln wie Niue, Nauru und Tonga, dabei den Spitzenplatz ein. Die Vereinigten Staaten führen mit 34% die Reihung der Industriestaaten an. Obwohl Deutschland sich mit einer Adipositasprävalenz von 23,9% bei Frauen und 23,3% bei Männern international im Mittelfeld platziert, belegt die Bundesrepublik unter dem Aspekt des relativen Adipostiaszuwachses einen Spitzenplatz (unter den 10 führenden Nationen) (Ferrari und Graf 2017). Den rasantesten Anstieg weisen dabei Frauen in ländlichen Regionen ohne Migrationshintergrund <30 Jahren auf. Eine weltweite Ausnahmestellung kommt der japanischen Bevölkerung zu. Mit etwas mehr als 3% stellt Adipositas hier ein nur ungeordnetes Gesundheitsproblem dar (Alexander von Humboldt-Stiftung 2014). Global betrachtet markiert die Mitte des ersten Jahrzehnts des 21. Jahrhunderts den Wendepunkt, ab dem die Prävalenz von Adipositas jene von Mangelernährung zahlenmäßig überflügelte. Neben der bloßen Häufigkeitssteigerung tragen aber auch die begleitende Veränderung des Fettgewebsverteilungsmusters, der Trend zur Hüftumfangszunahme, wie auch die steigende Rate an konsekutiven Stoffwechselveränderungen zu den volksgesundheitlich bedeutsamen Konsequenzen dieser Adipositaspandemie bei. Dies meint z. B. im Zusammenhang mit Schwangerschaft und Geburt die Risikoerhöhung für Totgeburt, perinatale Mortalität, maternale Morbidität, Frühgeburt, Übertragung, Kaiserschnitt wie auch die Folgen dessen, was unter fetaler Programmierung (u. a. metabolisches Syndrom) verstanden wird.

Adipositas ist als multifaktorielles Geschehen zu verstehen und resultiert aus dem grundsätzlichen Ungleichgewicht von „zu" intensiver Nahrungsaufnahme und im Verhältnis „zu" geringem Energieverbrauch (= positive kalorische Bilanz). Zur Fehlernährung tragen im Einzelnen zahlreiche Faktoren bei (u. a. häufiges Snacking, hoher

Körpergewicht und Schwangerschaft – Grundlagen

Konsum energiedichter Lebensmittel wie Fast Food oder stark zuckerhaltiger Softdrinks, Alkohol) bei. In Kombination mit einem körperlichen Bewegungsmangel entwickelt sich der Circulus vitiosus des Körpergewicht-Kontrollverlusts.

1.2.2 Wie kommt es zur (Fehl-) Entwicklung des Körpergewichts?

Unstrittig gewinnt ein Ausstieg aus der Adipositas-Spirale überragende allgemeine wie auch individuelle Bedeutung. Einer erforderlichen Ursachenadressierung steht dabei der häufig geübte Reflex zur monokausalen Zumessung von Verantwortlichkeit im Wege.

> Genetik oder Umwelt? – Biochemie oder Verhalten?

Eine zum Teil willkürliche Einordnung stellt zwei Gruppen ätiologischer Theorien zur Entstehung wie zum Unterhalt von Übergewicht und Adipositas gegenüber. Die Paradigmen *„nurture"* (Umwelteinflüsse) oder *„nature"* (Veranlagungen) weisen dabei allerdings signifikante Überschneidungsbereiche auf. Der ätiologische Ansatz angenommener Verhaltensweisen mündet dabei rasch in das Konzept der persönlichen Verantwortlichkeit und steht so der Vorstellung einer kongenital angelegten Ausstattungsindividualität im Sinne eines absolut unveränderlichen Entwicklungskorridors gegenüber (Lustig 2011).

> *„If you eat it, you better burn it or you will store it."*

Gemäß dem ersten Hauptsatz der Thermodynamik bleibt Energie in einem geschlossenen System konstant. Dieser Energieerhaltungssatz lässt sich dabei nur bedingt auf die körpereigene Energiebilanz anwenden.

1.2.3 Einflussmöglichkeiten

Vor dem Hintergrund langjähriger Erfahrungen zu vergeblichen Bemühungen der Gewichtskontrolle scheint *„weniger essen und mehr Bewegung"* in der Realität vielfach zu kurz zu greifen.

> **!** Cave
> Umwidmung der Rolle vom *„passiv Leidtragenden"* hin zum *„aktiven Verursacher"*

„nurture": Falls sich alimentäres Übergewicht/Adipositas effektvoll durch entsprechende postnatale Verhaltensweisen beeinflussen ließe, wäre dann nicht ein deutlich beeindruckenderer Erfolg von Lifestyle-Interventionen zu erwarten? Gegensätzliche Einflussgrößen (z. B. Überernährung, Berufsbildveränderungen, Wohlstandsgesellschaft, zunehmender Rauchverzicht, zunehmendes Schlafdefizit) bleiben oft ohne klaren Kausalzusammenhang. Die Adipositasentwicklung ausschließlich als Endergebnis eines Missverhältnisses von Einfuhr versus (vs.) Ausfuhr zu verstehen, widerspricht wesentlichen Erkenntnissen zum Energiestoffwechsel. Vielmehr scheint „nurture" eine sekundäre Einflussgröße auf das weibliche Körpergewicht zu sein. Effekte einer Ernährung mit geringer Energiedichte lassen in Untersuchungen zwar bei bereits bestehendem Übergewicht/Adipositas eine lineare Dosisabhängigkeit erkennen, für nachhaltige Präventions- oder gar Therapieeffekte fehlen allerdings übereinstimmenden Daten. Die Fülle an Lifestyle-Interventionen, die zur Veränderung der Körperzusammensetzung führen sollen, ist Legion und wächst stetig. Die genaue Komposition diätetischer Maßnahmen (low-carb, high-carb, DASH, Keto usw.) spielt dabei offensichtlich eine untergeordnete Rolle und dies umso mehr als Diätbemühungen, die nicht mit durchgreifenden Lebensstilveränderungen verbunden sind, am Ziel „Gewichtsreduktion" scheitern. Vergleichbares

gilt für den spezifischen Einsatz bestimmter Kostformen (vegetarisch, vegan, mediterran, Fleisch, Fisch, Konvertierer) bzw. gezieltes Essverhalten (z. B. Umfang/Zusammensetzung/Verteilung von Mahlzeiten) (Wirth 2016; Keck 2018a). Darüber hinaus bleiben diätetische Maßnahmen (Mittelmeerdiät) auch unter dem Aspekt einer günstigen Beeinflussung von Schwangerschafts- und Geburtskomplikationen (u. a. GDM, Präeklampsie, IUGR, IUFT, Klinikbehandlung) die erhofften positiven Wirkungen schuldig (Al Wattar et al. 2019). Dabei ist auch die mütterliche Komorbidität im Zusammenhang mit Adipositas zu beachten (◘ Tab. 1.5).

„*nature*": Der Bedeutung biochemischer Zusammenhänge in der Adipogenese kommt die zunehmende Beachtung genetischer Veränderungen, epigenetischer Einflüsse (z. B. der Grad an DNA-Methylierung), der Entwicklungsprogrammierung und der Wirkungsweise von Obesogenen nach. Die Nukleoproteinzusammensetzung von Chromosomen unterliegt von Anbeginn des Lebens einer nicht unerheblichen Variabilität. Telomere, repetitive TTAGGG-Sequenzen an den Enden von Chromosomen übernehmen dabei wichtige Funktionen für die genomische Stabilität der Erbinformation (u. a. Schutz vor End-zu-End Fusionen, Chromosomendegradation). Die Telomer-Länge kann als Abbild für zelluläre Alterungsprozesse und Biomarker für altersbedingte Erkrankungen wie KHK und Diabetes mellitus Typ 2 dienen. Ebenso ermöglicht sie bereits zu Beginn des Lebens eine Abschätzung der biologisch individuell zugemessenen Lebensspanne. Die Beobachtung der unterschiedlichen Telomer-Reserve (Repeats) zum Zeitpunkt der Geburt macht die Suche nach präpartalen Einflussfaktoren naheliegend. Genetische, wie umweltbedingte Faktoren (u. a. mütterlicher Stress, Tabakkonsum, Veränderungen des Folsäurestoffwechsels, Präeklampsie oder intrauterinen Wachstumsrestriktion – IUGR) dominieren die bisherigen Erklärungsmodelle. Daneben konnte aber auch der präkonzeptionelle mütterliche BMI ≥30,0 kg/m^2 als unabhängiger Risikofaktor einer Telomer-Verkürzung identifiziert werden. Jede BMI-Steigerung um 1 kg/m^2 ist mit einem Telomer-Verlust in Nabelschnurblutzellen von −0,50% (95%KI, −0,83% bis −0,17%) und von −0,66% (95%KI, −1,06% bis −0,25%) in Plazentagewebe verbunden. Weitere Abhängigkeiten der Anzahl an TTAGGG-Repeats bestehen von Parität, Schwangerschaftskomplikationen, Tragzeit, Gewicht und Geschlecht des Neugeborenen, Geburtsmodus, mütterlichem oder väterlichem Alter, Rauchverhalten oder Ethnie. Mütterliche Adipositas gewinnt somit bereits

◘ **Tab. 1.5** Gewichtsklassifikation bei Erwachsenen anhand des BMI (nach WHO 2008) und Kategorisierung des Risikos für Begleiterkrankungen des Übergewichts

Kategorie	BMI [kg/m^2]	Risiko für Begleiterkrankungen
Untergewicht	<18,5	niedriger
Normalgewicht	18,5–24,9	durchschnittlich
Übergewicht	25,0–29,9	gering erhöht
Adipositas I°	30,0–34,9	erhöht
Adipositas II°	35,0–39,9	hoch
Adipositas III° (permagna)	≥40,0	sehr hoch
Morbide Adipositas	≥45,0	sehr hoch
Super-Adipositas	≥50,0	sehr hoch
Super-Super-Adipositas	≥60,0	sehr hoch

Körpergewicht und Schwangerschaft – Grundlagen

während der Schwangerschaft über Telomer-Regulation Einfluss auf individuelle Entwicklungskorridore des erwarteten Nachwuchses (Martens et al. 2016).

> **Wichtig**
> Intrauterine Umgebungsbedingungen → epigenetische Weichenstellung → lebenslange Gesundheitsrisiken → transgenerationale Konsequenzen

Die wachsenden Erkenntnisse zu epigenetischen Prozessen und dem An- oder Abschalten ausgewählter Genabschnitte über Phänomenen wie Methylierung, Azetylierung und Phosphorylierung erhellen zunehmend die Bedeutung des intrauterinen Milieus auf die zukünftigen Entwicklungsmöglichkeiten des heranreifenden Fetus. So kann es u. a. aufgrund einer fettreichen Ernährung der werdenden Mutter zu fetalen Histon-Modifikationen im weißen Fett- und Lebergewebe bzw. konsekutiv erhöhter Sekretion von Leptin und reduzierter von Adiponectin kommen. Unabhängig der nachgeburtlichen Umgebungsbedingungen prägen derartige z. T. sehr komplexe Funktionsweisen eine Vielzahl langfristiger Gesundheitsaspekte der postnatalen Lebensspanne des Nasciturus mitunter aber auch erst der Folgegeneration(en) (Murrin et al. 2012).

Neben seiner Funktion als Energiespeicher und aktiver Teil des Immunsystems stellt das Fettgewebe ein endokrines Organ mit einer Vielzahl (ca. 100) von Sekretionsprodukten (u. a. komplexe Proteine, Fettsäuren, Prostaglandine und Steroidhormone) dar. Diese bioaktiven Faktoren, als Adipokine oder Adipozytokine bezeichnet, werden dabei im Körperfettgewebe entweder neu synthetisiert oder metabolisiert. Sie sind funktionell nur zum Teil als klassische Botenstoffe anzusehen, vermitteln jedoch als Gemeinschaftsleistung die Interaktion zwischen Fettgewebe und weiteren Insulin-Zielorganen. Eine Auswahl der im Fett synthetisierten und sezernierten Wirkstoffe ist auch für die Entwicklung der Adipositas-assoziierten Folgeerkrankungen von Bedeutung (Keck 2018a):

– Leptin (Leptindefizit, Defekte der Leptinsignaltransduktion, Leptinresistenz)
– Adiponectin
  ↑ Fettverbrennung innerhalb der Muskelzellen
  ↑ Anzahl an Mitochondrien
  ↓ Adiponectinrezeptoren in Muskel- und Fettzellen → Entwicklung einer Insulinresistenz (Yamauchi et al. 2014)
– Zytokine und Chemokine (TNF-α, TGF-ß, IL-1, IL-6, IL-8, IL-18, M-CSF, MIP-1α) in Monozyten/Makrophagen. Erhöhte Zytokinwerte können als pseudoinflammatorische Reaktion interpretiert werden. Dies kann über die Zytokin-vermittelte Modulation der (vorzeitigen) Zervixreifung bzw. myometrane Kontraktilität zum erhöhten Frühgeburtsrisiko bei adipösen Schwangeren beitragen.
– Resistin
– Fibroblasten-Wachstumsfaktor 21 (FGF21)
– Gerinnungsaktive Substanzen (PAI-1 [Plasminogen-Aktivator-Inhibitor-1])
– Angiotensinogen
– Steroidhormone:
  Androstendion wird zu Estron und Testosteron zu Estradiol verstoffwechselt (v. a. in Präadipozyten). Dies führt bei übergewichtigen Frauen, aber auch Männern zu
  ↑ Östrogen-Serumspiegel
  ↑ Testosteron
  ↑ Freie Androgene
  ↓ Sexual Hormon Binding Globulin – SHBG.
  Verantwortlich ist die Adipositas-bedingte Insulinresistenz mit der Folge eines relativ hohen zirkulierenden Steroidanteils in freier und damit biologisch wirksamer Form,
– ↑ Insulin (Insulinsensitivität fällt bis zum III. Trimenon auf 50–70% der präkonzeptionellen Werte) (Dennedy und Dunne 2012).

Konsekutiv können fettgewebsabhängige Stoffwechselalterationen als biochemische Einflussgrößen der körpereigenen Energiebalance (u. a. hypothalamische Steuerung der Neuropeptidexpression, Produktion proinflammatorischer Zytokine) mit Mechanismen der Übergewichts-/Adipositasentstehung, der Entwicklung eines Gestationsdiabetes (GDM) wie auch einer Insulinresistenz interagieren (Ferrari und Graf 2016).

Die generelle Gewichtsentwicklung der werdenden Mütter steht ebenso wie der longitudinal betrachtete individuelle Körpergewichtsverlauf *in graviditate* in wechselseitiger Abhängigkeit mit der Akzeleration der Geburtsgewichte der Neugeborenen. Gerade im Zusammenhang mit Mutterschaft haben das präkonzeptionelle Körpergewicht der Frauen bzw. dessen Veränderung während der Schwangerschaft langfristige und dabei auch generationenübergreifende Effekte sowohl auf die unmittelbare Nachkommenschaft wie auch die Gesamtgesellschaft (Lustig 2011). Dabei fungieren epigenetische Veränderungen als Folge wie auch als Ursache der begleitenden Adipositas. Epidemiologische Studien belegen diese transgenerationalen Einflüsse sogar über drei Generationen (Stähler und Feldmann 2018).

Körperliche Aktivität ist eine der bedeutendsten eigenständigen Stellgrößen zur Erlangung gesundheitsförderlicher Fitness. Die 3,5-fache Steigerung von Morbiditäts- und Mortalitätsraten (bezogen auf nichtübertragbare/lebensstilbedingte Erkrankungen) durch tägliche physische Inaktivität >6 Stunden verglichen mit einer Sitzzeit <3 Stunden belegt diesen Schutzeffekt (Graf 2018).

> *„Sitzzeit"* ist das *„neue Rauchen"*.

Medikamentöse Einflussnahmen auf die Körpergewichtsentwicklung stellen prinzipiell Erfolg versprechende Ansatzpunkte zur Sekundär- und Tertiärprävention von Adipositas dar. Vor jeglicher Indikationsstellung zum Einsatz von Pharmaka ist die sorgfältige Überprüfung einer möglicherweise bereits eingenommenen, potenziell gewichtssteigernden Medikation (ggf. appetitsteigernde Nebenwirkung, Verminderung des Energieverbrauchs, Förderung der Lipogenese bzw. Fettzelldifferenzierung) empfehlenswert. Gewichtszunahmen (>10 kg) können sich beispielsweise aus der Anwendung von β-Blockern (Ausnahme: Carvedilol), Glukokortikoiden (systemisch), Depotkontrazeptiva, atypischen Neuroleptika, Valproinsäure, Lithium, Pregabalin, Gabapentin, trizyklischen Antidepressiva, Sulfonylharnstoff, Gliniden, Pioglitazon, Insulin oder Insulinanaloga alleine, vor allem aber in Kombination entwickeln.

> **Tipp**
>
> Der Effekt der Anpassung einer (bestehenden) adipogenen Medikation wird häufig vernachlässigt.

Der adjuvante Einsatz von Antiadiposita konnte in Studien bisher keinen, der klinisch intendierten Langzeiteffekte zur Verbesserung einer bestehenden Adipositas erreichen. Ein Teil der Präparate (z. B. Endocannabinoid-Modulatoren) ist aufgrund ungünstiger Risikoprofile auch wieder aus dem Handel genommen worden. Trotz breiter Bewerbung und Einsatz ist wissenschaftlich fundiert keine probate Therapieoption für die zur Verfügung stehenden Stoffklassen nachgewiesen (◘ Tab. 1.6).

Beim Polyzystischen Ovarsyndrom (PCOS, 5–8% aller europäischen Frauen) führt alternativ Metformin (Biguanid zum Insulinsensitizing) in Kombination mit Lifestyle-Interventionen zur signifikanten Abnahme des BMI sowie des subkutanen Fettgewebes und zur Verbesserung der Zyklizität der weiblichen Menstruation (Hamann 2017).

Bei Versagen aller konservativer Regulationsinterventionen zur Gewichts-

Körpergewicht und Schwangerschaft – Grundlagen

Tab. 1.6 Antiadiposita

Wirkstoffgruppen	Substanzklassen	Generika
Pflanzliche und chemische Antiadiposita/Appetitzügler (Wirkungsmechanismus: Hemmung des Hungerzentrums oder Beeinflussung des Sättigungszentrums im Hypothalamus)	Indirekte Sympathomimetika	Amfepramon Sibutramin (Serotonin- und Noradrenalin-Reuptake-Hemmer) durch kardiovaskuläre Komplikationen Marktzulassung verloren
	Serotoninagonisten	Lorcaserin (Serotoninagonist, Zulassung nur in USA) Tesofensin (Dopamin-Serotonin-Noradrenalin-Wiederaufnahme-Hemmer)
	Analoga gastrointestinaler Hormone (sichere Antikonzeption erforderlich)	Liraglutid, Exenatid (GLP-1-Analoga, Glucagon-Like Peptide-1) Pramlintid (Amylin-Analogon) ggf. in Kombination mit Metreleptin (rekombinantes Leptin) in Erprobung
	Antidiabetika	Empagliflozin, Dapaglifozin (SGLT-2-Inhibitor, Sodium Dependent Glucose Transporter)
Resorptionshemmer von Nahrungsbestandteilen	Lipaseinhibitoren	Orlistat
Mittel mit postulierter schlankmachender Wirkung (in der Mehrheit als Medizinprodukte oder Nahrungsergänzungsmittel im Handel)	Sättigungsfördernde und „fettbindende" Präparate	Zellulose Bovines Kollagen (Wirksamkeit nicht evidenzbasiert)
	Pflanzliche Diuretika und Laxantien	Birkenblätter; Bohnenhülsen; Hauhechel; Wacholder; Brennnessel oder Sennesblätter (dauerhafte Einnahme u. U. gesundheitlich nicht unbedenklich, Wirksamkeit wissenschaftlich nicht übereinstimmend nachgewiesen)
	Einzelsubstanzen/pflanzliche Präparate	Coffein; L-Carnitin; Cholin; Lecithin; Mischungen von Mineralstoffen, Vitaminen, Kräutern, Algen, Enzymen und sonstigen pflanzlichen Auszügen (fehlende Evidenz)

kontrolle bei BMI $\geq 40{,}0$ kg/m^2 oder BMI $\geq 35{,}0$ kg/m^2 mit Komorbiditäten (Diabetes mellitus, KHK, schwergradiges Schlaf-Apnoe-Syndrom) kommt in ausgewählten Fällen der Therapieeskalation durch bariatrische Chirurgie die Rolle einer letztmöglichen Behandlungsoption zu. Die Operationszahlen steigen seit Jahren an. Bevorzugt (50% aller Patienten) kommen für diese Eingriffe Frauen zwischen 18–45 Jahren in Frage. Da sich viele der bariatrisch behandelten Patientinnen im fertilen Alter befinden, sind Kenntnisse zu potenziellen Effekten auf zukünftige Schwangerschaften von durchgreifender Bedeutung für die Beratung wie auch interdisziplinäre Betreuung. Die traditionell zunächst favorisierte Einlage eines Magenbandes (Gastric Banding) wird/wurde zugunsten alternativer Eingriffstechniken zunehmend verlassen. An derzeit favorisierten Operationsverfahren stehen die laparoskopische Schlauchmagenbildung (80% Reduzierung des Magenvolumens durch longitudinale Magenresektion entlang der kleinen Kurvatur) oder die Roux-en-Y-Bypass-Operation an vorderster Stelle. Therapieziel ist dabei über die Verminderung der Nahrungsaufnahmekapazität eine Gewichtsabnahme zu erreichen. Mit Blick auf den Wunsch nach Gelingen von Konzeption und Reproduktion wird neben einer Verbesserung potenzieller sexueller Dysfunktionen durch gewichtsreduzierende Operationen auch die Fertilität adipöser Patientinnen positiv beeinflusst. Pars pro toto für die Effektivität der Ergebnisse des operativen Therapieansatzes manifestiert sich ein Zuwachs (aus Chirurgensicht ungewollter) postbariatrischer Schwangerschaften in den ersten 2 Jahren nach dem Eingriff. Im Anschluss an die Operation wird an und für sich eine sichere Kontrazeption für mindestens 18 Monate (American Society of Fetal and Maternal Medicine) empfohlen (Mechanik et al. 2013; Stumpenhagen et al. 2017). Dabei gelten orale Kontrazeptiva als nicht sichere Verhütungsverfahren. Die ausreichende Resorption ihrer Wirkstoffe ist infolge von postbariatrisch vermehrten Durchfällen/Erbrechen (insbesondere nach Bypassverfahren) nicht als zuverlässig gewährleistet anzusehen (Schäfer-Graf et al. 2019). Bezogen auf einen zukünftigen Schwangerschaftsverlauf führen bariatrische Eingriffe darüber hinaus zu einer Verringerung von Adipositas-assoziierten Komplikationen (GDM OR 0,25 [95%KI 0,13–0,47], p <0,001; kindliche Makrosomie OR 0,33 [95%KI 0,24–0,44], p <0,001). Hypertensive Schwangerschaftserkrankungen (Gestationshypertonie, Präeklampsie) treten in Schwangerschaften während eines 3-jährigen Zeitraums nach der Operation dagegen vermehrt auf. Im Anschluss folgt ein kontinuierlicher Risikorückgang, bis ihre Inzidenzzahlen schließlich das Niveau nicht adipöser Frauen erreichen. Die Wahrscheinlichkeit einer IUGR (OR 2,2 [95%KI 1,64–2,95]; 15,6 vs. 7,6%) bzw. eines IUFT (1,7 vs. 0,7%) ist ebenfalls gesteigert. Mangel-/Fehlernährung/Malabsorption (Bypass-bedingt) oder die unzureichende Substitution von Kalzium, Ferritin, 25-OH-Vitamin D3, Parathormon, Vitamin B1, Vitamin B12, Protein, Eisen, Folsäure (800 µg/Tag) stehen ätiologisch an vorderster Stelle. Bezüglich der Tragzeit ist mit einer geringgradigen Verminderung (im Mittel 5 Tage) zu rechnen. Die Datenlage zu Frühgeburtsrisiken und dies auch in Subkollektiven unterschiedlichen Gestationsalters ist derzeit nicht einheitlich. Die Wahrscheinlichkeit des Auftretens kongenitaler Fehlbildungen wird durch die vorausgehende Chirurgie statistisch jedoch nicht signifikant verändert (Johansson et al. 2015).

> **Tipp**
>
> Nach bariatrischer oder metabolischer Chirurgie kann, wenn aus geburtshilflicher Sicht keine Kontraindikation vorliegt, eine vaginale Geburt erfolgen (Schäfer-Graf et al. 2019).

Der Nachhaltigkeit der durch Gewichtsreduktion im Rahmen bariatrischer Operationen erzielten Behandlungsergebnisse (u. a. Abnahme des Diabetesrisikos) sind, bei allem kurzfristigen Erfolg, Grenzen gesetzt (Golomb et al. 2015). Nach erfolgreicher Schwangerschaft und Geburt steht dem Stillwunsch der Wöchnerin, über die allgemeinen gewichtsbedingten Hemmnisse (verzögerter Milcheinschuss, frustrane Stillversuche) hinaus, alleine durch die Vorgeschichte mit bariatrischer Chirurgie, nichts im Wege. Situationsadaptiert ist auf eine entsprechende Nahrungsergänzung zu achten (◘ Tab. 1.7).

Hinsichtlich der Ernährungsberatung im Z. n. bariatrischer Chirurgie ist zu beachten, dass auf verlässliche Blutzuckergrenzwerte im Rahmen der oralen Blutzucker-Belastungsdiagnostik (oGTT) nicht (mehr) zurückgegriffen werden kann. Aufgrund einer (individuell) beschleunigten Magenentleerung liefern Provokationstests

Körpergewicht und Schwangerschaft – Grundlagen

◘ Tab. 1.7 Bariatrische Chirurgie

Therapeutische Erfolgsparameter	1 Jahr	3 Jahre	5 Jahre
Maximum des Gewichtsverlustes	77%	70%	56%
Vollremission einer diabetischen Stoffwechsellage	51%	38%	20%
Normalisierung eines Bluthochdrucks	46%	48%	46%
Triglyceride	106,3 mg/dl*	107,2 mg/dl*	126,4 mg/dl*
Cholesterin	184 mg/dl	183,4 mg/dl	188,1 mg/dl
LDL	110,8 mg/dl*	105,7 mg/dl	110,6 mg/dl
HDL	52,8 mg/dl*	56,8 mg/dl*	52,4 mg/dl*

*Signifikante Veränderung zum präoperativen Ausgangswert

zum Glukosestoffwechsel keine konsistent reproduzierbaren Ergebnisse. Ursächlich wirken sich die fehlende Pylorusfunktion und damit die sich im Rahmen des Frühdumpings (10–15 Minuten nach Nahrungsaufnahme) sturzbachartige Entleerung praktisch unverdauten Mageninhalts in den Dünndarm aus. In den oberen Dünndarmanteilen zieht die Entstehung von Hyperosmolarität einen massiven Flüssigkeitseinstrom in das Darmlumen nach sich. Mögliche vasomotorische Auswirkungen – Übelkeit, Erbrechen, Koliken und Müdigkeit – können bis zum Kollaps reichen. Zum Spätdumping, ebenfalls durch den eingeschränkten Magenverschluss verursacht, kommt es erst 2–3 Stunden postprandial. Ebenso wie bei der rascheren Verlaufsform führt ein schneller Resorptionsprozess von Glukose zunächst zur Hyperglykämie, die wiederum über gegenregulatorisch vermehrte Insulinausschüttung eine Hypoglykämie (Hypotonie, Schwäche, Schwitzen, Hungergefühl) zur Folge hat. Diese als Dumping-Syndrom bezeichnete Kaskade an Glukosestoffwechselveränderungen kann auch durch den oralen Glukosetoleranztest (zur Diagnose eines GDM) ausgelöst werden (Harris und Barger 2010; Heber et al. 2010). Dieser Glukosebelastungsansatz kann daher zur Bewertung einer GDM-Diagnose/-Therapieerfordernis (Blutzuckergrenzwerte unter oraler Glukosebelastung nicht valide) nicht herangezogen werden. Vielmehr ist auf venöse Nüchternblutzuckerbestimmungen und Blutzuckertagesprofile zurückzugreifen (Keck 2018a).

1.2.4 Auswirkungen

> Adipositas = doppeltes Risiko für irreguläre Menstruationszyklen ■

Wenngleich die meisten adipösen Frauen eine normale Fruchtbarkeit aufweisen, zeigen sich dennoch Einflüsse des Körpergewichts auf die Fertilität. Zyklusunregelmäßigkeiten, geringere Anzahl/Durchmesser an Follikeln und Eizellen, schlechtere Embryonenqualität eingeschränktes Entwicklungspotenzial der Frucht bis zur Blastozyste, verminderte Fekundabilität (Schwangerschaftswahrscheinlichkeit pro Menstruationszyklus) und Fekundität (Wahrscheinlichkeit einer erfolgreich ausgetragenen Schwangerschaft pro Menstruationszyklus) sowie längere Time to Pregnancy (TTP) sind als potenzielle Auswirkungen zu beachten. Konkret bedeutet dies, dass eine geringere Konzeptionschance bereits ab einem BMI von 26,0 kg/m² gegeben ist: 89,4% bei Normalgewicht gegenüber 82,7% bei Übergewicht/Adipositas (OR: 0,77 95%KI 0,70–0,84). Ab einem BMI von 29 nimmt die Wahrscheinlichkeit einer Konzeption je 1 kg/m² linear sogar um 4% ab. Mögliche Störfaktoren wie Alter, Parität, die Regelmäßigkeit und Dauer der Menstruationszyklen bzw. des Kinderwunsches, Nikotinabusus und Komorbiditäten der Frauen bleiben ohne Einfluss auf diese Ergebnisse. Es sind somit nicht nur Umgebungsfaktoren, welche mit den Schwangerschaftsraten bei übergewichtigen und adipösen Frauen interferieren, sondern auch bereits die negativen Konsequenzen welche, übermäßiges Körpergewicht an den Eizellen selbst hinterlassen hat (von Otte et al. 2008).

Welche Mechanismen im Detail zur Subfertilität im Rahmen einer Adipositas führen, ist dabei allerdings noch nicht vollständig bekannt. Postuliert werden kumulative Effekte auf die Oozytenqualität, Endometriumrezeptivität wie auch eine Effektivitätsstörung der hypothalamo-hypophysären Achse:

- Eizellen: Adipositas führt zur Veränderung der Zusammensetzung der follikulären Flüssigkeit, des Oozytenmetabolismus und der Funktion der Granulosa-, Theka- und Cumuluszellen mit dem Ergebnis einer reduzierten morphologischen Qualität des Eizell-Cumuluskomplexes.
- Endometrium: Adipositas verschlechtert die Endometriumrezeptivität und führt daher zu reduzierten Implantations-, Schwangerschafts- und Lebendgeburtenraten. Negativ wirkt sich das erhöhte Körpergewicht dabei nicht nur auf die histo-morphologische Entwicklung, sondern auch auf die Zusammensetzung der lokalen Immunzellen und die Expression von Bindungsproteinen aus. Darin ist klinisch die Ursache der zu beobachtenden gesteigerten Abortrate zu suchen.
- Endokrinologische Rückkoppelung: Adipokine aus weißem Fettgewebe entwickeln hemmenden Einfluss auf die hypothalamo-hypophysären Achse. Leptin stimuliert die GnRH- und in der Folge LH-Sekretion. Darüber hinaus fördert Leptin im ovariellen Gewebe (präovulatorische Follikel, Theka-, Granulosazellen, Oozyten) die Aromatase-Aktivität und inhibiert so die Estradiolproduktion (Granulosazellen). Zudem trägt die gesteigerte periphere Aromatisierung von Androgenen im Fettgewebe zu höheren Östrogenspiegeln bei. Durch ein negatives zentrales Feedback-System, mit Senkung der Sekretion von FSH und einer Steigerung der Pulsfrequenz der Sekretion von LH kommt es zur Störung der Follikelrekrutierung und Ovulation. Eine begleitend auftretende Hyperinsulinämie vermindert die hepatische Bildung von SHBG (Sexualhormon-bindendes Globulin). Dies trägt additiv zum Androgenanstieg mit einem konsekutiven Risiko anovulatorischer Zyklen bei (Delisle 2018).
- Partner: Nicht zuletzt kann auch eine Adipositas des Partners (überzufällig häufig) mit einer Beeinträchtigung der reproduktiven Funktion (u. a. durch verminderte Spermienzahl, Spermienmotilität) verbunden sein. So gewinnt die Adipositas beider Partner mitunter synergistische Potenz.

Die Auswirkungen von Übergewicht/Adipositas interferieren daher wenig überraschend mit reproduktionsmedizinischen Therapiestrategien. Die Miteinbeziehung entsprechender Erkenntnisse in die Konzeption von Behandlungsabläufen wie auch ihre Berücksichtigung im Rahmen der Patientinnenaufklärung erlangen klinisch wegweisende Bedeutung. Dies betrifft u. a. klinische Schwangerschaftsraten sowie die Implantationswahrscheinlichkeit (−1% pro 5 kg/m²) nach Embryotransfer bei autologer In-vitro-Fertilisation.

Körpergewicht und Schwangerschaft – Grundlagen

Auch der Schwangerschaftsverlauf (Abortrisiko, erhöhte Fehlbildungsraten) und die Geburt werden durch Überalimentation der Schwangeren u. a. ausgehend von einer endokrinologischen Fehlsteuerung potenziell negativ beeinflusst. Dabei macht diese Entwicklung beim Zeitpunkt „Geburt" nicht halt. Vielmehr ergeben sich aus dem Grad der Körpergewichtserhöhung der Schwangeren auch direkte Konsequenzen für die Nachkommen. Die Gesamtrisikostratifizierung darf dabei aber das unmittelbare mütterliche Gefährdungspotenzial im Zusammenhang mit Schwangerschaft und Geburt nicht aus dem Blick verlieren (Leary und Leese 2015).

Die Rolle der pränatalen und frühen postnatalen Phase für die lebenslange Gesundheitskonstellation bzw. Krankheitsrisiken im Erwachsenenalter (sog. „nicht-übertragbarer Erkrankungen") wurde erstmalig 1985 von David Barker beschrieben. Er begründete damit die wissenschaftliche Grundlage für das Konzept der perinatalen Gesundheitsprägung: Developmental Origins of Health and Disease (DOHaD). Dabei werden physiologische Anpassungsvorgänge, das sogenannte „vegetative Lernen", als ursächlich erachtet. Zwischen einer frühen „prägenden" Adaptation an ungünstige Stoffwechselbedingungen und späteren Umweltbedingungen (z. B. Nährstoffüberfluss) besteht dabei ein zusätzlicher, prozessverstärkender Zusammenhang. Gerade die Phasen vor bzw. während einer Schwangerschaft stellen daher effektive Zeitfenster für primär präventive Interventionen zur langfristigen Gesundheitsvorsorge auch der kommenden Generation dar. Dabei greifen monokausale Zusammenhänge zwischen perinataler Gesundheitsprägung bezüglich der Entstehung von Übergewicht und Adipositas, Herzkreislauferkrankungen oder Diabetes mellitus Typ 2 zu kurz. Dies im Besonderen, da auch Lebensstilfaktoren wie Ernährung und Bewegungsverhalten, aber auch genetischen Determinanten langfristiger Einfluss zuteil wird (Hucklenbruch-Rother et al. 2018) (◘ Tab. 1.8).

Als Funktion eines präpubertär erhöhten BMI führen übermäßig steigende Leptinspiegel (Produktionsort: Fettgewebe) durch Stimulation der hypothalamo-hypophysären Achse mit Anstieg der LH- und FSH-Werte wie auch des LH/FSH-

◘ Tab. 1.8 Nicht-übertragbare Folgeerkrankungen von Adipositas gemäß der Barker-Hypothese (Barker 1990)

Charakteristische langfristige nicht-übertragbare Folgeerkrankungen der Adipositas (BMI ≥30,0 kg/m² oder Bauchumfang >80 cm)	Krankheitszustände mit unklarem Bezug zu Adipositas (uneinheitliche Datenlage)
Diabetes mellitus Typ 2	Malignome (außer Brustkrebs)
Hypertonie	Demenz (einzelne Formen)
Fettstoffwechselstörung (Hyperlipidämie)	
Steatosis hepatis	
Herzkreislauferkrankungen	
Gelenkserkrankungen	
Polyzystisches Ovarsyndrom (PCOS)	
Mammakarzinom (RR 1,4)	
Depression	

Quotienten zur frühzeitigen Auslösung des Pubertätsbeginns. Reziprok kommt es bei Gewichtsabnahme zu einem, verglichen mit übergewichtigen Mädchen ohne Gewichtsreduktion, späteren Pubertätsbeginn. Jungen erfahren bei einer entsprechenden Gewichtsabnahme dagegen einen früheren Pubertätsbeginn.

> Übergewichtige Mädchen pubertieren früher.

1.3 Sonderfall – Schwangerschaft

Adipositas führt in nahezu jeder Lebensphase der Frau zu ungünstigen gesundheitlichen Effekten. Die Steigerung des relativen Mortalitätsrisikos adipöser Frauen, auch während ihrer Schwangerschaft, erreicht 1,29–1,39 pro 5 Punkte des BMI verglichen mit präkonzeptionell normalgewichtigen Schwangeren. In Abgrenzung zur männlichen Bevölkerung (RR 1,51) liegt diese Steigerung um 10–20% niedriger. Kausal wirken sich hierbei vorwiegend kardiovaskuläre Akutzustände aus (The Global BMI Mortality Collaboration 2016).

> **Tipp**
>
> Der Anteil adipöser Schwangerer 14% (1997) → 30% (2007) hat sich in Nordamerika innerhalb von 10 Jahren mehr als verdoppelt.
> In Deutschland hat sich diese Verdoppelung, 8% (1990) → 14% (2009), bei deutlich niedrigeren Ausgangswerten, nur halb so rasant entwickelt (◘ Abb. 1.1).

1.3.1 Gewichtzunahme

Schwangere nehmen in Schwangerschaftsverlauf physiologischerweise an Gewicht zu und ihre Körperzusammensetzung verändert sich. Abseits nicht unerheblicher Differenzen weist die Datenlage in Deutschland eine durchschnittliche Gewichtszunahme von 13,0 kg für werdende Mütter aus (Heuse 2009). Diese Gewichtssteigerung in graviditate wird dabei wesentlich vom Gewichtsniveau der Frau vor der Schwangerschaft mitbestimmt. Etwa die Hälfte aller Schwangerschaften ist in Deutschland (in USA 43%) dabei durch eine, gemäß den Empfehlungen (IOM) zu hohe Gewichtszunahme charakterisiert (CDC 2019). Dabei nimmt die Kohorte der bereits vor der Schwangerschaft Übergewichtigen während der Schwangerschaft häufiger (65%) an Körpergewicht zu als präkonzeptionell normalgewichtige Frauen. Speziell adipöse Frauen weisen eine 2–6-fache Wahrscheinlichkeit eines derartigen, exzessiven Schwangerschaft-Gewichtszuwachses auf. Ursächlich wirken sich hierfür verschiedene Faktoren bzw. deren Kombination (u. a. gesteigerte Kalorienaufnahme, geringerer Energieverbrauch) aus.

Neben auf der Waage erkennbaren Veränderungen, beeinflusst die Schwangerschaft auch die Fettgewebskompartimentierung der werdenden Mutter. In einer longitudinalen Auswertung von Studiendaten zu Schwangeren (CARDIA –Trial – Coronary Artery Risk Development in Young Adults) kann im Vergleich zu nicht Schwangeren bei gleicher Gesamtgewichtsentwicklung eine präferenzielle viszerale Akkumulation von Fettgewebe nachgewiesen werden. Diese Erkenntnis ist dabei über das Segment der adipösen Patientin hinaus von Bedeutung, da die Wahrscheinlichkeit chronischer nicht-übertragbarer Erkrankungen enger mit einem viszeralen Adipositastypus als mit der BMI-Risikokategorisierung korreliert. Dieser negative Verteilungseffekt betrifft auch normalgewichtige Frauen (Gunderson 2014).

Wie hoch eine gesundheitlich wünschenswerte Gewichtzunahme sein sollte, um die Schwangere vor Komplikationen und den Fetus vor zukünftigem Übergewicht zu

Körpergewicht und Schwangerschaft – Grundlagen

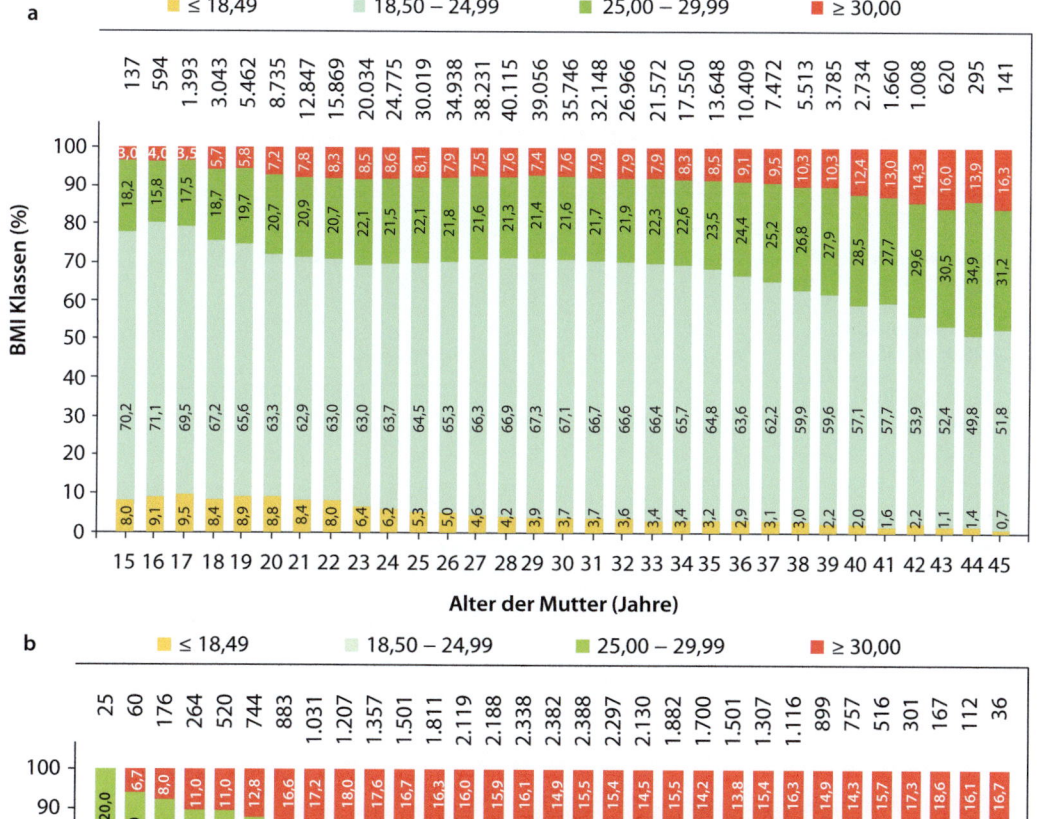

Abb. 1.1a,b Akzeleration des Körpergewichts Schwangerer in Deutschland über 18 Jahre (1992–2009). **a** Mütterliche Körpergewichtsverteilung 1992 (gruppierte BMI-Klassifikation). **b** Mütterliche Körpergewichtsverteilung 2009 (gruppierte BMI-Klassifikation). (Aus Dudenhausen et al. 2018)

schützen, lässt sich am Ausgangsgewicht vor der Schwangerschaft/zu Schwangerschaftsbeginn festmachen (◘ Tab. 1.9).

In Abhängigkeit der Ausgestaltung weiterer anthropometrischer Merkmale, z. B. geringe Körperhöhe (<157 cm), definiert der untere Grenzwert des Empfehlungskorridors die jeweilige Zielgröße.

Dennoch bleibt auch diese Empfehlung einer Beschränkung der Gewichtszunahme

Tab. 1.9 Empfehlungen aus epidemiologischen Assoziationsstudien der Deutschen Gesellschaft für Ernährung – DGE und des American Institute of Medicine – IOM (CDC 2019)

Körpergewicht (BMI)	Empfohlene Gewichtszunahme während der Schwangerschaft [kg]	Gewichtszunahme pro Woche im II. und III. Trimenon [kg/Woche]
Bei Untergewicht (<18,5 kg/m^2)	12,5–18	0,51 (0,44–0,58)
Bei Normalgewicht (18,5–24,9 kg/m^2)	11,5–16	0,42 (0,35–0,50)
Bei Übergewicht (25,0–29,9 kg/m^2)	7–11,5	0,28 (0,23–0,33)
Bei Adipositas (≥30,0 kg/m^2)	5–9	0,22 (0,17–0,27)

Tab. 1.10 Auswirkungen der strikten Restriktion einer Gewichtszunahme adipöser Frauen in graviditate (Hinkle et al. 2010)

	BMI ≥30,0 kg/m^2 Gewichtsveränderung 0 bis 4,9 kg	BMI ≥35,0 kg/m^2 Gewichtsveränderung −4,9 bis 4,9 kg
SGA*	±	±
LGA**	↓	↓↓↓

*SGA – small for gestational age
**LGA – large for gestational age

der adipösen Schwangeren auf 5–9 kg nicht frei von Kontroversen. Über Plazentainsuffizienz kommt es bei einem BMI ≥30,0 kg/m^2 und einer Gewichtszunahme <5,0 kg in 9,6% zur IUGR. Beträgt die Gewichtszunahme >5 kg, ist mit einer IUGR-Rate von nur 4,9% zu rechnen (Catalano et al. 2014). Andererseits folgt der Restriktion der Gewichtszunahme <5,0 kg eine geringere Makrosomierate als dies für Gewichtszunahmen der Schwangeren in den IOM-Empfehlungskorridoren der Fall ist. Die Studienergebnisse von Hinkle (122.000 Schwangeren) konnten die Ergebnisse des Kollektivs mit einer Gewichtszunahme <5,0 kg während der Schwangerschaft weiter differenzieren (Tab. 1.10).

Unter Berücksichtigung der Uneinheitlichkeit dieser Daten lassen sie allerdings erkennen, dass in Abhängigkeit steigender Adipositasklassen zunehmend restriktivere Empfehlungen zum Gewichtsmanagement während der Schwangerschaft erwogen werden sollten. In der Praxis überschreiten aber 35–53% die konsentierten IOM-Empfehlungen zur Gewichtszunahme in graviditate in nicht unerheblichem Ausmaß (Abb. 1.2) (Vinter et al. 2011; Maier et al. 2016).

Anteilig an der schwangerschaftsbedingten Gewichtszunahme kommen zum Zeitpunkt der Geburt unterschiedliche Gewichtsanteile zum Tragen (Tab. 1.11).

Inwieweit neben dem Ausgangsgewicht der Mutter, auch eine gesteigerte mütterliche Gewichtszunahme während der Schwangerschaft Einfluss auf das spätere Übergewichtsrisiko und die Gesundheit des

Körpergewicht und Schwangerschaft – Grundlagen

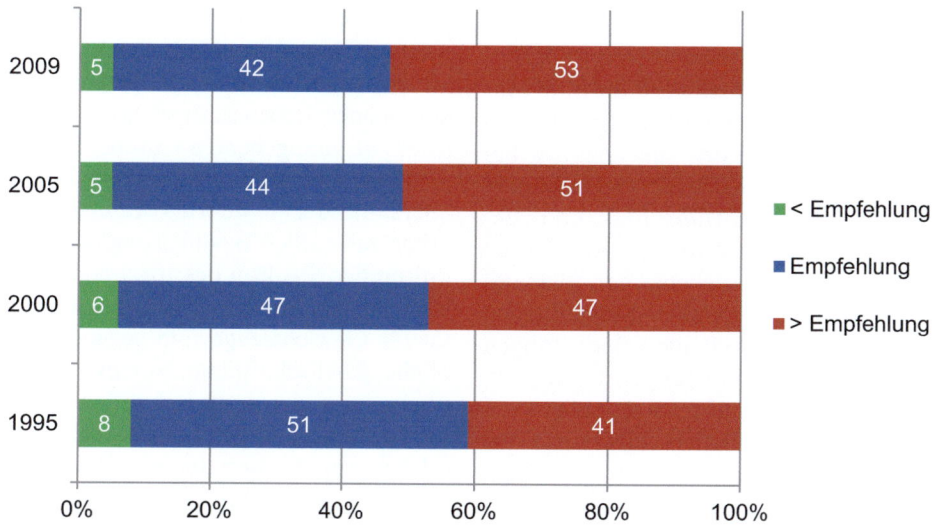

◘ Abb. 1.2 Gewichtszunahme während der Schwangerschaft (USA 1995–2009): Konformität zu den, der jeweiligen BMI-Kategorie zugehörigen IOM-Empfehlungen (US Pregnancy Nutrition Surveillance, CDC) (aus CDC 2019)

◘ Tab. 1.11 Gewichtsanteile der schwangerschaftsbedingten Gewichtszunahme am errechneten Termin (nach Dennedy und Dunne 2012)

	Gewicht [g]	Relativer Gewichtsanteil [%]
Fetus	3200 (im Mittel)	26
Plazenta	500–700	5
Fruchtwasser	800–1000	7
Gebärmutter	900–1000	7,5
Brust	400–500	4
Blutvolumen	1500	12
Interstitielle Flüssigkeit	2000–4000	24,5
Fettgewebe (Depot)	1700	14

Kindes hat, wird noch diskutiert. Studiendaten beziffern die Wahrscheinlichkeit seines Auftretens bei mütterlicher Adipositas bzw. übermäßiger Gewichtszunahme in graviditate als 2–3fach erhöht. Negative, endokrinologisch bedingte Folgezustände (Insulinresistenz, Hypertonus, Dyslipidämie, jugendliches Asthma und neurokognitive Einschränkungen) wurden im Alter von 11 Jahren ebenfalls gehäuft diagnostiziert (Hucklenbruch-Rother et al. 2018).

Ein erheblicher Teil der IUGR-Neugeborenen adipöser Mütter holen ihr reduziertes Geburtsgewicht bis zum Alter von 6 Jahren gegenüber ehemals normalgewichtigen Säuglingen auf. Allerdings weisen diese ehemalig wachstumsverzögerten Sechsjährigen signifikant mehr viszerales „zentrales" Fettgewebe und höhere Insulinspiegel auf, als dies für ihre Jahrgangsgenossen mit vormals normalem Geburtsgewicht der Fall ist (Ibáñez et al. 2008).

> Zur Verbesserung einer Evidenzbasierung zu Empfehlungen einer individuell optimierten Körpergewichtszunahme werdender Mütter sind weitere Studiendaten erforderlich.

1.3.2 Körperbild

Unter dem Körperselbstbild ist die individuelle Vorstellung vom eigenen Körper zu verstehen. Darunter werden die kognitiv bestimmten, den Körper betreffenden mehrdimensionalen Erfahrungs- und Bewertungsaspekte zusammengefasst. Es ist der Teil des Körpererlebens, der formales Wissen, Fantasien, Gedanken, Einstellungen und den Körper betreffenden Bewertungen und Bedeutungszuschreibungen beinhaltet. Das Körperbild ist daher maßgeblich von sozialen sowie kulturellen Einflüssen geprägt und vornehmlich über zwischenmenschliche und biografisch/körperbezogene Determinanten zu erfassen. Es ist eng mit dem emotionalen Selbstbild verbunden, welches die Vorstellungen über die eigene Person enthält. Seine Entwicklung ist als früh im Leben beginnender und lebenslang andauernder Prozess zu verstehen. Soziale und kulturelle Einflüsse wirken sich in diesem Kontext auch während einer Schwangerschaft auf die, durch die körperliche Verbundenheit von Mutter und Fetus veränderte Selbstwahrnehmung der Frau aus. Anthropometrische Parameter stehen hier naturgemäß im Vordergrund.

> Das eigene Körperbild ist kontinuierlichen Anpassungen an eine dynamische Lebenswirklichkeit unterworfen.

Der professionellen Beratung ist die Chance immanent vor, aber auch noch während der Schwangerschaft Strategien zur Verfügung zu stellen, Zufriedenheit mit dem eigenen Körperempfinden zu erreichen.

Afroamerikanische Frauen (USA) weisen höhere Raten an Adipositas als die weiße Bevölkerung auf. Mehr als 75 % der über Zwanzigjährigen dieser Bevölkerungsgruppe sind übergewichtig oder adipös. Die Diskrepanz kann dabei nur teilweise am sozioökonomischen Hintergrund festgemacht werden. Vielmehr ist eine Mischung kultureller Komponenten (u. a. Anthropologie/Ausgangsgewicht, Ernährungsgewohnheiten/Diätbereitschaft, adipogener Lebensstil/psychologische Faktoren) als maßgebend anzusehen.

Konzeptionelle Rahmenbedingungen: „Schlank zu sein" steht als Mainstream-Ideal unter der weißen Bevölkerung der USA der kulturellen Struktur des afroamerikanischen Rollenbildes mit seiner höheren Permissivität für Gewichtszugewinn gegenüber. Zahlreiche gesellschaftliche Normvorstellungen passen aus der kulturell auf Schlankheit gerichteten Perspektive nicht zum Körpererleben von Frauen anderer Bevölkerungsanteile. Gesundheit, Glücksgefühl und persönliches Wohlbefinden werden aus diesem Blickwinkel deutlicher mit Gewicht bzw. Gewichtszunahme in Verbindung gebracht. Die individuelle Perzeption stellt somit eine einzigartige, multidimensional beeinflusste Idealvorstellung der eigenen Person dar.

Das Körperbild ist als zentraler Faktor der Gewichtskontrolle zu verstehen und fußt u. a. auf der Erfassung der Körperfülle bzw. den emotionalen Reaktionen im Zusammenhang mit ihrer Wahrnehmung. Hierfür werden die Betroffenen mit Figur-Bewertungsskalen befragt und die Ergebnisse des aktuellen Körperbildes (Wo sehen sie sich selbst?) gegenüber einem idealen Körperbild (Wo würden sie sich gerne eingruppieren?) aufgetragen. Die Körperbilddifferenz oder -unzufriedenheit (Body Image Dissatisfaction, BID) ist dabei anhand von Figur-Bewertungsskalen zu taxieren. Der mit dieser Graduierung verbundenen individuellen Selbsteinschätzung unterschiedlicher Bevölkerungsgruppierungen wird durch Maßstabsanpassung (z. B. nach Stunkard oder Pulvers) entsprochen (Stunkard et al. 1983; Pulvers et al. 2004). Teils kann die Bewertung auch Körperteil-spezifisch erfolgen (z. B. Hüfte). Im Ergebnis schätzen in den Vereinigten Staaten afroamerikanische Frauen ihr Körperbildideal kräftiger ein als

die weiße Bevölkerung vergleichbaren Alters (Carson et al. 2014).
Einflussgrößen auf das Körperbild:
- *Ethnische Traditionsfaktoren:* Steigendes Gewicht wird in definierten Bevölkerungsgruppen mit Eigenschaften wie Stärke, Produktivität, Robustheit und nicht zuletzt Fertilität verbunden.
- *Aktuelle gesellschaftliche Effekte* durch:
  - Medien
  - geschlechtsübergreifende Präferenzen
  - mütterliche transgenerationale Vorgaben
  - Akkulturation/Sozialisation
- *BMI:* Obwohl die meisten, das Körperbild beeinflussenden Faktoren psychologischer Natur sind und durch soziale Beziehungen und Normen bestimmt werden, kommt auch quantitativen Messgrößen u. a. des Körpergewichts direkte Wirkung auf die Selbstwahrnehmung zu. So unterschied sich das Körperidealbild in Abhängigkeit des Grades an Adipositas mit den niedrigsten Werten in der Gruppe von Frauen mit Adipositas I° und den höchsten bei Adipositas III°. Der Kausalitätsbezug dieser Beziehung ist dabei allerdings (noch) nicht gänzlich geklärt. Daneben ist der BMI aber auch positiv mit der BID assoziiert. Grenzwerte weisen in diesem Zusammenhang Unterschiede in Abhängigkeit der Ethnie, der Bevölkerungsgruppe und der jeweiligen Lebenssituation (z. B. Schwangerschaft) auf (Carson et al. 2014).

Körperschema und Schwangerschaft:
Spezifika einzelner Phasen im Leben einer Frau nehmen Einfluss auf ihr Körperbild und weisen z. B. während der Schwangerschaft Implikationen für Mutter und Kind auf. Die Schwangere erfährt in rapider Abfolge nachdrückliche Veränderungen der Statur, der Sensorik, des Muskeltonus und des Gewichts und erleben dadurch signifikante Veränderungen ihrer subjektiven Körperwahrnehmung. Dies umfasst auch BID und äußert sich in depressiver Verstimmung, Ängstlichkeit wie auch gesundheitsschädlichen Diät- und Essgewohnheiten in graviditate. Obwohl derartige schwangerschaftsassoziierten Veränderungen im Körpererleben nicht unerwartet auftreten, reagieren die Betroffenen widersprüchlich. Einer meist positiven Eigenperzeption als Schwangerer (USA: bis 65%) stehen bei einem Teil der Frauen (24–30%) Gefühle des Attraktivitätsverlustes (u. a. Striae gravidarum, körperliche Attraktivität im eigenen und im Erleben des (männlichen) Umfelds, Interesse an Sexualität, Wiedererlangung vergleichbarer Weiblichkeit wie vor der Schwangerschaft) gegenüber. Ein Viertel der Schwangeren zeigten sich dabei durch die Gewichtszunahme weniger betroffen als es präkonzeptionell der Fall gewesen wäre.

> **Tipp**
>
> Am gesamtgesellschaftlich breit akzeptierten Schlankheitsideal wird auch während einer Schwangerschaft festgehalten.

Determinanten des Körperbilds werdender Mütter:
Präkonzeptionelles Körpererleben bestimmt auch das Körperbild während der folgenden Schwangerschaft (◘ Tab. 1.12). Dabei ziehen vor allem BID-Verhaltensweisen wie Hungern, Diät (6%), Heißhungerattacken (26%) und induziertes Erbrechen mit den potenziellen Konsequenzen von intrauteriner Wachstumsrestriktion, Frühgeburt und niedrigem Geburtsgewicht nach sich (Fairburn et al. 1992).
- Gewichtsstatus vor Eintritt einer Schwangerschaft (Fox und Yamaguchi 1997):
- Präkonzeptionell diätgesteuertes Essverhalten vs. eines Ernährungsstils ohne Erfahrungen mit Diäten determiniert, gemessen an der Besorgnis vor Gewichts- und Figurveränderungen während der/durch

Tab. 1.12 Auswirkungen des präkonzeptionellen Körpergewichts auf das Körperempfinden im Rahmen der Schwangerschaft

Schwangerschaftseffekt	Normalgewicht vor einer Schwangerschaft	Übergewicht vor einer Schwangerschaft
Gesteigerte BID	62%	23%
Geringere BID	19%	62%
Unverändertes Körperbild	19%	15%

die Schwangerschaft, charakteristische Unterschiede:
- Frauen mit Diäterfahrung → sowohl gesteigerte wie auch verminderte Sorge (psychologische Entlastung durch die Schwangerschaft)
- Schwangere ohne Diäterfahrung → keine Bedenken
- Körperbildzufriedenheit wirkt sich nicht nur auf das äußere Erscheinungsbild, sondern auch auf das psychische und physische Wohlbefinden von Schwangeren aus. Eine enge Korrelation zwischen Frustration, Angst und depressiver Verstimmung mit einer BID bleibt durch den gesamten Schwangerschaftsverlauf bestehen (Carson et al. 2014).
- Sportliche Aktivität und positives Körpererleben weisen einen etablierten bidirektionalen Zusammenhang während des gesamten Schwangerschaftsverlaufs auf. Diese Beziehung fußt dabei sowohl auf den physischen Erfolgen wie auch auf den psychischen Effekten einer bewegungsorientiert/aktiven Lebensführung.

Einflussstrategien zur Körperbildverbesserung bei Schwangeren:
Lebensstil- und Ernährungsberatung hat u. a. als Hilfe zur positiven Akzeptanz der schwangerschaftsbedingten Körperveränderung zu fungieren. Dabei kommt einer realistischen Wahrnehmung der Sorge der Schwangeren vor Körperbildveränderungen therapieentscheidende Bedeutung zu. Gerade die geminderte Veränderungsbereitschaft werdender Mütter erschwert die Implementierung wirksamer Bewältigungsstrategien (u. a. Selbsthilfegruppen, Übungsprogramme, Stressreduktion, positive Belohnungssysteme) während der Schwangerschaft. Allerdings fordert die in ihrer Breite noch unzureichende Datenlage weiteren wissenschaftlichen Ehrgeiz, individuelle Interventionsangebote zukünftig wirksamer verfügbar zu machen.

1.3.3 Lifestyle

> **Tipp**
>
> Schwangerschaft = Ausnahmezustand im Leben der Frau → Lebensstiländerung: *„essen für zwei"* und *„Gelüste"* bei gleichzeitiger *„Fürsorge für das Baby"*

Ernährungs- und Lebensstilberatung kommt während der Schwangerschaft von Anfang an, am besten bereits präkonzeptionell hohes Interventionspotenzial zu. Die Vorteilhaftigkeit „früher" Bemühungen manifestiert sich bei Frauen aller Gewichtsklassen, insbesondere aber bei Übergewichtigen/Adipösen. Der Inhalt der Empfehlungen zum Gewichtsmanagement (zukünftig) werdender Mütter nimmt Bezug auf die Korrelation der jeweiligen anthropometrischen Ausgangssituation mit potenziellen Risiken der Schwangerschaftsbetreuung. So können beispielsweise die Auswirkungen uteriner Verdrängungserscheinungen bei starker Adipositas im III. Trimenon oder die Reduktion übermäßiger Nahrungsaufnahme bei Frauen in niedrigeren Gewichtsklassen geringer ausfallen.

Valide Kenntnisse zu den Ernährungsempfehlungen (z. B. zur Gewichtszunahme der Schwangeren) sind bei nicht mehr als 27% der adipösen Schwangeren vorhanden. Dabei präjudiziert dieses Wissen im Verbund mit einer präkonzeptionellen niedrigen Gewichtsklasse und der selbstkritischen Fähigkeit die eigene Gewichtsklasse präkonzeptionell korrekt einzuschätzen, das Einhalten der Grenzen einer Leitlinien-konforme Gewichtszunahme in graviditate. Einer multimodalen, prophylaktischen/therapeutischen Unterweisung zum Gewichtsmanagement von werdenden Müttern kommt daher, besonders bei hohem Ausgangsgewicht unmittelbar maternale wie auch generationsübergreifend kindliche Relevanz zu. Bestandteile derartiger Lebensstilprogramme beinhalten (Rasmussen et al. 2009):
- Ernährungsberatung
- Ernährungsumstellung
- Regelmäßige Gewichtskontrolle
- Körperliche Bewegung (2–3 Stunden/Woche mit mittlerer Intensität bzw. bewegungsbedingtem Energieverbrauch von ca. 1500 kcal/Woche)
- Vermehrter Konsum von Produkten geringer Energiedichte (Obst, Salat, Gemüse, Vollkornprodukte)
- Verminderte Zufuhr von Lebensmitteln mit hoher Energiedichte/Alkohol
- Reduktion der Portionsgröße

Obwohl die Zeit der Schwangerschaft als außergewöhnliche medizinische und psychologische Lebensphase Frauen in hohem Maße empfänglich für professionelle Ratschläge und Informationen stimmt, kommen in den Vereinigten Staaten nur 40% aller Schwangeren den Empfehlungen zu einem gesunden Lebensstil mit ausreichend Bewegung nach. 41% der deutschen Schwangeren reduzieren ihre körperliche Aktivität aus Sorge um mögliche Schäden für den Fetus, eine Fehl- oder Frühgeburt bzw. Unfälle (während des Sports). 39% der Frauen waren hierzulande bereits präkonzeptionell nicht explizit körperlich aktiv und veränderten dies auch nach Bekanntwerden der Schwangerschaft nicht. Ein Anteil von 9,6% der Schwangeren steigerten dagegen ihre sportlichen Anstrengungen während der Mutterschaft (Ferrari und Graf 2017).

1.4 Interventionsmöglichkeiten

Angesichts der epidemiologischen Bedeutung einer Adipositas kommt medizinischen Interventionen (Beratung und Betreuung) bereits der übergewichtigen Patientinnen immer gewichtigere Bedeutung zu. Dies betrifft, ableitbar an den Prävalenzsteigerungen auch und in besonderem Maße die werdende Mutter. Ob der Ernsthaftigkeit der Konsequenzen zunehmend schwerer werdender Schwangeren rückt diese gesundheitliche Herausforderung somit auch immer stärker in den Aufgabenbereich des Frauenarztes.

1.4.1 Multimodale Maßnahmen zur Gewichtsreduktion

Die generelle (präkonzeptionelle) Gewichtsreduktion und/oder die Begrenzung der Gewichtszunahme während der sich anschließenden Schwangerschaft sind der kurz- wie langfristigen Risikoprävention zuträglich. Am deutlichsten wirkt sich eine präkonzeptionelle Gewichtsreduktion, u. a. erkennbar an Zyklusregulierung und Verbesserung der Konzeptionswahrscheinlichkeit, aus. Die Verminderung des Ausgangsgewichts um 5–10% ist dabei das für die a priori adipösen Patientinnen anzustrebende Therapieziel. Die hierbei zum Einsatz kommenden Strategien zur umfassenden Lifestylekorrektur können durch die Kombinationen von Ernährungs-, Bewegungs- und Verhaltenstherapie/-beratung erfolgreich sein. Die nach dem Intention-to-treat-Prinzip zu erreichenden Qualitätsziele definieren den Erfolg derartiger strukturierter (Gruppen-)Therapieprogramme in einer Gewichtsabnahme für mehr als die Hälfte der Teilnehmer von mindestens 5 %, und für >10 % der Teilnehmer von mindestens 10 % (Deutsche Adipositas-Gesellschaft (DAG) e.V. 2014).

> **Tipp**
>
> *Während der Schwangerschaft ist es fürs Abnehmen „zu spät". Daher → Preconceptional Counseling (PCC)*

1.4.2 Adjuvante medikamentöse Therapieansätze von Adipositas

Der pharmakologische Ansatz zur vorteilhaften Beeinflussung von Adipositas hat seinen Stellenwert bei BMI-Werten ≥30,0 kg/m² bzw. BMI ≥28,0 kg/m² + Risikofaktoren oder abdominale Adipositastypus. In praxi ist der Stellenwert einer medikamentösen Körpergewichtsmodulation in Kombination mit oder nach dem erfolglosen Einsatz von Basisprogrammen zur Gewichtsreduktion (Ernährungs-, Bewegungs-, Verhaltenstherapie) definiert. Im Einzelnen ist darunter das Misslingen einer Gewichtsabnahme ≥5 % des Ausgangsgewichts innerhalb von 6 Monaten unter Basistherapie oder eine Gewichtszunahme von >5 % des Ausgangsgewichts innerhalb eines halben Jahres nach einer Phase der Gewichtsreduktion zu verstehen. Einer derartigen medikamentösen Gewichtsreduktion ist mittelfristig allerdings nur dann weiter zu folgen, wenn innerhalb der ersten 4 Behandlungswochen eine Gewichtsabnahme von mindestens 2 kg nachweisbar wird. Sofern zur Verminderung einer Adipositas medikamentöse Ansätze gewählt werden, so können unterschiedliche Pharmaka zum Einsatz kommen (◘ Tab. 1.6). Für die adipöse Patientin mit Diabetes mellitus Typ 2 kann neben z. B. Sulfonylharnstoffen/Glinide bei unzureichender glykämischer Kontrolle (HbA1c-Zielbereich: 6,5–7,5 %) durch Metformin eine Verbesserung der Stoffwechselsituation erreicht werden. Alternativ können GLP-1-Mimetika und SGLT2-Inhibitoren Verwendung finden. Bei einer Reihe von Arzneimitteln, welche mit dem Ziel der Gewichtsreduktion angewendet werden, fehlt zum Einsatz während einer Schwangerschaft die Zulassung bzw. es bestehen Kontraindikation. Hierzu zählen u. a. folgende Substanzen: Amphetamine, Diuretika, HCG, Testosteron, Thyroxin oder Wachstumshormone. Medizinprodukte und Nahrungsergänzungsmittel, für die ein Wirksamkeitsnachweis fehlt, sollen zur Behandlung von Adipositas Schwangerer ebenfalls nicht empfohlen werden (Deutsche Adipositas-Gesellschaft (DAG) e.V. 2014).

Die Erfahrungen mit den bisher verfügbaren Medikamenten in der Adipositastherapie zeigen, dass ihr Effekt jeweils limitiert ist. Signifikante Gewichtsabnahmen sind, präferenziell nur mit der Kombination mehrerer Wirkstoffe, ggf. ergänzt durch zusätzliche Interventionsstrategien zu erzielen. Nicht zuletzt aufgrund der von den Betroffenen in diesem Zusammenhang selbst zu tragenden Behandlungskosten, werden Antiadiposita (längerfristig eingesetzt) vermutlich nur bei einem vergleichsweise kleinen Anteil adipöser Patientinnen dauerhafte Anwendung finden.

1.5 Prävention

1.5.1 Primärprävention

Das Verhältnis von Körpergewicht und Körpergröße sowie daraus abgeleitete Indikatoren (v. a. BMI) haben sich als pragmatische, der klinischen Beurteilung gut zugängliche Merkmale der Volksgesundheit etabliert. Durchgängig gesellschaftsübergreifende Prävalenzsteigerungen von Übergewicht und Adipositas und deren soziodemografische Ausweitungen (Sozialstatus und Adipositas sind negativ korreliert) bedingen ihre umfassende Public-Health-Relevanz. Primärpräventive Maßnahmen zum Gesundheitserhalt bzw. der Krankheitsvorbeugung, zielen dabei auf die Identifikation von Risikofaktoren bzw. die Ursachenvermeidung.

Den adipogenen Versuchungen der heutigen Lebenswirklichkeit entkommt die Schwangere in ihrem privaten und beruflichen Kontext kaum. Die nahezu universelle und ubiquitäre Verfügbarkeit hochkalorischer Nahrungsmittel bedarf im Umfeld einer modernen Konsumgesellschaft der kritischen Beachtung.

> Individuelles Konsumentenbewusstsein + öffentliche Einsichten = prospektives Gesundheitsverhalten

Um dem Primat der kurz- (Konzeption), mittel- (Schwangerschafts- und Geburtsverlauf) und langfristigen (internistische Adipositas-Folgezustände, nicht-übertragbare Erkrankungen) Risikoverminderung zu dienen, hat daher jeder erfolgreich präventive Ansatz früh und damit deutlich präkonzeptionell (Jugend) anzusetzen. Epigenetisch betrachtet sogar schon in der Eltern- und Großelterngeneration. Ungeachtet aller Hemmnisse, welchen sich primäre Präventionsansätze von Übergewicht bzw. von exzessiver Gewichtszunahme bei Schwangeren gegenübersehen, rechtfertigen die Erfolgsversprechen für Mutter und Kind den meist hohen Prozessaufwand.

1.5.2 Sekundärprävention

Früherkennung bzw. Verhinderung der Progredienz von Übergewicht/Adipositas soll dafür sorgen, dass der unvorteilhafte Gewichtsverlauf rechtzeitig erkannt und vor Chronifizierung erfolgversprechend beeinflusst wird. Die Wirkung diätetischer Interventionen zielt auf Gewichtskontrolle sowie eine Hemmung inflammatorischer Reaktionen des/im Fettgewebes, die Vermeidung von Diabetes mellitus sowie die Entwicklung von Hypertonus ab. Unterstützung erfährt dieser Ansatz der Sekundärprävention Adipositas bedingter, nicht-übertragbarer Erkrankungen in der Stärkung der Eigenverantwortung bisherige Verhaltensweisen (körperliche Aktivität) und Ernährungsgewohnheiten hin zu einer negativen Energiebilanz zu modifizieren und anhaltend zu stabilisieren.

Obwohl sich in kleineren Studien positive Effekte von Lebensstilinterventionen bei Schwangeren nachgewiesen werden konnten, belegen Daten einer Metaanalyse aus 20 randomisierten Studien zur Ernährungs- und Lebensstilumstellung („gesunde" Ernährung, regelmäßige körperliche Aktivität) keine oder allenfalls moderate Effekte auf die Gewichtsentwicklung während der Schwangerschaft sowie deren Folgen (z. B. Inzidenz von GDM oder fetale Makrosomie). Eine primär so nicht anzustrebende deutliche Gewichtsabnahme während der Schwangerschaft ist dabei mit einem erhöhten Risiko einer Neugeborenenhypotrophie verbunden. Gewichtsverlust zwischen zwei Schwangerschaften wirkt sich dagegen positiv auf das neonatale Outcome der Folgeschwangerschaft aus. Die Motivation zur Gewichtsreduktion ist in der postpartalen Lebenssituation allerdings als nicht besonders hoch anzusetzen. Daher hat das Bewusstsein, dass Erwartungshorizonte oft nicht bzw. nur unzureichend erreicht werden können, in ein realistisches Gesamtkonzept der Nachhaltigkeit von Interventionsmaßnahmen Eingang zu finden.

> **Tipp**
>
> 8,5% aller übergewichtigen Frauen gelingt es, ihr Gewicht stabil zu halten bzw. zu reduzieren (Finelstein et al. 2013).

1.5.3 Tertiärprävention

Die Verhinderung der Progredienz oder des Eintritts von Komplikationen bei bereits manifester Körpergewichtsstörung verlangt dezidierte Interventionsstrategien. Diese Einschätzung ist dabei explizit auf die langfristigen Folgezustände (nicht-übertragbare Erkrankungen) und den progredient-chronischen Verlauf auszuweiten.

Medikamentöse (◘ Tab. 1.6) oder chirurgischen Maßnahmen (◘ Tab. 1.7) weisen je nach Einsatzzeitpunkt in der Patientinnenkarriere adipöser Frauen sekundär- wie tertiärpräventive Charakteristika auf. Bei fortgeschrittenem Adipositasgrad bzw. bereits eingetretenem Komplikationsspektrum werden zuweilen wenig/(nicht) evidenzbasierte Kombinationen komplementärer Interventionen ex juvantibus eingesetzt.

Bariatrische Operationen zur Gewichtsreduktion weisen erwartungsgemäß ihr Wirkungsmaximum kurze Zeit nach dem Eingriff auf. In der Folgezeit verliert sich der Effekt auf das Körpergewicht ebenso wie das Präventionsergebnis auf die Entstehung einer Zuckerstoffwechselstörung. Allerdings wird durch metabolische Chirurgie positiver Einfluss auf das Zyklusgeschehen (weniger Anovulationen) genommen und neben der damit verbundenen Fertilitätssteigerung, durch eine veränderte Sexualität der operierten Patientinnen auch die Konzeptionswahrscheinlichkeit erhöht (Bond et al. 2011). Diesen Erfolgen ist allerdings stets das infolge des chirurgischen Eingriffs erhöhte Risiko für fetale Hypotrophie bzw. perinatale Mortalität entgegenzuhalten.

1.6 Ausblick

Gesundheitlich negative Auswirkungen von Adipositas sind durch Gewichtsreduktion zu lindern oder sogar zu beseitigen. Trotz Einbeziehung aller in den aktuellen Leitlinien ausgesprochenen Empfehlungen, erreichen selbst multimodale Interventionsstrategien nur einen begrenzten Langzeiteffekt, wenn bei Schwangeren mit Adipositas I° eine nachhaltige Gewichtsabnahme von mindestens 5% und bei Adipositas II° und III° von mehr als 10% ihres Ausgangsgewichts angestrebt wird. Erfolgt keine beständige Nachbetreuung, so kommt es obendrein nach Ende des Programms zu einem signifikanten (ggf. überschießenden) Wiederanstieg des Körpergewichts.

Hier sind damit nicht nur die Prioritäten der Interventionsmöglichkeiten bei Adipositas vor, während und nach Schwangerschaften zu setzen, sondern auch fokussierte wissenschaftliche Forschung voranzutreiben (Hill et al. 2020)

- Ernährungsberatung (Kalorienreduktion, gesunde Nahrungszusammensetzung)
  - Supplementation von Makro- und Mikronährstoffen
- Kontrolle und optimiertes Management der Gewichtszunahme während der Schwangerschaft
- Screening hinsichtlich vorbestehender Risikofaktoren und Schwangerschaftskomplikationen
  - Diabetes mellitus, GDM, Gestationshypertonie, fetale Wachstumsveränderung
  - Risikoprofilierung (z. B. thromboembolische Erkrankungen, Schlafapnoe)

- Medikation (adipogenetische Nebenwirkung, Dosierung)
- Verbesserung der körperlichen Fitness
- Stärkung der psychischen Gesundheit
- Unterstützung der postpartalen/(intrapartalen) Betreuung
  - Stillförderung
  - Screening und Management postpartaler Stimmungsstörungen/Depression
  - Optimierung der Schlafsituation

1.6.1 Gesundheitsökonomische Konsequenzen

Adipositas gewinnt neben ihren Auswirkungen auf die Volksgesundheit auch maßgebliche Konsequenzen in gesundheitsökonomischer Hinsicht. Bei der Ursachenzumessung/-bekämpfung handelt es sich also mitnichten nicht nur um eine akademisch-medizinische Auseinandersetzung, sondern auch um eine Debatte der gesundheitsökonomischen Verantwortlichkeiten. Dies meint v. a. die Folgen des Anspruchs auf adäquate Pflege, des Zugangs zu Bewältigungsprogrammen, der Übernahme von Betreuungsaufwendungen und der daraus resultierend die Gesamtkosten für das Gesundheitssystem (Keck 2018b).

> **Tipp**
>
> *Pfunde kosten auch bei Schwangeren Geld:*
> Im Vergleich zu normalgewichtigen Schwangeren werden übergewichtige, adipöse und sehr adipöse Frauen in 16%, 45% bzw. 88% häufiger stationär aufgenommen. Die zusätzlichen Kosten nur für die Mütter mit BMI >40,0 kg/m² betragen im Mittel 351 Pfund Sterling (Großbritannien).

Aktuelle Berechnungen weisen Adipositas-assoziierte Kosten als stetig zunehmende Hypothek für das deutsche Gesundheitssystem aus. Betrugen die inhaltlich spezifizierten direkten Aufwendungen im Jahr 2002 4,9 Milliarden (Mrd.) Euro so waren sechs Jahre später (2008) bereits 8,65 Mrd. Euro zu veranschlagen. Budgetiert man zusätzlich die indirekten Kosten, so ergibt sich für 2008 eine Summe von 16,8 Mrd. Euro. Die Ausgaben sind dabei im Wesentlichen durch stationäre und ambulante Behandlungen von Folgeerkrankungen wie Diabetes mellitus Typ 2, Herz-Kreislauf- und Krebserkrankungen sowie Leber- und Gallenleiden verursacht. Neben dem allgemeinen Prävalenzanstieg spiegeln sich in diesen Berechnungsergebnissen aber auch die zunehmend genauere Detailkalkulation wider (Lehnert et al. 2015).

> Übergewicht und Adipositas bedingen einen sich kontinuierlich steigernden, relativen Anteil an den Gesamtausgaben im Gesundheitssystem: 2,1% (2002) → 3,3% (2008) (Schaudig und Schwenkhagen 2017).

Auch volkswirtschaftlich zeigt das „Gesundheitsrisiko Adipositas" deutliche Konsequenzen: Produktivitätsausfälle durch Arbeitsunfähigkeiten oder Frühverrentungen führten im Jahr 2008 zu indirekten Kosten von 8,2 Mrd. Euro. Auch vorzeitiges Versterben der Betroffenen (ca. 48.000 Fälle/Jahr), vor allem an Herz-Kreislauf-Leiden und Krebserkrankungen sind nicht zuletzt auch in diesem Kontext zu beachten.

1.7 Fazit für die Praxis

Eine Milliarde Menschen leiden laut WHO weltweit an Übergewicht. Mehr als 300 Millionen Menschen sind adipös (WHO 2008).

> Zunehmen ist im Zunehmen begriffen.

Seit Jahrzehnten steigt auch die Rate an Schwangeren mit zu hohem Körpergewicht. In Deutschland sind 45% der werdenden Mütter übergewichtig und 19% adipös. Die Auswirkungen dieser Körpergewichtserhöhungen machen dabei auch vor den Neugeborenen nicht Halt. Deren Makrosomieraten zeigen eine klare Abhängigkeit vom mütterlichen BMI und steigen auf durchschnittlich 20%. Adipositas ist als chronische Erkrankung durch ein Ungleichgewicht von Energiezufuhr (hyperkalorische Ernährung) und Energieverbrauch multifaktoriell verursacht. Schweregradabhängig sind langfristig Auswirkungen unumgänglich. Das Auftreten von kardiovaskulären Erkrankungen, Diabetes mellitus Typ 2 und Tumorerkrankungen sind in diesem Zusammenhang noch vor orthopädischen, internistischen, aber auch geburtshilflichen Folgezustände zu nennen. Diese betreffen bei Schwangeren nicht nur die Mütter, sondern transgenerational auch deren Nachkommenschaft.

Erblichkeit der Körpergewichtsausprägung ist auf 40–70% zu beziffern. Hierfür sind unter anderem unterschiedliche Genvarianten von Stoffwechselgenen verantwortlich, welche die Verstoffwechselung von Makronährstoffen steuern (polygene Vererbung: 140 Genloci vorwiegend auf Chromosomen 2, 10, 11, 20). Die Erbsubstanz unterscheidet sich oftmals nur in einem einzigen Nukleotid. Diese „Single Nucleotide Polymorphismen (SNPs)" können je nach Position in der Gensequenz unterschiedlich gravierende Auswirkungen auf die translatierte Proteinstruktur gewinnen. Hieraus resultierten prä- und perinatale Prägungsvorgänge mit u. a. langfristigem Einfluss auch auf die Gewichtsausstattung von Frauen in ihrer reproduktiven Lebensphase. Gemeinsam mit epigenetischen Rahmenbedingungen werden so Entwicklungskorridore definiert, die unter der Einwirkung von Umweltfaktoren auch in einer transgenerationellen Ausprägungsform wirksam werden können (Delisle 2018).

Die Fettgewebshomöostase hängt u. a. von der Balance lokal gebildeter Wachstumsstimulatoren und -inhibitoren ab. Bei adipösen Frauen im reproduktiven Alter ist, ausgehend vom Auslenkungsgrad dieses Gleichgewichts eine charakteristische Divergenz der Fettgewebsverteilung (viszeral/subkutan) zu beobachten. Hier kann das lokale Angiotensinsystem als Stellgröße der Proliferation von Präadipozyten, ihrer Differenzierung und Größenentwicklung (autokrine, parakrine, endokrine Wirkungen) eine wegweisende Rolle spielen (Massiera et al. 2001)

> **Tipp**
>
> Adipositas ist nicht allein als *psychologische Schwäche*, sondern als Teil einer *metabolischen Homöostasestörung* zu verstehen.

Die aktive Sekretionsleistung des Fettgewebes lässt bei Adipösen im Gegensatz zu Normalgewichtigen erniedrigte Adiponectinwerte und erhöhte Leptin- und Androgenspiegel erwarten. Die laborchemische Diagnostik und Risikokategorisierung (Indizes) von Adipositas sind dabei allerdings als noch ausbaufähig anzusehen.

Obwohl jegliche möglichst frühzeitige Gewichtsverminderung für Mutter und ihre Nachkommen zweifelsfrei mit maßgeblichen Vorteilen verbunden ist, führen Lebensstil-Interventionsstrategien bisher nicht zu durchgängigen bzw. nur wenig nachhaltigen Ergebnissen. Das Körpergewicht kann nur unter folgenden Voraussetzungen wirkkräftig verändert werden (im günstigsten Fall Körpergewichtsreduktion von 10–15% innerhalb eines Jahres):

- Hohe Adhärenz und Kontrollierbarkeit der Lebensstilmodifikation durch Supervision, um in erster Linie mütterliche Risiken zu reduzieren,
- Beginn der Intervention noch vor, beziehungsweise spätestens begleitend zur Plazentaentwicklung, um eine irreversible negative metabolische Prägung des Fetus zu vermeiden.

> **Tipp**
>
> Übergewicht der Nachkommen ist bei der Schwangeren mit einem BMI von 25,0–29,9 kg/m² mit einer 1,95-fachen Wahrscheinlichkeit und bei BMI ≥30,0 kg/m² mit einem 3,96-fachen Risiko zu erwarten.

Potenzial zur Optimierung der prä- bzw. interkonzeptionellen Gesundheitsvoraussetzungen sind durch progressive Gewichtskorrektur gegeben. Damit lassen sich präventive Auswirkungen sowohl für die Mütter als auch unmittelbar und transgenerational für ihren Nachwuchs erreichen. Erfolgreiche Präventionsstrategien haben dabei früh anzusetzen und erreichen so:
- Fertilitätszugewinn
- Vermeidung von Schwangerschaftskomplikationen (Risikosteigerung für Frühgeburt, Präeklampsie, GDM, Thromboembolie, Sectio caesarea, PPH, Müttersterblichkeit)
- Verringerung maternaler Gesundheitsrisiken (kurz-, mittel- und langfristig)
- Abbau postpartaler mütterlicher Gewichtsretention
- Reduktion kindlicher Gesundheitsrisiken (kongenitale Anlagestörungen, fetale Hypo- und Hypertrophie, IUFT, neonatale/postneonatale Mortalität, kindliche Adipositas/metabolisches Syndrom, Sterblichkeitsrisiko)

Literatur

Al Wattar BH, Dodds J, Placzek A, Beresford L, Spyreli E, Moore A, Gonzalez Carreras FJ, Austin F, Murugesu N, Roseboom TJ, Bes-Rastrollo M, Hitman GA, Hooper R, Khan KS, Thangaratinam S, ESTEEM Study Group (2019) Mediterranean-style diet in pregnant women with metabolic risk factors (ESTEEM): a pragmatic multicentre randomised trial. PLoS Med 16:e1002857

Barker DJ (1990) The fetal and infant origins of adult disease. Br Med J 301(6761):1111

Bond DS, Wing RR, Vithiananthan S, Sax HC, Roye GD, Ryder BA, Pohl D, Giovanni J (2011) Significant resolution of female sexual dysfunction after bariatric surgery. Surg Obes Relat Dis 7(1):1–7

Bung P (2016) Empfehlung zur Lebensführung. In: Kainer F (Hrsg) Facharztwissen Geburtsmedizin. Elsevier, München

Carson TL, Baptiste-Roberts K, Gary-Webb TL (2014) Body image as a contributor to weight in pregnancy and postpartum: racial differences. In: Nicholson W, Baptiste-Roberts K (Hrsg) Obesity during pregnancy in clinical practice. Springer, Heidelberg

Catalano PM, Mele L, Landon MB, Ramin SM, Reddy UM, Casey B, Wapner RJ, Varner MW, Rouse DJ, Thorp JM Jr, Saade G, Sorokin Y, Peaceman AM, Tolosa JE (2014) Inadequate weight gain in overweight and obese pregnant women: what is the effect on fetal growth? Am J Obstet Gynecol 211(2):137.e1–137.e7

CDC (2019) IOM-recommendations: weight gain during pregnancy. https://www.cdc.gov/reproductivehealth/maternalinfanthealth/pregnancy-weight-gain.htm. Zugegriffen am 01.07.2021

Delisle B (2018) Adipositas im Kindes- und Jugendalter und ihre Bedeutung für die Kinder- und Jugendgynäkologie. Korasion – Gyne 8:25–29

Dennedy MC, Dunne F (2012) Maternal obesity and pregnancy. In: Ovesen PG, Møller Jensen D (Hrsg) Maternal obesity and pregnancy. Springer, Heidelberg

Deutsche Adipositas-Gesellschaft (DAG) e.V. (2014) Interdisziplinäre Leitlinie der Qualität S3 zur „Prävention und Therapie von Adipositas". http://www.awmf.org/uploads/tx_szleitlinien/050-0011_S3_Adipositas_Prävention_Therapie_2014-11.pdf. Zugegriffen am 01.07.2021

Dudenhausen JW, Kunze M, Wittwer-Backofen U, Hagenah H-P, Strauss A, Günther V, Alkatout I, Grunebaum A, Voigt M (2018) Relationship between maternal age, BMI and preterm birth. J Turk Ger Gynecol Assoc 19:182–186

Fairburn CG, Stein A, Jones R (1992) Eating habits and eating disorders during pregnancy. Psychosom Med 54(6):665–672

Ferrari N, Graf C (2016) Körperliche Aktivität in der Schwangerschaft. Gynäkologe 49:232–235

Ferrari N, Graf C (2017) Körperliche Aktivität und Schwangerschaft. Frauenarzt 9:736–739

Finelstein EA, Ostbye T, Malhotra R (2013) Body mass trajectories through midlife among adults with class I obesity. Surg Obes Relat Dis 9:547–553

Fox P, Yamaguchi C (1997) Body image change in pregnancy: a comparison of normal weight and overweight primigravidas. Birth 24(1):35–40

Golomb I, Ben David M, Glass A, Kolitz T, Keidar A (2015) Long-term metabolic effects of laparoscopic sleeve gastrectomy. J Am Med Assoc Surg 150(11):1051–1057

Graf C (2018) Die Rolle von körperlicher Aktivität bei älteren Patientinnen. Gyne 8:16–19

Gunderson EP (2014) Epidemiologic trends and maternal risk factors predicting postpartum weight retention. In: Nicholson W, Baptiste-Roberts K (Hrsg) Obesity during pregnancy in clinical practice. Springer, Heidelberg

Hamann A (2017) Adipositas: Gibt es sinnvolle medikamentöse Therapieansätze? Gynäkologe 50(2):99–104

Harris AA, Barger MK (2010) Specialized care for women pregnant after bariatric surgery. J Midwifery Womens Health 55(6):529–539

Heber D, Greenway FL, Kaplan LM, Livingston E, Salvador J, Still C (2010) Endocrine and nutritional management of the post-bariatric surgery patient: an Endocrine Society Clinical Practice Guideline. J Clin Endocrinol Metab 95(11):4823–4843

Heuse B (2009) Zur Variabilität der Gewichtszunahme von Frauen in der Schwangerschaft unter Berücksichtigung ausgewählter Einflussfaktoren. Inauguraldissertation Medizinischen Fakultät der Universität Rostock. http://rosdok.uni-rostock.de/file/rosdok_derivate_0000003854/Dissertation_Heuse_2009.pdf. Zugegriffen am 01.07.2021

Hill B, Skouteris H, Boyle JA, Bailey C, Walker R, Thangaratinam S, Sundseth H, Stephenson J, Steegers E, Redman LM, Montanaro C, Lim S, Jorgensen L, Jack B, Borges ALV, Bergmeier HJ, Baxter JB, Harrison CL, Teede HJ (2020) Health in preconception, pregnancy and postpartum global alliance: international network pregnancy priorities for the prevention of maternal obesity and related pregnancy and long-term complications. J Clin Med 9(3):E822. https://doi.org/10.3390/jcm9030822. Zugegriffen am 01.07.2021

Hinkle SN, Sharma AJ, Dietz PM (2010) Gestational weight gain in obese mothers and associations with fetal growth. Am J Clin Nutr 92(3):644–665

Hucklenbruch-Rother E, Appel S, Bae-Gartz I, Schmitz L, Jonschek R, Dötsch J (2018) Perinatale Programmierung – eine Übersicht. Gynäkologische Praxis 43(4):559–570

Ibáñez L, Lopez-Bermejo A, Suárez L, Marcos MV, Díaz M, de Zegher F (2008) Visceral adiposity without overweight in children born small for gestational age. J Clin Endocrinol Metab 93(6):2079–2083

IQTIG Qualitätsreport (2015) https://iqtig.org/downloads/berichte/2015/IQTIG-Qualitaetsreport-2015.pdf. Zugegriffen am 01.07.2021

Johansson K, Cnattingius S, Näslund I, Roos N, Lagerros YT, Granath F, Stephansson O, Neovius M (2015) Outcomes of pregnancy after bariatric surgery. N Engl J Med 372:814–824

Keck C (2018a) Adipositas – ein „zunehmendes" Problem. Frauenarzt 59(10):774–781

Keck C (2018b) Adipositas – ein „zunehmendes" Problem. Frauenarzt 59(9):697–703

Leary C, Leese HJ (2015) Human embryos from overweight and obese women display phenotypic and metabolic abnormalities. Hum Reprod 30(1):122–132

Lehnert T, Streltchenia P, Konnopka A, Riedel-Heller SG, König HH (2015) Health burden and costs of obesity and overweight in Germany: an update. Eur J Health Econ 16(9):957–967

Lenz M, Richter T, Mühlhauser I (2009) Morbidität und Mortalität bei Übergewicht und Adipositas im Erwachsenenalter. Dtsch Arztebl Int 106(40):641–648

Lustig RH (2011) Obesity: nature or nurture? In: Lustig RH (Hrsg) Obesity before birth: maternal and prenatal influences on the offspring. Springer, Heidelberg

Maier JT, Schalinski E, Gauger U, Hellmeyer L (2016) Antenatal body mass index (BMI) and weight gain in pregnancy – its association with pregnancy and birthing complications. J Perinat Med 44(4):397–404

Martens DS, Plusquin M, Gyselaers W, De Vivo I, Nawrot TS (2016) Maternal pre-pregnancy body mass index and newborn telomere length. BioMed Central Med 14(1):148

Massiera F, Seydoux J, Geloen A, Quignard-Boulange A, Turban S, Saint-Marc P, Fukamizu A, Negrel R, Ailhaud G, Teboul M (2001) Angiotensinogen-deficient mice exhibit impairment of diet-induced weight gain with alteration in adipose tissue development and increased locomotor activity. Endocrinology 142(12):5220–5225

Mechanick JI, Youdim A, Jones DB, Garvey WT, Hurley DL, MM MM, Heinberg LJ, Kushner R, Adams TD, Shikora S, Dixon JB, Brethauer S, American Association of Clinical Endocrinologists, Obesity Society, American Society for Metabolic & Bariatric Surgery (2013) Clinical practice guidelines for the perioperative nutritional, metabolic, and nonsurgical support of the bariatric surgery patient – 2013 update: cosponsored by American Association of Clinical Endocrinologists, The Obesity Society, and American Society for Metabolic & Bariatric Surgery. Obesity 21(Suppl 1):S1–S27

Modder J, Fitzsimons KJ (2010) Management of women with obesity in pregnancy. Joint Guideline of Centre for Maternal and Child Enquiries (CMAE) and Royal College of Obstetricians and Gynaecologists (RCOG). https://www.rcog.org.uk/globalassets/documents/guidelines/cmacercogjointguidelinemanagementwomenobesitypregnancya.pdf. Zugegriffen am 01.07.2021

Murrin CM, Kelly GE, Tremblay RE, Kelleher CC (2012) Body mass index and height over three generations: evidence from the Lifeways Cross-Generational Cohort Study. BMC Public Health 12:81

von Otte S, Griesinger G, Schultze-Mosgau A, Diedrich K, Fischer D (2008) Adipositas und Fertilität. Gynäkologische Endokrinologie 6:20–24

Pulvers KM, Lee RE, Kaur H, Mayo MS, Fitzgibbon ML, Jeffries SK, Butler J, Hou Q, Ahluwalia JS (2004) Development of a culturally relevant body image instrument among urban African Americans. Obes Res 12(10):1641–1651

Rasmussen KM, Catalano PM, Yaktine AL (2009) Institute of Medicine: new guidelines for weight gain during pregnancy: what obstetrician/gynecologists should know. Curr Opin Obstet Gynecol 21(6):521–526

Robert Koch-Institut (RKI), DESTATIS (2017) Federal health reporting. http://www.gbe-bund.de/oowa921-in-stall/servlet/oowa/aw92/WS0100/_XWD_FORMPROC?TARGET=&PAGE=_XWD_2&OPIN-DEX=4&HANDLER=_XWD_CUBE.SETPGS&DATACUBE=_XWD_30&D.000=3739&D.003=43. Zugegriffen am 01.07.2021

Robert Koch-Institut (RKI) (2018) AdiMon-Themenblatt Schwangerschaft. https://www.rki.de/DE/Content/Gesundheitsmonitoring/Studien/Adipositas_Monitoring/Vor_und_nach_Geburt/PDF_Themenblatt_Schwangerschaft.pdf?__blob=publicationFile. Zugegriffen am 01.07.2021

Schäfer-Graf U, Gembruch U, Louwen F, Schmidt M (2017) Adipositas und Schwangerschaft. Frauenarzt 58(1):22–28

Schäfer-Graf U, Schmidt M für die Leitliniengruppe (2019) Adipositas und Schwangerschaft. Deutsche Gesellschaft für Gynäkologie und Geburtshilfe (DGGG). AWMF S3-Leitlinie 015/081

Schaudig K, Schwenkhagen A (2017) Adipositas – ein zunehmendes Problem. Gynäkologe 50:92–93

Stähler E, Feldmann HU (2018) Teil 2: Epigenetische Effekte infolge Adipositas, Bewegungsmangel und Kaiserschnittentbindungen. Gyne 4:44–48

Stumpenhagen A, Schulze zur Wiesch C, Aberle J (2017) Adipositas – Stellenwert der bariatrischen Chirurgie. Gynäkologe 50:94–99

Stunkard AJ, Sørensen T, Schulsinger F (1983) Use of the Danish Adoption Register for the study of obesity and thinness. Res Publ Assoc Res Nerv Ment Dis 60:115–120

The Global BMI Mortality Collaboration (2016) Body mass index and all-cause mortality: individual participant data meta-analysis of 239 prospective studies in four continents. Lancet 388:776–786

Vinter CA, Jensen DM, Ovesen P, Beck-Nielsen H, Jørgensen JS (2011) The LiP (Lifestyle in Pregnancy) study: a randomized controlled trial of lifestyle intervention in 360 obese pregnant women. Diabetes Care 34(12):2502–2507

Wabitsch M, Fischer-Posovszky P (2008) Grundlagen der Fettgewebsforschung und Adipozytokine. Gynäkologische Endokrinologie 6:6–13

Whitlock G, Lewington S, Sherliker P, Clarke R, Emberson J, Halsey J, Qizilbash N, Collins R, Peto R, Prospective Studies Collaboration (2009) Body-mass-index and cause-specific mortality in 900 000 adults: collaborative analyses of 57 prospective studies. Lancet 373:1083–1096

WHO (2008) Gewichtsklassifikation bei Erwachsenen anhand des BMI. http://www.euro.who.int/en/health-topics/disease-prevention/nutrition/a-healthy-lifestyle/body-mass-index-bmi. Zugegriffen am 01.07.2021

Wirth A (2016) Adipositasprävention durch Lebensstilplanung. Gynäkologe 49:226–231

Yamauchi T, Iwabu M, Okada-Iwabu M, Kadowaki T (2014) Adiponectin receptors: a review of their structure, function and how they work. Best Pract Res Clin Endocrinol Metab 28(1):15–23

Ernährungsmanagement vor und während Schwangerschaft sowie nach Geburt

Manfred J. Müller und Anja Bosy-Westphal

Inhaltsverzeichnis

2.1 Änderungen von Körpergewicht und Körperzusammensetzung während der Schwangerschaft und nach Geburt – 42

2.2 Stoffwechselveränderungen und Nähstoffbedarf während der Schwangerschaft und nach Geburt – 44

2.3 Ernährungsberatung – 52
2.3.1 „Gesunde" Ernährung – 52
2.3.2 Erfassung des Ernährungszustandes – 54
2.3.3 Erfassung der Ernährung – 55

2.4 Spezielle Inhalte der Ernährungsberatung: – 56
2.4.1 Vor der Schwangerschaft und bei unerfülltem Kinderwunsch – 56
2.4.2 Während der Schwangerschaft – 58
2.4.3 Nach Geburt, Stillen, postpartale Gewichtsretention – 62

© Springer-Verlag GmbH Deutschland, ein Teil von Springer Nature 2022
A. Strauss, C. Strauss (Hrsg.), *Praxisbuch Adipositas in der Geburtshilfe*,
https://doi.org/10.1007/978-3-662-61906-3_2

2.5 Prävention der Adipositas – 63

2.5.1 Adipositas als Herausforderung für „Public Health", primäre Prävention – 63
2.5.2 Sekundäre Prävention der Adipositas – 64
2.5.3 Prävention einer exzessiven Gewichtszunahme während der Schwangerschaft adipöser Frauen – 65

2.6 Fazit für die Praxis – 66

Literatur – 67

Das Thema „Adipositas und Schwangerschaft" berührt die folgenden Themenkreise der Ernährungsmedizin:

- In Deutschland sind gegenwärtig etwa 1/3 aller Frauen im Alter zwischen 18 und 39 Jahren übergewichtig; adipös sind 9,6 und 17,9% der 18–29-jährigen bzw. der 30–39 Jahre alten Frauen (Schienkiewitz et al. 2012; Stubert et al. 2016).
- Übergewichtige und adipöse Frauen haben regelhaft Erfahrung mit Reduktionsdiäten und auch Fasten (MacPerson-Sanchez 2015; Neumark-Sztainer et al. 2006). Wiederholte und besonders drastische Diäten erhöhen das Risiko von zunächst kontrolliertem und z. T. auch dysfunktionalem Essverhalten (z. B. „food addiction" wie Abhängigkeit von fett- und zuckerreichen Lebensmitteln), welche zu „Kontrollverlusten" und Essstörungen („*Binge eating disorder*" und Bulimie) führen können (da Luz et al. 2018). Etwa 1/3 der Schwangeren haben sog. „Kontrollverluste" wie auch „Fressanfälle" mit hoher Kalorienaufnahme und exzessiver Gewichtszunahme (Micali et al. 2018).
- Im Vergleich zu Normalgewichtigen haben adipöse Frauen und Männer eine geringere Fertilität, der Kinderwunsch „adipöser" Paare bleibt häufig unerfüllt (Silvestris et al. 2018; Shukla et al. 2014). Eine Gewichtsreduktion und ein „gesunder" Lebensstil erhöhen die Wahrscheinlichkeit einer Konzeption.
- Während einer Schwangerschaft haben adipöse Frauen ein hohes Risiko übermäßig Gewicht zuzunehmen (Mamun et al. 2010). Dies wird durch das hohe Ausgangsgewicht und die hohe Energieaufnahme erklärt (Gilmore et al. 2016). Eine exzessive Gewichtszunahme haben für Schwangere und Fetus gesundheitliche Probleme und Komplikationen während der Schwangerschaft sowie auch unter der Geburt zur Folge.
- Adipositas erhöht die Risiken für Schwangerschafts-assoziierte Erkrankungen wie Gestationsdiabetes, Präeklampsie bei der Frau sowie für Makrosomie, und Missbildungen (wie Spina bifida, Septumdefekte, anorektale Atresien und Hydrocephalus) beim Fetus. Vorzeitige Geburten, Fehlgeburten sowie neonatale und im ersten Jahr nach der Geburt auftretende Todesfälle sind bei Schwangerschaften adipöser Frauen auch nach Adjustierung um Ko-morbiditäten (wie Hypertonus und Diabetes mellitus) häufiger.
- Eine und auch wiederholte Schwangerschaften sind langfristig „Risiken" für eine Gewichtsretention: Im Vergleich zu dem Gewicht vor der Schwangerschaft steigt dies in den Jahren nach der Geburt bei adipösen Frauen weiter an (Davis et al. 2018).
- Die Schwangerschaft ist eine vulnerable Phase für die „Programmierung" des fetalen Stoffwechsels. Diese beginnt bereits bei der Konzeption (Fleming et al. 2018). Unter dem Einfluss von später im Leben etablierten Lebensstilen bestimmt das frühe „Programm" anteilig Gesundheitsrisiken und Krankheiten im Erwachsenenalter. Die Idee der „*Developmental Origins of Health and Disease*" (Yajnik et al. 2016) weist der Ernährung in der Schwangerschaft eine besondere Bedeutung für das ganze Leben zu.

■ **Einleitung**

Das Gewicht vor der Schwangerschaft, die Gewichtszunahme während der Schwangerschaft und der Lebensstil der Schwangeren beeinflussen sowohl ihre eigene Gewichtszunahme als auch Wachstum und Entwicklung des Fetus. Es besteht eine U-förmige Beziehung zwischen der Gewichtszunahme während der Schwangerschaft und nachteiligen Folgen wie Gestationsdiabetes, frühzeitige Geburten, Störung von Wachstum und Entwicklung des Fetus und dem plötzlichen Kindstod (Stubert et al. 2016). In „reichen" Ländern sind heute etwa 50% der Schwangerschaften durch eine exzessive Gewichtszunahme charakterisiert (Mamun et al. 2010; Davis et al. 2018). Dabei ist eine exzessive Gewichtszunahme mit >16 kg für eine vor der Schwangerschaft normalgewichtige Frau, bei Untergewicht mit >18 kg und bei Übergewicht bzw. Adipositas als >11,5 bzw. >9 kg definiert (Mamun et al. 2010; Davis et al. 2018).

Die Schwangerschaft ist eine „vulnerable" Phase für den Fetus: Die Ernährung der Schwangeren, ihr Ernährungszustand (=Körperzusammensetzung, d. h. ihre Fettmasse, Fett-freie Masse, FFM, und das Körperwasser), die Gewichtszunahme während der Schwangerschaft, die Durchblutung und der Stoffaustausch in der Placenta sowie das fetale Genom bestimmen seine Entwicklung (Yajnik et al. 2016). Die Epigenetik erlaubt ein vertiefendes Verständnis dieser Zusammenhänge (Lehnen et al. 2010; Stepan und Schrey 2016): Früh oder auch später im Leben erworbene Veränderungen wie die Methylierung Cytosinbasen in der DNA, Histon-Acetylierung nicht-kodierende Abschnitte der RNA sowie auch die sog. microRNA, welche an die mRNA binden und die Translation beeinflussen, bestimmen die Chromatinstruktur und -aktivität und so z. B. die Expression von Enzymen des Glukosestoffwechsels, die Insulinsekretion und den „turnover" der Inselzellen im Pankreas (Sutton et al. 2016; Koletzko et al. 2011). Anteilig erklärt die fetale „Programmierung" Unterschiede in der „Reaktion" des Stoffwechsels gegenüber Unter- und Überernährung, Inaktivität und Aktivität, Alkohol oder Medikamente. So wurde eine Beziehung zwischen der Adipositas der Mutter vor der Schwangerschaft und der Variation der DNA-Methylierung bei Neugeborenen (und später auch bei Jugendlichen) beobachtet (Sharp et al. 2017): Bei den adipösen Frauen bestanden intra-uterine Effekte auf die DNA-Methylierung bei Neugeborenen an 8 von 86 „DNA-*sites*".

Das ursprüngliche Konzept der „Metabolischer Programmierung" betraf die Unterernährung während der pränatalen Periode sowie das niedrige Geburtsgewicht (<2,5 kg = „*small for gestational age*", SGA) (Barker et al. 1989; Barker und Thornburg 2013). Das erweiterte Konzept betrifft auch die fetale Überernährung bei Adipositas der Mutter, deren Ernährung und exzessiver Gewichtszunahme während der Schwangerschaft sowie den Gestationsdiabetes als Ursachen eines hohen Geburtsgewichtes (>4 kg = „*big for gestational age, LGA*") (s. ◘ Abb. 2.1; Koletzko et al. 2011).

Die fetale und frühe post-natale Entwicklung bestimmen die „Metabolische Kapazität" und haben so nachhaltige Effekte

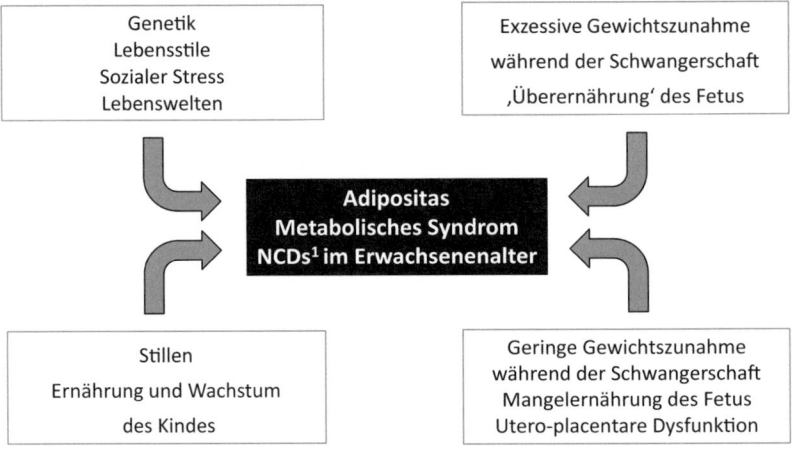

◘ Abb. 2.1   non communicable diseases (NCD), nichtübertragbare Erkrankungen

auf den Stoffwechsel und die Gesundheit während des späteren Lebens. Das Auftreten sog. „Nicht-übertragbarer Erkrankungen" im Erwachsenenalter (sog. „*non communicable diseases*", NCDs, wie z. B. koronare Herzerkrankung, Hypertonus, Diabetes mellitus Typ 2) wird durch (i) genetische Einflüsse, (ii) einer früh im Leben (d. h. schon während einer Schwangerschaft) stattfindenden „Auseinandersetzung" zwischen Lebensstilfaktoren (wie z. B. die Ernährung) einerseits und Entwicklung und Wachstum andererseits und (iii) dem Einfluss ungesunder Lebensstile im Erwachsenenalter selbst (Sutton et al. 2016) erklärt.

Die „Metabolische Kapazität" des Körpers umfasst den Stoffwechsel in Zellen, Organen und Geweben der FFM; sie entspricht der Summe der Sauerstoff-verbrauchenden Zellen und entwickelt sich während der ersten 1000 Tage des Lebens (Wells 2018). Mittel- und langfristig bestimmt die „Metabolische Kapazität" im Verhältnis zur Größe der Fettspeicher sowie der Ernährung (im Kontext von Lebensstilen) und auch Stress (=der sog. „Metabolischen Last") Gesundheitsrisiken und Krankheiten: Je höher die „Last" und je geringer die „Kapazität", desto höher ist das Risiko für NCDs (Wells 2018). „Kleine" Neugeborene und auch Kleinkinder mit verzögertem Wachstum haben eine geringe „Metabolische Kapazität" und entwickeln unter hohen „Metabolischen Lasten" ein Risiko für NCDs im Erwachsenenalter (Koletzko et al. 2011; Barker et al. 1989; Barker und Thornburg 2013; Wells 2018).

Die frühe „Metabolische Programmierung" erklärt auch interindividuelle Unterschiede in Organstrukturen (z. B. von Vaskularisierung und Innervation) und deren Zellularität und histologische Charakteristik (z. B. die Zahl kleiner und großer Fettzellen oder auch den Anteil von Typ-1- und Typ-2-Muskelfasern). Diese „Differenzierung" bestimmt die „Metabolischen Kapazität" und so ihr späteres Verhältnis zur „Metabolischer Last" nachhaltig (Koletzko et al. 2011; Barker et al. 1989; Barker und Thornburg 2013).

Die im Zusammenhang mit der Adipositas diskutierten Veränderungen der „Metabolischen Kapazität" betreffen die Insulinsensitivität sowie hypothalamisch-hypophysäre Regelkreise der Energiebilanz. Erwachsene, die mit einem niedrigen Geburtsgewicht (und somit einer niedrigen „Metabolischen Kapazität") zur Welt gekommen waren, haben im Vergleich zu Personen mit einem normalen Geburtsgewicht und einer hohen „Metabolischen Kapazität" sowohl nüchtern als auch post-prandial einen niedrigeren Energieverbrauch und eine geringere Fettverbrennung (Sutton et al. 2016). Ist nun deren Lebensstil durch eine hochkalorische Ernährung und Inaktivität charakterisiert, besteht im Vergleich zu einer normalen „Metabolischen Kapazität" das Risiko, übergewichtig bzw. adipös zu werden. Die Betroffenen manifestieren auch häufig die bei Überernährung bekannten Stoffwechsel- und Herz-Kreislauf-Erkrankungen (Sutton et al. 2016). Demgegenüber besteht bei einem hohen Geburtsgewicht eine im Vergleich zur „Metabolischen Kapazität" zu hohe „Metabolische Last", welche den „Stoffwechsel" überfordert und das Diabetesrisiko erhöht.

Ein bei normaler Schwangerschaftsdauer niedriges oder hohes Geburtsgewicht sind ein riskanter Phänotyp für die spätere Manifestation kardio-metaboler Risiken. Risiko-erhöhend sind ferner ein niedriges Placentagewicht sowie eines disproportionalen Wachstums der Organe im 2. und 3. Trimenon. Das bereits im Mutterleib festgelegte „Programm" des Stoffwechsels wird über Generationen vererbt. So mag auch die frühe Entwicklung der Großeltern einen nachhaltigen Effekt auf die „Metabolische Kapazität" der Enkel haben (Lehnen et al. 2010; Stepan und Schrey 2016).

Der Einfluss der Ernährung und so auch die Bedeutung eines Ernährungsmanagements reichen über die Schwangerschaft hinaus. Über einen Zeitraum von 2

Jahren nach einer ersten Geburt beträgt die Gewichtsretention 2–3 kg (definiert als Differenz zwischen dem Gewicht nach und vor der Schwangerschaft) (Davis et al. 2018). Im Verlauf von 10 bis 25 Jahren nach der Geburt kann die Gewichtszunahme bei adipösen Frauen im Gruppenmittel von Kohortenstudien zwischen 15 und 30 kg betragen (Davis et al. 2018; Robinson et al. 2014). Das Wiedererreichen des vor der Schwangerschaft bestehenden Gewichtes ist erschwert. Allerdings zeigen die Gewichtsverläufe der Frauen und auch die Inzidenz von Übergewicht und Adipositas erhebliche interindividuelle Unterschiede, welche durch die Einflüsse des Gewichtes vor der ersten Schwangerschaft, der Zahl der Geburten, der Dauer der Nachbeobachtung, den sozialen Status und Familienstand, die Ethnie sowie Lebensstilfaktoren wie körperlicher Aktivität, Inaktivität, Alkoholkonsum und Rauchen erklärt werden (Davis et al. 2018; Robinson et al. 2014).

Vor, während und nach der Schwangerschaft fokussiert die Ernährungsmedizin auf
— den Ernährungszustand (Gewicht, Körperzusammensetzung und deren Veränderungen) der Frau und das Gewicht und die Körperzusammensetzung des Neugeborenen,
— die metabolischen Belastungen der Frau, d. h. die Quantität und Qualität ihrer Ernährung im Kontext ihres Lebensstils,
— die „Metabolische Kapazität" sowohl der Schwangeren als auch des Fetus sowie
— mögliche Komplikationen, Stoffwechselstörungen und Erkrankungen der Schwangeren (wie z. B. den Gestationsdiabetes), welche sich aus einem Missverhältnis von „Metabolischer Kapazität" und „Metabolischen Last" ergeben.

Das vorliegende Kapitel beschreibt die mit einer Schwangerschaft einhergehenden Veränderungen des Ernährungszustandes und des Stoffwechsels, soweit sie für die Ernährung und die Beratung der Frauen vor (d. h. bei bestehendem Kinderwunsch) und während der Schwangerschaft sowie nach der Geburt (d. h. während der Stillperiode sowie ein Jahr danach) für Mutter und Kind von Bedeutung sind.

2.1 Änderungen von Körpergewicht und Körperzusammensetzung während der Schwangerschaft und nach Geburt

Während einer Schwangerschaft nimmt das Gewicht der Frau um im Mittel 12 kg zu, die Körperzusammensetzung verändert sich. Die Zunahme der FFM beträgt bis zu 9 kg, davon sind 7 kg Körperwasser (Most et al. 2018a). Im Vergleich zu einer nicht schwangeren Frau ist die Hydratation der FFM während der Schwangerschaft erhöht, sie variiert aber zwischen 67 und 80%. Gleichzeitig ist die Dichte der FFM während der Schwangerschaft erniedrigt. Von der Gewichtszunahme der Schwangeren entfallen 4–5 kg auf Fetus, Uterus und Plazenta und die Amnionflüssigkeit, das Blutvolumen ist um etwa 1 Liter vermehrt.

Bei einer „normalen" Gewichtszunahme beträgt die Zunahme an Körpereiweiß etwa 900 g. Gleichzeitig steigt die Fettmasse um 3 bis 4 kg an, dieses entspricht einem Anstieg der Energiespeicher von etwa 35.000 kcal, und ist der sog. *„energy gain"*. Die Zunahmen von Körpergewicht, Eiweiß und Fettmasse zeigen eine erhebliche interindividuelle Varianz. Im Vergleich verschiedener Studien variierte die Gewichtszunahme gesunder und vor der Schwangerschaft normalgewichtiger Frauen während einer Beobachtungsdauer von Woche 0 bis Woche 37 zwischen 9,2 und 15,8 kg. Im Vergleich einzelner Organe und Gewebe zeigt der während der Schwangerschaft beobachtete Anstieg der Fettmasse die höchste interindividuelle Varianz, er beträgt zwischen +1,9 und +5,8 kg. Dieses entsprach einer Varianz im „*energy gain*" von 22.801 bis 59.801 kcal. Aus dem „*energy gain*" lässt sich ein interindividuell unterschiedlicher „Mehrbedarf" von 124–251 kcal/Tag errechnen, im Gruppen-Mittel beträgt dieser 180 kcal/Tag.

Die eine Schwangerschaft begleitenden Veränderungen von Gewicht, Körperzusammensetzung und Körperwasser sind nicht linear, sie betreffen besonders das 2. und 3. Trimenon. So beträgt die Zunahme des Körperwassers in der 20. Woche etwa 2 Liter, in der 30. bzw. der 40. Woche sind es demgegenüber 5 bzw. 7 Liter. In der ersten Phase der Schwangerschaft dienen die Veränderungen der Körperzusammensetzung gleichsam der „Vorbereitung" der Mutter. Bei einer Gewichtsunahme von 12,5 kg nehmen die Massen von Uterus und Brüsten um etwa +1,4 kg, das extrazelluläre Flüssigkeitsvolumen um 1,7 L sowie auch das Blutvolumen um 1,3 L zu. Bis zum Ende der Schwangerschaft werden auch die Energiespeicher der Mutter vergrößert, die Fettmasse „expandiert" um 3–3,5 kg.

Die Zunahme der „Feto-plazentaren Einheit" (i.e. Plazenta + Amnionflüssigkeit + Fetus) erfolgt wesentlich im 3. Trimenon. Das Gewicht der Plazenta nimmt bis zur 24.Woche um 150 g zu, bei Geburt beträgt es 600–700 g. Das Gewicht des Fetus beträgt in der 28. Woche etwa 1,0 kg, um dann in den verbleibenden 12 Wochen auf 2,5 bis 3,5 kg anzusteigen. Zu allen Zeitpunkten der Schwangerschaft besteht eine enge Beziehung zwischen der Fettmasse und Biomarkern der Insulinresistenz. Diese Beziehung ist im 3.Trimenon am „steilsten", d. h. schon relativ geringe „Mehrzunahmen" der Fettmasse wirken sich im Sinne einer verschlechterten Stoffwechsellage aus.

Eine exzessive Gewichtszunahme wird wesentlich durch den Anstieg der Fettmasse der Schwangeren erklärt (Gilmore et al. 2015). Der größte Teil der Gewichtszunahme entfällt dort auf die subkutanen Energiespeicher an Hüften und Beinen. Allerdings finden sich bei Schwangeren auch vermehrt viszerales Fettgewebe („*visceral adipose tissue*", VAT). Ein hohes VAT ist zur Entwicklung einer Insulinresistenz, Biomarkern der Inflammation in Fettgewebe und Blut (sowie bei Zunahme von VAT auch zu einem hohen Geburtsgewicht assoziiert (Martin et al. 2009)). Diese Auswirkungen einer exzessiven Gewichtszunahme sind vor dem Hintergrund einer während einer normalen Schwangerschaft ohnehin schon erhöhten Spiegeln von Biomarkern der Inflammation sowie der Blutgerinnung und Gefäßhomöostase kritisch zu bewerten.

Für die Bewertung von VAT ist zu berücksichtigen, dass es unter nichtschwangeren adipösen Frauen bereits einen hohen Anteil mit einer sog. „abdominellen" bzw. „Bauch-betonten Fettverteilung" und hohem VAT gibt (Schienkiewitz et al. 2012; Lundgren et al. 1989). Im Alter von 20–29 Jahren haben 70% der adipösen Frauen einen erhöhten Taillenumfang (als indirektes Maß von VAT, der Grenzwert liegt bei >88 cm gemessen in Höhe der Hälfte der in der vorderen Axillarlinie konstruierten Verbindungslinie zwischen dem unteren Rippenrand und der spina iliaca anterior), bei den 30–39-jährigen Adipösen sind es sogar >90% (Schienkiewitz et al. 2012). In der Gruppe der übergewichtigen Frauen im Alter von 20–29 haben ca. 15% einen erhöhten Taillenumfang, bei den 30–39-jährigen sind es ca. 25% (Schienkiewitz et al. 2012).

Bei einer normalen Entwicklung beträgt die Fettmasse des Fetus gegen Ende der Schwangerschaft etwa 350 g, dies entspricht 10–14% seines Gewichtes. Bei einem Neugeborenen definiert ein Fettmasse von >14% des Geburtsgewichtes das Übergewicht. In der 36. Schwangerschaftswoche beträgt die abdominale Fettfläche in Höhe des Nabels zwischen 13 und 18 cm^2, dies ist unabhängig vom Geschlecht (Blumfield et al. 2012). Bei Geburt ist der Wassergehalt der FFM 80%. Dies ist im Vergleich zu Erwachsenen (mit 73%) hoch; gleichzeitig ist der Muskelanteil an der FFM im Fetus im Vergleich zum späteren Leben niedriger.

Die Gewichtszunahme während der Schwangerschaft wird wesentlich vom Gewicht der Frau vor der Schwangerschaft bestimmt. Bei einer untergewichtigen Frau und während der Schwangerschaft weiter bestehender Nahrungsknappheit beträgt die Gewichtszunahme nur etwa 6 kg, diese betrifft wesentlich die Organe und Gewebe der FFM, während Energiespeicher (=Fettmasse) nicht angelegt werden können.

Eine exzessive Gewichtszunahme während der Schwangerschaft kann durch verschiedene Faktoren bzw. deren Kombination erklärt werden:
- Eine hohe Kalorienaufnahme,
- eine geringe körperliche Aktivität,
- ein bezogen auf die metabolische Masse des Körpers niedriger Energieverbrauch, d. h. eine geringe „Metabolische Kapazität" , welche einen speziellen „Phänotyp" mit einer niedrigen Fettoxidation, relativ niedrigen Plasmaspiegeln von Schulddrüsenhormonen und einer geringen Aktivität des Sympathischen Nervensystems charakterisiert.

In den ersten 6 Wochen nach der Geburt verliert die Mutter etwa 5 kg Körpergewicht. Der Gewichtsverlust wird durch Abnahmen der fettfreien Masse (−6 kg), des Körperwassers (−5 L), der extrazelluären Masse (−2 L) bei gleichzeitiger Zunahme der Fettmasse (+1 kg) und der viszeralen Fettmasse (angegeben als Fettfläche in Höhe LWK3,[1] +16 cm^2) charakterisiert (Cho et al. 2011). Über Zeiträume von 10 und 25 Jahren zeigen vor der ersten Schwangerschaft normalgewichtige Frauen nach den Schwangerschaften eine Gewichtsretention von 2–3 bzw. 5 BMI-Einheiten (im Vergleich zu kinderlosen Normalgewichtigen, die in denselben Beobachtungszeitraum 2 bzw. 5 BMI-Einheiten zugenommen hatten (Abrams et al. 2013); 1 BMI-Einheit entspricht etwa 3 kg Körpergewicht). Übergewichtige und kinderlose Frauen nehmen während vergleichbarer Zeitspannen von 10 bis 25 Jahre 2–4 bzw. mehr als 6 BMI-Einheiten zu. Demgegenüber zeigen adipöse Frauen nach der ersten und ggfs. mehreren Geburten Gewichtsretentionen von 4–6 (10 Jahre) und 6–9 BMI-Einheiten (nach 25 Jahren) (Prentice und Goldberg 2000). Es bestehen Unterschiede zwischen verschiedenen Ethnien: In Populationen von afro-amerikanischen Frauen wurden die höchsten Gewichtsretentionen beobachtet (i.e. bis zu 10 BMI-Einheiten nach 25 Jahren; Abrams et al. 2013).

2.2 Stoffwechselveränderungen und Nährstoffbedarf während der Schwangerschaft und nach Geburt

Energieverbrauch Die energetischen „Kosten" einer normal verlaufenden Schwangerschaft betragen zwischen 70.000 bis 80.000 kcal bezogen auf die gesamte Schwangerschaftsdauer. Die energetischen „Kosten" werden anteilig erklärt (Lundgren et al. 1989):
- Etwa 5000 kcal für die Bildung neuer Organe der FFM (wie Plazenta, Uterus, Brüste, Amnionflüssigkeit, Blutvolumen und der fettfreien Masse des Fetus),
- etwa 35.000 kcal, welche als Fett gespeichert werden, dieses ist abhängig vom Fettanteil am Gewicht der Frau vor der Schwangerschaft und deren Gewichtszunahme während der Schwangerschaft (d. h. die Zunahme der Fettspeicher wird bei einer gesunden Frau wesentlich durch deren Lebensstilen bestimmt) und
- etwa 35.000 kcal als „Kosten" zum Erhalt der „neuen" Gewebe. Diese 3. Komponente entspricht dem während der Schwangerschaft beobachteten Anstieg des Ruheenergieverbrauchs (sog. *„resting energy expenditure"*, REE), welcher

---
[1] LWK3, 3. Lendenwirbelkörper.

bereits nach der Konzeption beginnt und linear ansteigend über die Dauer der Schwangerschaft erfolgt.

Der REE ist im ersten Trimenon der Schwangerschaft infolge der Gewichtszunahme von Mutter und Fetus um 100 bis 150 kcal/Tag erhöht. Im 3. Trimenon steigt er auf +250–400 kcal/Tag an. Über die gesamte Schwangerschaftsdauer entspricht dies einem kumulativen Mehrbedarf von 28.000 bis 42.000 kcal.

Die interindividuellen Unterschiede im Energieverbrauch werden zu 70% durch die Unterschiede der FFM erklärt (Goldberg et al. 1993). Nach Adjustierung für das Körpergewicht (bzw. die FFM) bestehen keine Unterschiede im REE zwischen normal- und übergewichtigen bzw. adipösen Frauen (Goldberg et al. 1993; Butte et al. 2004). Allerdings ist die interindividuelle Varianz des REEs auch unabhängig vom Ernährungszustand hoch und kann bis zu 350 kcal/Tag betragen.

Ein bezogen auf die FFM eher niedriger REE ist im Kontext von niedrigen Plasmaspiegeln von T3, Insulin und Leptin Ausdruck einer metabolischen Adaptation der Schwangeren mit dem Ziel, Gewicht zuzunehmen bzw. im Falle einer nicht Bedarfs-deckenden Kalorienaufnahme das Körpergewicht zu verteidigen. Dies wird bei unzureichender Energiezufuhr (z. B. bei übergewichtigen Schwangeren, die während der Schwangerschaft Diäten praktizieren) offensichtlich. Bei vor der Schwangerschaft untergewichtigen Frauen und bei Schwangeren, die während der Schwangerschaft nicht ausreichend Gewicht zunehmen (z. B. nur zwischen 6 und 8 kg) ist der REE der Mutter gedrosselt; es erfolgt eine metabolische Anpassung, welche ermöglicht, die verfügbaren Energieressourcen dem Fetus „zur Verfügung" zu stellen (Prentice und Goldberg 2000; Goldberg et al. 1993).

Etwa 30% der Schwangeren haben einen niedrigen REE, dieser ist <−100 kcal/d gegenüber dem nach Vorhersage berechneten Wert (s. u.). Determinanten eines niedrigen Energieverbrauchs sind niedrige Spiegel von T3, das Vorliegen einer Insulinresistenz sowie eine geringe körperliche Aktivität (Prentice und Goldberg 2000).

Der gesamte Energieverbrauch pro Tag (sog. „total energy expenditure", TEE) der Frau ist während der Schwangerschaft interindividuell unterschiedlich, der auf körperliche Aktivität entfallende Energieverbrauch ist aber regelhaft niedrig (Prentice und Goldberg 2000; Goldberg et al. 1993; Butte et al. 2004; Most et al. 2018b). Der sog. PAL-Wert (=„physical activity level") liegt zwischen 1,50 und 1,65. PAL-Werte zwischen 1,40 und 1,69 entsprechen einem sitzenden und eher inaktiven Lebensstil. Zum Vergleich: PAL-Werte >1,70 gelten als moderat-aktiv, zwischen 2,0 und 2,4 als sehr aktiv. Im 2. und 3. Trimenon erreichen 80–90% der Schwangeren nicht die empfohlene Menge von körperlicher Aktivität von 150 Minuten pro Woche.

Der TEE der Schwangeren wird also wesentlich durch den Energieverbrauch während des Sitzens und während des Schlafes bestimmt. Vor der Schwangerschaft beträgt er für eine normalgewichtige Frau (im Mittelwert größerer Untersuchungsgruppen) 2270 kcal/Tag. Bei einer Gewichtszunahme von insgesamt 12 kg sind es dann in der 12. Woche 2400 kcal/Tag, in der 24. Woche 2600 kcal/Tag und in der 36. Woche 2700 kcal/Tag (vergl. 30–32). Diese Werte des TEE liegen unterhalb der Empfehlungen zur Energieaufnahme (z. B. des *Institutes of Medicine*, IOM, von 3160–3240 kcal/d; (Most et al. 2018b; Institute of Medicine and National Research Council 2009) und sind auch geringer als die aufgrund von differenzierten Modellrechnungen für die Ernährung Schwangerer empfohlenen Kalorienmengen (Thomas et al. 2012).

Während des Stillens beträgt der Gesamtenergieverbrauch adipöser Mütter zwischen 2000 und 4000 kcal/Tag, im Gruppenmittel ergaben sich 2800 kcal/Tag (Blumfield et al. 2012). Bei einer Milchproduktion von etwa

800 ml/Tag entspricht dies der „Abgabe" von „Milchenergie" an den Säugling von 400 kcal/Tag. Der mittlere Energiegehalt der Muttermilch wird mit 0,5 kcal/g angenommen. Die Kosten der Produktion von 800 ml Muttermilch betragen 600–700 kcal/Tag. Während einer vollständigen Stillperiode von 6 Monaten werden 0,5–1 kg Fettmasse/Monat abgebaut und so zwischen 100 und 300 kcal/Tag aus den Energiespeichern im Fettgewebe der Mutter mobilisiert (Thomas et al. 2012; Slinde et al. 2013).

Stoffwechsel der Makronährstoffe Während der Schwangerschaft sind die Insulinspiegel im Plasma erhöht, gleichzeitig ist die Insulinsensitivität im 1. Trimenon hoch (King 2006). Um eine Hypoglykämie der Schwangeren zu vermeiden, ist deshalb besonders im ersten Trimenon eine ausreichende Kohlenhydratzufuhr durch die Ernährung notwendig. Im 2. und 3. Trimenon (ab der 20.Schwangerschaftswoche) besteht demgegenüber eine „physiologische" Insulinresistenz der Schwangeren, welche eine Umverteilung von Glukose von der Mutter zum Fetus ermöglicht. Diese wird im 3.Trimenon durch erhöhte Konzentrationen der Insulinantagonisten (=Wachstumshormon, Cortisol, Progesteron und Prolaktin) erklärt.

Im 2. und 3. Trimenon der Schwangerschaft ist der Stoffwechsel der Mutter durch eine gestörte Glukoseverwertung bei gleichzeitig höherer Fettoxidation charakterisiert. Die Konzentrationen der freien Fettsäuren und von Glyzerin (als Ausdruck einer hohen Lipolyserate) und auch der Ketonkörper (als Produkt der inkompletten hepatischen Oxidation der Fettsäuren) sowie die Plasmakonzentrationen von Cholesterin und Triglyzeriden sind im Vergleich zum 1.Trimenon um bis zu 50% erhöht, die Konzentrationen der Plasmalipide steigen bereits in den ersten 6 Wochen der Schwangerschaft an (King 2006; von Raaij und de Groot 2011; Grimes und Wild 2000). Dabei bleibt das Verhältnis von LDL zu HDL normal, eine erhöhte Atherogenität besteht nicht. Der gleichzeitige Anstieg von LDL und HDL unterscheidet die in der Schwangerschaft physiologische Hyperlipidämie von einer Fettstoffwechselstörung. Sowohl die LDL- als auch die HDL-Partikel sind Triglyzerid-reich.

Die in der ersten Phase der Schwangerschaft positive Lipidbilanz wird anteilig durch die Energieaufnahme der Schwangeren sowie deren hohe Insulinsensitivität erklärt. Die Synthese von Fettsäuren, die hepatische Sekretion von VLDL-Triglyzeriden und auch die hohe Aktivität der Lipoproteinlipase (verantwortlich für die Spaltung der Fettsäuren aus Chylomikronen und VLDL in den Endothelzellen der Kapillaren im Fettgewebe) begünstigen in dieser Phase die Speicherung von Fetten im Fettgewebe (besonders im subkutanen Fettgewebe; Grimes und Wild 2000). Im 2. und besonders im 3. Trimenon überwiegen die Insulinresistenz und eine hohe Lipolyserate im Fettgewebe. Die Insulinresistenz resultiert aber auch in einer verminderten Aktivierung der Lipoproteinlipase und der hepatischen Triglyzerid-Lipase (betrifft die Freisetzung von Fettsäuren aus IDL[2] und VLDL in den Kapillaren der Leber), die Speicherung von Fetten im Fettgewebe ist vermindert. Die in der späten Schwangerschaft beobachtete Hypertriglyzeridämie ist also Ergebnis einer hohen Produktion bei gleichzeitig verminderter Klärrate der Triglyzeride.

Neben der Insulinresistenz werden die hohen Östrogenspiegel (besonders im Hinblick auf die verminderte Aktivität der hepatischen Lipase) als Ursache der Stoffwechselveränderung angesehen. Gleichzeitig erfolgt in den Adipozyten (und auch in der Plazenta) eine erhöhte Sekretion von Adipokinen (z. B. Leptin) und Zytokinen (z. B. TNF-alpha), welche zur Insulinresistenz und Stoffwechsellage der Schwangeren beitragen.

---

2 IDL, intermediate-density lipoprotein; Zwischenstufe beim Anbau von Chylomikronen bzw. bei der Umwandlung von VLDL zu LDL.

Der veränderte Lipidstoffwechsels der Schwangeren hat Auswirkungen auf ihre Gesundheit und die Entwicklung des Fetus. Cholesterin und Phospholipide sind essenziell für die Bildung und Funktion von Zellmembranen. Für den Organismus sind vor allem die Omega- bzw. n3-Fettsäuren („*n3-fatty acids*", n3-FA), Eicosapentaensäure (EPA) und die Docosahexaensäure (DHA), von Bedeutung im Hinblick auf ihre anti-inflammatorische und die Blutgerinnung beeinflussende Wirkung. Der Aufbau von Energie(Fett-)speichern der Schwangeren dient seiner Energieversorgung und so seinem Wachstum. Bereits vor der Schwangerschaft bestehende Fettstoffwechselstörungen haben einen nachteiligen Einfluss auf die Schwangere, das Risiko einer Präklampsie und eines Gestationsdiabetes sind bei Schwangeren mit einer Hyperlipidämie erhöht. Vor und während der Schwangerschaft hohe Triglyzeridspiegel sind ein Risiko für Präklampsie und Hypertonie (Vrijkotte et al. 2012).

Hohe Spiegel an freien Fettsäuren und Triglyzeriden sind unabhängig vom Körpergewicht der Schwangeren mit einem hohen Geburtsgewicht und mit Makrosomie korreliert (Grimes und Wild 2000). Demgegenüber scheinen hohe HDL-Spiegel einen protektiven Effekt zu haben. Eine Hypercholesterinämie der Mutter ist ein Risiko für eine frühzeitige Atherosklerose des Kindes.

Eine Fettstoffwechselstörung der Mutter wird auch im Zusammenhang mit der „Metabolischen Programmierung" diskutiert und mag das spätere Auftreten von kardio-metabolen Erkrankungen beim Nachkommen anteilig erklären. Nach der 8.Schwangerschaftswoche ist der Rezeptor-mediierte Transport von Cholesterin über spezifische Rezeptoren für LDL und scavenger in der Plazentamembran möglich. Darüberhinaus kann der Fetus auch „endogen" Cholesterin bilden.

Im Nüchternzustand geht die Bildung von Ketonkörpern in der Leber mit einer hohen Glukoneogeneserate einher, diese dient der Aufrechterhaltung des Blutglukosespiegels und sichert so den Energiebedarf des Gehirns und des Fetus. Glukoneogenese wird möglich durch das vermehrte Angebot von Glyzerin (aus der Lipolyse), aber auch von Laktat bzw. glukoplastischen Aminosäuren (wie z. B. Alanin), welche im Muskel durch Abbau von Glykogen bzw. von Muskeleiweiß bereitgestellt werden. Da sowohl die Leber der Mutter als auch der Fetus um Ressourcen wie z. B. Alanin konkurrieren, kann dies die Glukoneogenese drosseln und das Risiko für eine Hypoglykämie der Schwangeren erhöhen.

Während einer Schwangerschaft mit einer Gewichtszunahme von 12,5 kg und einem zeitgerecht geborenen Kind mit einem Geburtsgewicht von 3,3 kg nehmen der Stickstoffgehalt des Körpers um 148 g und der Proteinbestand um 925 g zu (Elango und Ball 2016). Gegenüber dem 1. Trimenon ist die Proteinsynthese des Körpers um 15 (2.Trimenon) bzw. 25% (3.Trimenon) gesteigert. Gleichzeitig ist die Konzentration einzelner Aminosäuren vermindert. Letzteres betrifft besonders die glukoplastischen Aminosäuren (wie z. B. Alanin, Serin, und Threonin) sowie die Intermediate des Harnstoffzyklus (Arginin, Ornithin und Citrullin). Proteinoxidation und Harnstoffsynthese sind während einer Schwangerschaft vermindert. Diese metabolische Adaptation begünstigt eine positive Stickstoffbilanz. Sie gelingt nur bei einer ausreichenden Eiweißzufuhr und einem ausreichenden Ernährungszustand. Bei untergewichtigen Schwangeren oder auch schwangeren Jugendlichen, welche zusätzliche Ressourcen für ihr eigenes Wachstum benötige, gelingt die Adaptation des Eiweißstoffwechsels schlecht oder nicht. Die Bedeutung einer bedarfsdeckenden Ernährung ist offensichtlich.

Im postprandialen Stoffwechsel „dominiert" im 2. und 3. Trimenon die Insulinresistenz der Mutter. Diese erklärt deren verminderte Metabolisierung von Nahrungstriglyzeriden (=Hyperlipidämie) sowie auch

Glukose (Hyperglykämie). Die hohen Plasma-Glukose- und Triglyzeridspiegel bedeuten demgegenüber ein hohes „Angebot" von Glukose und Fettsäuren an den Fetus. Während Glukose, freie Fettsäuren, Ketonkörper und freie Aminosäuren die Plazenta „passieren" können, treten Hormone wie Insulin und Glukagon nicht von dem mütterlichen in den fetalen Kreislauf über. Dies bedeutet, dass Hyperglykämie, Hyperlipidämie und hohe Ketonkörperspiegel bei Mutter und Fetus gleichzeitig bestehen. Die fetale Produktion von Insulin beginnt erst ab etwa der 12. Schwangerschaftswoche.

Mikronährstoffbedarf Der Mehrbedarf an Mikronährstoffen (◘ Tab. 2.1; Deutsche Gesellschaft für Ernährung e.V 2018; Koletzko et al. 2012) wird im Allgemeinen durch eine gesunde Ernährung mit einer hohen Nährstoffdichte gedeckt. Lediglich Folsäure und Jod müssen aufgrund des höheren Bedarfs grundsätzlich supplementiert werden.

Aufgrund von Wachstum und Zellteilung steigt der Referenzwert für die **Folsäure**zufuhr in der Schwangerschaft um 50% auf 600 µg Folat-Äquivalente/Tag (1 µg Folat-Äquivalent = 1 µg Nahrungsfolat = 0,5 µg synthetische Folsäure, da Nahrungsfolat eine etwa 50% geringere Bioverfügbarkeit aufweist als synthetische Folsäure). Die mittlere Aufnahme an Folaten über die Nahrung beträgt bei Schwangeren in Deutschland jedoch nur etwa 270 µg. Ein Mangel an Folsäure bedeutet ein erhöhtes Risiko für angeborene Fehlbildungen des Nervensystems (vor allem sog. Neuralrohrdefekte). Um ein Defizit an Folsäure zu vermeiden, sollen daher neben einer Folatreichen Ernährung mit viel grünem Gemüse (Salat, Kohl, Spinat), Vollkornprodukten, Hülsenfrüchten und Obst täglich mindestens 400 µg Folsäure in Tablettenform eingenommen werden. Da der Verschluss des Neuralrohrs 3 bis 4 Wochen nach der Konzeption erfolgt, gilt diese Empfehlung bereits

◘ **Tab. 2.1** D-A-CH-Empfehlungen für die Nährstoffzufuhr bei jungen Erwachsenen, Schwangeren und stillenden Frauen (Angaben für die Nährstoffe, deren Bedarf von nicht-schwangeren jungen Frauen abweicht) (Deutsche Gesellschaft für Ernährung e.V 2018)

	Protein g	Vitamin C mg	Niacin mg (NÄ ▶ [b])	Riboflavin mg	Thiamin mg
Erwachsene 19–<25 Jahre	48	95 ▶ [a]	13	1,1	1,0
Schwangere	55 (2. Trimester) 69 (3. Trimester)	105 (ab 4. Monat)	14 (2. Trimester) 16 (3. Trimester)	1,3 (2. Trimester) 1,4 (3. Trimester)	1,2 ▶ [c] (2. Trimester) 1,3[c] (3. Trimester)
Stillende	71	125	16	1,4	1,3[d]
	Vitamin B6 mg	Vitamin B12 µg	Folsäure µg (FÄ ▶ [g])	Vitamin A mg (RÄ ▶ [k])	Vitamin E mg (TÄ ▶ [n])
Erwachsene 19–<25 Jahre	1,2	3,0	300	0,8	12
Schwangere	1,9 (ab 4. Monat)	3,5 ▶ [e]	550 ▶ [h]	1,1	13
Stillende	1,9	4,0[f]	450	1,5 ▶ [m]	17 ▶ [o]

◘ Tab. 2.1 (Fortsetzung)

	Eisen mg	Jod μg	Zink mg	Phosphor mg	Magnesium mg
Erwachsene 19–<25 Jahre	15▶ [p]	200	7	700	310
Schwangere	30	230	10 (ab 4. Monat)	800[u]	310▶ [w]
Stillende	25▶ [s]	260	11	900[v]	390

[a]Raucherinnen 135 mg/Tag
[b]1 mg Niacin-Äquivalente = 1 mg Niacin = 60 mg Tryptophan
[c]Unter Berücksichtigung des Richtwerts für Frauen von 19 bis unter 25 Jahren (PAL-Wert 1,4) und Zulage von 250 kcal/Tag während des 2. Trimesters und von 500 kcal/Tag während des 3. Trimesters der Schwangerschaft
[d]Unter Berücksichtigung des Richtwerts für Frauen von 19 bis unter 25 Jahren (PAL-Wert 1,4) und Zulage von 500 kcal/Tag für ausschließliches Stillen während der ersten 4 bis 6 Monate
[e]Zur Auffüllung der Speicher und zur Erhaltung der Nährstoffdichte
[f]Ca. 0,13 μg Vitamin B_{12}-Zulage pro 100 g sezernierte Milch
[g]Berechnet nach der Summe folatwirksamer Verbindungen in der üblichen Nahrung (Folat-Äquivalente)
[h]Frauen, die schwanger werden wollen oder könnten, sollten zusätzlich zu einer folatreichen Ernährung 400 μg synthetische Folsäure pro Tag in Form eines Präparats einnehmen, um Neuralrohrdefekten vorzubeugen. Diese zusätzliche Einnahme eines Folsäurepräparats sollte spätestens 4 Wochen vor Beginn der Schwangerschaft anfangen und während des 1. Drittels der Schwangerschaft beibehalten werden
[i]1 mg Retinol-Äquivalent = 6 mg all-trans-β-Carotin = 12 mg andere Provitamin-A-Carotinoide = 1 mg Retinol = 1,15 mg all-trans-Retinylacetat = 1,83 mg all-trans-Retinylpalmitat; 1 IE (Internationale Einheiten werden nur noch im pharmazeutischen Bereich angegeben) = 0,3 μg Retinol
[j]ca. 70 μg Retinol-Äquivalente-Zulage pro 100 g sezernierte Milch
[k]1 mg RRR-α-Tocopherol-Äquivalent = 1 mg RRR-α-Tocopherol = 1,49 IE
[l]Ca. 260 μg RRR-α-Tocopherol-Äquivalente-Zulage pro 100 g sezernierte Milch
[m]Nicht-menstruierende Frauen, die nicht schwanger sind oder nicht stillen: 10 mg/Tag
[n]Diese Angabe gilt für stillende und nicht-stillende Frauen nach der Geburt zum Ausgleich der Verluste während der Schwangerschaft
[o]Schwangere <19 Jahre 1250 mg
[p]Stillende <19 Jahre 1250 mg
[q]Schwangere <19 Jahre 350 mg

vor Beginn der Schwangerschaft und sollte demnach von allen Frauen im gebärfähigen Alter, bei denen eine Schwangerschaft nicht ausgeschlossen werden kann, durchgeführt und mindestens bis zum Ende des 1. Trimenons beibehalten werden.

Eine Supplementierung mit mindestens 400 μg Folsäure pro Tag führt zu einer deutlichen Risikominderung für Neuralrohrdefekte und geht einigen Untersuchungen zur Folge auch mit einem geringeren Risiko für angeborene Herzfehler und Lippen-Kiefer-Gaumenspalten einher. Mögliche Interaktionen mit einigen, die Bioverfügbarkeit von Folsäure beeinträchtigenden Medikamenten (wie z. B. Carbamazepim, Phenobarbital, Valproinsäure) sind zu beachten, die Folsäuregabe ist im Einzelfall auf bis zu 5 mg/Tag zu erhöhen. Bei einem Teil der homozygoten Träger von Mutationen im Methylentetrahydrofolat-Reduktase (MTHFR)-Gens (dies betrifft etwa 10%

der Frauen) sind die Folsäurespiegel niedrig und die Homocysteinspiegel erhöht. Entsprechend kann die Folsäuregabe unter Berücksichtigung auch der anderen Kofaktoren des Homocysteinstoffwechsels (**Vit. B6, Vit. B12**) nach Kontrolle der Folsäurespiegel erhöht werden. Eine gleichzeitige Supplementierung dieser beiden Vitamine erscheint aber nicht sinnvoll, da mit einer „gesunden Ernährung" deren Mehrbedarf in der Schwangerschaft gedeckt wird. Bei alternativen Kostformen wie der veganen Ernährung oder auch bei Schwangeren mit chronisch gastrointestinalen Erkrankungen (wie z. B. bei Zöliakie) ist allerdings eine Vitamin-B12-Supplementierung sinnvoll.

Bei adipösen Schwangeren ist das Risiko für Neuralrohrdefekte unabhängig vom Folsäurestatus deutlich erhöht (da Silva et al. 2013; McMahon et al. 2013). Es kann jedoch bei adipösen Schwangeren durch eine Folsäuregabe besser gesenkt werden als bei schlanken Frauen. Erfolgt eine Supplementierung erst kurz vor oder sogar nach der Konzeption, sollte die Folsäuredosis auf bis zu 1000 µg pro Tag erhöht werden. Aufgrund der physiologischen Hämodilution erfolgt die Bestimmung des Folsäurestatus in der Schwangerschaft nicht anhand des Folsäurespiegel im Plasma, sondern über das Erythozytenfolat. Populationsbasierte Studien zeigen eine inverse Beziehung zwischen dem BMI und dem Folsäurestatus von Frauen, die nicht durch Unterschiede in der Folsäureaufnahme erklärt werden kann. Unterschiede in der Pharmakokinetik betreffen vor allem das bei Adipositas erhöhte Verteilungsvolumen. Trotz dieser Erkenntnisse gibt es derzeit keine spezifischen Empfehlungen für eine Dosisanpassung von Folsäure bei adipösen Frauen.

Neben einer Supplementierung mit Folsäure wird für alle Schwangeren auch die tägliche Einnahme von **Jod**tabletten mit 100–150 µg Jod (maximal 200 µg) empfohlen, da der Referenzwert für die Jodzufuhr in der Schwangerschaft von 200 µg auf 230 µg pro Tag ansteigt und die mittlere tägliche Jodzufuhr über die Nahrung nur ca. 120 µg beträgt (Deutsche Gesellschaft für Ernährung e.V 2018). Bei Schilddrüsenerkrankungen muss vor Beginn einer Supplementierung eine Rücksprache mit einem Endokrinologen erfolgen. Bereits eine geringe Unterversorgung mit Jod kann sich negativ auf die Gehirnreifung und die psychomotorische Entwicklung des Kindes auswirken und zu Hördefekten führen. Auch für eine gute Jodversorgung gilt, dass diese nicht erst in der Schwangerschaft, sondern bereits vor der Konzeption von Bedeutung ist. Eine ausreichende Jodaufnahme durch die Verwendung von jodiertem Speisesalz und den Verzehr von Milch und Milchprodukten sowie von Meeresfisch 2-mal pro Woche ist daher schon vor der Schwangerschaft wichtig. Von einem hohen Verzehr an Raubfischarten, wie z. B. Barsch, Hecht, Thunfisch und Schwertfisch, wird jedoch aus Gründen des vorbeugenden Gesundheitsschutzes abgeraten, da diese Fischarten am Ende der Nahrungskette stehen und einen hohen Schadstoffgehalt z. B. von Methylquecksilber aufweisen können.

Neben der Verbesserung der Jodversorgung trägt der Verzehr fettreicher Fischarten wie Hering, Makrele und Lachs auch dazu bei, den erhöhten Bedarf des Fötus an Docosahexaensäure (hochungesättigte n3-Fettsäure) zu decken und die Vitamin-D-Versorgung der Schwangeren zu verbessern (Deutsche Gesellschaft für Ernährung e.V 2018; Koletzko et al. 2012).

Ein Mangel an **Vitamin D** in der Schwangerschaft führt nicht nur zu Rachitis bei Neugeborenen, sondern ist auch mit einem höheren Risiko für Fehlgeburten, Eklampsie und Gestationsdiabetes sowie Erkrankungen im späteren Kindes- und Erwachsenenalter verbunden (wie z. B. Typ-1-Diabetes, Schizophrenie und Asthma). Dies könnte dadurch erklärt sein, dass das aktive Vitamin-D-Hormon, 1,25-Dihydroxycholecalciferol, neben der Regulation der Calciumhomöostase auch eine Rolle für Placentaentwicklung, Angiogenese, Immunmodulation und Insulinsensitivität spielt. Das Risiko eines Vitamin-D-Mangels der Schwangeren und auch des Neugeborenen ist bei steigendem BMI (von 22 bis 34 kg/m^2) verdoppelt (Bodnar et al. 2007; Josefson et al. 2013).

Eine Erklärung der bei Adipositas eher niedrigen Plasma Vitamin-D-Spiegel ist die hohe Fettmasse, in der eine Speicherung von Vitamin D erfolgt (Bodnar et al. 2007). Neben Adipositas sind dunkle Hautpigmentierung und eine Schwangerschaft in den Wintermonaten weitere wichtige Risikofaktoren für eine mögliche Unterversorgung mit Vitamin D. Bei fehlender Vitamin-D-Eigensynthese im Winter empfiehlt die Deutsche Gesellschaft für Ernährung Schwangeren eine Vitamin-D-Aufnahme von 20 µg (800 IE) pro Tag. Da die Aufnahme von Vitamin D über die Nahrung im Mittel nur 2 µg bis 4 µg pro Tag beträgt, sollten Schwangere mit dunkler Hautfarbe und Frauen, die sich selten im Sonnenlicht aufhalten oder bei Sonnenexposition ihre Haut weitgehend bedecken Vitamin D supplementieren, um die wünschenswerte Serumkonzentration an 25(OH)-Vitamin D von mindestens 50 nmol/L zu erreichen.

Schwangere und stillende Frauen haben einen höheren Bedarf an **Vitamin A** (Deutsche Gesellschaft für Ernährung e.V 2018; Koletzko et al. 2012). Vitamin A ist wichtig für die Geweberegeneration bei Erwachsenen und die Gewebeentwicklung in der Embryonalphase. Sowohl Mangel als auch Überdosierung von Vitamin A führen zu Störungen in der Embryonalentwicklung und zu Missbildungen des Fötus. Die Aufnahme von Vitamin A sollte daher vor allem im ersten Trimenon nicht mehr als 3 mg Vitamin A am Tag betragen und der Vitamin-A-Bedarf sollte in dieser Phase überwiegend aus Carotinoid-reichen Lebensmitteln gedeckt werden. Tierische Produkte, z. B. Fleisch, Eier und tierische Fette, enthalten Vitamin A. Einen besonders hohen Gehalt hat die Leber. Sie ist das Speicherorgan für Vitamin A. 100 g Kalbsleber können ca. 25 mg Vitamin A enthalten.

Gemüse und Obstsorten enthalten rot-gelbe Pflanzenfarbstoffe, sog. **Carotinoide**, die als Provitamin A dienen, da aus ihnen im Körper Vitamin A gebildet werden kann. Um 1 µg Retinol herzustellen wird eine Aufnahme von ca. 12 µg ß-Carotin aus Lebensmitteln benötigt. Die Carotinoide in einer Portion (150 g) Spinat werden durch die Zubereitung mit Fett besser resorbiert und reichen aus, um den Tagesbedarf an Vitamin A zu decken. Eine erhöhte Aufnahme an Carotinen führt zur harmlosen Gelbfärbung der Haut („Karottenikterus"). Sie bewirkt jedoch keine Überversorgung mit Vitamin A, weil die Vitamin-A-Synthese aus Carotinoiden bei hoher Zufuhr gleichzeitig herabreguliert wird. Eine hohe Aufnahme von Vitamin A aus Supplementen oder dem Verzehr von Vitamin-A-reicher Leber ist dagegen im ersten Trimenon mit einer erhöhten Teratogenität verbunden.

Im Gegensatz zu Folsäure und Jod besteht zur Deckung des **Eisen**bedarfs für Schwangere keine grundsätzliche Empfehlung zur Supplementierung (Deutsche Gesellschaft für Ernährung e.V 2018; Koletzko et al. 2012). Obwohl sich der Eisenbedarf im Verlauf der Schwangerschaft aufgrund der Zunahme an Erythrozyten, Placenta und dem Bedarf für den Fetus auf 30 mg pro Tag verdoppelt, ist er durch eine gezielte Lebensmittelauswahl in der Regel zu decken. Durch die höhere Bioverfügbarkeit von Häm-Eisen sind Fleisch, Wurstwaren und Fisch gute Eisenquellen. Aber auch Hülsenfrüchte, Vollkornprodukte und dunkelgrünes Blattgemüse wie Mangold, Rosenkohl, Grünkohl und Spinat haben einen guten Eisengehalt. Die Bioverfügbarkeit des Eisens aus diesen pflanzlichen Quellen kann durch die gleichzeitige Aufnahme Vitamin-C-reicher Lebensmittel (z. B. Orangensaft und Paprika) gesteigert werden. Die Eisenresorption ist darüber hinaus in der Schwangerschaft verbessert und durch das Ausbleiben der Menstruation und den Abbau überschüssiger Blutzellen nach der Geburt wird einem Eisenmangel zusätzlich entgegengewirkt (Sen et al. 2014). Dennoch kann eine Supplementierung von Eisen im Einzelfall erforderlich werden. Sie muss jedoch individuell vor allem anhand des Ferritinspiegels abgeklärt werden. Eine grundsätzliche Supplementierung von Eisen in der Schwangerschaft ist nicht sinnvoll, da eine erhöhte Eisenzufuhr nachteilige Wirkungen wie z. B. gastrointestinale Beschwerden, eine Hämokonzentration, oxidativer Stress zur Folge haben kann (Deutsche Gesellschaft für Ernährung e.V 2018; Sen et al. 2014).

Im Vergleich zu normalgewichtigen Schwangeren haben adipöse Schwangere häufiger niedrigere Plasmaspiegel an **Vitamin B6**, **Vitamin C**, **Vitamin E** und **Vitamin D** sowie der Konzentration von **Folsäure** in den Erythrozyten. Hierfür kann anteilig eine nicht bedarfsgerechte Ernährung mit einer einseitigen Lebensmittelauswahl, einem hohen Anteil an hoch-verarbeiteten Lebensmitteln, Snacks und Süßigkeiten verantwortlich gemacht werden. Dies unterstreicht die Bedeutung einer Ernährungsberatung für die Zielgruppe der übergewichtigen und adipösen Schwangeren.

2.3 Ernährungsberatung

2.3.1 „Gesunde" Ernährung

Vor und während einer Schwangerschaft ist das Interesse der Frauen an einer Ernährungsberatung eher gering. Demgegenüber wächst ihr Interesse während des Stillens und im ersten Lebensjahr des Kindes. Dabei hat die Ansprache der Frau eine besondere Bedeutung für ihre Motivation. Allgemeine Hinweise zur Vermeidung der „to go"-Kultur und auf problematisches Essverhalten im Spannungsfeld von Handy, Hektik und Heißhunger sind notwendiger Bestandteil des Gespräches mit der Schwangeren. Dabei geht es nicht so sehr um konkrete Empfehlungen zur Ernährung (die den meisten Frauen ja eh bekannt sind), sondern eher darum, die Ernährung der Frau (und auch der ihres Partners sowie später dann auch des Kindes) aus den Kontexten der für die Gesundheit abträglichen Bedingungsfaktoren ihres Alltags zu „befreien".

Zu Beginn einer Schwangerschaft haben adipöse Schwangere laut Ernährungsprotokollen (Vorsicht: „under-reporting", s. u.) eine mittlere Kalorienaufnahme von 2000–2500 kcal/Tag, die Proteinzufuhr beträgt 80–80 g/Tag (Gilmore et al. 2016; Lindsay et al. 2013). Schwangere mit einer exzessiven Gewichtszunahme haben eine deutlich höhere Energieaufnahme von 3500 kcal/Tag (Gilmore et al. 2016). Die Ernährung ist erfahrungsgemäß in der 2. Hälfte der Schwangerschaft eher fettreich (d. h. der Fettgehalt entspricht >35% der Nahrungsenergien), etwa 1/3 entfallen auf gesättigte Fettsäuren. Die Empfehlungen für Calcium, Vitamin D und Folsäure werden von Schwangeren regelhaft nicht erreicht (Lindsay et al. 2013). Diese Zahlen beschreiben die Problemkreise der Ernährungsberatung.

Zur Vermeidung einer übermäßigen Gewichtszunahme gelten für die Zeit vor der Konzeption und während aller Phasen einer Schwangerschaft dieselben allgemeinen Empfehlungen:
— Regelmäßig und nicht zwischen den Mahlzeiten bzw. nebenbei essen.
— 5 Portionen Obst und Gemüse pro Tag.
— Auf „endogene" Signale wie Hunger und Sättigung achten und nicht zu viel essen. Wenn die Frau keinen Hunger hat, sollte sie nicht anfangen zu essen; wenn sich Sättigung einstellt, sollte sie aufhören zu essen. Essen aus Langeweile, Gewohnheit oder aufgrund von Stimmungsschwankungen ist zu vermeiden.
— Den Zucker- (nicht mehr als 30 g/Tag) und „soft drink"-Konsum (nicht mehr als 2 Gläser süße Limonaden bzw. Eistee pro Tag) begrenzen.
— Regelmäßige körperliche Aktivität, d. h. 10.000 Schritte pro Tag Spazierengehen.

Die Ernährungsempfehlungen vor, während und nach der Schwangerschaft orientieren sich an den Empfehlungen der DGE für eine „gesunde" Ernährung (Deutsche Gesellschaft für Ernährung e.V 2018). Darüberhinaus hat das bundesweite Netzwerk „Gesund ins Leben" (ein Zusammenschluss medizinischer und wissenschaftlicher Fachgesellschaften, Berufsverbände und Institutionen) Handlungsempfehlungen für die Ernährung in der Schwangerschaft erarbeitet (Koletzko et al. 2012). Es gibt keine speziellen Ernährungsempfehlungen für adipöse Schwangere. Reduktionsdiäten sind unmittelbar vor sowie während der Schwangerschaft und auch in der Stillperiode kontra-indiziert.

Eine „gesunde" Ernährung der Schwangeren ist durch regelmäßige Mahlzeiten, sowie 5 Portionen Obst und Gemüse pro Tag, den täglichen Konsum von Milch und Milchprodukten sowie eine ausreichende Zufuhr von kalorienarmen bzw. -freien Getränken charakterisiert. Fleisch und Wurstwaren können regelmäßig in moderaten Mengen, Fett- und Jod-reicher Meeresfisch sollten zwei Mal pro Woche verzehrt werden. Fette mit hohem Anteil gesättigter Fettsäuren sowie Energie-dichte Lebensmittel wie Süßigkeiten und Snackprodukte sollten nur selten verzehrt werden.

Die Ernährung der Schwangeren ist reich an Kohlenhydraten (=etwa 50% der Nahrungsenergien mit einer Bevorzugung von komplexen oder sog. „slow carb"-, Kohlenhydraten = Oligo- und Polysacharide, die den Blutzucker- und die Insulinspiegel post-prandial nur langsam und moderat ansteigen lassen; Beispiele sind Kohlenhydrate in Kartoffeln, Gemüse und Hülsenfrüchten); sie ist aber nicht grundsätzlich fettarm. Ab dem 4. Monat beträgt der Fettgehalt etwa 35% der Nahrungsenergien. Lebensmittel mit einem hohen Anteil gesättigter Fettsäuren und einfache Zucker sollten selten verzehrt werden. Der Konsum alkoholischer Getränke ist vor und während der Schwangerschaft sowie auch während der Stillzeit obsolet.

Der Wert einer „gesunden" Ernährung ist bei adipösen Schwangeren z. B. im Hinblick auf die Vermeidung einer exzessiven Gewichtszunahme (Skreden et al. 2018) sowie eine günstigere Zusammensetzung des Mikrobioms, des Lipidmusters und Biomarker der Inflammation belegt (Röytiö et al. 2017); auch ist das Adipositasrisiko des Kleinkindes vermindert (Chia et al. 2018). Im Vergleich zur frühen Schwangerschaft hat die „gesunde" Ernährung der Schwangeren besonders während des 2. und 3. Trimenons einen nachhaltig günstigen Einfluss auf die Entwicklung des Ernährungszustandes der Kinder (Brei et al. 2018).

Während ein nennenswerter Mehrbedarf an Energie erst ab dem zweiten Trimenon besteht, gelten die im Vergleich zu Nicht-Schwangeren höheren Referenzwerte für die Mikronährstoffzufuhr von Folsäure, Vitamin B12, Jod, Eisen und Phosphor schon ab Beginn der Schwangerschaft (◘ Tab. 2.1; Deutsche Gesellschaft für Ernährung e.V 2018; Koletzko et al. 2012).

Die Ernährungsempfehlungen für schwangere Frauen werden bei einem Verzehr einer gemischten Kost in der Regel erreicht. Unregelmäßiges Essen und auch z. B. häufiges „snacken" erhöhen das Risiko für „Unter-" aber auch der „Überversorgung". Sie gefährden die normale Entwicklung der Schwangeren und des Fetus. Sog. „Problemgruppen" für eine Ernährungsberatung sind Schwangere, die sich streng vegetarisch oder auch vegan ernähren. Sie haben Probleme mit der Eiweiß-, Vitamin-B12-, Eisen-, Jod- und Vitamin-D-Zufuhr. „Risikogruppen" für Ernährungsprobleme sind weiterhin jugendliche Schwangere, Mehrlingsschwangerschaften, Raucherinnen, Untergewichtige und Frauen mit Essstörungen, Frauen mit Nahrungsmittel-unverträglichkeiten und -allergien, Patientinnen mit chronischen Erkrankungen (wie z. B. Typ 1 Diabetes mellitus).

Eine besondere „Problemgruppe" sind Schwangere, welche sich zuvor als extrem adipöse Frauen einem bariatrisch-chirurgischem Eingriff zur Gewichtsreduktion unterzogen haben. In der Gruppe der restriktiv-malabsorptiven Verfahren (Roux-en-Y-Magenbypass, biliopankreatische Diversion mit Duodenalswitch) sowie der rein malabsorptiven Eingriffe (biliopankreatische Diversion nach Scopinaro) besteht für diese Frauen eine Malassimilation, welche der Deckung des Mehrbedarfs an Nährstoffen in der Schwangerschaft entgegensteht.

In all den genannten Fällen sind keine allgemeinen Ernährungsempfehlungen zu formulieren. Stattdessen bedarf es individueller Beratung und Behandlung, welche auf der Grundlage der gezielten und wiederholten Erfassung der Ernährung und des Ernährungszustandes erfolgen. Eine individuelle Ernährungsberatung setzt die Erfassung von Ernährungszustand (Gewicht, Größe, Körperzusammensetzung, d. h. FFM und Fettmasse) und der Ernährung (Quantität? Qualität? Strukturen? Bedingungsfaktoren des Essens? Stimmungslage?) voraus.

2.3.2 Erfassung des Ernährungszustandes

Die standardisierte Messung von Gewicht und Größe sowie die Berechnung des BMI (Gewicht in kg/Größe in m^2) erlaubt bei „Nicht-Schwangeren" eine Kategorisierung nach Untergewicht (BMI <18,5 kg/m^2), Normalgewicht (BMI >18,5–25 kg/m^2), Übergewicht (BMI >25 kg/m^2) und Adipositas (BMI >30 kg/m^2). Die Adipositas wird graduell in Grad 1 (BMI>30–<35 kg/m^2), Grad 2 (BMI>35–<40 kg/m^2) und Grad 3 (BMI >40 kg/m^2) unterteilt. Diese Unterteilung nach dem BMI erfolgt entsprechend seiner in epidemiologischen Studien charakterisierten und U-förmigen Beziehung zur kardio-metabolen Morbidität bzw. Mortalität: Eine erhöhte Morbidität und auch Mortalität bestehen sowohl bei niedrigem (d. h. ein BMI <18,5 kg/m^2) als auch bei hohem BMI (d. h. ein BMI >30 kg/m^2). Diese Bewertung entspricht dem Populationsweiten Risiko, sie beschreibt aber das individuelle Risiko der Betroffenen nicht hinreichend. Auch ist der BMI nicht gut zu funktionellen Kenngrößen des Stoffwechsels korreliert. Der BMI ist ein ungenaues Maß des individuellen Ernährungs- und Gesundheitszustandes.

Die Erfassung der Körperzusammensetzung erlaubt eine differenzierte Untersuchung des Ernährungszustandes (vergl. hierzu und im Folgenden die Übersicht in Most et al. 2018a). Zielgrößen bei Schwangeren sind die Fettmasse (als Hinweis auf die Energiespeicher sowie möglicherweise bestehende metabolische Risiken), die FFM (als Maß der „Metabolischen Kapazität") und das Körperwasser. In der Praxis ist die Hydratation der FFM (im Hinblick auf Flüssigkeitsbilanz, Wassereinlagerung und Ödeme) von Bedeutung. Dabei sind die Veränderungen der Fettmasse und der Hydratation während der Schwangerschaft und nach der Geburt von Interesse. Auf Seiten des Fetus werden standardmäßig abdominale Ultraschalluntersuchungen des Magens, der Umbilikalvene und des portalen Sinus durchgeführt. Im Rahmen dieser Untersuchung können auch die subkutanen Fettspeicher und das VAT charakterisiert werden (Blumfield et al. 2012).

Die für die Untersuchung der Körperzusammensetzung infrage kommenden Methoden beruhen auf Annahmen, die während der Schwangerschaft unsicher oder auch nicht erfüllt sind. Auch muss bei Wiederholungsmessungen die Präzision der einzelnen Methoden beachtet werden. Standardmethoden wie Anthropometrie, Densitometrie, Dilution oder auch Impedanzanalyse können nicht zwischen der Körperzusammensetzung von Mutter und Fetus unterscheiden. Dieses ist nur mit Bild-gebenden Verfahren möglich.

Die „klassischen" anthropometrischen Methoden erfassen Hautfalten (als Maß des subkutanen Fettgewebes an Referenzpunkten wie „über" dem M. triceps) und den Armumfang (zur Bestimmung der Muskelmasse am Arm). Die Ergebnisse und deren mögliche Bewertungen werden durch Unterschiede in der Gewebespannung bei Wassereinlagerung und die ungleiche Entwicklung verschiedener Fettdepots während der Schwangerschaft beeinflusst. Die Messung des Körperwassers mit Isotopendilution (D_2O) oder Bioelektrischer Impedanz-Analyse (BIA) setzen für die Berechnung der Fettfreien Masse ihre konstante Hydratation von 73% voraus. Dieses berücksichtigt die Veränderungen der Gewebehydratation während der Schwangerschaft nicht. Die Bestimmung der Körperdichte mithilfe der Air-Displacement-Plethysmografie (ADP) hat praktische Probleme, viele Schwangere empfinden die „Messkammer" als beengend. Einzelne Gewebe und Organe von Mutter und Fetus können detailliert mithilfe der Magnet-Resonanz-Tomografie (MRT, 1,5 bzw. 3T) bestimmt werden. Auch hier ist zunächst die subjektive Belastung der Schwangeren durch die Untersuchung selbst zu bedenken. Ohne Kontrastmittel gilt ein MRT für Schwangere im 2. und 3. Trimenon als sichere Untersuchungsmethode. Für den Fetus scheint eine MRT-Untersuchung während aller Schwangerschaftsphasen relativ „sicher" zu sein.

Für die Untersuchung der Körperzusammensetzung mit MRT gibt es derzeit kein standardisiertes Protokoll. Um eine Ganzkörperuntersuchung zu vermeiden und so den Aufwand zu begrenzen, werden in der Ernährungsmedizin sog. „Referenzpunkte" (z. B. eine Schicht in Höhe von LWK3; vergl. (Schweitzer et al. 2015)) ausgewählt. Die „Gesamtmasse" des Körpers an z. B. subkutanen Fettgewebe wird entsprechend validierter Algorithmen berechnet. Bei Wiederholungsmessungen während der Schwangerschaft besteht aber angesichts des Wachstums des Fetus und der dadurch veränderten Gewebe- und Organzusammensetzung in der gewählten Schicht keine wirkliche Vergleichbarkeit der Organ- und Gewebeflächen.

Für eine Ultraschalluntersuchung von subkutanem und viszeralem Fettgewebe im Abdomen sowie auch der Bauch- bzw. Rumpfmuskulatur gibt es bis heute kein standardisiertes Untersuchungsprotokoll und auch keine systematische Validierung gegenüber einer sog. Goldstandardmethode (wie die MRT). In wissenschaftlichen Untersuchungen an Schwangeren wird heute eine Bestimmung der Körperdichte mit ADP in Kombination mit einer Messung des Körperwassers mithilfe D_2O bzw. BIA empfohlen. Mit ADP wird die Fettmasse bestimmt und aus der Differenz zwischen Körpergewicht und Fettmasse die FFM berechnet. Anhand der quantitativen Erfassung von Körperwasser kann dann außerdem die Hydratation der FFM errechnet werden.

2.3.3 Erfassung der Ernährung

Die Ernährung der Schwangeren kann anhand eines quantitativen Ernährungsprotokolls (idealerweise über 7 Tage, mindestens aber über 3 Tage unter Einschluss eines Wochenendtages) erfasst werden. Dabei kann die Schwangere ihre Lebensmittel genau abwiegen, sodass quantitative Berechnungen möglich werden. Anhand eines Ernährungsprotokolls (in Papierform, Computer-gestützt oder auch über *Apps* erhoben) werden auch die Strukturen (Mahlzeitenrhythmus, zwischendurch-Essen), der Anlass des Essens (Appetit, Hunger, Stress, Langeweile, Einsamkeit, Unglücklichsein) sowie mögliche gastroenterologische Symptome wie Unverträglichkeiten, Völlegefühl, Aufstoßen, Sodbrennen, Unwohlsein, aufgetriebenes Abdomen, Flatulenz) erfasst.

Alternativ zu einem Ernährungsprotokoll können Verzehrs-gewohnheiten mithilfe eines Verzehrsfragebogens (sog. *„Food frequency"*-Fragebogen oder Computer-gestützt bzw. mit einer *App*) charakterisiert werden. Die Auswertung der „Verzehrsdaten" erfolgt Computer-gestützt unter Hinzuziehung umfangreicher Lebensmitteldatenbanken. Dem Zeitgeist entgegenkommende Apps arbeiten mit Fotografien und sind in ihrer Anwendung für den Nutzer interaktiv. Alle genannten Methoden erlauben quantitative Aussagen zu dem Verzehr von Lebensmitteln bzw. der Aufnahme von Nährstoffen sowie deren jeweiliger Varianz in dem betreffenden Beobachtungszeitraum. Darüber hinausgehend können aus dem Verzehr der Lebensmittel auch sog. Ernährungsmuster (z. B. „gesund", „ungesund", „mediterran", „Entzündung", „kardio-protektiv") charakterisiert werden, welche eine Assoziation zu Risiken und Schutz der Gesundheit zeigen.

Alle Methoden der Ernährungserfassung sind fehlerhaft, der sog. „*bias*" steigt mit dem Körpergewicht der untersuchten Person (Dhurandhar et al. 2015). Bei stark adipösen Patient*innen kann der systematische Fehler bis zu −50% der tatsächlichen Energieaufnahme betragen (d. h. es besteht ein sog. „*under-reporting*"). Darüberhinaus besteht bei den Untersuchten (und besonders bei adipösen Patient*innen) die Tendenz, „sozial gewünschte", also allgemein als „gesund" bewertete Lebensmittel wie Obst, Gemüse, Milch und Milchprodukte gegenüber allgemein als eher „kritisch" empfundenen Produkten wie „*fast food*" und „*soft drinks*" zu bevorzugen.

Für den Alltag der Beratung dient der geschätzte Energiebedarf (s. u.) als Orientierung. Beträgt die nach Protokoll bzw. gemäß eines Verzehrsfragebogens erfasste Energieaufnahme weniger als 80% des geschätzten Bedarfs wird pragmatisch entschieden: Bei einer im Erfassungszeitraum Gewichts-stabilen Patientin gilt die Erhebung dann als nicht plausibel, die Daten werden verworfen. Während einer Gewichtsabnahme ist diese mit dem Energiedefizit (errechnet aus der Differenz zwischen Energieaufnahme und Energieverbrauch, s. u.) zu vergleichen und die Plausibilität der Angaben zur Ernährung zu prüfen.

In wissenschaftlichen Untersuchungen wird die Messung des TEE mit Hilfe von DLW („*doubly labeled water*", $D_2^{18}O$) als quantitativer Biomarker der Energieaufnahme verwendet. Bei Gewichtsstabilität entspricht der Energieverbrauch der Energieaufnahme. Während Gewichtsveränderungen kann die Energieaufnahme indirekt aus dem Energieverbrauch und der Veränderung der Körperzusammensetzung als Ergebnis der Energiebilanz errechnet werden. Berechnungsgrundlage sind die Veränderungen von Fettmasse und FFM unter Berücksichtigung derer individueller Energieäquivalente, welche den Energiegehalt der Kompartimente nebst der Kosten zu deren Bildung berücksichtigen (i.e. delta-Energiespeicher in kcal/Tag = 13,1 kcal × delta Fettmasse in g/Tag + 2,2 kcal × delta FFM in g/Tag) (Gilmore et al. 2014).

Bei einem Verdacht auf dysfunktionales Essverhalten kann zunächst anhand eines Fragebogens zum Essverhalten (z. B. nach Pudel und Westenhöfer; s. ▶ https://www.testzentrale.de/shop/fragebogen-zum-essverhalten.html) das Ausmaß von „Kontrolle", „Störbarkeit" und erlebten Hungergefühlen quantifiziert und die „Flexibilität" beim Essen abgeschätzt werden. Die Auswertung und Interpretation der Ergebnisse sollten in der Hand von Expert*innen bleiben. Weiterführende Untersuchungen im Hinblick auf das Vorhandensein bzw. den Ausschluss einer manifesten Essstörungen obliegen den KollegInnen aus Psychologie und Psychosomatik.

2.4 Spezielle Inhalte der Ernährungsberatung:

2.4.1 Vor der Schwangerschaft und bei unerfülltem Kinderwunsch

Ein ungesunder Lebensstil und Adipositas beeinträchtigen eine erfolgreiche Konzeption (Fleming et al. 2018). Adipositas ist endokrinologisch durch hohe Insulin- und Östradial(E2)-spiegel im Serum sowie eine Insulinresistenz charakterisiert. Gleichzeitig sind die Konzentrationen der Androgene im Blut erhöht. Zusammen genommen ist so das Risiko an-ovulatorischer Zyklen erhöht. Die hohen E2-Spiegel beeinflussen die Expression von Genen im Endometrium, welche das „Mikro*environment*" beeinflussen und so der Implantation des befruchteten Oozyten entgegenstehen (Horcajadas et al. 2007). Darüberhinaus geht die Steroidsynthese mit einer vermehrten Bildung reaktiver Sauerstoffspezies einher, was wiederum die Reifung des Oozyten beeinträchtigen mag (Lewis 2002).

Die Wahrscheinlichkeit eines unerfüllten Kinderwunsches ist bereits ab einem BMI von 26 kg/m^2 erhöht und steigt weiter ab einem „prägraviden" BMI von 29 kg/m^2. Das Alter der Mutter, die Zahl der Schwangerschaften und auch mögliche Zyklusstörungen scheinen den Zusammenhang zwischen Übergewicht und Konzeption nicht wesentlich zu beeinflussen.

Der nachteilige Einfluss von hochkalorischer Ernährung und Übergewicht auf die Reproduktion sind aus Sicht der Energiebilanz Ergebnis der „Allokation" von Nahrungsenergien. Sowohl eine chronisch hohe Kalorienzufuhr als auch das Übergewicht selbst erhöhen nachhaltig die Insulinspiegel, welcher wiederum die Insulinsensitivität vermindert. Die Insulinwirkung koordiniert die Verteilung der Ressourcen zwischen den verschiedenen Funktionen von Stoffwechsel und Reproduktion. Die „Kosten" der Reproduktion sind eine Funktion der Stoffwechselregulation. Übergewicht als Ergebnis hochkalorischer Ernährung entsteht so gesehen auf „Kosten" der Reproduktion (Harshman und Zera 2007).

Die Adipositas beeinträchtigt auch den Erfolg der *In-vitro*-Fertilisation. *Vice versa* senkt ein „gesundes" Ernährungsmuster die Ausschüttung von E2 unter HCG-Behandlung, ein hoher Obst- und Gemüseverzehr begünstigt die Ovulation. Dabei können aber die Einflüsse von „gesunder" Ernährung und Gewichtsreduktion nicht sicher voneinander differenziert werden. Die Etablierung eines „gesunden" Lebensstils bedeutet zunächst auch eine negative Energiebilanz, welche bei konsequenter Fortführung mittelfristig auch eine Gewichtsabnahme zur Folge hat.

Die perikonzeptionelle Ernährung von Mutter und Vater sollte ausgewogen sein und reichlich Obst und Gemüse enthalten (d.h. 5 Portionen pro Tag). Folsäure (400 ug/Tag) wird bereits zu diesem Zeitpunkt supplementiert. In der präovulatorischen Phase senkt Folsäure den Effekt von HCG auf die endokrine Aktivität des Ovars (Twigt et al. 2011). Intuitiv (aber wissenschaftlich nicht gut belegt erscheint) auch die Gabe eines Multivitaminpräparates zur Verbesserung der Aufnahme von Antioxidantien sinnvoll (Chavarro et al. 2008).

Bei adipösen Partnern mit Kinderwunsch kann eine vorübergehende Gewichtsreduktion von Mann und Frau zu einer Konzeption beitragen. Die infrage kommenden Maßnahmen der Gewichtsreduktion entsprechen der Leitlinie der Deutschen Adipositas Gesellschaft (S3-Leitlinie Interdisziplinäre Leitlinie 2014):

- Eine konventionelle Reduktionskost hat ein Energiedefizit von 500 kcal/Tag. Dieses Defizit ermöglicht eine Gewichtsabnahme von 0,5 kg/Woche. In der Alltagspraxis kann das Gewicht um etwa 6 kg in einem Zeitraum von 3 Monaten gesenkt werden.
- Formuladiäten zur Gewichtsreduktion (sog. „*low*" oder „*very low energy diets*") sind diätetische Lebensmittel. Sie dürfen nur vorübergehend und unter ärztlicher Aufsicht verordnet und angewendet werden. Diese Diäten haben einen Energiegehalt zwischen 800 und 1200 kcal/Tag. Die Proteinmenge liegt bei 20–25% der Nahrungsenergien, dieses entspricht etwa 50–75 g/Tag. Alle anderen Nährstoffe sind entsprechend

den Empfehlungen der Deutschen Gesellschaft für Ernährung entsprechend einer iso-kalorischen Ernährung angereichert. Formuladiäten werden als ausschließliche Ernährung oder auch gezielt als Ersatz einzelner Mahlzeiten verordnet. Diese Diäten ermöglichen eine Gewichtsabnahme von 0,5–1,5 kg/Woche. Etwa 20% des Gewichtsverlustes entfallen auf die FFM.
- Eine weitere Reduktion der Energiezufuhr auf 600–800 kcal/Tag als *„very low energy diets"* ist nur zur initialen Gewichtsreduktion indiziert. Auf eine Trinkmenge von 2,5 L pro Tag ist zu achten.
- Extreme Kostformen wie sog. *„Crash-Diäten"* oder auch das Fasten sind obsolet.

Aus Sicht eines Endokrinologen bleibt anzumerken, dass 3 bis 4 Jahre nach drastischer Gewichtsabnahme die Plasmaspiegel von FSH and LH ansteigen sowie die von Testosteron und DHEAS absinken, während aber gleichzeitig die E2-Spiegel der adipösen Frau interindividuell zwar variabel im Gruppenmittel aber unverändert sind (Sarwer et al. 2018).

Im Hinblick auf die angestrebte Konzeption ist deren Planung nach einer Gewichtsreduktion zu hinterfragen. Der Ernährungszustand der Mutter zum Zeitpunkt der Empfängnis beeinflusst das Epigenom (Barker und Thornburg 2013; Wells 2018). Auch gilt, dass Kinder, die während der Hungerperiode gezeugt worden waren, einen höheren Grad an DNA-Methylierung in Leukozyten haben als Kinder, die unter normalen Ernährungsbedingungen gezeugt wurden (Dunforth und Sangster 2017). Zum Vergleich sei auf die Empfehlungen zur Planung einer Schwangerschaft nach bariatrisch-chirurgischem Eingriff und Gewichtsabnahme verwiesen: Als geeigneter Zeitpunkt für eine Konzeption wird heute ein Zeitraum von 12 bis 24 Monaten nach dem chirurgischen Eingriff empfohlen (Harreiter et al. 2018). So bleibt also auch nach einer diätetischen Gewichtsreduktion zu überlegen, ob die angestrebte Konzeption erst nach einer längeren Phase der Gewichtsstabilität nach Gewichtsreduktion geplant werden sollte.

Eine Gewichtsabnahme zunächst infertiler adipöser Frau von im Gruppenmittel 2 BMI-Einheiten vor der Schwangerschaft hat keine nachhaltigen Auswirkungen auf die Gewichtszunahme während der Schwangerschaft bzw. möglichen Komplikationen wie z. B. den Gestationsdiabetes (van Oers et al. 2018). Allerdings fanden sich nach einer peri-konzeptionellen Gewichtsabnahme von >5 kg während der Schwangerschaft seltener hypertensive Komplikationen (Müller et al. 2004).

2.4.2 Während der Schwangerschaft

2.4.2.1 Energiebedarf

Der REE einer Schwangeren kann mithilfe der indirekten Calorimetrie mit einer Präzision von 5% gemessen werden. Ist eine Messung nicht möglich erfolgt seine Vorhersage unter Berücksichtigung seiner wesentlichen Determinanten, Gewicht, Größe, Geschlecht und Alter. In Deutschland gibt es anhand einer großen Datenbasis und für verschiedene Alters- und Geschlechtsgruppen formulierte Vorhersageformeln des Ruheenergiebedarfs (Müller et al. 2004). Für eine normalgewichtige und nicht-schwangere Frau gilt der folgende Algorithmus:

REE (MJ/d) = $0,02219 \times$ Gewicht (kg) + $0,02118 \times$ Größe (cm) + $0,01191 \times$ Alter (Jahre) + 1233

1 MJ sind 239 kcal; 1 kcal sind 0,0041868 MJ.

Der REE-wert wird um den PAL-Wert erweitert. In der Praxis wird dieser nach den Angaben der Frau geschätzt; bei 20–40-jährigen nicht-schwangeren Frauen beträgt er in der Regel zwischen 1,4 und 1,8 und ist während einer Schwangerschaft eher niedriger (i.e. 1,5). Bei Sportlerinnen sind die PAL-werte nach deren Trainingsplan höher einzuschätzen. Der gesamte Energieverbrauch pro Tag wird aus dem Produkt von REE und PAL errechnet.

Für übergewichtige und adipöse Frauen werden Algorithmen zur Prädiktion des 24-Std-Energieverbrauchs (TEE, total energy expenditure) verwendet, welche gegenüber Messungen mit „DLW" (s.o.) validiert worden sind (Tumbo et al. 2002):

TEE (kcal/Tag) = 448 − (7,95 × Alter in Jahren) + PAL (11,4 × Gewicht in kg + 619 × Größe in m)

Die Vorhersagen des Energieverbrauchs liegen innerhalb eines +/−10%-Bereichs um den tatsächlichen Wert.

In den ersten Wochen einer Schwangerschaft beträgt der über den TEE von nichtschwangeren Frauen hinausgehende Mehrbedarf zwischen 50 und 150 kcal/Tag, im 2. Trimester werden dafür 150–250 kcal/Tag angenommen. Im letzten Trimenon sollte der Mehrbedarf abhängig von der Gewichtszunahme der Schwangeren mit Werten zwischen 250–450 kcal/Tag geschätzt werden. Bei jugendlichen Schwangeren und Mehrlingsschwangerschaften sind individuelle Zuschläge nach dem engmaschig zu kontrollierenden Gewichtsverlauf zu errechnen.

Reduktionsdiäten und Fasten sind während einer Schwangerschaft kontraindiziert. Eine Gewichtsabnahme einer adipösen Schwangeren bedeutet ein erhöhtes Risiko für untergewichtige Babys (SGA) (Kapadia et al. 2015).

Im Hinblick auf die gemäß der IOM-Empfehlungen abhängig vom Gewicht vor der Schwangerschaft während der Schwangerschaft anzustrebende Gewichtszunahme wurden die differenzierte Empfehlungen und Zuschläge für die Energiezufuhr für unter-, normal-, übergewichtige und adipöse Schwangere während des 1, 2. und 3. Trimenons formuliert (35; s. ◘ Tab. 2.2). Für morbid adipöse Schwangere werden ggfs. eine geringere Gewichtszunahme (z. B. + 2 kg) bzw. geringere „Zuschläge" auf den Energiebedarf (+150–200 kcal/Tag) als bei adipösen Schwangeren angestrebt (z. B.

◘ **Tab. 2.2** Modellsimulationen der empfohlenen Energieaufnahme für vor der Schwangerschaft unter-, normal-, übergewichtige und adipöse Frauen gemäß den nach Empfehlungen des Institute of Medicine für diese Gruppen während des 1., 2. und 3. Trimenons der Schwangerschaft angestrebte Gewichtszunahme (Thomas et al. 2012)

BMI[1] classification	Pregravid weight	Pregravid BMI	Target GWG (kg) by trimester		Model-predicted ΔEI by trimester		
			1	2–3	1	2	3
	kg	kg/m^2	kg		kcal/d		
Underweight (<18,5 kg/m^2)	45	16,9	0,5–2,0	11,4–15,8	94–184	400–511	442–574
Normal (18,5–24,9 kg/m^2)	55	20,7	0,5–2,0	9,1–1,.0	94–200	381–492	444–635
Overweight (25,0–29,9 kg/m^2)	72	27,1	0,5–2,0	6,0–8,6	117–200	263–333	269–364
Obese (≥30,0 kg/m^2)	97	36,5	0,5–2,0	4,4–7,0	116–200	223–295	227–326

[1]ΔEI, change in energy intake, GWG, gestational weight gain; IOM, Institute of Medicine

+2 kg). Entsprechende Modellrechnungen gehen von einer normalen Zunahme der FFM bei gleichzeitigem Verlust der Fettmasse aus (Most et al. 2018a). Diese Überlegungen machen deutlich, dass während einer Schwangerschaft Untersuchungen der Körperzusammensetzung vorzunehmen sind.

2.4.2.2 Mehrfach-ungesättigte Fettsäuren (polyunsaturated fatty acids, PUFA)

In Tierexperimenten hat eine im Verhältnis zu Omega-6-Fettsäuren („*n6-fatty acids*", n6-FA) hohe Aufnahme von n3-FA während der Schwangerschaft einen protektiven Einfluss gegenüber der Entwicklung von Adipositas und Insulinresistenz beim Kind (Albert und Cutfield 2018). Allerdings konnten diese Effekte in größeren Humanstudien nach Supplementierung mit n3-FA in Form von mit Fischölkapseln oder Algenpräparaten nicht bestätigt werden (Albert und Cutfield 2018). Auch hatte eine „kontrollierte" Gabe von 2 Mahlzeiten mit 150 g Lachs pro Woche keinen Effekt auf den Gehalt von DHA in der Erythrozytenmembranen von Mutter und Neugeborenen (Garcia-Rodiguez et al. 2017). Angesichts der während einer Schwangerschaft zu beobachtenden Anstiegs von Biomarkern der Inflammation und Blutgerinnung war vermutet worden, dass die Zufuhr von n3-FA in Form von 2 Lachsmahlzeiten pro Woche (oder auch 200 mg DHA) einen protektiven oder zumindest die Biomarker der Inflammation und Blutgerinnung modulierenden Effekt haben könnte. Allerdings hatten n3-FA bei Schwangeren keinen Effekt auf Inflammation und Blutgerinnung (Garcia-Rodiguez et al. 2012). In weiteren Untersuchungen war eine gezielte Supplementierung mit n3-FA während der Schwangerschaft zu einer geringeren Gewichtsretention der Frauen nach der Schwangerschaft (Loy et al. 2017) und zu einer höheren FFM der Kinder im Alter von 5 Jahren assoziiert (Hidaka et al. 2018). Kritisch wird zu den bisher vorliegenden Humanstudien angemerkt, dass die Supplementierung mit n3-FA bisher nur an vor der Schwangerschaft normalgewichtigen Frauen durchgeführt wurde, damit auch erst spät in der Schwangerschaft begonnen wurde und in den meisten Studien keine natürlichen Lebensmittel als Quelle von n3-FA verwendet wurden.

2.4.2.3 Eiweisszufuhr

Der empfohlene Eiweißbedarf einer Nicht-Schwangeren beträgt zwischen 0,8 und 1,2 g/kg Körpergewicht und Tag Die Eiweißaufnahme entspricht etwa 15% der Energiezufuhr. Für Schwangere wurde ein zusätzlicher Bedarf von 25 g/Tag empfohlen oder 80 g/Tag in der frühen Schwangerschaft und 110 g/Tag in der späten Schwangerschaft. Differenzierte Empfehlungen sind +0,7 (1.Trimenon), +9,6 (2.Trimenon) und +31,2 g/Tag (3. Trimenon). Diese Angaben beruhen auf Analysen anhand der Stickstoffbilanz. Eine Proteinaufnahme <16% der Energiezufuhr ist zu einer Akkumulation von Bauchfett des Fetus assoziiert (Blumfield et al. 2012).

Differenzierte Angaben für einzelne essenzielle Aminosäuren sind mithilfe stabiler Isotope und der Messung der Aminosäureoxidation möglich. Die Ergebnisse dieser Untersuchung zeigen höhere Werte für Schwangere, sodass 10–35% der Nahrungsenergie als Proteine aufgenommen werden sollten (Elango und Ball 2016). Der in der Schwangerschaft erhöhte Bedarf individueller Aminosäuren variiert, z. B. steigt er in der späten im Vergleich zur frühen Schwangerschaft um 35% für Tryptophan, 55% für Lysin und 63% für Isoleuzin. Differenzierte Empfehlungen für die Zufuhr einzelner essenzieller Aminosäuren gibt es bisher für Schwangere nicht.

2.4.2.4 Lebensmittelauswahl

Die für eine bedarfsgerechte Ernährung der Schwangeren pro Tag empfohlenen Lebensmittelmengen sind 4–5 Scheiben Brot bzw. Cerealien (Portionsgröße 30–40 g für eine Scheibe Brot, 50 g Reis vor dem Kochen), 3–4 Portionen Milch und Milchprodukte (z. B. 200 ml Milch pro Portion, 125 h Joghurt, 30–40 g Käse), 2–3 Portionen tierischer Lebensmittel (z. B. 125–150 g Fisch), 5 Portionen Obst und Gemüse (100 g Rohkost oder ein Apfel von 80 g oder 1 Glas Multivitaminsaft sind 1 Portion) und eine Trinkmenge zwischen 2 und 3 Litern.

2.4.2.5 Koffein

Nach den Empfehlungen der Weltgesundheitsorganisation und der Deutschen Gesellschaft für Ernährung sind während der Schwangerschaft drei Tassen koffeinhaltigen Kaffee pro Tag unbedenklich. Diese Menge entspricht ca. 300 mg Koffein und hat keine Auswirkungen auf die Schwangerschaftsdauer und das Geburtsgewicht. Obwohl die Studienlage zur Dosis-Risikobeziehung derzeit nicht ausreicht, um einen Grenzwert für Koffein genau zu bestimmen, wird aus Gründen des vorbeugenden Gesundheitsschutzes vor der Aufnahme höherer Koffeinmengen und dem Konsum koffeinreicher *„Energydrinks"* während der Schwangerschaft abgeraten

2.4.2.6 Lebensmittel-bedingte Infektionen

Listeriose und Toxoplasmose sind durch Lebensmittel übertragbare Infektionen, die in der Schwangerschaft zu schweren Erkrankungen des Kindes sowie Frühgeburten und Aborten führen (vergl. hierzu und im folgenden die Empfehlungen in 75, 76). Konnatale Infektionen mit diesem Erreger gehören zu den meldepflichtigen Erkrankungen. Jedes Jahr treten in Deutschland 20–40 Fälle von Listeriose und 10–40 Fälle von Toxoplasmose bei Neugeborenen auf.

Eine Infektion mit Toxoplasmose erfolgt in der Regel durch den Verzehr von rohem oder ungenügend behandeltem zystenhaltigen Fleisch oder die Aufnahme von sporulierten Oozysten mit kontaminierter Erde z. B. von nicht ausreichend gereinigtem Gemüse. Die wichtigsten Infektionsquellen sind Fleisch vom Schwein, von kleinen Wiederkäuern (Schaf, Ziege) sowie von Wildtieren und Geflügel. Auch gewerbsmäßig verarbeitete rohe oder kurz gereifte Fleischprodukte (z. B. Salami) sind mögliche Infektionsquellen. Einfrieren (–21 °C) oder ein 20-minütiges Erhitzen mit Kerntemperatur von mindestens 50 °C tötet den Erreger in Lebensmitteln ab.

Die Infektion mit Listerien kann über eine Vielzahl tierischer nicht oder nicht ausreichend erhitzter Produkte wie Geflügel, Fleisch, Wurstwaren, Fisch (insbesondere Räucherfisch), Milch und Milchprodukte (insbesondere Käse) erfolgen. Eine weitere mögliche Infektionsquelle stellt eine Kontamination pflanzlicher Lebensmittel (z. B. bei vorgeschnittenen Salaten) dar. Listerien können sich auch bei Kühlschranktemperaturen vermehren.

Das Robert-Koch-Institut empfiehlt gibt zur Prophylaxe von Lebensmittel-bedingen Infektionen Hinweise zur Auswahl, hygienischen Lagerung und Zubereitung von Lebensmitteln (RKI Ratgeber Toxoplasmose 2018; RKI Ratgeber Listeriose 2018):

- Verzicht auf rohe oder nicht ausreichend erhitzte, gefrostete oder durch andere Verfahren adäquat behandelten tierische Produkte (z. B. Teewurst, Carpacchio, Tatar, Salami, Roastbeef, roher Schinken, Sushi, Rohmilchweichkäse, Tiramisu mit rohen Eiern etc.),
- Rohes Gemüse und Früchte vor dem Verzehr gründlich waschen und erdnah gewachsenes Gemüse ggf. schälen,
- Vor dem Essen Hände waschen sowie nach dem Zubereiten von rohem Fleisch, sowie nach Garten-, Feld- oder anderen Erdarbeiten und nach dem Besuch von Sandspielplätzen.

Darüber hinaus sollten Räucherfisch und marinierte Fischerzeugnisse sowie vorgeschnittene, verpackte Blattsalate gemieden werden und mit Erde behaftete Lebensmittel wie Kartoffeln getrennt von anderen Lebensmitteln aufbewahrt werden. Alle Speisen sollten möglichst kurz vor dem Verzehr zubereitet und nicht lange gelagert werden. Bei Besuchen in Restaurants oder Kantinen sollten nur Speisen gewählt werden, die direkt vor dem Verzehr erhitzt wurden. Das Einhalten dieser Empfehlungen vermindert auch das Risiko anderer Lebensmittel-bedingter Infektionen wie zum Beispiel von Salmonellosen, welche die Gesundheit der Schwangeren und des Kindes gefährden können.

2.4.2.7 Unwohlsein, gastroösophagealer Reflux, Sodbrennen und Obstipation

Unwohlsein, gastroösophagealer Reflux, Sodbrennen und Obstipation können die Schwangere belasten und ihre Ernährung verändern. Zur „Prävention" von Unwohlsein und Übelkeit sind die Vermeidung intensiv riechender und schmeckender Speisen, der Verzehr von trockenen und Stärke-haltigen Lebensmitteln (z. B. *cracker*), allgemein eher kleine Mahlzeiten und „langsam essen" zu empfehlen.

Besteht der Verdacht auf gastroösophagealen Reflux bzw. klagt die Schwangere über Sodbrennen sind folgende Maßnahmen zu überlegen: Häufige und kleine Mahlzeiten, wenig Koffein- und Kohlensäure-haltige Getränke, langsam essen und trinken, während des Essens aufstehen und umhergehen, keine Mahlzeiten vor der Nachtruhe, während des Schlafes den Oberkörper um 30° hochlagern.

Bei Obstipation sollte die Trinkmenge auf 3 L pro Tag erhöht werden. Ballaststoffreiche Lebensmittel sowie regelmäßige körperliche Aktivität werden empfohlen.

2.4.2.8 Ödeme

Bei zu hoher Wassereinlagerung sind anhand eines Ernährungsprotokolls die Zufuhrmengen von Getränken, Kochsalz, Calcium und Proteinen zu kontrollieren und ggfs. zu reduzieren.

2.4.2.9 Gestationsdiabetes

s. ▶ Kap. 3

2.4.3 Nach Geburt, Stillen, postpartale Gewichtsretention

Die Transformation nach der Geburt hinterlässt bei der Mutter ambivalente Gefühle, diese betreffen ihre psychische und soziale Identität und die Sorge, den neuen Ansprüchen gerecht werden zu können. Adipöse Schwangere zeigen während des 1. Jahres nach Geburt ihrer Kinder eine geringe gesundheitliche Qualität ihrer Ernährung und nehmen im Vergleich zu vor der Schwangerschaft normalgewichtigen Frauen mehr Gewicht zu (s. o.). Die Barrieren gegenüber einer „gesunden" Ernährung erscheinen bei adipösen Schwangeren auch nach der Geburt erhöht (Faria-Schützer et al. 2018). Ein vielleicht während der Schwangerschaft verbessertes Essverhalten verschlechtert sich schnell wieder. Die Sorge um das Baby erscheint wichtiger als die Sorge um die Frau selbst. Zu dieser ungünstigen Entwicklung können Gefühle der Isolation und Einsamkeit sowie auch Vorurteile und Stigmatisierung durch Mitmenschen beitragen. Offensichtlich brauchen adipöse Frauen nach der Geburt Unterstützung (Faria-Schützer et al. 2018).

Die Stillperiode ist eine Kontraindikation für Reduktionsdiäten und Fasten.

2.4.3.1 Energieaufnahme

Während der Stillperiode (d. h. z. B. für einen Zeitraum von 6 Monaten) beträgt der mittlere Mehrbedarf an Energie etwa

650 kcal/d. Die stillende Frau deckt ihren Energiebedarf sowohl durch eine gesteigerte Energieaufnahme als auch durch die Mobilisation der während der Schwangerschaft „angelegten" Energiespeicher im Fettgewebe. Bei übergewichtigen Frauen haben Gewichtsverluste von 2 kg/Monat keine nachteiligen Auswirkungen auf die Milchproduktion. Bei untergewichtigen und durch Stress sehr belasteten Frauen, die während der Schwangerschaft keine Fettreserven „angelegt" haben, sollte eine Gewichtsabnahme vermieden werden.

2.4.3.2 Lebensmittelauswahl während des Stillens

Die für eine bedarfsgerechte Ernährung der stillenden Frau pro Tag empfohlenen Lebensmittelmengen sind 4–5 Scheiben Brot bzw. Cerealien (Portionsgröße 30–40 g für eine Scheibe Brot, 50 g Reis vor dem Kochen), 4–5 Portionen Milch und Milchprodukte (z. B. 200 ml Milch pro Portion, 125 h Joghurt, 30–40 g Käse), 2–3 Portionen tierischer Lebensmittel (z. B. 125–150 g Fisch), 5 Portionen Obst und Gemüse (100 g Rohkost oder ein Apfel von 80 g oder 1 Glas Multivitaminsaft sind 1 Portion) und eine Trinkmenge von 3 Litern.

2.5 Prävention der Adipositas

2.5.1 Adipositas als Herausforderung für „Public Health", primäre Prävention

Übergewicht und Adipositas sind heute globale Probleme, sie betreffen alle Länder der Erde (Kivimäki et al. 2017). Bisher ist keiner Nation und auch keinem Experten auf der Welt eine auch nur anteilige Lösung des „dipositas-problems" gelungen. Nach den Zahlen der *„World Obesity Federation"* werden im Jahre 2025 weltweit 2,4 Billionen bzw. 850 Millionen Erwachsene und 270 bzw. 90 Millionen Kinder im schulpflichtigen Alter übergewichtig bzw. adipös sein (World Obesity Federation; Lobstein und Jackson-Leach 2016).

In der Vergangenheit wurden Übergewicht und Adipositas als ein Zeichen von Wohlstand angesehen. Dieses trifft aber heute angesichts der sozial-ungleichen Verteilung des Problems in reichen Ländern (i.e., je niedriger der soziale Status, desto häufiger sind Übergewicht und Adipositas) und seiner zunehmenden Häufigkeit auch in armen Ländern nicht zu. Auch liegt das Problem nicht allein in der Verantwortung und/ oder der Biologie der Betroffenen, sondern auch (oder vielleicht auch um so mehr) in unserem gesellschaftlichen „Miteinander".

Sog. „Adipogene Lebenswelten" werden heute als die eigentlichen „Treiber" des Bevölkerungs-weiten Auftretens von Übergewicht und Adipositas angesehen (Swinburn et al. 2011). Dabei beschreibt der Begriff der Lebenswelten das persönliche Umfeld der Menschen in ihren privaten und beruflichen Kontexten. Es ist dies die Summe aller Möglichkeiten und Bedingungen des Lebens, welche einen Einfluss auf die Gesundheit der Menschen haben. Zu den direkt messbaren Charakteristika von Lebenswelten zählen z. B. die „Begehbarkeit" von Stadtteilen, deren Verkehrsdichte, Sport und Freizeitangebote, Sicherheit und Kriminalität, das soziale Niveau, den Wohnraum sowie das Angebot an Lebensmitteln wie auch *„fast food"*. Der Begriff der Lebenswelten beinhaltet aber auch deren Erfassung und Wahrnehmung durch die in ihnen lebenden Menschen, er ist also nicht allein auf die „objektive" Welt beschränkt, welche gleichsam den Hintergrund für das Handeln der Menschen (auch der Nutzung von Möglichkeiten, gesund zu bleiben) und unseres Miteinanders darstellt (Habermas 2009).

Ein zu einem ungebremsten Streben nach Profiten assoziiertes Überangebot von vielfältigen Konsumgütern und so auch

- den biologischen Bedarf der Menschen übersteigender, preiswerter, energiedichter und prozessierter Lebensmittel,
- bei gleichzeitig geringen Anreizen zu körperlicher Aktivität, welches wiederum vergesellschaftet ist
- mit einem angesichts von Medienkonsum, Handys und Computer hohem Maß an Inaktivität sowie
- einer hohen Stressbelastung häufig einhergehend mit Ängsten und Depressionen im Alltag und
- eine nahezu regelhafte Stigmatisierung und Diskriminierung der Adipöser

fördern alles in allem ungesunde Lebensstile und deren Ergebnis, Gewichtszunahme und die sich daraus ergebenden metabolischen Komplikationen (Habermas 2009; Swinburn et al. 2015).

Die Schaffung von der Gesundheit dienlichen „Lebenswelten" erscheint deshalb eine große Herausforderung für die Zukunft. Dazu gehören
- ein Wandel der sozialen Normen und Einstellungen,
- eine höhere Gesundheitskompetenz der Verbraucher,
- ein erleichterter Zugang zu und bessere Verfügbarkeit von „gesunder" Ernährung,
- mehr Anreize für regelmäßige und lebenslange körperliche Aktivität sowie
- ein entspanntes gesellschaftliches Miteinander (i.e. weniger Stress und Hektik in unserem Alltag).

International und national sind inzwischen Politiker und Verantwortliche des Gesundheitswesens zum Handeln aufgerufen. So haben sich inzwischen auch in Deutschland alle medizinischen Fachgesellschaft und für Gesundheitsförderung und Prävention verantwortlichen Einrichtungen zu einer „Deutschen Allianz gegen Nicht-übertragbare Erkrankungen" (DANK) zusammengefunden (Effertz et al. 2015). Weltweit gibt es inzwischen mehr als 50 solche nationalen Bündnisse, welche ihr Anliegen und das Thema auf der höchsten politischen Ebene (i.e. die UN-Vollversammlungen 2011, 2015 und 2018) betreiben (Time to Deliver 2018). Regularien wie Steuern (wie sog. „*soft drink*"-Steuer) oder auch die Einschränkung von an vulnerable Verbrauchergruppen wie Kinder und Jugendliche gerichtete Werbung für energiedichte Lebensmittel sollen ein ein „Mehr" an Gesundheit in der Bevölkerung ermöglichen. Eine wesentliche Voraussetzung des notwendigen Wandels ist, dass Gesundheitspolitiker und Ministeriale ihre Verantwortung für die Gesundheit der Bevölkerung und so die Prävention von hochanteilig unnötigen, nicht-übertragbaren Erkrankungen wahrnehmen.

2.5.2 Sekundäre Prävention der Adipositas

In der bisher größten kontrollierten „Lebensstilinterventionsstudie" an Nicht-Schwangeren (i.e., die „*Look AHEAD*"-Studie; „*Action for Health in Diabetes*") während einer 4-Jahres-Nachbeobachtung moderate Effekte beobachtet (The Look AHEAD Study 2014): Gegenüber den Ausgangswerten war das Körpergewicht lediglich um 6,2%, des systolische Blutdruck um 5,3 mmHg, des HbA1C-Spiegels um 0,36% sowie der Triglyzeridspiegel um 25,6 mg% gesenkt werden. Diese Effekte waren unabhängig von Geschlecht und Alter der Teilnehmer. Die Risikofaktoren schienen sich z. T. unabhängig von der Gewichtsreduktion zu verbessern. Da in der „*Look Ahead*"-Studie während des Beobachtungszeitraums keine Effekte auf die primären Endpunkte von kardiovaskulärer Mortalität gefunden worden waren, wurde die Studie inzwischen abgebrochen.

Im Vergleich zu den „Erfolgen" der Intervention während der ersten Monate des Lebensstilprogamms, ist deren Nachhaltigkeit regelhaft begrenzt. Dabei besteht kein Unterschied in der Wirksamkeit verschiedener Reduktionsdiäten (wie z. B. fettarme gegenüber kohlenhydratarme Diäten; (Freedhoff und Hall 2016). Allerdings haben Ernährungsformen mit einem hohen Proteinanteil sowie Kohlenhydraten, die langsam resorbiert werden („*low GI-diets*"), einen etwas besseren nachhaltigen Effekt auf die Gewichtsabnahme sowie die Biomarker der Inflammation, den Diabetes mellitus sowie den Hypertonus (Astrup und Brand-Miller 2014).

Der nachhaltige Erfolg von Diäten wird im Alltag der PatientInnen durch „adipogene Lebenswelten", soziale Faktoren, Arbeitslosigkeit, bereits bestehende Komorbiditäten und mangelnde medizinische Betreuung gefährdet (Time to Deliver 2018). Die Bereitschaft und aber auch die Möglichkeit der adipösen PatientInnen, sich für ihre Gesundheit zu entscheiden, eine Intervention dann auch wirklich durchzuführen und einen „gesunden" Lebensstil längerfristig zumindest weitgehend beizubehalten, muss deshalb fortlaufend anhand von durch sie selbst geführte Ernährungs- und Aktivitätsprotokolle dokumentiert und von den Therapeuten überprüft werden.

Computer-gestützte Programme erlauben heute die Quantifizierung des Effektes von Diäten und die Energiebilanz betreffenden Lebensstilveränderungen (Hall et al. 2011). Diese geben Orientierung und bilden die Grundlage des fortlaufenden Gesprächs zwischen Patient und Arzt. Dabei erscheinen diese Berechnungen auch aus Sicht von „*Public Health*" bemerkenswert, da langfristige Gewichtsveränderungen Ergebnis von nur geringen Abweichungen der Energiebilanz (von z. B. 10–150 kcal/Tag) sein können.

2.5.3 Prävention einer exzessiven Gewichtszunahme während der Schwangerschaft adipöser Frauen

Obwohl sich in kleineren Studien positive Effekte von Lebensstilinterventionen bei Schwangeren gezeigt hatten ergab eine Metaanalyse von 20 randomisierten Studien zur Ernährungs- und Lebensstilumstellung (=„gesunde" Ernährung, regelmäßige körperliche Aktivität) keine oder allenfalls moderate Effekte auf die Gewichtszunahme während der Schwangerschaft sowie deren Folgen wie z. B. Gestationsdiabetes und Makrosomie (Rogozińska et al. 2015).

In einer randomisierten und kontrollierten Studie (der „*UK Pregnancies Better Eating and Activity Trial*", „*UPBEAT*") mit einer sehr aufwendigen Verhaltensintervention bei 783 adipösen Schwangeren (zum Vergleich wurden 772 Frauen rekrutiert, die während der Schwangerschaft nach den üblichen Standards betreut worden waren), welche in der 15.–18. Woche der Schwangerschaft begonnen wurde, fanden sich moderate Effekte auf den Lebensstil, die Gewichtszunahme während der Schwangerschaft war in der Interventionsgruppe um 0,55 kg geringer, es bestanden aber keine Unterschiede in den primären Endpunkt (i.e., Prävalenzen von Gestationsdiabetes und Makrosomie) zwischen der Interventionsgruppe und der üblichen Betreuung (Poston et al. 2015). Diese Ergebnisse stimmen weitgehend mit den Befunden einer dänischen („*Lifestyle in Pregnancy, LiP*") und einer australischen Interventionsstudie („*Limiting weight gain in overweight and obese women during pregnancy to improve health outcomes, LIMIT*"), welche bei 350 bzw. 2221 adipösen Frauen während Schwangerschaft durchgeführt worden waren (Vinter et al. 2011; Dodd et al. 2014): Die Gewichtszunahme während der Schwangerschaft war um 0,04 bzw. 1,55 kg geringer, die Inzidenz einer Makrosomie war reduziert, es fanden sich aber keine Effekte auf die Prävalenz des Gestationsdiabetes. Ein kritisch zu bewertender Nebenbefund: Bei Geburt fand sich in der Interventionsgruppe der „*UPBEAT*"-Studie bei den Neugeborenen eine höhere Prävalenz von Hypoglykämien (Poston et al. 2015).

Die Auswirkungen einer wirksamen Prävention von exzessiver Gewichtszunahme in der Schwangerschaft auf den Ernährungszustand des Neugeborenen werden kontrovers diskutiert. Während in zwei vergleichbaren und randomisiert-kontrollierten Studien in Gruppen von einkommensschwachen Frauen (Cahill et al. 2018; Gallagher et al. 2018) im „Interventionsarm" eine ähnliche Reduktion der Gewichtszunahme während der Schwangerschaft um 1,6–1,8 kg erreicht werden konnte, fanden sich infolge der Intervention keine Effekte auf die Fettmasse des Neugeborenen (Cahill et al. 2018) bzw. lediglich eine geringfüge Zunahme der FFM (Gallagher et al. 2018). Eine erfolgreiche Prävention hatte auch keine Auswirkungen auf andere „*outcome*"-Variablen wir medizinische Komplikationen während der Schwangerschaft bzw. unter und nach der Geburt. Die vermuteten kausalen Zusammenhänge konnten also in diesen Interventionsstudien nicht bestätigt werden.

Neben den begrenzten Erfolgen von Prävention einer exzessiven Gewichtszunahme bei Schwangeren stellt die schlechte Erreichbarkeit und die geringe Motivation der Frauen ein grundsätzliches Problem dar. So hatten in der „*UPBEAT*"-Studie lediglich 1 von 5 eingeladenen Schwangeren an der Intervention teilgenommen (Rogozińska et al. 2015). Auch konnte die Adhärenz der Teilnehmer allenfalls geschätzt (z. B. anhand von Ernährungsprotokollen), aber nicht genau erfasst werden. Die bisher vorliegenden Ergebnisse von Sekundärprävention werden auf die geringe Adhärenz der Schwangeren sowie auf den zu späten Beginn der Interventionsmaßnahme während und eben nicht schon vor der Schwangerschaft zurückgeführt.

2.6 Fazit für die Praxis

— Frauen sollten bereits vor der Schwangerschaft darüber informiert werden, dass eine „gesunde" Ernährung, die regelmäßige Einnahme von Supplementen (Folsäure, Jod), ein normales Körpergewicht sowie die Vermeidung einer exzessiven Gewichtszunahme die möglichen Gesundheitsrisiken für Mutter und Fetus während und auch nach der Schwangerschaft senken.

— Trotz der bisher begrenzten „Erfolge" von Maßnahmen, welche der Prävention von Übergewicht bzw. einer exzessiven Gewichtszunahme bei Schwangeren dienen sollten, besteht unverändert die Notwendigkeit, wirksame Strategien zur Prävention von Übergewicht und exzessiver Gewichtszunahme während einer Schwangerschaft zu entwickeln und dann auch kontrolliert durchzuführen.

— Angesichts der weltweiten „Adipositasepidemie", des „Versagens" von an das Verhalten gerichteten Maßnahmen der Prävention, erscheinen zusätzliche Strategien der Verhältnisprävention notwendig (Swinburn et al. 2011; Effertz et al. 2015; Müller 2017).

— Da die Häufigkeit der Adipositas eine enge Assoziation zu Profitstreben und „Konsumerismus" aufweist, ist die Notwendigkeit von gesellschaftlichen Veränderungen im Rahmen von regulierenden Vorgaben durch Politik und eines Wandels im Bewusstsein der Menschen offensichtlich.

Literatur

Abrams B, Heggeseth B, Rehkopf D, Davis E (2013) Parity and body mass index in U.S. women: a prospective 25- year study. Obesity 21:1514–1518

Albert BB, Cutfield WS (2018) A weighty matter: Can PUFAs in pregnancy prevent obesity. Diabetes 67:548–549

Astrup A, Brand-Miller J (2014) Have new guidelines overlooked the role of diet composition? Nat Rev Endcrinol 10:132–133

Barker DJP, Thornburg KL (2013) The obstetric origins of health for a lifetime. Clin Obstet Gynecol 56:511–519

Barker DJ, Winter PD, Osmond C, Margetts B, Simmonds SJ (1989) Weight in infancy and death from ischaemic heart disease. Lancet 2:577–580

Blumfield M, Hure AJ, MacDonald W, Smith R, Simpson SJ, Giles WB, Raubenheimer D, Collins CE (2012) Dietary balance during pregnancy is associated with fetal adiposity and fat distribution. Am J Clin Nutr 96:1032–1041

Bodnar LM, Catov JM, Roberts JM, Simhan HN (2007) Pre-pregnancy obesity predicts poor vitamin D status in mothers and their neonates. J Nutr 137(11):2437–2442

Brei C, Stecher L, Meyer DM, Young V, Much D, Brunner S, Hauner H (2018) Impact of dietary macronutrient intake during early and late pregnancy and late gestation on offspring body composition at birth, 1, 3 and 5 years of age. Nutr 10:579. https://doi.org/10.3390/nu10050579

Butte NF, Wong WW, Treuth MS, Ellis KJ, O'Brian Smith E (2004) Energy requirements during pregnancy based on total energy expenditure and energy deposition. Am J Clin Nutr 79:1078–1087

Cahill AG, Haire-Joshu D, Cade WT et al (2018) Weight control program and gestational weight gain in disadvantaged women with overweight or obesity: a randomized clinical trial. Obesity 26:485–491

Chavarro JE, Rich-Edwards JW, Rosner BA, Willett WC (2008) Use of multivitamins, intake of B-vitamins, and risk of ovulatory infertility. Fertil Steril 89:668–676

Chia A-R, Tint MT, Han CY, Chen L-W, Colega M, Aris IM, Chua M-C et al (2018) Adherence to a healthy eating index for a pregnant women is associated with lower neonatal adiposity in a multiethnic asian cohort: the growing up in Singapore towards healthy outcomes (GUSTO) study. Am J Clin Nutr 107:71–79

Cho GJ, Yoon HJ, Kim EJ, Oh MJ, Seo HS, Kim HJ (2011) Postpartum changes in body composition. Obesity 19:2425–2428

Davis D, Brown WJ, Foureur M, Nohr EA, Xu F (2018) Long-term weight gain and risk of overweight in parous and nulliparous women. Obesity 26:1072–1077

Deutsche Gesellschaft für Ernährung e.V. Referenzwerte für die Nährstoffzufuhr. https://www.dge.de/wissenschaft/referenzwerte/. Zugegriffen am 01.08.2018

Dhurandhar NV, Schoeller D, Brown AW, Heymsfield SB, Thomas D, Sørensen TI, Speakman JR, Jeansonne M, Allison DB, Energy Balance Measurement Working Group (2015) Energy balance measurement: when something is not better than nothing. Int J Obes 39:1109–1113

Dodd JM, Turnbull D, McPhee AJ, Deussen AR, Grivell RM, Yelland LN et al (2014) Antenatal lifestyle advice for women who are overweight or obese: LIMIT randomised trial. BMJ 348:1–12

Dunforth AR, Sangster JM (2017) Maternal and paternal periconceptional nutrition as an indicator of offspring metabolic syndrome in later life through epigenetic imprinting: a systematic review. Diabetol Metab Syndr 11(suppl 2):S655–S662

Effertz T, Garlichs D, Gerlach S, Müller MJ, Pötschke-Langer M, Prümel-Philippsen U, Schaller K (2015) Wirkungsvolle Prävention chronischer Erkrankungen. Strategiepapier der NCD-Allianz zur Primärprävention. Präv Gesundheitsförderung 10:95–100

Elango R, Ball RO (2016) Protein and amino acid requirements during pregnancy. Adv Nutr 7:839S–844S

Faria-Schützer DB, Surita FG, Rodrigues L, Turato ER (2018) Eating behaviors in postpartum: a qualitative study of women with obesity. Nutr 10:885. https://doi.org/10.3390/nu10070885

Fleming TP, Watkins AL, Velazquez MA, Mathers JC, Prentice AM, Stephensen J, Barker M, Saffery R, Yajnik CS, Eckert JJ, Hanson MA, Forrester T, Gluckman PD, Godfrey KM (2018) Origins of lifetime health around the time of conception: causes and consequences. Lancet 391:1842–1852

Freedhoff Y, Hall KD (2016) Weight loss studies: we need help not hype. Lancet 388:849–850

Gallagher D, Rosenn B, Toro-Ramos T et al (2018) Greater neonatal fat-free mass and similar fat mass following a randomized trial to control excess gestational weight gain. Obesity 26:578–587

Garcia-Rodiguez CE, Olza J, Aquilera CM, Mesa MD, Miles EA, Noakes PS et al (2012) Plasma inflammatory and vascular homeostasis biomarkers increase during human pregnancy but are not affected by oily fish intake. J Nutr 142:1191–1196

Garcia-Rodiguez CE, Olza J, Mesa MD, Aquilera CM, Miles EA, Noakes PS et al (2017) Fatty acid status and antioxidant defense system in mothers and their newborns after salmon intake during late pregnancy. Nutr 33:157–162

Gilmore LA, Ravussin E, Bray GA, Han H, Redman LM (2014) An objective estimate of energy intake during weight gain using the intake-balance method. Am J Clin Nutr 100:806–812

Gilmore LA, Klempel-Donchenko M, Redman LM (2015) Pregnancy as a window to future health. Semin Perinatol 39:296–303

Gilmore LA, Butte NF, Ravussin E, Han H, Burton JH, Redman LM (2016) Energy Intake and energy expenditure for determining excess weight gain in pregnant women. Obstet Gynecol 127:884–892

Goldberg CR, Prentice AM, Coward WA (1993) Longitudinal assessment of energy balance in well-nourished, pregnant women. Am J Clin Nutr 57:494–505

Grimes SB, Wild R (2000) Effect of pregnancy on lipid metabolism and lipoprotein levels. In: de Groot LJ, Chrousos G, Duncan K et al (Hrsg) Endotext (internet). South Dartmouth. https://pubmed.ncbi.nlm.nih.gov/29714937/

Habermas J (2009) Von den Weltbildern zur Lebenswelt. In: Philosophische Texte, Studienausgabe Suhrkamp, Band 5, Kritik der Vernunft. Suhrkamp, Frankfurt am Main, S 203–270

Hall KD, Sacks G, Chamdramohan D, Chow CC, Wang YC, Gortmarker SL, Swinburn B (2011) Quantification of the effect of energy imbalance on body weight. Lancet 378:826–837

Harreiter J, Schindler K, Bancher-Todesca G, Göbl C, Langer F, Prager G et al (2018) Management of pregnant women after bariatric surgery. J Obes 4587064, S 14; https://doi.org/10.1155/2018/4587064

Harshman LG, Zera AJ (2007) The cost of reproduction: the devil in the details. Trends Ecol Evol 22:80–86

Hidaka BH, Thodosoff JM, Kerlig EH, Hull HR, Colombo J, Carlsen SE (2018) Intra-uterine DHA exposure and child body composition at 5y: exploratory analysis of a randomized controlled trial of prenatal DHA supplementation. Am J Clin Nutr 107:35–42

Horcajadas JA, Diaz-Gimeno P, Pellicer A, Simon C (2007) Uterine receptivity and the ramifications of ovarian stimulation on endometrial function. Semin Reprod Med 25:454–460

Institute of Medicine and National Research Council (2009) Determining optimal weight gain. In: Rasmussen KM, Yaktine AL (Hrsg) Weight gain during pregnancy: reexamining the guidelines. The National Academies Press, Washington, DC, S 241–262

Josefson JL, Feinglass J, Rademaker AW, Metzger BE, Zeiss DM, Price HE, Langman CB (2013) Maternal obesity and vitamin D sufficiency are associated with cord blood vitamin D insufficiency. J Clin Endocrinol Metab 98(1):114–119

Kapadia MZ, Park CK, Beyenne J, Giglia L, Maxwell C, McDonald SD (2015) Weight loss instead of weight gain within the guidelines in obese women during pregnancy: a systematic review and meta-analysis of maternal and infant outcomes. PLOS One. https://doi.org/10.1371/journal.pone.0132650

King JC (2006) Maternal obesity, metabolism and pregnancy outcome. Annu Rev Nutr 26:271–291

Kivimäki M, Kuosma E, Ferrie JE, Luukkonen R, Nyberg ST, Alfredsson L et al (2017) Overweight, obesity, and risk of cardiometabolic multimorbidity: pooled analysis of individual-level data for 120 813 adults from 16 cohort studies from the USA and Europe. Lancet Public Health 2:e277–e285

Koletzko B, Symonds ME, Olsen SF, Early Nutrition Programming Project, Early Nutrition Academy (2011) Programming research: where are we and where do we go from here? Am J Clin Nutr 94(6 Suppl):2036S–2043S

Koletzko B, Bauer CP, Bung P, Cremer C, Flothkötter M, Hellmers C, Kersting M, Krawinkel M, Przyrembel H, Rasenack R, Schäfer T, Vetter K, Wahn U, Weißenborn A, Wöckel A. Ernährung in der Schwangerschaft. Handlungsempfehlungen des Netzwerks „Gesund ins Leben – Netzwerk Junge Familie". Teil 1: Dtsch Med Wochenschr 2012; 137(24):1309–1314. Teil 2: Dtsch med Wochenschr 2012; 137(25/26):1366–1372

Lehnen H, Maiwald R, Gembruch U, Zechner U (2010) Epigenetische Aspekte der fetalen und perinatalen Programmierung. Frauenarzt 51(6):542

Lewis D (2002) Oxidative stress: the role of cytochrome P450 in oxygen activation. J Chem Technol Biotechnol 77:1095–1100

Lindsay K, McNulty B, Brennan L, McAuliffe F (2013) Dietary intakes in obese pregnancy. Proc Nutr Soc 72(OEC3):E163

Lobstein T, Jackson-Leach R (2016) Planning for the worst: estimates of obesity and comorbidities in school-age children in 2025. Paediatr Obes 11(5):321–325. https://onlinelibrary.wiley.com/doi/abs/10.1111/ijpo.12185

Loy SL, Ng MJH, Cheung YB, Godfrey KM, Calder P, Lek N et al (2017) Plasma n3 fatty acids in pregnancy are inversely associated with postpartum weight retention in a multiethnic asian cohort. Am J Clin Nutr 105:1158–1165

Lundgren H, Bengtsson C, Blohme G, Lapidus L, Sjöström L (1989) Adipose and adipose tissue distribution in relation to incidence of diabetes in women: results from a prospective population study in Gothenburg, Sweden. Int J Obes 13:413–423 da Luz FQ, Hay P, Touyz S, Sainsbury A (2018) Obesity with comorbid eating disorders: Associated health risks and treatment. Nutrients 10:829. https://doi.org/10.3390/nu10070829

MacPerson-Sanchez AE (2015) Integrating fundamental concepts of obesity and eating disorders: Implication for the obesity epidemic. Am J Public Health 105:e71–e85

Mamun AA, Krinavala M, O'Callaghan MJ, Najman JM, Callaway LK (2010) Associations of excess weight gain during pregnancy with long-term maternal overweight and obesity: Evidence from 21y postpartum follow up. Am J Clin Nutr 91: 1336–1341

Martin AM, Berger H, Nisenbaum R, Lausmann AY, MacGarvie S, Crerar C, Ray JG (2009) Abdominal visceral obesity in the first trimester predicts glucose intolerance in later pregnancy. Diabetes Care 32:1308–1310

McMahon DM, Liu J, Zhang H, Torres ME, Best RG (2013) Maternal obesity, folate intake, and neural tube defects in offspring. Birth Defects Res A Clin Mol Teratol 97(2):115–122

Micali N, Al Hassimii A, Field AE, Treasure J (2018) Pregnancy loss of control of eating: a longitudinal study of maternal and child outcomes. Am J Clin Nutr 108:101–105

Most J, Marlatt KL, Altazan AD, Redman LM (2018a) Advances in assessing body composition during pregnancy. Eur J Clin Nutr 72:645–656

Most J, Vallo PM, Gilmore A, St. Amant M, Hsia DS, Altazan AD, Beyl RA, Ravussin E, Redman LM (2018b) Energy expenditure in pregnant women with obesity does not support energy intake recommendations. Obesity 26:992–999

Müller MJ (2017) Prävention von Adipositas im Kindes- und Jugendalter. Kinder- und Jugendarzt 48:30–38

Müller MJ, Bosy-Westphal A, Klaus S, Kreymann G, Lührmann PM, Neuhäuser-Berthold M, Noack R, Pirke KM, Platte P, Selberg O, Steininger J (2004) World Health Organization equations have shortcomings for predicting resting energy expenditure in persons from a modern, affluent population: generation of a new reference standard from a retrospective analysis of a German database of resting energy expenditure. Am J Clin Nutr 80:1379–1390

Neumark-Sztainer D, Wall M, Story M, Haines J, Eisenberg M (2006) Obesity, disordered eating, and eating disorders in a longitudinal study of adolescents: how do dieters fare 5 years later? J Am Diet Assoc 106:559–568

van Oers AM, Mutsaerts MAQ, Burggraaft JM, Kuchenbecker WKH, Perquin DAM, Kocks CAM et al (2018) Association between peri-conceptional weight loss and maternal and neonatal outcomes in obese infertile women. PLoS One. https://doi.org/10.1371/journal.pone.0192670

Poston L, Bell R, Croker H, Flynn AC, Godfrey KM, Goff L et al (2015) Effect of a behavioural intervention in obese pregnant women (the UPBEAT study): a multicentre, randomised controlled trial. Lancet Diabetes Endocrinol 3:767–777

Prentice AM, Goldberg GR (2000) Energy adaptations in human pregnancy: limits and long-term consequences. Am J Clin Nutr 71(suppl): 1226S–1232S

von Raaij JMA, de Groot LCPGM (2011) Chapter 6. Pregnancy and lactation. In: Langham-New SA, MacDonald IA, Roche HM (Hrsg) Nutrition and metabolism, 2. Aufl. Wiley Blackwell, Oxford

RKI Ratgeber Listeriose. https://www.rki.de/DE/Content/Infekt/EpidBull/Merkblaetter/Ratgeber_Listeriose.html. Zugegriffen am 01.08.2018

RKI Ratgeber Toxoplasmose. https://www.rki.de/DE/Content/Infekt/EpidBull/Merkblaetter/Ratgeber_Toxoplasmose.html#doc2390224bodyText12. Zugegriffen am 01.08.2018

Robinson WR, Cheng MM, Hoggath KJ, Stürmer T, Siega-Ritz AM (2014) Childbearing is not associated with young women's long-term obesity risk. Obesity 22:1126–1132

Rogozińska E, Chamillard M, Hitman GA, Kahn KS, Thangaratinam S (2015) Nutritional manipulation for the primary prevention of gestational diabetes mellitus: a meta-analysis of randomised studies. PLoS One 10:1–21

Röytiö H, Mokkala K, Vahlberg T, Laitinen K (2017) Dietary intake of fat and fibre according to reference values relates to higher microbiota richness in overweight and obese pregnant women. Br J Nutr 118:343–352

S3-Leitlinie Interdisziplinäre Leitlinie der Qualität S3 zur „Prävention und Therapie der Adipositas" (April 2014; Reg. Nr. 050-001) Deutsche Adipositas Gesellschaft, Deutsche Diabetes Gesellschaft, Deutsche Gesellschaft für Ernährung und Deutsche Gesellschaft für Ernährungsmedizin. http://www.adipositas-gesellschaft.de/fileadmin/PDF/Leitlinien/050001l_S3_Adipositas_Praevention_Therapie_2014-11.pdf und https://www.awmf.org/leitlinien/detail/ll/050-001.html. Zugegriffen am 04.08.2018

Sarwer DB, Wadden TA, Spitzer JC, Mitchell JE, Lancaster K, Courcoulas A et al (2018) 4-year changes in sex hormones, sexual functioning, and psychosocial status in women who underwent bariatric surgery. Obes Surg 28:892–899

Schienkiewitz A, Mensink GBM, Scheidt-Naeve C (2012) Comorbidity of overweight and obesity in a nationally representative sample of German adults ages 18–79 years. BMC Public Health 12:658

Schweitzer L, Geisler C, Pourhassan M, Braun W, Glüer CC, Bosy-Westphal A, Müller MJ (2015) What is the best reference site for a single MRI slice to assess whole-body skeletal muscle and adipose tissue volumes in healthy adults? Am J Clin Nutr 102:58–65

Sen S, Iyer C, Meydani SN (2014) Obesity during pregnancy alters maternal oxidant balance and micronutrient status. J Perinatol 34:105–111

Sharp GC, Salas LA, Monnerau C, Allatd C, Yousefi P, Everson TM et al (2017) Maternal BMI at the start of pregnancy and offspring epigenome-wide DNA methylation: findings from the pregnancy and childhood epigenetics(PACE) consortium. Hum Mol Genet 26:4067–4085

Shukla KK, Chambial S, Dwivedi S, Misra S, Sharma P (2014) Recent scenario of obesity and male fertility. Andrology 2:809–818

da Silva VR, Hausman DB, Kauwell GP, Sokolow A, Tackett RL, Rathbun SL, Bailey LB (2013) Obesity affects short-term folate pharmacokinetics in women of childbearing age. Int J Obes 37(12):1608–1610

Silvestris E, de Pergola G, Rosania A, Loverro G (2018) Obesity as a disruptor of the female fertility. Reprod Biol Endocrinol 16(22). https://doi.org/10.1186/s12958-018-0336-z

Skreden M, Hillesund ER, Wills AK, Brantsaeter AL, Bere E, Overby NC (2018) Adherence to the New Nordic Diet during pregnancy an subsequent maternal weight development: a study conducted in the Norwegian Mother and Child Cohort Study (MoBa). Br J Nutr 119:1286–1294

Slinde F, Bertz F, Winquist A, Ellegard L, Olausson H, Brekke HK (2013) Energy expenditure by multi-sensor armband in overweight and obese women validated by doubly labeled water. Obesity 21:2231–2235

Stepan H, Schrey S (2016) Pränatale epigentische Prägung: Stand des Wissens. Dtsch Ärzteblatt 113:A-2014/B-1706/C-1690

Stubert J, Reisler F, Hartmarin S, Janne W (2016) The risks associated with obesity in pregnancy. Dtsch Ärzteblatt Int 115:276–283

Sutton EF, Gilmore A, Dunger DB, Heijmans BT, Hivert M-F, Ling C, Martinez JA, Ozanne SE, Simmone RA, Szcyl M, Waterland RA, Redman LM, Ravussin E (2016) Development programming: state of science and future directions. Obesity 24:1018–1026

Swinburn BA, Sacks G, Hall KD, McPherson K, Finegood DT, Moodie ML, Gortmaker SL (2011) The global obesity pandemic: shaped by global drivers and local environments. Lancet 378:804–814

Swinburn B, Kraak V, Rutter H, Vandevijvere S, Lobstein T, Sacks G, Gomes F, Marsh T, Magnusson R (2015) Strengthening of accountability systems to create healthy food environments and reduce global obesity. Lancet 385:2534–2545

The Look AHEAD Study: implication for clinical practice go beyond the headlines. eat right 2014. Acad Nutr Diet. https://doi.org/10.1016/j.jand.2014.01.008

Thomas DM, Navarro-Barrientos JE, Rivera DE et al (2012) Dynamic energy-balance model predicting gestational weight gain. Am J Clin Nutr 95:115–122

Time to Deliver. Third United Nations High-level Meeting on Non communicable diseases (NCDs). 19. und 20. Sep. 2011; 27. Sep. 2018, New York. http://www.un.org/en/ga/ncdmeeting2011/ http://www.who.int/ncds/governance/third-un-meeting/en/. Zugegriffen am 24.08.2021

Tumbo P, Schlicker S, Yates AA, Poos M, Food and Nutrition Board of the Institute of Medicine, The National Academies (2002) Dietary reference intakes for energy, fibre, fat, fatty acids, cholesterol, protein and amino acids. J Am Diet Assoc 101:1621–1630

Twigt JM, Hammiche F, Sinclair KD, Beckers NG, Visser JA, Lindemans J et al (2011) Preconception folic acid use modulates estradiol and follicular responses to ovarian stimulation. J Clin Endocrinol Metab 96:322–329

Vinter CA, Jensen DM, Ovesen P, Beck-Nielsen H, Joergensen JS (2011) The LiP (Lifestyle in Pregnancy) study: a randomized controlled trial of lifestyle interventionin 360 obese pregnant women. Diabetes Care 34:2502–2507

Vrijkotte TG, Krukziener N, Hutten BA, Vollebregt KC, van Eijsden M, Twickler MB (2012) Maternal lipid profile during early pregnancy and pregnancy complications and outcomes: the ABCD study. J Clin Endocrinol Metab 97:3917–3925

Wells JCK (2018) The capacity-load model of non communicable disease risk: understanding the effects of child malnutrition, ethnicity and the social determinants of health. Eur J Clin Nutr 72:688–697

World Obesity Federation estimates. http://docs.wixstatic.com/ugd/6599c5_bb7a9ea531824bcf93746be7413c03aa.pdf. Zugegriffen am 24.08.2021

Yajnik CS, Ganpule-Rao A, Lomaye TY, Rajgara FK (2016) Developmental origins of non-communicable diseases. Proc Indian Natl Sci Acad 82:1465–1476

Präkonzeptionell

Inhaltsverzeichnis

Kapitel 3 **Adipositas und unerfüllter Kinderwunsch – 73**
Thomas Strowitzki

Kapitel 4 **Genetische Determination der Gewichtsentwicklung – 87**
Johanna Giuranna, Christoph Reichetzeder und Anke Hinney

Kapitel 5 **Adipositas und metabolische Chirurgie – 97**
Fritz W. Spelsberg und Thomas P. Hüttl

Adipositas und unerfüllter Kinderwunsch

Thomas Strowitzki

Inhaltsverzeichnis

3.1 Einleitung – 74

3.2 Grundlagen – 74

3.3 Klinische Charakteristika – 75
3.3.1 Risikostratifizierung – 76
3.3.2 Prädisponierende Faktoren – 76
3.3.3 Klassifikation und Stadieneinteilung oder Unterformen ggf. mit Einordnung in verschiedene Risikogruppen – 76
3.3.4 Symptome – 77
3.3.5 Verlauf – 77

3.4 Diagnostik – 77
3.4.1 Allgemeine Maßnahmen – 77
3.4.2 Differenzialdiagnosen – 78

3.5 Therapie – 79
3.5.1 Therapeutisches Vorgehen – 79
3.5.2 Aussichten und Grenzen – 82

3.6 Prävention – 82

3.7 Ausblick – 82

3.8 Fazit für die Praxis – 82

Literatur – 82

© Springer-Verlag GmbH Deutschland, ein Teil von Springer Nature 2022
A. Strauss, C. Strauss (Hrsg.), *Praxisbuch Adipositas in der Geburtshilfe*,
https://doi.org/10.1007/978-3-662-61906-3_3

Trailer

Adipositas hat weitreichende Folgen für die Fertilität der Frau. Die Grundlagen dafür werden bereits intrauterin und in der Kindheit gelegt. Als Sterilitätsursachen finden sich meist Störungen der Ovarfunktion, das PCO-Syndrom und metabole Störungen des Glukosestoffwechsels mit Insulinresistenz. Grundsätzlich unterscheidet sich die Diagnostik bei Sterilität nicht von der bei Normalgewichtigen. Der Abklärung metabolischer Faktoren und einer ausführlichen präkonzeptionellen Beratung kommt aber besondere Bedeutung zu. Therapeutisch soll zunächst zu Gewichtsabnahme und Steigerung der körperlichen Aktivität geraten werden. Ansonsten kommen je nach Zyklusstörung alle Formen der hormonellen Stimulation zum Einsatz. Bei erforderlicher IVF-Behandlung ist die ovarielle Stimulierbarkeit schlechter als bei Normalgewichtigen und die Schwangerschaftsrate geringer. Kinder von Adipösen haben ihrerseits ein erhöhtes Risiko für Adipositas und Diabetes mellitus Typ 2.

3.1 Einleitung

Etwa ein Drittel aller Frauen im gebärfähigen Alter ist übergewichtig (bei BMI ≥ 25 bis < 30 kg/m^2, Prävalenz 30 bis 38%) (Mensink et al. 2013). Die meisten adipösen Frauen haben eine normale Fruchtbarkeit (ASRM 2008). Es ist heute aber unstrittig, dass das Körpergewicht mit der Fruchtbarkeit korreliert. Adipositas beeinträchtigt nämlich nicht nur den Schwangerschaftsverlauf, sondern hat bereits im Vorfeld in der präkonzeptionellen Phase erhebliche Auswirkungen auf die weibliche Fertilität mit Konsequenzen für die Therapie und die Nachkommen. Darüber hinaus sind die Erfolgsaussichten einer etwaigen Sterilitätstherapie bei Adipösen signifikant niedriger als bei Normalgewichtigen.

3.2 Grundlagen

- **Intrauterine Veranlagung**

Die Grundlagen für die Entwicklung einer Adipositas und davon abhängigen Fertilitätsstörungen werden häufig schon intrauterin und konsekutiv in der Kindheit gelegt. Eine Überernährung der Schwangeren mit übermäßiger Kalorienzufuhr kann zu Komplikationen im Verlaufe der Schwangerschaft führen und bewirkt bei den Kindern ein deutlich erhöhtes Risiko für Adipositas und metabole Erkrankungen und kann die Gesundheit der Nachkommen sogar über Generationen beeinflussen. Dies hat zu ersten Konzepten einer präkonzeptionellen Beratung und Therapie geführt. Wesentlich beeinflussen mütterliche und väterliche Adipositas über molekulare Veränderungen der Keimzellen mit epigenetischen Störungen die korrekte Entwicklung des Embryos und somit letztlich die Wahrscheinlichkeit von metabolen Erkrankungen der Kinder und deren Adipositas (Lane et al. 2015) mit wiederum negativen Auswirkungen auf die Fertilität. Auch die Anlage zur Entwicklung eines PCOS ist intrauterin geprägt. Eine pränatale Wachstumsretardierung kann zu veränderter Pubertät und PCOS führen (Ibáñez und de Zegher 2006).

> Eine gesunde Ernährung der Schwangeren wirkt sich positiv auf die Gesundheit und spätere Fruchtbarkeit der Kinder aus.

- **Adipositas in der Kindheit und die hormonellen Auswirkungen**

Bereits mit 6 Jahren haben Kinder mit intrauterinen Risikokonstellationen häufiger eine viszerale Adipositas und mit 8 Jahren endokrine Zeichen eines hohen DHEA bei niedrigem SHBG als Vorstufe zur Entwicklung eines Polycystischen Ovarsyndroms (PCOS). Ebenso findet sich bei Kindern mit einem erhöhten Risiko für ein PCOS eine Pubertas praecox (Ibáñez et al. 1997, 2006) und häufiger eine Insulinresistenz (Ibáñez und de Zegher 2006). Adipöse Mädchen haben somit einen vorverlegten Pubertätsbeginn, der aber z. B. durch eine einjährige Gewichtsreduktion signifikant nach hinten verschoben werden konnte (Reinehr et al. 2017).

- **Auswirkungen der Adipositas auf die Fertilität**

Übersteigt der Body Mass Index (BMI) einen Wert von 30 kg/m², so verlängert sich die Zeit bis zur Konzeption im Vergleich zu Frauen mit einem niedrigeren BMI auch nach Adjustierung von Einflussfaktoren wie Zyklusunregelmäßigkeiten (Jensen et al. 1999; Bolumar et al. 2000; Zaadstra et al. 1993). Bei Frauen mit einem BMI über 18,5 kg/m² besteht eine eindeutige Korrelation zwischen einem steigenden BMI und einer eingeschränkten Fruchtbarkeit (TTP = time to pregnancy über 12 Monate als Vergleichsparameter, Odds ratio (OR) = 1,32 (95% CI: 1,26–1,37) (Ramlau-Hansen et al. 2007).

In der Frühschwangerschaft stellt ein BMI über 30 kg/m² einen unabhängigen Risikofaktor für einen Abort dar, wie bei Empfängerinnen im Rahmen eines Programms zur Eizellspende gezeigt werden konnte (Bellver et al. 2003). Auch bereits eine moderate Adipositas bei einem BMI von 25–27.9 kg/m² erhöht bei Frauen mit PCOS die Abortwahrscheinlichkeit (Hamilton-Fairley et al. 1992).

3.3 Klinische Charakteristika

- **Epidemiologie**

In Europa ist mehr als ein Drittel der Frauen im fertilen Alter adipös (Mensink et al. 2013). Bei Frauen mit Fertilitätsstörungen bedingt durch ein PCOS finden sich sogar 50% Adipöse (Weiss und Küpker 2017), obwohl eine kausale Rolle der Adipositas für ein PCOS selbst bislang nicht gezeigt werden konnte (Alvarez-Blasco et al. 2006; Yildiz et al. 2008).

- **Ätiologie und Pathogenese**

Mehrere wichtige Pathologien liegen der Fertilitätsstörung bei Adipositas zugrunde:
- Störungen der Ovarfunktion bzw. der HHO-Achse (Hypothalamus-Hypophyse-Ovar)
- Polycystisches Ovarsyndrom PCOS
- Diabetogene Stoffwechsellage
- Chronische Inflammation
- Lipotoxizität

PCOS und Störungen der Ovarfunktion sind die häufigsten Ursachen. Adipöse Frauen haben eine höhere Rate an Ovulationsstörungen (Grodstein et al. 1994) bedingt durch funktionelle Störungen der endokrinen gonadotropen Achse (Broughton und Moley 2017). Hierbei sind die Übergänge zum PCOS fließend. Grundsätzlich können oft erhöhte Insulinspiegel bei Adipösen auch ohne typische Symptome eines PCOS zu vermehrter Androgenproduktion und erhöhte Östradiolspiegeln führen, die über ein negatives Feedback zentrale Ovarfunktionsstörungen bedingen (Jungheim und Moley 2010). Darüber hinaus ist bei Adipösen eine erniedrigte LH-Amplitude beschrieben, was ebenfalls zu zentralen Zyklusstörungen beiträgt (Jain et al. 2007).

Weiterhin haben Adipöse einen chronisch niedriggradigen Inflammationsstatus mit erhöhten peripheren CRP-Spiegeln (Salazar et al. 2014). Proinflammatorische Zytokine wie IL-6 und TNF-alpha sind ebenso systemisch erhöht nachweisbar (Dizdar und Alyamaç 2004). Dagegen sind die Spiegel des antiinflammatorischen Adiponektin erniedrigt mit möglichen Einflüssen auf Ovulation mit Follikelruptur und Trophoblastinvasion. Auswirkungen auf das Endometrium sind dagegen strittig.

Lipotoxizität kann auch ein Mechanismus zur eingeschränkten Fruchtbarkeit

Adipöser sein. Freie Fettsäuren schädigen Körperzellen mit Ausnahme der Fettzellen und finden sich in hoher Zahl in der Follikelflüssigkeit mit einer folglich pathologischen Morphologie des Eizell-Kumulus-Komplexes (Jungheim et al. 2011a).

3.3.1 Risikostratifizierung

Eine Risikostratifizierung bei Adipösen mit unerfülltem Kinderwunsch ist ein entscheidender Punkt für die Beratung vor Einleitung therapeutischer Maßnahmen und umfasst mehrere Aspekte:
- Chancen einer Kinderwunschbehandlung in Abhängigkeit vom BMI
- Mütterliche Risiken im Verlauf der Kinderwunschbehandlung
- Risiken im möglichen Schwangerschaftsverlauf
- Risiken für die kindliche Entwicklung

Der BMI ist nach wie vor das Standardmaß, das zur Stratifizierung bei Adipösen in der Kinderwunschbehandlung eingesetzt wird. Es scheint, dass der BMI einen bimodalen Einfluss auf die Fruchtbarkeit hat (Strowitzki und Capp 2017; Fontana und Della Torre 2016; Hassan und Killick 2004). Untergewichtige Frauen haben ein ähnliches Infertilitätsrisiko wie Übergewichtige. Mit kontinuierlich weiterem Anstieg des BMI wird die Fruchtbarkeit weiter eingeschränkt. Bei einem BMI >30 kg/m^2 ist das Risiko für Ovulationsstörungen bereits um das 2,35-fache erhöht (Chavarro et al. 2007) – nicht nur bei ausgeprägten Störungen. Subfertile Frauen mit einem BMI >29 kg/m^2, aber ovulatorischen Zyklen haben eine um 4% geringere Schwangerschaftsrate als subfertile, normalgewichtige Frauen (van der Steeg et al. 2008).

▶ Der Body Mass Index (BMI) ist ein entscheidendes Maß zur Risikobeurteilung einer Kinderwunschbehandlung bei Adipösen.

Die Risiken der Sterilitätsbehandlung bei Adipösen sind in zahlreichen Studien untersucht worden (Bellver 2013; Kumbak et al. 2012) und beziehen sich fast ausschließlich auf die deutlich geringeren Erfolgsaussichten. Spezielle Risiken durch die Sterilitätsbehandlung ergeben sich bei Adipösen meist nicht, eher Risiken im Falle einer eingetretenen Schwangerschaft.

Das PCOS ist eine bei Adipösen häufige endokrine Störung. Grundsätzlich ist das Risiko eines ovariellen Überstimulationssyndroms (OHSS) bei Frauen mit PCOS und einer hohen Follikelreserve im Vergleich zu normozyklischen Frauen deutlich erhöht. Dies trifft bei gleichzeitig bestehender Adipositas nicht zu und nimmt mit einem höheren BMI sogar ab. Schlanke PCOS-Patientinnen hatten ein OHSS-Risiko von 19,6%, Frauen mit Übergewicht von 10,5% und Adipöse nur noch von 3,2% (Bailey et al. 2014).

Die Risiken während der Schwangerschaft sind in einem anderen Kapitel dargestellt.

3.3.2 Prädisponierende Faktoren

Prädisponierende Faktoren für Adipositas und konsekutive Fertilitätsstörungen sind in ▶ Abschn. 3.2 dargestellt.

3.3.3 Klassifikation und Stadieneinteilung oder Unterformen ggf. mit Einordnung in verschiedene Risikogruppen

Grundsätzlich kommen bei Adipösen und bestehendem Kinderwunsch 2 Klassifikationen für die Bewertung des Schweregrades der Sterilität zum Tragen: der BMI (siehe auch ▶ Abschn. 3.3.1) und die Bewertung des Vorliegens eines PCOS.

Adipositas und unerfüllter Kinderwunsch

Tab. 3.1 PCOS-Kriterien

2 von 3 Kriterien müssen erfüllt sein:

1. Oligo- oder Anovulation
2. Klinische und/oder biochemische Zeichen der Hyperandrogenisierung
3. Polycystische Ovarien und zusätzlich

Ausschluss anderer Ursachen (kongenitale adrenale Hyperplasie, androgen-produzierende Tumoren, M. Cushing)

Das Polycystische Ovarsyndrom (PCOS) ist eine sehr heterogene Ovarfunktionsstörung. Die klassische Trias Adipositas, Hirsutismus und Zyklusstörungen kommt nur bei ca. der Hälfte der betroffenen Frauen in ganzer Ausprägung vor.

Das Vorliegen eines PCOS wird nach den sog. Rotterdam-Kriterien (**Tab. 3.1**) klassifiziert (Rotterdam ESHRE/ASRM-Sponsored PCOS Consensus Workshop Group 2004).

3.3.4 Symptome

Die Symptome einer Ovulationsstörung bei Adipösen unterscheiden sich nicht von Normalgewichtigen:
— Follikelreifungs- und Ovulationsstörungen
— Zyklusstörungen mit Corpus-luteum-Insuffizienz
— Anovulation
— Oligo- oder Amenorrhoen

Zusätzlich finden sich gehäuft internistisch-metabolische und endokrine Auffälligkeiten, beim Vorliegen eines PCOS können sich die typischen Androgenisierungszeichen nachweisen lassen:
— Seborrhoe
— Akne
— Hirsutismus
— Akanthosis nigricans

3.3.5 Verlauf

Der zeitliche Verlauf der Sterilität bei Adipösen ist zunächst durch eine verlängerte Wartezeit bis zum Eintritt einer Spontankonzeption geprägt (Wise et al. 2010; Ramlau-Hansen et al. 2007), selbst wenn ovulatorische Zyklen vorliegen (Gesink Law et al. 2007; van der Steeg et al. 2008).

Auch im Therapieverlauf sind die Chancen im Vergleich zu Normalgewichtigen eingeschränkt (siehe ▶ Abschn. 3.5.1). Eine verlängerte TTP (time to pregnancy) ist konsistent in Studien auch bei IVF belegt worden (Shah et al. 2011; Jungheim et al. 2009). Davon abgesehen wird der Verlauf der Kinderwunschbehandlung abhängig von den zugrundeliegenden Fertilitätsstörungen und begleitenden Sterilitätsfaktoren wie z. B. einem andrologischen Faktor bestimmt.

3.4 Diagnostik

3.4.1 Allgemeine Maßnahmen

Grundsätzlich unterscheidet sich die Diagnostik bei unerfülltem Kinderwunsch bei Adipösen nicht von Normalgewichtigen. Wie bei jeder Patientin müssen auch eventuelle Kontraindikationen gegen eine Schwangerschaft beachtet werden. Ergänzt wird die Diagnostik um metabolische Untersuchungen. Eine Abklärung einer Insulinresistenz ist obligatorisch.

- **Anamnese**
— Entwicklungsstadien: Gewicht in der Kindheit, Pubarche, Telarche, Menarche
— Zyklusanamnese: Menarche, Oligomenorrhoe, primäre/sekundäre Amenorrhoe
— Androgenisierungserscheinungen
— Voroperationen
— Hinweise auf metabole Erkrankungen, Diabetes

— Kardiovaskuläre Erkrankungen
— Familienanamnese: Adipositas, Diabetes bei Eltern oder auch Großeltern

■ **Klinik**
— Gewicht mit BMI-Bestimmung
— Hirsutismus
— Seborrhoe
— Akne
— Akanthosis nigricans
— internistische Befunde bei Adipositas

■ **Diagnostik der Ovarfunktion**
Ein basaler Hormonstatus wird zu Beginn eines Zyklus oder bei Oligo-Amenorrhoe auch zyklusunabhängig erhoben.
Dazu werden üblicherweise folgende Hormone erfasst:
— LH
— FSH
— E2
— TSH
— Testosteron
— DHEAS
— Prolaktin
— SHBG
— ggf. Androstendion.

Das Anti-Müller-Hormon (AMH) ist bis dato kein Bestandteil der Routinediagnostik, es sei denn, es besteht der klinische Verdacht auf eine eingeschränkte Follikelreserve oder das Alter der Frau liegt über 35 Jahren.

Ein mittzyklisches Monitoring mit transvaginaler Sonografie gibt Aufschluss über die Follikelzahl und -größe und über den regelrechten Aufbau des Endometriums.

Zur Lutealphasendiagnostik kann in der Mitte der 2. Zyklushälfte ein oder zweimal 17ß-Östradiol und Progesteron bestimmt werden. Obwohl ein unterer Normwert des Progesterons, der noch mit einer suffizienten Lutealfunktion vereinbar ist, schwer zu definieren ist, wird üblicherweise ein unterer Grenzwert von 10 ng/ml Progesteron verwendet.

> **Tipp**
>
> Die Basisdiagnostik unterscheidet sich bei Adipösen nicht von Normalgewichtigen, wird aber durch metabole Untersuchungen ergänzt.

Eine parallele Abklärung männlicher Sterilitätsfaktoren ist selbstverständlich.

Weitere Untersuchungen, z. B. eine invasive Tubenabklärung, folgen den Standardkriterien der Kinderwunschabklärung und bedürfen gerade wegen des erhöhten operativen Risikos von Adipösen einer sorgfältigen Indikationsstellung.

Eine genetische Diagnostik mittels Karyogramm ausschließlich aufgrund einer Adipositas ist nicht indiziert (Anagnostou et al. 2013). Auch ein zusätzlich vorliegendes PCOS bei Adipositas ist keine Indikation zur genetischen Diagnostik chromosomaler Aberrationen. Es kann aber die Durchführung eines ACTH-Tests und ggf. eine molekulargenetische Abklärung einer CYP21b-Mutation zum Ausschluss eines heterozygoten AGS erforderlich werden.

Zusätzlich sollten eine umfassende internistische Stoffwechseldiagnostik und ggf. kardiovaskuläre Diagnostik je nach Anamnese eingeleitet werden.

3.4.2 Differenzialdiagnosen

Differenzialdiagnosen, die bei unerfülltem Kinderwunsch und zugrundeliegender Adipositas beachtet werden müssen, ergeben sich aus der Diagnostik. Ursächlich können ein PCOS, ein heterozygotes AGS, eine Hyperandrogenämie, eine alimentäre Adipositas oder verschiedenste internistische Risikofaktoren für die Entstehung einer Adipositas sein.

3.5 Therapie

3.5.1 Therapeutisches Vorgehen

Der Ablauf des therapeutischen Vorgehens orientiert sich an den Befunden und der Invasivität der Maßnahmen und zielt in erster Linie auf die Ermöglichung einer Spontanschwangerschaft ab (siehe ◘ Tab. 3.2).

3.5.1.1 Präkonzeptionell
- **Gewichtsreduktion und Lifestyle-Interventionen:**

Präkonzeptionelle Maßnahmen können sowohl ein erster Schritt einer erfolgreichen Sterilitätsbehandlung sein als auch für die Langzeitgesundheit unabhängig von der Fertilität präventiv wirken.

Dazu gehören
- Ernährungsberatung und -änderung
- Gewichtsabnahme und körperliche Aktivität
- Lifestylekorrekturen
- Therapie von Insulinstoffwechselstörungen

Grundsätzlich ist die Datenlage zu positiven Effekten einer Gewichtsreduktion auf die Fruchtbarkeit ernüchternd (Legro 2017). Die größte Studie, die niederländische LIFEstyleStudy, konnte keinen Vorteil einer nach Programm durchgeführten Lifestylemodifikation über 6 Monate, gefolgt von 18 Monaten Sterilitätsbehandlung im Vergleich zu unmittelbar beginnender Sterilitätstherapie über 24 Monate zeigen (Mutsaerts et al. 2016). Die Daten sind aber auch schwierig zu interpretieren, da 21% der Frauen das Interventionsprogramm abbrachen.

Bei PCOS fand sich nach 16-wöchiger intensiver Intervention mit Gewichtsabnahme eine signifikant höhere Ovulationsrate unter Clomifen (Legro et al. 2015). Eine „mediterrane" Diät über 2 Jahre führte bei Patienten mit metabolischem Syndrom zu einer Verbesserung der Insulinresistenz und zu einer Abnahme inflammatorischer Marker (Esposito et al. 2004). In der Nurses Health Study wurden 17.000 Frauen über 8 Jahre in der Zeit, in der Kinderwunsch bestand, beobachtet. Eine sog. „fertility diet" mit verringerten tierischen Proteinen und Transfetten und weiteren Komponenten verringerte signifikant Ovulationsstörungen (Chavarro et al. 2007).

Bei Insulinresistenz:

Insulinsensitizer, in erster Linie Metformin, können bei adipösen Patientinnen mit PCOS und Insulinresistenz zu einer Verbesserung der Ovulationsrate führen. In einer Cochrane-Analyse steigerte eine Metforminbehandlung die Lebendgeburtenrate im Vergleich zu Placebo (OR 1,59, 95% CI 1,00 bis 2,51, 4 Studien, 435 Frauen) (Morley et al. 2017). Dabei hatten übergewichtige, insulinresistente Frauen geringere Schwangerschaftsraten als normalgewichtige Frauen mit Insulinresistenz, was den Sinn einer Risiko- und Chancenstratifizierung nach BMI unterstreicht.

Die Therapie mit Metformin erfolgt in Abstimmung mit den Internisten.

Übliche Dosierung:
- Beginn meist mit 850 mg pro Tag,
- Steigerung bis auf 3 × 850 mg möglich
- Therapie bis in die Frühschwangerschaft
- Dann absetzen

◘ **Tab. 3.2** Therapeutischer Ablauf der Kinderwunschbehandlung bei Adipösen

Präkonzeptionelle Beratung
Präkonzeptionelle Ernährungsumstellung und Gewichtsreduktion
Metformin (bei Insulinresistenz)
Hormonelle Stimulation bei Ovulationsstörungen
Clomifen als First-line-Therapie
Low dose Gonadotropinstimulation als Second-line-Therapie
Laparoskopisches ovarielles Drilling (LOD) als alternative Second-line-Therapie
In-vitro-Fertilisation (IVF, je nach begleitenden Sterilitätsfaktoren)

- **Hormonelle Stimulation ohne Maßnahmen der künstlichen Befruchtung**

Insbesondere bei Adipositas und PCOS mit Ovulationsstörungen als alleiniger Sterilitätsursache kann in Ergänzung einer Gewichtsabnahme und Metformintherapie eine hormonelle Stimulation erforderlich sei. Dazu ist Clomifen die Standardmedikation.

Ablauf der Clomifenstimulation:
- Standarddosierung 50 bis 100 mg täglich vom 5. bis einschließlich 9. Zyklustag
- bei Amenorrhö ab dem 3. bis 5. Tag nach Induktion einer Abbruchblutung
- Vaginalsonografie ab dem 12. Tag: Follikelzahl und -größe, Dicke des Endometriums
- Bestimmung von LH, Östradiol und Progesteron ab dem 12. Tag (LH-Bestimmung auch im Urintest möglich)
- Kontrolle je nach Befund meist in zweitägigen Abständen
- Ovulationsinduktion mit 5000 IE HCG oder 250 µg recHCG bei Follikelgröße >20 mm und max. 3 Follikeln oder Abwarten der Spontanovulation

> **Tipp**
>
> Bei ovulatorischen Zyklen unter Clomifen kann die Behandlung problemlos über mindestens 6 Zyklen fortgesetzt werden.

Alternativ oder nach Ausbleiben ovulatorischer Zyklen nach Clomifen kann eine niedrig dosierte Stimulation mit HMG oder FSH eingesetzt werden (Low-dose-Gonadotropinstimulation). Die Stimulation mit Gonadotropinen ist physiologischer, aber teurer und muss subkutan durchgeführt werden. Aufgrund der hohen Follikelreserve der Ovarien bei PCOS muss eine niedrige Dosierung gewählt werden, um ein multifolliguläres Wachstum mit deutlich erhöhtem Mehrlingsrisiko zu vermeiden.

Ablauf der niedrig dosierten Gonadotropinstimulation:
- Startdosis ab Tag 3 oder nach Induktion einer Abbruchblutung mit 50–75 IE HMG oder FSH subkutan
- Langsame Steigerung um Schritte von 25 Einheiten alle 5 bis 7 Tage
- Ovulationsinduktion mit 5000 IE HCG oder 250 µg recHCG bei max. 3 Follikeln >16–18 mm.

> **Tipp**
>
> Bei Low-dose-Gonadotropintherapie ist die subkutane Injektion unabhängig vom BMI möglich (Steinkampf et al. 2003).

Ergebnisse der Clomifen vs. Low-dose-Stimulation:

Clomifen: Bei korrekter Indikation liegen die Ovulationsraten zwischen 70 und 90%, die Schwangerschaftsrate bei ca. 15% pro Zyklus (Homburg et al. 2012). Diese Daten beziehen sich nicht auf unterschiedliche Gewichtsgruppen. Bei adipösen Frauen lag die Ovulationsrate bei 44% pro Zyklus und die kumulative Lebendgeburtenrate nach 4 Behandlungszyklen bei 10,2% (19 von 187 Frauen) (Legro et al. 2015).

Low-dose-Stimulation: Bei niedrig dosierter Gonadotropinstimulation besteht eine Abhängigkeit vom BMI. Frauen mit einem BMI >30 hatten eine im Schnitt um 2 Tage verlängerte Stimulationszeit im Vergleich zu Frauen mit einem BMI von 25–30 bei allerdings vergleichbarer Ovulationsrate (80 vs. 83%) und gleicher Schwangerschaftsrate (18% vs. 20% pro Zyklus) (Balen et al. 2006).

3.5.1.2 Laparoskopisches ovarielles Drilling (LOD)

Das laparoskopische ovarielle Drilling wurde erstmals 1984 von Gjonaess eingeführt (Gjonnaess 1984). Dabei werden laparoskopisch pro Ovar 10 bis 15 Bohrlöcher je nach Studie mit monopolarer Diathermie, bipolarer Elektrode, einfacher Inzision, Laser (CO_2-, Argon- oder Nd:YAG-Laser) oder auch Ultraschallskalpell gesetzt. Die Ovulationsrate liegt nach 6 Monaten bei 63–81%, die Gesamtschwangerschaftsrate wird mit ca. 50% angegeben (Strowitzki und von Wolff 2003). Die Methode ist auch bei Adipösen anwendbar und vermeidet die hormonelle Stimulation.

3.5.1.3 ART (IVF/ICSI)

- **Fertilitätsverbessernde Maßnahmen vor ART**

Besteht eine Indikation für eine extrakorporale Befruchtung, so können bei Adipösen präkonzeptionelle Maßnahmen die Erfolgsaussichten steigern. Körperliche Aktivität steigert signifikant die Lebendgeburtenrate (RR 3,71) (Palomba et al. 2014). Eine kurzfristige Gewichtsabnahme bei 170 Frauen vor IVF führte zwar zu einer höheren Rate an reifen Eizellen, hatte aber keinen Effekt auf die Lebendgeburtenrate (Chavarro et al. 2012).

Es gibt aber Studien zur Kurzzeitintervention mit positivem Effekt. In einer kleinen randomisierten Studie mit 49 adipösen Frauen verbesserte eine Gewichtsabnahme um durchschnittlich 6,6 kg die Lebendgeburtenrate signifikant im Vergleich zur Kontrolle (44% vs. 14%) (Sim et al. 2014).

Auch die Art der Ernährung kann das Ergebnis der IVF beeinflussen. Wurde ein Muster einer „gesundheitsbewußten" Ernährung mit viel Früchten, Gemüse, Fisch und Vollkorn und geringem Konsum von Süßigkeiten, Fleisch und Mayonnaise mit einer „mediterran" ausgerichteten Ernährungsweise mit viel Pflanzenöl, Gemüse und Fisch verglichen, so war die Schwangerschaftsrate bei IVF/ICSI nach mediterraner Ernährung signifikant höher (OR 1,41) (Vujkovic et al. 2010).

- **Stimulationsverlauf und Schwangerschaftschancen bei ART**

Zur hormonellen Stimulation bei künstlicher Befruchtung benötigen Adipöse höhere FSH-Dosen und eine längere Stimulationsdauer als Normalgewichtige (Ozekinci et al. 2015; Zander-Fox et al. 2012; Caillon et al. 2015).

Insbesondere die Ergebnisse der assistierten Reproduktion bei Adipösen sind gut untersucht. Generell wirkt sich Übergewicht negativ auf die Chancen bei einer IVF aus. Adipöse Frauen haben oft Eizellen einer verminderten Qualität (Leary et al. 2015). Die Eizellen Adipöser bei IVF sind kleiner und haben schlechtere Fertilisationsraten (Marquard et al. 2011; Shah et al. 2011), das follikuläre Milieu ist im Vergleich zu Normalgewichtigen verändert (Robker et al. 2009). Zudem haben übergewichtige Frauen häufiger Embryonen schlechter Qualität (Carrell et al. 2001; Metwally et al. 2007). Genetisch zeigen Embryonen von adipösen Frauen eine höhere Aneuploidierate (Goldman et al. 2015).

Die Ergebnisse der künstlichen Befruchtung hängen unmittelbar vom BMI der Frau ab (Provost et al. 2015). In einer Metaanalyse aus 33 Studien mit insgesamt 48.000 IVF/ICSI-Zyklen lag bei Frauen mit einem BMI ≥ 25 kg/m^2 sowohl die Schwangerschaftsrate (RR = 0,90) als auch die Lebendgeburtenrate (RR = 0,84) signifikant niedriger als bei Frauen mit einem BMI <25 kg/m^2 (Rittenberg et al. 2011).

Das PCOS verringert zusätzlich die Chancen Adipöser. Die Schwangerschaftsrate bei übergewichtigen PCOS-Patientinnen nach IVF war um 69% niedriger im Vergleich zu schlanken PCOS-Patientinnen (Bailey et al. 2014).

Die Lipotoxizität wirkt sich auch negativ auf die IVF-Schwangerschaftsraten aus. Höhere Omega-3-Fettsäuren führen zu niedrigeren IVF-Schwangerschaftsraten (Jungheim et al. 2011b).

> Die Chancen adipöser Frauen bei der künstlichen Befruchtung sind generell schlechter als die von Normalgewichtigen.

Risiken und Chancen limitieren den Einsatz der IVF bei Adipösen. Deshalb spielt eine Risikostratifizierung mit Beurteilung der Erfolgschancen eine wichtige Rolle. Bei einer Umfrage unter amerikanischen IVF-Zentren hatten 84% der Zentren einen BMI angegeben, oberhalb dessen sie keine IVF-Behandlung mehr durchführen (Kaye et al. 2016). Davon setzten 21,4% den Grenzwert zwischen 35 und <40, 28.6% auf 40, 14.3% zwischen 40 und 45 und 9.5% auf 45. Ein Zentrum akzeptierte sogar auch Patientinnen mit einem BMI über 50. Der BMI-Cut-off-Wert, über dem die Zentren Patientinnen im Durchschnitt nicht für einen ART-Zyklus annahmen, lag bei 38,4 ± 5,2 kg/m² und das mittlere maximale Körpergewicht bei 130,2 ± 14,8 kg.

Cave
Ab einem BMI >38 sollte eine IVF/ICSI-Behandlung nicht durchgeführt werden.

3.5.2 Aussichten und Grenzen

Insgesamt ist die Fruchtbarkeit vieler Adipöser eingeschränkt, was sich auch bei erforderlichen Maßnahmen der künstlichen Befruchtung zeigt. Dies betrifft sowohl die Eizellentwicklung als auch die embryonale Qualität und ebenso die endometriale Rezeptivität (Bellver et al. 2013). Somit sind die Aussichten auf eine erfolgreiche Kinderwunschbehandlung (◘ Tab. 3.2) durch das Ausmaß des BMI limitiert.

3.6 Prävention

Wie unter ► Abschn. 3.5.1 dargestellt, können präkonzeptionelle Maßnahmen zur Lebensführung und Gewichtsreduktion sich günstig auf die Fruchtbarkeit auswirken.

3.7 Ausblick

Mütterliche Adipositas kann Auswirkungen auf die Kinder auch über Generationen hinweg haben (Broughton und Moley 2017). Kinder adipöser Mütter haben ein erhöhtes Risiko für Adipositas, Typ-2-Diabetes mellitus und kardiovaskuläre Erkrankungen im Erwachsenenalter (Pasquali 2006), wahrscheinlich aufgrund epigenetischer Veränderungen. Die endemische Zunahme der Adipositas bereits in jungen Jahren stellt Endokrinologen und Reproduktionsmediziner vor große Herausforderungen. Interdisziplinäre Zusammenarbeit und Beratung stehen zukünftig im Mittelpunkt.

3.8 Fazit für die Praxis

— Adipositas wird bereits präkonzeptionell und intrauterin getriggert.
— Adipositas in der Kindheit wirkt sich negativ auf die spätere Fertilität aus, sie schränkt per se die Fertilität ein.
— Präkonzeptionelle Gewichtsreduktion, Änderung der Lebenshaltung und gesteigerte körperliche Aktivität können einen positiven, wenn auch geringen Effekt auf die Fertilität haben.
— Das PCOS ist die häufigste endokrine Störung bei Adipositas.
— Die Fertilitätstherapie Adipöser ist generell weniger erfolgreich als bei Normalgewichtigen.
— Die Chancen Adipöser bei Maßnahmen der künstlichen Befruchtung sind geringer als bei Normalgewichtigen.
— Die Schwangerschaftsrisiken Adipöser sind höher als bei Normalgewichtigen.

Literatur

Alvarez-Blasco F, Botella-Carretero JI, San Millán JL, Escobar-Morreale HF (2006) Prevalence and characteristics of the polycystic ovary syndrome in overweight and obese women. Arch Intern Med 166:2081–2086

Anagnostou E, Drakakis P, Marinopoulos S, Mavrogianni D, Loutradis D (2013) The impact of genetics profile (gene polymorphisms) in obese non-PCOS women entering an IVF/ICSI program. Curr Drug Targets 14:850–855

ASRM Practice Committee (2008) Obesity and reproduction: an educational bulletin. Fertil Steril 90:S21–S29

Bailey AP, Hawkins LK, Missmer SA, Correia KF, Yanushpolsky EH (2014) Effect of body mass index on in vitro fertilization outcomes in women with polycystic ovary syndrome. Am J Obstet Gynecol 211(163):e1–e6

Balen AH, Platteau P, Andersen AN, Devroey P, Sørensen P, Helmgaard L, Arce JC (2006) The influence of body weight on response to ovulation induction with gonadotrophins in 335 women with World Health Organization group II anovulatory infertility. BJOG 113:1195–1202

Bellver J (2013) Obesity and poor reproductive outcome: female and male body weight matter. Fertil Steril 99:1558–1559

Bellver J, Rossal LP, Bosch E, Zúñiga A, Corona JT, Meléndez F, Gómez E, Simón C, Remohí J, Pellicer A (2003) Obesity and the risk of spontaneous abortion after oocyte donation. Fertil Steril 79:1136–1140

Bellver J, Pellicer A, García-Velasco JA, Ballesteros A, Remohí J, Meseguer M (2013) Obesity reduces uterine receptivity: clinical experience from 9,587 first cycles of ovum donation with normal weight donors. Fertil Steril 100:1050–1058

Bolumar F, Olsen J, Rebagliato M, Saez-Lloret I, Bisanti L (2000) Body mass index and delayed conception: a European multicenter study on infertility and subfecundity. Am J Epidemiol 151:1072–1079

Broughton DE, Moley KH (2017) Obesity and female infertility: potential mediators of obesity's impact. Fertil Steril 107:840–847

Caillon H, Fréour T, Bach-Ngohou K, Colombel A, Denis MG, Barrière P, Masson D (2015) Effects of female increased body mass index on in vitro fertilization cycles outcome. Obes Res Clin Pract 9:382–388

Carrell DT, Jones KP, Peterson CM, Aoki V, Emery BR, Campbell BR (2001) Body mass index is inversely related to intrafollicular HCG concentrations, embryo quality and IVF outcome. Reprod Biomed Online 3:109–111

Chavarro JE, Rich-Edwards JW, Rosner BA, Willett WC (2007) Diet and lifestyle in the prevention of ovulatory disorder infertility. Obstet Gynecol 110:1050–1058

Chavarro JE, Ehrlich S, Colaci DS, Wright DL, Toth TL, Petrozza JC, Hauser R (2012) Body mass index and short-term weight change in relation to treatment outcomes in women undergoing assisted reproduction. Fertil Steril 98:109–116

Dizdar O, Alyamaç E (2004) Obesity: an endocrine tumor? Med Hypotheses 63:790–792

Esposito K, Marfella R, Ciotola M, Di Palo C, Giugliano F, Giugliano G, D'Armiento M, D'Andrea F, Giugliano D (2004) Effect of a mediterranean-style diet on endothelial dysfunction and markers of vascular inflammation in the metabolic syndrome: a randomized trial. JAMA 292:1440–1446

Fontana R, Della Torre S (2016) The deep correlation between energy metabolism and reproduction: a view on the effects of nutrition for women fertility. Nutrients 8:87

Gesink Law DC, Maclehose RF, Longnecker MP (2007) Obesity and time to pregnancy. Hum Reprod 22:414–420

Gjonnaess H (1984) Polycystic ovarian syndrome treated by ovarian electrocautery through the laparoscope. Fertil Steril 49:956–960

Goldman KN, Hodes-Wertz B, McCulloh DH, Flom JD, Grifo JA (2015) Association of body mass index with embryonic aneuploidy. Fertil Steril 103:744–748

Grodstein F, Goldman MB, Cramer DW (1994) Body mass index and ovulatory infertility. Epidemiology 5:247–250

Hamilton-Fairley D, Kiddy D, Watson H, Paterson C, Franks S (1992) Association of moderate obesity with a poor pregnancy outcome in women with polycystic ovary syndrome treated with low dose gonadotrophin. Br J Obstet Gynaecol 99:128–131

Hassan MA, Killick SR (2004) Negative lifestyle is associated with a significant reduction in fecundity. Fertil Steril 81:384–392

Homburg R, Hendriks ML, König TE, Anderson RA, Balen AH, Brincat M, Child T, Davies M, D'Hooghe T, Martinez A, Rajkhowa M, Rueda-Saenz R, Hompes P, Lambalk CB (2012) Clomifene citrate or low-dose FSH for the first-line treatment of infertile women with anovulation associated with polycystic ovary syndrome: a prospective randomized multinational study. Hum Reprod 27:468–473

Ibáñez L, de Zegher F (2006) Puberty and prenatal growth. Mol Cell Endocrinol 254–255:22–25

Ibáñez L, Potau N, Zampolli M, Street ME, Carrascosa A (1997) Girls diagnosed with premature pubarche show an exaggerated ovarian androgen synthesis from the early stages of puberty: evidence from gonadotropin-releasing hormone agonist testing. Fertil Steril 67:849–855

Ibáñez L, Jaramillo A, Enríquez G, Miró E, López-Bermejo A, Dunger D, de Zegher F (2006) Polycystic ovaries after precocious pubarche: relation to prenatal growth. Hum Reprod 22:395–400

Jain A, Polotsky AJ, Rochester D, Berga SL, Loucks T, Zeitlian G, Gibbs K, Polotsky HN, Feng S, Isaac B, Santoro N (2007) Pulsatile luteinizing hormone amplitude and progesterone metabolite excretion are reduced in obese women. J Clin Endocrinol Metab 92:2468–2473

Jensen TK, Scheike T, Keiding N, Schaumburg I, Grandjean P (1999) Fecundability in relation to body mass and menstrual cycle patterns. Epidemiology 10:422–428

Jungheim ES, Moley KH (2010) Current knowledge of obesity's effects in the pre- and periconceptional periods and avenues for future research. Am J Obstet Gynecol 203(6):525–530

Jungheim ES, Lanzendorf SE, Odem RR, Moley KH, Chang AS, Ratts VS (2009) Morbid obesity is associated with lower clinical pregnancy rates after in vitro fertilization in women with polycystic ovary syndrome. Fertil Steril 92(1):256–261

Jungheim ES, Macones GA, Odem RR, Patterson BW, Lanzendorf SE, Ratts VS, Moley KH (2011a) Associations between free fatty acids, cumulus oocyte complex morphology and ovarian function during in vitro fertilization. Fertil Steril 95(6):1970–1974

Jungheim ES, Macones GA, Odem RR, Patterson BW, Moley KH (2011b) Elevated serum α-linolenic acid levels are associated with decreased chance of pregnancy after in vitro fertilization. Fertil Steril 96(4):880–883

Kaye L, Sueldo C, Engmann L, Nulsen J, Benadiva C (2016) Survey assessing obesity policies for assisted reproductive technology in the United States. Fertil Steril 105(3):703–706

Kumbak B, Oral E, Bukulmez O (2012) Female obesity and assisted reproductive technologies. Semin Reprod Med 30:507–516

Lane M, Zander-Fox DL, Robker RL, McPherson NO (2015) Peri-conception parental obesity, reproductive health, and transgenerational impacts. Trends Endocrinol Metab 26(2):84–90

Leary C, Leese HJ, Sturmey RG (2015) Human embryos from overweight and obese women display phenotypic and metabolic abnormalities. Hum Reprod 30(1):122–132

Legro RS (2017) Effects of obesity treatment on female reproduction: results do not match expectations. Fertil Steril 107(4):860–867

Legro RS, Dodson WC, Kris-Etherton PM, Kunselman AR, Stetter CM, Williams NI, Gnatuk CL, Estes SJ, Fleming J, Allison KC, Sarwer DB, Coutifaris C, Dokras A (2015) Randomized controlled trial of preconception interventions in infertile women with polycystic ovary syndrome. J Clin Endocrinol Metab 100(11):4048–4058

Marquard KL, Stephens SM, Jungheim ES, Ratts VS, Odem RR, Lanzendorf S, Moley KH (2011) Polycystic ovary syndrome and maternal obesity affect oocyte size in in vitro fertilization/intracytoplasmic sperm injection cycles. Fertil Steril 95(6):2146–2149

Mensink GB, Schienkiewitz A, Haftenberger M, Lampert T, Ziese T, Scheidt-Nave C (2013) Overweight and obesity in Germany: results of the German Health Interview and Examination Survey for Adults (DEGS1). Bundesgesundheitsbl Gesundheitsforsch Gesundheitsschutz 56:786–794

Metwally M, Cutting R, Tipton A, Skull J, Ledger WL, Li TC (2007) Effect of increased body mass index on oocyte and embryo quality in IVF patients. Reprod BioMed Online 15(5):532–538

Morley LC, Tang T, Yasmin E, Norman RJ, Balen AH (2017) Insulin-sensitising drugs (metformin, rosiglitazone, pioglitazone, D-chiro-inositol) for women with polycystic ovary syndrome, oligo amenorrhoea and subfertility. Cochrane Database Syst Rev 11:CD003053

Mutsaerts MA, van Oers AM, Groen H, Burggraaff JM, Kuchenbecker WK, Perquin DA, Koks CA, van Golde R, Kaaijk EM, Schierbeek JM, Oosterhuis GJ, Broekmans FJ, Bemelmans WJ, Lambalk CB, Verberg MF, van der Veen F, Klijn NF, Mercelina PE, van Kasteren YM, Nap AW, Brinkhuis EA, Vogel NE, Mulder RJ, Gondrie ET, de Bruin JP, Sikkema JM, de Greef MH, ter Bogt NC, Land JA, Mol BW, Hoek A (2016) Randomized trial of a lifestyle program in obese infertile women. N Engl J Med 374(20):1942–1953

Ozekinci M, Seven A, Olgan S et al (2015) Does obesity have detrimental effects on IVF treatment outcomes? BMC Womens Health 15:61

Palomba S, Falbo A, Valli B, Morini D, Villani MT, Nicoli A, La Sala GB (2014) Physical activity before IVF and ICSI cycles in infertile obese women: an observational cohort study. Reprod BioMed Online 29(1):72–79

Pasquali R (2006) Obesity and androgens: facts and perspectives. Fertil Steril 85(5):1319–1340

Provost MP, Acharya KS, Acharya CR, Yeh JS, Steward RG, Eaton JL et al (2015) Pregnancy outcomes decline with increasing body mass index: analysis of 239,127 fresh autologous in vitro fertilization cycles from the 2008–2010 Society for Assisted Reproductive Technology registry. Fertil Steril 105:663–669

Ramlau-Hansen CH, Thulstrup AM, Nohr EA et al (2007) Subfecundity in overweight and obese couples. Hum Reprod 22:1634–1637

Reinehr T, Bosse C, Lass N, Rothermel J, Knop C, Roth CL (2017) Effect of weight loss on puberty onset in overweight children. J Pediatr 184:143–150

Rittenberg V, Seshadri S, Sunkara S, Sobaleva S, Oteng-Ntim, El-Toukhy T (2011) Effect of body mass index on IVF treatment outcome: an updated systematic review and meta-analysis. Reprod Med Online 23(4):421–439

Robker RL, Akison LK, Bennett BD, Thrupp PN, Chura LR, Russell DL, Lane M, Norman RJ (2009) Obese women exhibit differences in ovarian metabolites, hormones, and gene expression compared with moderate-weight women. J Clin Endocrinol Metab 94(5):1533–1540

Rotterdam ESHRE/ASRM-Sponsored PCOS Consensus Workshop Group (2004) Revised 2003 consensus on diagnostic criteria and long-term health risks related to polycystic ovary syndrome. Fertil Steril 81(1):19–25

Salazar J, Martínez MS, Chávez M, Toledo A, Añez R, Torres Y, Apruzzese V, Silva C, Rojas J, Bermúdez V (2014) C-reactive protein: clinical and epidemiological perspectives. Cardiol Res Pract 2014:605810

Shah DK, Missmer SA, Berry KF, Racowsky C, Ginsburg ES (2011) Effect of obesity on oocyte and embryo quality in women undergoing in vitro fertilization. Obstet Gynecol 118(1):63–70

Sim KA, Dezarnaulds GM, Denyer GS, Skilton MR, Caterson ID (2014) Weight loss improves reproductive outcomes in obese women undergoing fertility treatment: a randomized controlled trial. Clin Obes 4(2):61–68

van der Steeg JW, Steures P, Eijkemans MJ, Habbema JD, Hompes PG, Burggraaff JM, Oosterhuis GJ, Bossuyt PM, van der Veen F, Mol BW (2008) Obesity affects spontaneous pregnancy chances in subfertile, ovulatory women. Hum Reprod 23(2):324–328

Steinkampf MP, Hammond KR, Nichols JE et al (2003) Effect of obesity on recombinant follicle-stimulating hormone absorption: subcutaneous versus intramuscular administration. Fertil Steril 80:99–102

Strowitzki T, Capp E (2017) Adipositas und kontrollierte ovarielle Stimulation (COH). Gyn Endokrinologie 15:126–130

Strowitzki T, von Wolff M (2003) Operative Therapie des PCO-Syndroms. Gyn Endokrinologie 1:67–70

Vujkovic M, de Vries JH, Lindemans J, Macklon NS, van der Spek PJ, Steegers EA, Steegers-Theunissen RP (2010) The preconception Mediterranean dietary pattern in couples undergoing in vitro fertilization/intracytoplasmic sperm injection treatment increases the chance of pregnancy. Fertil Steril 94(6):2096–2101

Weiss J, Küpker W (2017) Adipositas – polyzystisches Ovarsyndrom – Krebs. Gyn endokrinologie 15:116–120

Wise LA, Rothman KJ, Mikkelsen EM, Sørensen HT, Riis A, Hatch EE (2010) An internet-based prospective study of body size and time-to-pregnancy. Hum Reprod 25(1):253–264

Yildiz BO, Knochenhauer ES, Azziz R (2008) Impact of obesity on the risk for polycystic ovary syndrome. J Clin Endocrinol Metab 93(1): 162–168

Zaadstra BM, Seidell JC, Van Noord PA, te Velde ER, Habbema JD, Vrieswijk B et al (1993) Fat and female fecundity: prospective study of effect of body fat distribution on conception rates. BMJ 306:484–487

Zander-Fox DL, Henshaw R, Hamilton H et al (2012) Does obesity really matter? The impact of BMI on embryo quality and pregnancy outcomes after IVF in women aged </=38 years. Aust N Z J Obstet Gynaecol 52:270–276

Genetische Determination der Gewichtsentwicklung

Johanna Giuranna, Christoph Reichetzeder und Anke Hinney

Inhaltsverzeichnis

4.1 **Einleitung – 88**

4.2 **Grundlagen – 89**
4.2.1 Molekulargenetische Untersuchungen – 89
4.2.2 Monogene Formen, Hauptgeneffekte: leptinerg-melanokortinerger Stoffwechselweg – 90
4.2.3 Polygene Formen der Adipositas – 91

Literatur – 95

Trailer

Genetische Faktoren sind für die Gewichtsentwicklung relevant. Es gibt sowohl monogene Formen und Hauptgen-Effekte, bei denen einzelne Varianten einen großen Effekt auf das Körpergewicht haben. Weit häufiger findet man polygene Mechanismen, die das Körpergewicht mitbedingen. Dabei ist der Einfluss der einzelnen Variante eher gering, erst in der großen Zahl wird das Gewicht maßgeblich beeinflusst. Diese polygenen Varianten findet man mit Hilfe von groß angelegten genom-weiten Assoziationsstudien (GWAS) und deren Metaanalysen. Bislang konnten ca. 1000 Loci identifiziert werden, die zum Körpergewicht beitragen. Die Genvarianten (Allele), die sich bei adipösen Probanden häufiger als bei normalgewichtigen oder schlanken Personen finden, können als Adipositas-Risikoallele bezeichnet werden. Dabei ist wichtig zu wissen, dass jede einzelne dieser polygenen Varianten nur einen kleinen Beitrag zur Entwicklung einer Adipositas leistet. Das Gewicht erhöht sich pro Risikoallel nur um weniger als hundert Gramm bis 1,5 Kilogramm. Kinder, die mit einem niedrigen Geburtsgewicht zur Welt kommen, haben ein höheres Risiko im späteren Leben kardiovaskuläre Risikofaktoren zu entwickeln. Liegt das an der prägenden interuterinen Umgebung, oder an den überlappenden kindlichen und mütterlichen Genotypen? Das Kapitel liefert erste Antworten.

4.1 Einleitung

Die individuelle Ausprägung des Körpergewichtes wird durch genetische Faktoren mitbestimmt. Schätzungsweise werden über 50% der Varianz des Körpergewichtes genetisch mitbedingt. Auf der einen Seite tragen seltene Mutationen zu monogenen Formen/Hauptgeneffekten der Adipositas bei. Auf der anderen Seite sind polygene Varianten relevant, bei denen sich die Effekte häufiger Allelvarianten mehrerer Gene aufsummieren. Dabei tragen die einzelnen Allele nur in geringem Masse zum Körpergewicht bei (unter 100 Gramm bis 1,5 Kg; Giuranna et al. 2018).

Mithilfe der genomweiten Assoziationsstudien (GWAS) werden genetische Varianten identifiziert, deren einzelner Effekt auf den BMI teilweise eher gering ist. Erst die Summe einer Zahl dieser Varianten führt zu einer maßgeblichen Gewichtserhöhung (Giuranna et al. 2018). So konnte eine aktuelle Studie zeigen, dass Träger einer Vielzahl der polygenen Varianten, gemessen mit dem sogenannten „polygenen Risikoscores" (engl. „polygenic risk score", PRS), die das Gewicht nach oben verschieben, einen deutlich höheren BMI haben als Träger mit weniger Varianten. Der Effekt eines hohen PRS ist vergleichbar mit einem monogenen Effekt (Khera et al. 2019).

Die neueste Studie (Warrington et al. 2019) zu genetischen Mechanismen, die Geburtsgewicht und mütterliches Gewicht beeinflussen, lässt Interaktionen zwischen kindlichem und mütterlichem Genom zur Gewichtsausprägung vermuten. Die Ausprägung des Geburtsgewichts (GG) wird durch fetale und mütterliche genetische, aber auch nicht-genetische Faktoren beeinflusst. Dieses wurde mit späteren kardiometabolischen Gesundheitsproblemen in Verbindung gebracht (Barker-Hypothese, Barker und Osmond 1986). Es wurde zunächst vermutet, dass dieser Zusammenhang lebenslange Folgen einer ungünstigen intrauterinen Umgebung widerspiegelt. Tatsächlich konnte aber gezeigt werden, dass ein Großteil der negativen Korrelation zwischen GG und kardio-metabolischen Auffälligkeiten bei Erwachsenen auf gemeinsame genetische Effekte zurückzuführen sein könnten. Die neue Studie analysiert erstmals die direkten Auswirkungen des Genotypen des Feten auf das GG und das nachfolgende Krankheitsrisiko getrennt von den indirekten Auswirkungen des korrelierten Genotyps der Mutter, die durch die intrauterine Umgebung vermittelt wurden (Warrington et al. 2019).

4.2 Grundlagen

■ Formalgenetische Analysen

Die Ausprägung des Körpergewichtes ist größtenteils durch erbliche Faktoren mitbedingt (Hinney et al. 2010; Giuranna et al. 2018), wobei Erblichkeitsschätzer bei Kindern und Jugendlichen höher sind als bei Erwachsenen (Hebebrand et al. 2010). Ein Zusammenspiel von direkten und indirekten genetischen Mechanismen umfassen diese, hauptsächlich durch Zwillingsstudien erzielten, Schätzungen. Zum Beispiel kann ein direkter Faktor ein erblich bedingter, übermäßiger Hunger eines Säuglings sein. Die darauffolgende Reaktion der Mutter, die sich in häufigerem Stillen bzw. Füttern des Säuglings zeigt, ist der indirekte genetische Einfluss. Adoptionsstudien zeigten, dass es (fast) keine Korrelation des BMIs von Adoptivkindern und ihren Adoptiveltern gab (Sørensen et al. 1992; Stunkard et al. 1986), hingegen eine Korrelation zum BMI der leiblichen Eltern bestand. Auch hierdurch zeigte sich die Bedeutung der Erblichkeit (Heritabilität) an der Ausprägung des Körpergewichts. Gemeinsamen Umwelterfahrungen wird dagegen ein geringerer Einfluss zugeschrieben.

> Man kann davon ausgehen, dass die Ausprägung des Körpergewichtes zu circa 50% durch genetische Faktoren bedingt ist.

4.2.1 Molekulargenetische Untersuchungen

Die hohe Erblichkeit der Ausprägung des Körpergewichts rechtfertigte die Initiierung molekulargenetischer Analysen. Im Wesentlichen wurden und werden dabei 2 interagierenden Ansätze verfolgt.

1. Zunächst wurde mittels Kandidatengenanalysen untersucht, ob ein bestimmtes Gen an der Entstehung des Phänotyps beteiligt ist. Es wurden in einem solchen Gen Varianten (Allele) identifiziert, die anschließend bei einer großen Anzahl an Merkmalsträgern („Fällen") und Kontrollen analysiert (genotypisiert) wurden. Bedeutungsvolle (signifikante) Unterschiede in der Frequenz der untersuchten Varianten zwischen Fällen und Kontrollen werden Assoziation genannt. Kandidatengene werden aufgrund physiologischer, pharmakologischer, biochemischer, tierexperimenteller, molekulargenetischer bzw. -biologischer Erkenntnisse ausgewählt. Der Kandidatengenansatz beruht somit unabdingbar auf einer Hypothese, hinsichtlich der Entstehung des Phänotyps. Dadurch kann eines der ca. 22.000 menschlichen Gene als potenziell relevant eingestuft werden (Hinney et al. 2010; Giuranna et al. 2018). Reine Kandidatengenstudien werden aktuell nur noch sehr selten durchgeführt.

2. Derzeit werden sogenannte Hypothesenfreie Verfahren zur Identifizierung von Genen mit Relevanz für komplexe Phänotypen verwendet. So können seit fast 15 Jahren Chip-basierte Verfahren eingesetzt werden, bei denen mittlerweile bis zu einigen Millionen genetischer Marker gleichzeitig analysiert werden können. Dieses schnelle und gleichzeitig relativ preisgünstige Verfahren hat dazu beigetragen, dass auch die untersuchten Stichproben stark angewachsen sind. Genomweite Assoziationsstudien (GWAS) wurden durch diese Verfahren ermöglicht (▶ https://www.ebi.ac.uk/gwas/). Die so genutzten Chips basieren auf Einzelnukleotid-Polymorphismen (SNPs) und Kopienzahl-Varianten (CNVs, engl. Copy number variation). SNPs sind einzelne Nukleotid-Austausche; die Frequenz des seltenen Allels liegt in der Normalbevölkerung über einem Prozent. CNVs dagegen umfassen mindestens 1000 Basenpaare (1 kb). Eine CNV-Einheit kann auch deletiert oder dupliziert werden, sodass, neben den üblichen zwei, von jeweils einem Elternteil ererbten, Kopien, eine Person keine, vier oder noch mehr Kopien des CNVs

an einer bestimmten Stelle aufweisen kann. CNVs können zur Deletion/Duplikation ganzer Gene führen, oder zur veränderten Expression benachbarter Gene. Beide genetischen Varianten (SNPs und CNVs) können mit Hilfe der DNA-Chips analysiert werden. Die Chips beinhalten mittlerweile mehrere Millionen dieser genetischen Marker und decken das gesamte Genom wie ein Netz ab. Gesucht wird nach signifikanten (p-Wert unter 5×10^{-08}) Unterschieden in Allel- und/oder Genotypfrequenz zwischen adipösen Individuen (Fällen) und normalgewichtigen Kontrollen. Erste signifikante Ergebnisse müssen in unabhängigen Stichproben ähnlicher Größe bestätigt werden, damit die Relevanz des Befundes angemessen interpretiert werden kann. Schlussendlich mündet das genomweite, hypothesenfreie Verfahren auch in die Analyse von Kandidatengenen (Giuranna et al. 2018).

> Sowohl aus pathogenetischen Überlegungen als auch aus genomweiten Assoziationsstudien können Kandidatengene abgeleitet werden.

4.2.2 Monogene Formen, Hauptgeneffekte: leptinerg-melanokortinerger Stoffwechselweg

Von einem Hauptgeneffekt spricht man, wenn eine genetische Variante (Mutation) einen klaren Einfluss auf die Entwicklung einer Adipositas hat. Reicht die Mutation in einem einzigen Gen aus, eine Adipositas zu bedingen, spricht man von einer monogenen Form. Es gibt nur wenige monogene Formen und Hauptgeneffekte bei der Adipositas, bei denen vor allem Störungen des leptinerg-melanokortinergen Signalwegs auftreten (Hinney et al. 2015).

Dem Sättigungshormon Leptin kommt dabei eine besondere Rolle zu. Das in den Adipozyten gebildete Peptidhormon, gelangt über den Blutkreislauf zum Hypothalamus. Dort bindet es an spezifische Leptin-Rezeptoren und induziert die Synthese nachgeschalteter Proteine. Unter anderem wird der Melanokortin-4-Rezeptor aktiviert (von Schnurbein und Wabitsch 2017). Mutationen im leptinerg-melanokortinergen Stoffwechselweg (z. B. in den Genen *LEP*, *LEPR*, *POMC*, *PCSK1*, *MC4R*) gehen mit frühmanifester Adipositas einher. Somit hat dieser Stoffwechselweg eine entscheidende Rolle bei der Regulierung der Energiehomöostase (Hinney et al. 2010; Giuranna et al. 2018).

Beim Menschen wurden bislang wenige, verschiedene Mutationen im *LEP*-Gen beschrieben, die mit einer Defizienz des Hormons einhergehen, wenn sie von beiden Elternteilen vererbt werden (rezessiver Erbgang). Die extreme Adipositas, die Patienten mit einer Leptin-Defizienz entwickeln, manifestiert sich durch das fehlende Empfinden des Sättigungsgefühls und die dadurch resultierende erhöhte Kalorienzufuhr. Weltweit finden sich aber solche Mutationen nur bei sehr wenigen Personen, deren Eltern, bis auf eine Ausnahme (Fischer-Posovszky et al. 2010), blutsverwandt sind. Aus diesem Grund konnten diese seltene, rezessive Mutationen bei den Kindern homozygot werden. Die kongenitale Leptin-Defizienz konnte durch subkutane Gabe von rekombinantem Leptin behandelt werden (Farooqi et al. 2002).

Ein biologisch inaktives Leptin wurde vor wenigen Jahren bei zwei Geschwistern und einem zweijährigen Kind, alle mit frühmanifester Adipositas, identifiziert. Die Ursache dafür waren 2 bislang unbekannte homozygote Leptingenmutationen, durch die Leptin zwar in die Blutbahn sezerniert werden konnte, aber trotzdem am Leptinrezeptor wirkungslos blieb, wie funktionelle *In-vitro*-Untersuchungen zeigten (Wabitsch et al. 2015a, b).

> Die frühe Manifestation einer extremen Adipositas, die durch eine erbliche Leptin-Defizienz bedingt ist, kann mit Gabe von Leptin geheilt werden. Trotzdem kann die Adipositas Prävalenz nicht durch Leptin-Defizienz erklärt werden, da diese extrem selten ist.

Die Expression von Proopiomelanocortin (POMC) im Hypothalamus wird von Leptin ausgelöst. Dadurch entstehen Signale, die von Neuron zu Neuron weitergeleitet werden, bis der Melanokortin-4-Rezeptor (MC4R) aktiviert wird (Hinney et al. 2013). Bei der Gewichtsregulation hat der MC4R eine entscheidende Rolle. Im *MC4R*-Gen befinden sich Mutationen, die zum einen Adipositas durch einen Hauptgeneffekt verursachen, andererseits auch Polymorphismen, die polygene, gewichtsreduzierende Effekte bedingen können. Die Frequenz aller extrem adipösen Kinder und Jugendlichen, die eine funktionseinschränkende Mutation in *MC4R* tragen, liegt bei etwa 2–6%; bei adipösen Erwachsenen dagegen bei ca. 1% (Hinney et al. 2006). Insgesamt sind bisher über 160 *MC4R*-Mutationen bekannt, die zum kompletten oder partiellen Verlust der MC4R-Funktion beitragen (Collet et al. 2017; ▶ https://www.mc4r.org.uk/). Da es sich um einen dominanten Erbgang handelt, reicht zur Ausprägung einer Adipositas aus, dass die Mutation nur von einem Elternteil vererbt wird. Zur Quantifikation des Effekts auf das Gewicht von MC4R-Mutationsträger wurden Familien analysiert. Es konnte dabei festgestellt werden, dass weibliche MC4R-Mutationsträgerinnen ca. 30 kg schwerer als ihre Angehörigen ohne entsprechende Mutation waren. Männliche *MC4R*-Mutationsträger wogen ca. 15–20 kg mehr als ihre Familienangehörigen ohne *MC4R*-Mutation (Dempfle et al. 2004).

Kühnen et al. (2016a) identifizierte eine weitere Therapieoption, bei der extrem adipöse Patienten mit Funktionsverlustmutationen im *POMC*-Gen (s. o.) mit einem MC4R-Agonisten, erfolgreich behandelt wurden. Vor allem die Hyperphagie und die damit verbundene Gewichtszunahme der Patienten nahm dauerhaft ab (Kühnen et al. 2016a).

> Funktionseinschränkende Mutationen im Melanokortin-4-Rezeptorgen (*MC4R*) üben einen Hauptgeneffekt bei der Entwicklung einer Adipositas aus.

4.2.3 Polygene Formen der Adipositas

Bei der polygenen Form der Adipositas tragen viele Gene gleichzeitig zur Ausprägung des Körpergewichtes bei. Es wurden im *MC4R* auch Varianten entdeckt, die zu einem verringerten Gewicht führen und somit vor Adipositas schützen. Es handelt sich dabei um die niederfrequenten Allele der Polymorphismen Val103Ile und Ile-251Leu (103Ile, 251Leu), deren Träger ein ca. 30% geringeres Risiko haben, eine Adipositas zu entwickeln. Bei einem heterozygoten, erwachsenen, mittelgroßen Mann würde es ein um ca. 1,5 kg verringertes Gewicht bedeuten, im Vergleich zu Nicht-Trägern dieser Variante (Geller et al. 2004; Stutzmann et al. 2007).

> Deutlich polygene Effekte konnten erstmals mit der Identifizierung von Polymorphismen in *MC4R*, die zu einem leicht erniedrigten Gewicht prädisponieren, bestätigt werden.

Im Rahmen von genomweiten Assoziationsstudien (GWAS) können mögliche kausale genetische Varianten für Adipositas identifiziert werden, die bei Normalgewichtigen seltener vorkommen als bei Adipösen. Das „Genetic Investigation of Anthropomorphic Traits"-Konsortium (GIANT) publizierte vor Kurzem die bis jetzt größte Metaanalyse für BMI, welche an insgesamt ca.

700.000 Teilnehmern durchgeführt wurde (Yengo et al. 2018). Hierbei wurden 941 BMI-assoziierten SNPs identifiziert, von welchen 751 erstmals beschrieben wurden. Ca. 6% der Varianz des BMI ist durch diese genomweit signifikanten Varianten erklärbar (Yengo et al. 2018). Bei GWAS-Analysen werden oft SNP-Risikoallele nicht direkt innerhalb eines Genbereichs identifiziert, sondern vielmehr liegen sie zwischen 2 Genen, oder in einem durch Rekombination selten trennbaren größeren chromosomalen Block (Kopplungs-Ungleichgewicht). Deswegen wird bei den GWAS-Analysen das dem Marker-SNP am nächsten liegende Gen als „Risikogen" geschätzt. Es ist trotzdem nicht auszuschließen, dass ein weiter entfernt liegendes Gen eher für die Ausprägung des Phänotyps zuständig ist. Bei der o. g. Metaanalyse wurde außerdem festgestellt, dass 96% der detektierten BMI-assoziierten Gene eine konsistente Wirkungsrichtung über mehrere Gewebe hinweg zeigen. Eine höhere Expression der *HSD17B12* und *STAG3L1* Gene in 22 bzw. 33 Geweben geht beispielsweise mit einem verringerten BMI einher. Zusätzlich berichteten die Autoren, dass diese BMI-assoziierte Gene hauptsächlich an Signalwegen der Neurogenese und allgemein an der Entwicklung des Zentralnervensystems teilnehmen, was die Ergebnisse der vorherigen GWAS (Locke et al. 2015) bestätigt (Yengo et al. 2018).

Die technologischen Fortschritte ermöglichen z. B mithilfe der „next generation sequencing" Sequenzen des gesamten Exoms (kodierende, also exonische Bereiche der DNA) von 125.748 Personen und des gesamten Genoms von 15.708 Personen in öffentlichen Datenbanken zur Verfügung zu stellen (▶ https://gnomad.broadinstitute.org/). In naher Zukunft ist es also denkbar, auch (sehr) seltene Mutationen, die mit den eher groben GWAS unentdeckt bleiben und bei der Gewichtsregulation eine Rolle spielen könnten, zu identifizieren.

- **Polygenic risk scores**

Durch die Nutzung von GWAS-Daten besteht die Möglichkeit, genetische Risiken für komplexe Störungen abzuleiten. Diese sogenannten polygenen Risikoscores (PRS, engl. polygenic risk score) betrachten dabei z. B. alle BMI erhöhenden Allele zusammen. Adipöse Personen, die mehr BMI erhöhende Allele besitzen haben einen höheren Score als normalgewichtige und schlanke Personen. Anhand dieser Scores können darüber hinaus Personen, die (noch) nicht-adipös sind, aber eine hohe Prädisposition zu Adipositas haben, erkannt werden.

In einer rezenten Studie, bei der Daten aus einer GWAS für BMI (Locke et al. 2015) für PRS-Analysen hinsichtlich der Prädiktion für BMI und Adipositas verwendet wurden, konnte nachgewiesen werden, dass von den Erwachsenen mit den höchsten PRS, 83% übergewichtig oder adipös waren. Dabei wogen sie im Durchschnitt 13 kg mehr als die mit den niedrigsten PRS. Es konnte auch beobachtet werden, dass Personen mit hohem und niedrigem Risiko schon ab einem Alter von etwa 3 Jahren signifikante Unterschiede im Körpergewicht zeigten. Kinder mit dem höchsten Risiko wogen mit 18 Jahren ca. 12 kg mehr als solche Kinder mit dem niedrigsten Risiko (Khera et al. 2019).

PRSs allein können also frühzeitig Kinder, die ein hohes Risiko für Adipositas haben, erkennen. Trotzdem wäre es ratsam, genetische Risikobewertungen in Kombination mit anderen Prädiktoren, wie der Familienanamnese, zu verwenden, da Adipositas auch von Umweltfaktoren wie Ernährung und Bewegung beeinflusst wird.

- **Fetaler und mütterlicher Genotyp – Auswirkungen auf das Risiko komorbider Störungen**

Mit der „Barker-Hypothese" wurde eine Verbindung beschrieben von geringem Geburtsgewicht, welches als Surrogatparameter für ein beeinträchtigtes intrauterines

Milieu herangezogen wurde, mit dem erhöhten Risiko im Laufe des Lebens, an einer kardiovaskulären Erkrankung zu versterben (Barker und Osmond 1986). Dafür sollen epigenetische Modifikationen verantwortlich sein. Abgesehen von den Keimzellen und Zellen mit postmeiotischen Mutationen, ist das menschliche Genom in allen Zellen des Körpers identisch. Epigenetische Modifikationen wie z. B. Imprinting, DNA-Methylierungen, bis hin zu Modifikationen an den Histonen oder Chromatinstrukturen, die nicht vererbt werden (Horsthemke 2018) und im Laufe des Lebens modifiziert werden können, führen zu unterschiedlichen Gen-Expressionsmustern. Frühe (prä- bis perinatale) Lebensbedingungen können einen relevanten Einfluss auf den Phänotyp im weiteren Leben haben. Wissenschaftliche Erhebungen aus der Zeit des niederländischen „Hungerwinters" 1944/45 konnten zeigen, dass Personen, die pränatal einer Periode mütterlichen Hungerns ausgesetzt waren, eine geringfügig reduzierte Methylierung des *IGF2*-("Insulin-ähnlicher Wachstumsfaktor 2")Gens zeigten (Slomko et al. 2012). Zudem zeigte sich eine eingeschränkte Glukosetoleranz, Hypercholesterolämie, erhöhter Blutdruck und höhere Raten an Adipositas bei den Betroffenen, verglichen zu gleichgeschlechtlichen Geschwistern, die pränatal nicht dem Hunger ausgesetzt waren. Mütterliche Adipositas führt dagegen bei Föten zu einer erhöhten Expression von NPY/AgRP, Transmittern, die die Nahrungsaufnahme fördern, in orexigenen Neuronen und zu einer verminderten Expression des sättigend wirkenden α-MSH in anorexigenen Neuronen. Als Resultat entsteht ein lebenslanges Ungleichgewicht hypothalamischer Regelkreise der Energiehomöostase. Eine gesteigerte Nahrungsaufnahme (Hyperphagie) resultiert. Die Hormone Leptin und Adiponectin haben scheinbar eine zentrale Rolle bei dieser fetalen Fehlprogrammierung (Slomko et al. 2012; Nogues et al. 2019).

Bei der Analyse des Gens *POMC* wurde im Tiermodell eine epigenetische Modifikation (Methylierung) gefunden, die bei adipösen Mäusen verstärkt methyliert (hypermethyliert) war. Auch beim Menschen konnte eine solche Hypermethylierung beschreiben werden. Es konnte eine Assoziation einer bestimmten DNA-Methylierung im Exon 3 vom POMC mit Adipositas gezeigt werden (Kuehnen et al. 2012). Später zeigte dieselbe Gruppe, dass die Methylierung von POMC bereits im frühen Embryonen etabliert wird. Das somatische Methylierungsmuster der Kinder korrelierte mit dem der Eltern. Die Autoren schlossen auf ein „metastabiles Epiallel" welches einen Einfluss auf die Gewichtsregulation hat (Kühnen et al. 2016b).

Die neueste Studie zu maternalen und fötalen Effekten auf das Geburtsgewicht führt zu einem Paradigmenwechsel. Je mehr wir über die genetische Disposition zur Varianz des Körpergewichtes wissen, umso klarer wird es, dass der kindliche Genotyp selber einen Einfluss auf die Gewichtsentwicklung haben kann. Eine aktuelle Studie, zeigt neue Aspekte der kindlichen und mütterlichen Genotypen auf (Warrington et al. 2019). Die neue Studie beschreibt mithilfe einer GWAS zum eigenen Geburtsgewicht (an 321.223 Personen) und dem Geburtsgewicht von Nachkommen (an 230.069 Müttern) 190 unabhängige Signale, von denen 129 erstmalig beschrieben wurden. Komplexe Berechnungen wurden genutzt, um den Anteil direkter fetaler und indirekter mütterlicher genetischer Einflüsse auf das Geburtsgewicht zu differenzieren. Dadurch und durch die Methode der Mendelschen Randomisierung konnten kausale fetale und mütterliche Regelkreise abgeleitet werden. Beispielsweise wurde die Beziehung zwischen niedrigerem Geburtsgewicht und späterem höheren Blutdruck durch eine Kombination indirekter maternaler und direkter fetaler genetischer Effekte bestimmt. Indirekte Effekte maternaler Blutdruckerhöhender Genotypen verringern das Geburtsgewicht der Nachkommen, aber nur direkte fetale Genotypeffekte, so sie geerbt werden, erhöhen den späteren Blutdruck der Nachkommen. Wenn die maternalen Geburtsgewicht verringernden Genotypen als Proxies für adversive intrauterine Bedingungen genutzt wurden, ergaben sich keine Hinweise einer kausalen Erhöhung des Blutdrucks der Nachkommen. Somit darf gefolgert werden, dass die inverse Beziehung zwischen Geburtsgewicht und Blutdruck genetischen Effekten zuzuweisen ist und nicht der intrauterinen Programmierung.

Durch die erfolgreiche Trennung der fetalen von den mütterlichen genetischen Wirkungen stellt diese Arbeit einen wichtigen Fortschritt in den genetischen Studien perinataler Effekte dar und zeigt, dass die Assoziation zwischen niedrigerem Geburtsgewicht und höherem Blutdruck im Erwachsenenalter auf genetische Wirkungen und nicht auf intrauterine Programmierung zurückzuführen ist (Warrington et al. 2019).

Die hier gezeigten Daten sind auch schon in vorhergehenden Studien der Gruppe um Rachel Freathy in Teilen identifiziert worden (Beaumont et al. 2018). So konnte mittels Mendelscher Randomisierung, welche kausale Zusammenhänge zwischen genetischen Varianten und einzelnen Phänotypen aufklärt, gezeigt werden, dass genetisch bedingte erhöhte BMI- und Blutzuckerwerte bei Müttern möglicherweise mit einem höheren Geburtsgewicht der Nachkommen in Verbindung gebracht werden können. Andererseits könnte genetisch bedingter erhöhter systolischer Blutdruck bei Müttern mit niedrigerem Geburtsgewicht in Verbindung stehen. Diese Daten müssen allerdings noch unabhängig bestätigt werden (Tyrrell et al. 2016).

Im Folgenden sind einzelne genomweit signifikante Befunde zu genetischen Effekten bei Schwangerschaft und Geburt zusammengefasst. Die Frühgeburt trägt erheblich zur Kindersterblichkeit und Morbidität bei und hat lebenslange Auswirkungen. Kürzlich zeigte eine GWAS zu Gen x Umwelt Interaktionen an 1.733 afrikanisch-amerikanischen Frauen (698 Mütter von Frühgeburten; 1.035 Mütter von normalen Geburten) der Bostoner Geburtskohorte, dass maternale Varianten am *COL24A1*-Gen eine genomweite signifikante Interaktion mit maternalem Vor-Schwangerschafts-Übergewicht/Adipositas auf das Frühgeburtsrisiko haben. Dieser Befund konnte bei weiteren afrikanisch-amerikanischen Müttern repliziert werden, nicht aber bei kaukasischen Müttern. Die gefundene Variante ist im Fettgewebe mit veränderterer Expression von *COL24A1* assoziiert. Diese Erkenntnisse könnten neue Einsichten zur Ätiologie der Frühgeburt liefern und die Möglichkeit der Vorhersage und Verhinderung verbessern (Hong et al. 2017).

Der Stoffwechsel der Mutter während der Schwangerschaft wirkt sich auf den sich entwickelnden Fötus aus und beeinflusst Geburts- und Körpergewicht der Nachkommen. Im weiteren Leben hat dies Auswirkungen auf die Stoffwechselgesundheit. So haben Nachkommen von Müttern mit vorbestehendem oder Schwangerschaftsdiabetes im Kindesalter ein erhöhtes Risiko für Stoffwechselstörungen. Ein GWAS für Varianten, die mit einem oralen Glukosetoleranztests in der 28. Schwangerschaftswoche assoziiert sind, wurde an 8.874 schwangeren Müttern verschiedener Abstammung (1.367 europäische, 1.178 thailändische, 1.075 Afro-karibische und 817 hispanische) durchgeführt. Neben bei nicht schwangeren Individuen bekannten Assoziationen zu Genen des Glukosestoffwechsels, konnten zwei neue genomweite signifikante Assoziationen identifiziert werden: 2-h-Plasmaglukose und Varianten im *HKDC1* sowie nüchtern C-Peptid und Varianten im *BACE2* (Hayes et al. 2013).

Fazit für die Praxis
- Die bislang gefundenen genetischen Varianten (monogen bis polygen) haben einen deutlichen Beitrag zur Aufklärung der genetischen Mechanismen der Adipositas geleistet.
- Weitere Analysen werden mutmaßlich deren biologische Bedeutung und letztendlich ihr therapeutisches Potenzial aufzeigen können.
- Polygene Risikoscores (PRSs) können lange vor Beginn der Störung eingesetzt werden, um Personen mit einem hohen Risiko für Adipositas identifizieren zu können.
- Sowohl der mütterliche als auch der kindliche Genotyp haben einen Einfluss auf die Entwicklung des Körpergewichtes

Literatur

Barker DJ, Osmond C (1986) Infant mortality, childhood nutrition, and ischaemic heart disease in England and Wales. Lancet 1:1077–1081

Beaumont RN, Warrington NM, Cavadino A et al (2018) Genome-wide association study of offspring birth weight in 86 577 women identifies five novel loci and highlights maternal genetic effects that are independent of fetal genetics. Hum Mol Genet 27:742–756

Collet TH, Dubern B, Mokrosinski J et al (2017) Evaluation of a melanocortin-4 receptor (MC4R) agonist (Setmelanotide) in MC4R deficiency. Mol Metab 6:1321–1329

Dempfle A, Hinney A, Heinzel-Gutenbrunner M et al (2004) Large quantitative effect of melanocortin-4 receptor gene mutations on body mass index. J Med Genet 41:795–800

Farooqi IS, Matarese G, Lord GM et al (2002) Beneficial effects of leptin on obesity, T cell hyporesponsiveness, and neuroendocrine/metabolic dysfunction of human congenital leptin deficiency. J Clin Invest 110:1093–1103

Fischer-Posovszky P, von Schnurbein J, Moepps B et al (2010) A new missense mutation in the leptin gene causes mild obesity and hypogonadism without affecting T cell responsiveness. J Clin Endocrinol Metab 95:2836–2840

Geller F, Reichwald K, Dempfle A et al (2004) Melanocortin-4 receptor gene variant I103 is negatively associated with obesity. Am J Hum Genet 74:572–581

Giuranna J, Antel J, Libuda L et al (2018) Polygene Formen der Adipositas und Störungsübergreifende Analysen. Adipositas – Ursachen, Folgeerkrankungen. Therapie 12:176–182

Hayes MG, Urbanek M, Hivert MF et al (2013) Identification of HKDC1 and BACE2 as genes influencing glycemic traits during pregnancy through genome-wide association studies. Diabetes 62:3282–3291. Erratum in: Diabetes 2013; 62:3641

Hebebrand J, Volckmar AL, Knoll N et al (2010) Chipping away the ‚Missing heritability': GIANT steps forward in the molecular elucidation of obesity-but still lots to go. Obes Facts 3:294–303

Hinney A, Bettecken T, Tarnow P et al (2006) Prevalence, spectrum, and functional characterization of melanocortin-4 receptor gene mutations in a representative population-based sample and obese adults from Germany. J Clin Endocrinol Metab 91:1761–1769

Hinney A, Vogel CI, Hebebrand J (2010) From monogenic to polygenic obesity: recent advances. Eur Child Adolesc Psychiatry 19:297–310

Hinney A, Volckmar AL, Knoll N (2013) Melanocortin-4 receptor in energy homeostasis and obesity pathogenesis. Prog Mol Biol Transl Sci 114:147–191

Hinney A, Herrfurth N, Schonnop L, Volckmar AL (2015) Genetic and epigenetic mechanisms in obesity. Bundesgesundheitsbl Gesundheitsforsch Gesundheitsschutz 58:154–158

Hong X, Hao K, Ji H et al (2017) Genome-wide approach identifies a novel gene-maternal pre-pregnancy BMI interaction on preterm birth. Nat Commun 8:15608

Horsthemke B (2018) A critical view on transgenerational epigenetic inheritance in humans. Nat Commun 9:2973

Khera AV, Chaffin M, Wade KH et al (2019) Polygenic prediction of weight and obesity trajectories from birth to adulthood. Cell 177:587–596.e9

Kuehnen P, Mischke M, Wiegand S et al (2012) An Alu element-associated hypermethylation variant of the POMC gene is associated with childhood obesity. PLoS Genet 8:e1002543

Kühnen P, Clément K, Wiegand S et al (2016a) Proopiomelanocortin deficiency treated with a melanocortin-4 receptor agonist. N Engl J Med 375:240–246

Kühnen P, Handke D, Waterland RA et al (2016b) Interindividual variation in DNA methylation at a putative POMC metastable epiallele is associated with obesity. Cell Metab 24:502–509

Locke AE, Kahali B, Berndt SI et al (2015) Genetic studies of body mass index yield new insights for obesity biology. Nature 518:197–206

Nogues P, Dos Santos E, Jammes H et al (2019) Maternal obesity influences expression and DNA methylation of the adiponectin and leptin systems in human third-trimester placenta. Clin Epigenetics 11:20

von Schnurbein J, Wabitsch M (2017) Monogene Adipositas: Pathophysiologie – Diagnostik – Therapieoptionen. Medgen 29:348

Slomko H, Heo HJ, Einstein FH (2012) Minireview: epigenetics of obesity and diabetes in humans. Endocrinology 153:1025–1030

Sørensen TI, Holst C, Stunkard AJ (1992) Childhood body mass index – genetic and familial environmental influences assessed in a longitudinal adoption study. Int J Obes Relat Metab Disord 16:705–714

Stunkard AJ, Foch TT, Hrubec Z (1986) A twin study of human obesity. JAMA 256:51–54

Stutzmann F, Vatin V, Cauchi S et al (2007) Nonsynonymous polymorphisms in melanocortin-4 receptor protect against obesity: the two facets of a Janus obesity gene. Hum Mol Genet 16:1837–1844

Tyrrell J, Richmond RC, Palmer TM et al (2016) Genetic evidence for causal relationships between maternal obesity-related traits and birth weight. JAMA 315:1129–1140. Erratum in: JAMA 2016; 315:1661

Wabitsch M, Funcke JB, Lennerz B et al (2015a) Biologically inactive leptin and early-onset extreme obesity. N Engl J Med 372:48–54

Wabitsch M, Funcke JB, von Schnurbein J et al (2015b) Severe early-onset obesity due to bioinactive leptin caused by a p.N103K mutation in the leptin gene. J Clin Endocrinol Metab 100:3227–3230

Warrington NM, Beaumont RN, Horikoshi M et al (2019) Maternal and fetal genetic effects on birth weight and their relevance to cardio-metabolic risk factors. Nat Genet 51:804–814

Yengo L, Sidorenko J, Kemper KE et al (2018) Meta-analysis of genome-wide association studies for heightand body mass index in ~700.000 individuals of European ancestry. Hum Mol Genet 27:3641–3649

Adipositas und metabolische Chirurgie

Fritz W. Spelsberg und Thomas P. Hüttl

Inhaltsverzeichnis

5.1 **Definition Adipositas** – 98

5.2 **Konservatives, präkonzeptionelles Management der Adipositas** – 98

5.3 **Adipositas- und metabolische Chirurgie** – 99
5.3.1 Adipositas – Grundlagen operativer Therapie – 99
5.3.2 Indikationen und Kontraindikationen – 99
5.3.3 Verfahrenswahl – 101
5.3.4 Operationsverfahren und ihre Besonderheiten – 101
5.3.5 Vorbereitende und begleitende Ernährungstherapie – 104
5.3.6 Erfolgsaussichten – 104
5.3.7 Bariatrische Chirurgie/Metabolische Chirurgie – Bedeutung und Ausblick – 105

5.4 **Betreuung der adipösen Patientin vor, während und nach der Schwangerschaft** – 106
5.4.1 Folsäuresupplementierung – 106
5.4.2 Umstellung der Medikation – 106
5.4.3 Beratung nach Adipositas- und metabolisch-chirurgischen Eingriffen – 107
5.4.4 Abklärung von Komorbiditäten – 107
5.4.5 Schwangerschaft nach Adipositas- und metabolischer Chirurgie – 108

Literatur – 110

© Springer-Verlag GmbH Deutschland, ein Teil von Springer Nature 2022
A. Strauss, C. Strauss (Hrsg.), *Praxisbuch Adipositas in der Geburtshilfe*,
https://doi.org/10.1007/978-3-662-61906-3_5

Trailer

Übergewicht und Adipositas in der Schwangerschaft – Adipositas- und metabolische Chirurgie

Adipositas und Übergewicht stellen weltweit ein zunehmendes Problem dar – auch unter Schwangeren, das mit erheblichen Komplikationen für Mutter und Kind einhergehen kann. In Deutschland waren 2017 36% der Schwangeren übergewichtig – 14,6% adipös mit einen BMI >30 kg/m². Nach aktuellen Mutterschaftsrichtlinien gelten adipöse Schwangere als Risikoschwangere. Damit können neben den üblichen Untersuchungen häufigere Kontroll- und Ultraschalluntersuchungen angezeigt sein – insbesondere auch individualisiert nach bariatrischen Operationen (S3-Leitlinie Adipositas und Schwangerschaft 2020).

Da höhergradige Adipositas in der Regel nicht konservativ behandelbar ist, müssen morbide Adipositas und ihre Folgeerkrankungen operativ therapiert werden. Die Zielsetzung geht zunehmend weg von alleiniger Gewichtskontrolle hin zur Kontrolle des gesamten Metabolismus. Diese sog. metabolische Chirurgie hat sich zur effektivsten Therapieform des Diabetes mellitus Typ 2 bei Adipösen entwickelt sowie vieler anderer Adipositas-assoziierter Folgeerkrankungen (Hüttl 2020).

5.1 Definition Adipositas

Adipositas ist definiert als eine über das Normalmaß hinausgehende Vermehrung des Körperfetts. Berechnungsgrundlage ist der Body Mass Index (BMI) (siehe auch Kap. 1). Der BMI ist der Quotient aus Gewicht und Körpergröße zum Quadrat (kg/m²). Die folgenden Angaben zum BMI beziehen sich grundsätzlich auf den BMI vor der Schwangerschaft (◘ Tab. 5.1). Die WHO-Klassifikation definiert Adipositas und deren Ausmaß anhand des BMI (S3-Leitlinie Adipositas und Schwangerschaft 2020).

5.2 Konservatives, präkonzeptionelles Management der Adipositas

Es gibt wenige Untersuchungen (überwiegend Beobachtungs- und Interventionsstudien) zur Frage, ob sich vermehrte Bewegung und/oder gesunde Ernährung (bzw. Gewichtsabnahme) präpartal auf maternale oder kindliche Parameter in der Folgezeit auswirken.

Das Risiko für Gestationsdiabetes liegt in Metaanalysen bei Schwangeren mit der

◘ **Tab. 5.1** WHO-Gewichtsklassifikation bei Erwachsenen anhand des BMI (S3-Leitlinie Adipositas und Schwangerschaft 2020)

Kategorie	BMI (kg/m²)	Risiko für Begleiterkrankungen
Untergewicht	<18,5	Niedrig
Normalgewicht	18,5–24,9	Durchschnittlich
Übergewicht Präadipositas Adipositas Grad I Adipositas Grad II Adipositas Grad III	≥25,0 25–29,9 30–34,9 35–39,9 ≥40	Gering erhöht Erhöht Hoch Sehr hoch

höchsten Aktivität im Vergleich zu solchen mit der niedrigsten um 55% niedriger. Körperliche Aktivität zur Prävention eines Gestationsdiabetes vor der Schwangerschaft war wirkungsvoller als während der Schwangerschaft. (S3-Leitlinie Adipositas und Schwangerschaft 2020)

> **Tipp**
>
> Ein Lebensstil mit vermehrter Bewegung und adäquater Ernährung präkonzeptionell scheint positive Auswirkungen sowohl auf die Schwangerschaft als auch auf die Entbindung/Geburt und die Zeit danach zu haben.

5.3 Adipositas- und metabolische Chirurgie

5.3.1 Adipositas – Grundlagen operativer Therapie

Die „morbide Adipositas" stellt eine chronische, multifaktorielle und oftmals anlagebedingte Krankheit mit erheblichen negativen physischen wie psychischen Folgen für die Betroffenen und enormen sozioökonomischen Kosten dar.

Leider ist spätestens die höhergradige Adipositas konservativ meist nicht mehr erfolgreich therapierbar. Dagegen ist eine chirurgische Therapie (adipositaschirurgische oder metabolische Operation) wesentlich effektiver und erreicht im Regelfall das angestrebte Therapieziel im Sinne einer nachhaltigen Gewichtsreduktion, einer Besserung der Komorbiditäten und einer Besserung der Lebensqualität (Hüttl 2020; S3-Leitlinie Chirurgie der Adipositas und metabolischer Erkrankungen 2018).

Operationsverfahren, wie Schlauchmagen und Magenbypass, wirken auf zentrale Steuerungsmechanismen, was bei den meisten Patienten zu einem rascheren Sättigungsgefühl und insbesondere auch zu einem geringeren Appetit, veränderten Nahrungsvorlieben und dadurch zu einer Verbesserung der Lebensqualität führt. Hormone wie GLP-1, Ghrelin, PYY und Vaspin scheinen hier ebenso beteiligt zu sein wie Präbiotika-ähnliche Einflüsse auf das intestinale Mikrobiom und Veränderungen im Gallensäuremetabolismus (Hüttl 2020; S3-Leitlinie Chirurgie der Adipositas und metabolischer Erkrankungen 2018).

Metabolische Eingriffe wie Bypass und Schlauchmagen beeinflussen auch die Nahrungspräferenz. So bevorzugen im Tiermodell Mäuse nach Bypass plötzlich gesunde Nahrung, die Präsentation hochkalorischer Nahrungsmittel führte bei Bypasspatienten zu einer verminderten Aktivierung von Appetit- und Lustzentren im Vergleich zu Magenbandpatienten oder Nicht-Operierten (Hüttl 2020; S3-Leitlinie Chirurgie der Adipositas und metabolischer Erkrankungen 2018).

Signifikante Änderungen des Mikrobioms hin zu einem „schlankeren Phänotyp" wurden für die Schlauchmagenoperation im Vergleich zu einer hypokalorisch ernährten Kontrollgruppe nachgewiesen. Neben der Senkung des energieresorbierenden Potenzials des Mikrobioms verminderte sich auch die Zahl an Bakterienstämmen, die als Risikofaktoren für chronische Inflammation und metabolisches Syndrom gelten (Hüttl 2020).

5.3.2 Indikationen und Kontraindikationen

Die Indikationsstellung erfolgt interdisziplinär und individuell. Dabei ergeben sich 3 Patientengruppen:
- Indikation zur Adipositaschirurgie nach Erschöpfung konservativer Maßnahmen (◘ Tab. 5.2)
- Primäre Indikation zur Adipositaschirurgie (◘ Tab. 5.3)
- Indikation zur Metabolischen Chirurgie (◘ Tab. 5.4)

Tab. 5.2 Voraussetzungen zur operativen Adipositastherapie (Hüttl 2020)

Erschöpfung der konservativen Therapie und
- Adipositas Grad III (BMI >40 kg/m^2) bzw.
- Adipositas Grad II (BMI >35 kg/m^2) mit einer oder mehreren Adipositas-assoziierten Begleiterkrankungen wie DMT2, KHK, Herzinsuffizienz, Hyperlipidämie, art. HT, Nephropathie, OSAS, Pickwick-Syndrom, NAFLD/NASH, Pseudotumor cerebri, GERD, Asthma, CVI, Harninkontinenz, immobilisierende Gelenkerkrankung, Fertilitätsstörung, PCOS

Ausschluss von Kontraindikationen wie

- instabile psychische Erkrankung, aktive Substanzabhängigkeit, unbehandelte Bulimia nervosa
- Aktive konsumierende Erkrankung
- Vorliegende oder unmittelbar geplante Schwangerschaft

- Alter i. d. R. 18–65 Jahre, jedoch keine starre Altersgrenze
- Akzeptables OP-Risiko
- Spezialisierte Abteilung (Zentrum) mit eingehender laparoskopischer und adipositaschirurgischer Erfahrung und Logistik mit Teilnahme an nationalem Qualitätssicherungs-Register

- Langfristige interdisziplinäre Nachbetreuung gewährleistet

- Über alle Verfahren aufgeklärter Patient
- Positives Votum einer interdisziplinären Fallkonferenz (Adipositas-BOARD)

Tab. 5.3 Primärindikation Adipositaschirurgie (ohne vorausgegangene konservative Therapie) (Hüttl 2020)

- BMI >50 kg/m^2 und/oder
- Konservativer Therapieversuch durch das multidisziplinäre Team (möglichst als BOARD-Beschluss) als nicht erfolgsversprechend bzw. aussichtslos eingestuft
- Vorliegen besonders schwerer Begleit- und Folgeerkrankungen, die keinen Aufschub eines operativen Eingriffs erlauben

Tab. 5.4 Indikation metabolische Chirurgie (Hüttl 2020), Hauptzielgröße ist die Verbesserung der glykämischen Stoffwechsellage bei vorbestehendem Diabetes mellitus Typ 2 (DMT2)

DMT2 und Adipositas Grad III (BMI >40 kg/m^2)
- Betroffenen **soll eine metabolische OP als mögliche Therapieoption empfohlen** werden
- Unabhängig von glykämischer Kontrolle und Komplexität der antidiabetischen Medikation
- Patient profitiert zudem von nachhaltiger Gewichtskontrolle
- **Vorherige konservative Adipositas-Therapie nicht erforderlich**

DMT2 und Adipositas Grad II (BMI >35 bis 39,9 kg/m^2)
- Betroffenen soll eine metabolische OP als Therapieoption **empfohlen** werden, wenn diabetesspezifische individuelle Zielwerte nicht erreicht werden
- Indikationsstellung gemeinsam mit Diabetologe

DMT2 und Adipositas Grad I (BMI >30 bis 34,9 kg/m^2)
- Metabolische Chirurgie sollte als Therapieoption **in Erwägung gezogen** werden, wenn diabetesspezifische individuelle Zielwerte gemäß der Nationalen Versorgungsleitlinie zur Therapie des DMT2 nicht erreicht werden
- Indikationsstellung gemeinsam mit Diabetologe

DMT2 und BMI <30 kg/m^2)
- Ausschließlich im Rahmen wissenschaftlicher Studien

Formal ergibt sich die Operationsindikation ab einem Body Mass Index (BMI) von 40 kg/m^2 bzw. ab 35 kg/m^2, wenn bereits Adipositas-assoziierte Begleiterkrankungen vorhanden, die konservativen Therapien ausgeschöpft oder nicht möglich oder sinnhaft sind und Kontraindikationen ausgeschlossen wurden (Tab. 5.2).

Eine strukturierte, längerfristig ausgelegte und dokumentierte Therapie sollte wenn möglich einem adipositaschirurgischen Eingriff vorausgehen. Diese sog. „umfassende Therapie" sollte sich über mindestens 6 Monate in 2 Jahren erstrecken und beinhaltet Ernährungsschulungen, mindestens ein repräsentatives Ernährungsprotokoll, Bewegung mit wenigstens 2 Stunden Sport pro Woche (sofern keine Einschränkungen wie z. B. Arthrose vorliegen). Die Unterstützung und Förderung der Verhaltensumstellung muss Teil der Ernährungsschulung sein. Die empfohlene Vorstellung bei einem sog. „Mental Health Professional (MHP)", also beim Psychiater, Psychosomatiker oder Psychologen, soll vor allem relevante psychopathologische Auffälligkeiten ausschießen oder ggf. zu deren Behandlung führen (Hüttl 2020).

Die konservative Therapie gilt als erschöpft,
- wenn das Ausgangsgewicht unter Therapie nicht um mindestens 15% bei einem BMI von 35–39,9 kg/m² bzw. 20% bei (BMI >40 kg/m²) fällt oder
- wenn zwar diese Gewichtsreduktion erreicht werden konnte, jedoch adipositasassoziierte Erkrankungen fortbestehen, die durch adipositaschirurgische/metabolische Operationen weiter verbessert werden können (◘ Tab. 5.2) oder
- wenn es nach einer erfolgreichen Gewichtsreduktion das Gewicht wieder um >10% steigt.

Als aussichtslos gilt eine konservative Behandlung unter anderem bei einem BMI >50 kg/m² (S3-Leitlinie Adipositas und Schwangerschaft 2020) (◘ Tab. 5.2). Eine präoperative umfassende Therapie zeigt in dieser Gewichtsklasse keine Vorteile für die Betroffenen, sie ist meist nur therapieverzögernd und damit patientengefährdend.

Wünschenswert ist zur Therapieplanung eine interdisziplinäre Fallbesprechung (Adipositas-BOARD), bei der auch ein MHP anwesend sein sollte.

2010 wurde erstmals die metabolische Chirurgie, also adipositaschirurgische Eingriffe, beim DMT2 in die Leitlinie aufgenommen, inzwischen wurde dies in Anlehnung an internationale Standards präzisiert (◘ Tab. 5.4) (Hüttl 2020).

5.3.3 Verfahrenswahl

Wichtige Kriterien bei der Verfahrenswahl sind BMI, der zu erwartende Gewichtsverlust (EWL), Essverhalten, Begleiterkrankungen, allgemeines OP-Risiko und Adhärenz. Ebenfalls berücksichtigt werden müssen Alter, Geschlecht, Beruf, die Notwendigkeit einer dauerhaften Medikamenteneinnahme (z. B. NSAR, Antikoagulanzien, Immunsupressiva) und Sonderkonditionen (z. B. Vorliegen chronisch entzündlicher Darmerkrankungen). Die Wahl des Verfahrens trifft das behandelnde Ärzteteam zusammen mit dem vollumfänglich informierten Patienten. Hierzu muss über Vor- und Nachteile, Chancen und Risiken der gängigen Operationsverfahren einschließlich Alternativen und möglicher Langzeitfolgen aufgeklärt werden. Die Eingriffe erfolgen heute prinzipiell laparoskopisch (Hüttl 2020).

5.3.4 Operationsverfahren und ihre Besonderheiten

Bis 2007 dominierte das Magenband, danach der Magenbypass, seit 2010 der Schlauchmagen. Das Magenband (2018: 1,5%) sollte heute nur noch auf besonderen Wunsch und Abwägung bei Patienten mit BMI <50 kg/m² angewandt werden (Hüttl 2020).

Für den Schlauchmagen (2018: 53%) und den proximalen Roux-en-Y-Magenbypass (45%) gibt es in der Literatur die meiste Evidenz. Neben diesen wird der Omega-Loop-Bypass und die biliopankreatische Teilung mit/ohne Duodenal-Switch (BPD-DS, <1%) angeboten (◘ Abb. 5.1) (Hüttl 2020).

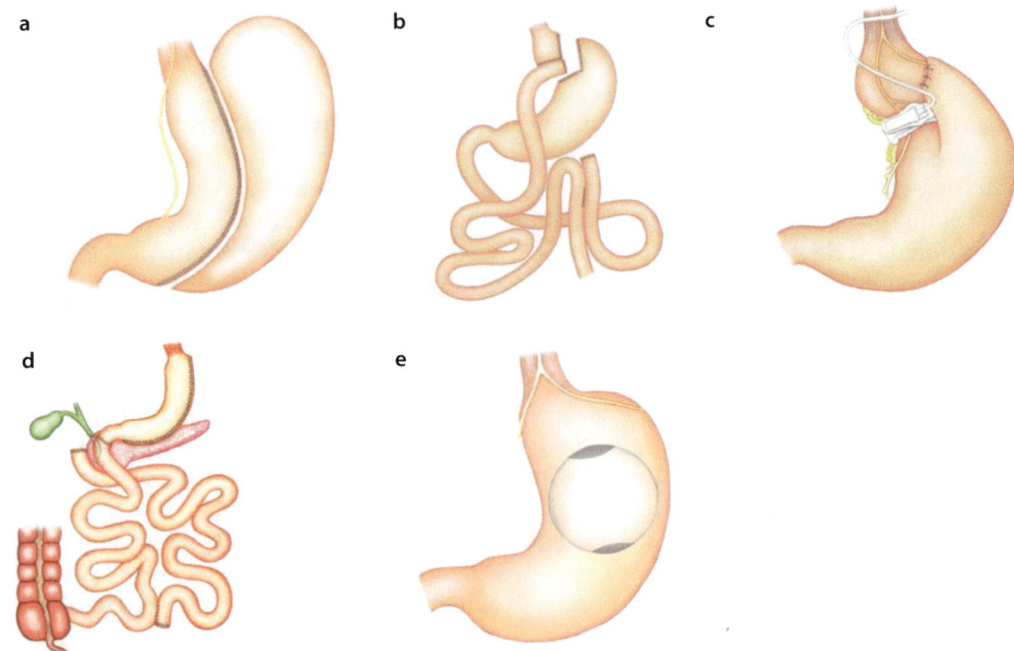

◘ Abb. 5.1a-e Die „wichtigsten" adipositaschirurgischen Verfahren. (Hüttl 2020). **a** Schlauchmagen (Sleeve-Gastrektomie, 53% der Eingriffe). Ca. 90% des Magens (Fundus, große Teile des Corpus) werden irreversibel entfernt, Restmagen entspricht einer kleinen Banane. Wirkprinzip: „Restriktion" und hormonelle Mechanismen, Mikrobiomveränderungen, Gastroduodenoskopie weiterhin möglich. **b** Roux-Y-Magenbypass (45%). Der Magen wird wenige Zentimeter unterhalb des Mageneingangs abgesetzt. Das Jejunum wird 50 cm nach dem Treitz'schen Band ebenfalls durchtrennt und mit dem kleinen Magenpouch verbunden. Nach ca. 150 cm erfolgt eine Jejuno-jejunostomie (sog. Roux-Y-Rekonstruktion). Wirkprinzip: „Restriktion" mit zusätzlicher „malabsoptiver Komponente". **c** Magenband (<2%). Der Magen wird durch ein verstellbares Magenband in einen kleinen Vormagen (Pouch) und einen größeren Restmagen geteilt. Wirkprinzip: „Restriktion". **d** Biliopankreatische Diversion (BPD) mit Duodenalswitch (DS) (<0,5%). Magenverkleinerung analog der Schlauchmagenoperation sowie Durchtrennen des Duodenums postpylorisch sowie des Jejunums 250 cm vor der Ileozökalklappe, dann Anastomose mit dem Duodenum. Wirkprinzip: Magenverkleinerung in Kombination mit einer erheblichen „Malabsorption" durch Verkürzung der gemeinsamen Verdauungsstrecke (sog. „common channel") auf 1 m. **e** Magenballon (links). Die Füllungsvolumina der meist wassergefüllten Ballone betragen 400 bis 700 ml. Die S3-Leitlinie sieht ihren Stellenwert vor allem bei Hochrisikopatienten (z. B. BMI >60 kg/m^2) im Rahmen eines Stufenkonzeptes. Wirkprinzip: „Restriktion". (© T.P. Hüttl)

5.3.4.1 Schlauchmagen (syn. Sleeve-Gastrektomie)

Es handelt sich um einen irreversiblen Eingriff (◘ Abb. 5.1a), der über eine Nahrungsrestriktion ein rascheres Sättigungsgefühl und eine Reduzierung von Hungergefühl und Heißhungerattacken bewirkt sowie zur Veränderung des Mikrobioms führt.

Vorteile dieser Methode sind der Erhalt der Magenpassage und die unveränderte Möglichkeit der Endoskopie inklusive ERC/P. Durch den Erhalt des Pylorus tritt in der Regel kein Dumping-Syndrom auf. Nikotingenuss und NSAR-Einnahme stellen keine Kontraindikation dar. Aus gynäkologischer Sicht wird das Verfahren für Frauen im gebärfähigen Alter favorisiert. Auch tritt ein Mangel an Vitaminen/Spurenelementen seltener auf (Hüttl 2020).

5.3.4.2 Roux-Y-Magenbypass

Beim klassischen Magenbypass wird der Magen auf einen 15–25 ml großen Pouch verkleinert und die Passage in eine Y-Rekonstruktion nach Roux so umgewandelt, dass Nahrung und Verdauungssäfte erst im mittleren Dünndarm zusammentreffen (◘ Abb. 5.1b). Die häufige Unverträglichkeit von Fetten und konzentriertem Zucker fördert einerseits die Gewichtsreduktion, kann andererseits aber auch zu Problemen führen; zuckerhaltige Speisen können ein Dumping-Syndrom auslösen. Der zu erwartende Verlust an Übergewicht liegt ähnlich wie beim Schlauchmagen bei ca. 60–70%. Lebenslang müssen Vitamin- und Mineralpräparaten substituiert werden, Endoskopien des blinden Magenanteils und des Duodenums einschließlich ERC/P sind nicht mehr möglich. Die orale Einnahme von NSAR gilt als riskant und wird nicht empfohlen. Rauchen gilt bei vielen Chirurgen aufgrund des hohen Risikos chronischer Anastomosenulzera als relative Kontraindikation (Hüttl 2020).

5.3.4.3 Steuerbares Magenband (Gastric Banding)

Ein verstellbares Silikonband wird laparoskopisch knapp unterhalb des Mageneingangs um den Magen gelegt und dadurch ein maximal 15 ml fassendes Reservoir gebildet (◘ Abb. 5.1c). Die Innenseite des Bandes kann mittels eine Portsystems aufgefüllt werden und hierdurch das Ausmaß der Restriktion justiert werden. Hochkalorische Flüssigkost (Softdrinks, Speiseeis etc.) kann jedoch weiter aufgenommen werden, das Verfahren erfordert daher eine gute Indikationsstellung und Compliance (Hüttl 2020).

5.3.4.4 Sonstige Verfahren

Eingriffe wie der **Omega-Loop-Bypass** (Ein-Anastomosen-Bypass) oder die **Biliopankreatische Diversion mit Duodenalswitch** (BPD-DS, Abb. 5.1d) wirken noch stärker malabsorptiv, werden jedoch meist erst als zweiter Eingriff nach einer Schlauchmagenoperation eingesetzt: entweder bereits primär geplant bei extremer Adipositas oder bei erneuter Gewichtszunahme (Hüttl 2020).

5.3.4.5 Zweizeitige Stufenkonzepte

Zweizeitige Konzepte (Stufenkonzepte sollen das perioperative Risiko senken bei Patienten mit Extremformen der Adipositas (BMI >50 kg/m^2) oder erheblicher Komorbidität.

Hierzu zählen der endoskopisch platzierbare Magenballon (◘ Abb. 5.1e) und der Schlauchmagen (◘ Abb. 5.1a), letzterer beispielsweise als erster Teilschritt einer BPD-DS bei extrem hohem BMI (Hüttl 2020).

5.3.4.6 Bariatrische Chirurgie – Komplikationen/ Komplikationsmanagement

Die Behandlung von Patienten mit extremer Adipositas setzt eine entsprechende perioperative Logistik mit entsprechender Ausstattung des Krankenhauses voraus: vom barrierefreien Bad über Schwerlastbetten bis 500 kg und XXL-Instrumenten und natürlich entsprechend geschultem und empathischem Personal.

Neben dem hohen Gewicht und den Begleiterkrankungen liegt ein Hauptrisiko für den Patienten in unerfahrenen Operateuren und Teams mit mangelnder adipösengerechter Ausstattung.

Eine Analyse von 15.275 bariatrischen Eingriffen zeigte 3 unabhängige Risikofaktoren für das Auftreten schwerer Komplikationen: Die persönliche adipositaschirurgische Erfahrung des Chirurgen, die jährliche OP-Frequenz in einer Klinik und die Wahl des Verfahrens selbst. Bei den resezierenden Verfahren ist dies vor allem die Naht- bzw. Anastomoseninsuffizienz, die heute bei entsprechender Expertise meist interventionell (CT-gesteuerte Drainage, interventionelle Endoskopie mit endoskopischer Vakuumtherapie oder Clips) ohne Reoperation sicher und erfolgreich therapiert werden können.

Morbidität und Mortalität adipositaschirurgischer Eingriffe sind verfahrensabhängig. Letztere liegt beim Magenband bei 0,1 % und entspricht damit der der laparoskopischen Gallenblasenentfernung. Für den Magenbypass und Schlauchmagen liegt sie etwas höher, die Letalität des BPD-DS liegt um 1–2 % und steigt bei einem BMI >60 kg/m^2 auf über 6 % an, weshalb hier heute in der Regel ein zweizeitiges Vorgehen mit primärer Schlauchmagen-OP empfohlen wird (Hüttl 2020).

5.3.5 Vorbereitende und begleitende Ernährungstherapie

> Alle Patienten sollten bereits präoperativ auch durch eine Ernährungsfachkraft betreut werden, da sich dies sowohl akut als auch langfristig positiv auswirkt.

5.3.5.1 Ernährungstherapeutische Vorbereitung (Initialphase)

Es sollte bereits vor der Operation eine ausführliche Schulung erfolgen, die dem Patienten die Veränderungen in der Ernährung und des Ernährungsverhaltens individualisiert angepasst an Lebensumstände, berufliche Anforderung und das geplante Operationsverfahren verdeutlicht (Hüttl 2020).

5.3.5.2 Perioperative Begleitung (Realisationsphase)

Der Nahrungsaufbau mit Hinführung zu einer normalen Ernährung nach der Operation bedarf ebenfalls einer ernährungstherapeutischen Begleitung: z. B. konsistenzdefiniert in einem 3-Stufen-Schema über 6 Wochen beginnend mit einer 2-wöchigen „Flüssigphase" über eine „Pürrierphase" hin zur „Weichkostphase" ab der 5. Woche (Hüttl 2020).

5.3.5.3 Ernährungsmedizinische Langzeitbegleitung

> Eine regelmäßige ernährungstherapeutische Nachsorge, die zu einer dauerhaften Verhaltensänderung im Alltag beiträgt und damit eine erneute Gewichtszunahme verhindern kann, ist unabdingbar.

Die Nachsorge dient einmal der Sekundärprophylaxe, erneute oder andersgeartete Essstörungen sollen vermieden werden. Postoperativ sollten im ersten Jahr alle 3 Monate später mindestens einmal jährlich ein Vitamin- und Mineralstoffstatus erhoben werden. Dabei wird auch auf Anzeichen von Substanzmissbrauch und selbstschädigenden Verhaltens geachtet. Zu bedenken ist auch, dass vor allem nach Bypassverfahren Alkohol schneller resorbiert und langsamer eliminiert wird (Hüttl 2020).

5.3.6 Erfolgsaussichten

Gemessen wird der primäre Operationserfolg anhand des sog. excess weight loss (EWL) . In einer Metaanalyse mit mehr als 22.000 Patienten mit einem Ausgangs-BMI von 47 kg/m^2 konnte durch adipositaschirurgische Verfahren ein EWL von 61 % mit einer Diabetesremission in 77 %, der Hypertonie in 62 %, der Hypercholesterinämie in 71 % und des Schlaf-Apnoe-Syndroms in sogar 86 % der Fälle erzielt werden. Auch nach 15–20 Jahren zeigt sich in der Swedish-Obesity-Study (SOS) noch eine Überlegenheit gegenüber konservativer Therapie trotz eines Wiederanstiegs des Gewichtes. In der operierten Gruppe wurde eine Diabetesremission bei 72 % der Typ-2-Diabetiker beobachtet, nach 10 Jahren noch bei 36 %, in der konservativ behandelten Patientengruppe lag diese bei 21 % nach 2 und 13 % nach 10 Jahren. Das Risiko, wegen adipositasassoziierter Komplikationen vorzeitig zu versterben, wird durch adipositaschirurgische Eingriffe trotz operationsbedingter Komplikationen drastisch reduziert. In einer Kohortenstudie an 1035 operierten und 5746 nicht-operierten Adipösen wurden 5 Jahre lang jährlich Sterberate und Kosten für die medizinische Behandlung erfasst. Nach 5 Jahren starben im Kontrollkollektiv 6,17%, in der operierten Gruppe 0,68%. Die Analyse der krankheitsbezogenen Ausgaben in dieser Studie ergab, dass im 5. Jahr nach einem operativen Eingriff die Gesundheitsausgaben um den Faktor 5 gesenkt werden konnten, organbezogen war dies z. T. noch deutlicher: Nervensystem (Faktor 25), Infektionen (Faktor 22), Respirationstrakt (Faktor 13), Urogenitaltrakt (Faktor 11), Krebserkrankungen (Faktor 10), kardiovaskulär (Faktor 7), muskuloskelettal (Faktor 5), Psyche (Faktor 4), endokrin (Faktor 3) (Hüttl 2020).

5.3.7 Bariatrische Chirurgie/ Metabolische Chirurgie – Bedeutung und Ausblick

Mangelhafte Akzeptanz bariatrischer und metabolischer Eingriffe in Deutschland: Die Operationshäufigkeit liegt in Deutschland mit ca. 24 Eingriffen pro 100.000 Erwachsenen im Jahr 2018 weiterhin weit hinter der weltweiten Entwicklung. In den europäischen Nachbarländern liegt seit Jahren die Eingriffshäufigkeit um den Faktor 5–10 höher (Hüttl 2020).

Was bedeutet „Metabolische Chirurgie?
90 Jahre nach Entdeckung des Insulins beginnen Chirurgen, ihre internistischen Kollegen bei der Diabetesbehandlung wirksam zu unterstützen. 2012 bewiesen 2 prospektiv randomisierte Studien die Überlegenheit bariatrischer Operationsverfahren gegenüber der konventionellen medizinischen Therapie. Dies schlägt sich auch in der S3-Leitlinie nieder (Hüttl 2020; S3-Leitlinie Chirurgie der Adipositas und metabolischer Erkrankungen 2018).

Die Invasivität des Eingriffs korreliert mit dem Ergebnis: Je invasiver das Verfahren ist, umso effektiver ist es auch in der „Beseitigung" von Begleiterkrankungen wie Diabetes. Die Diabetesremissionsraten in den ersten 2 Jahren liegen je nach Verfahren zwischen 55% (Magenband) und 95% (BPD-DS). Neben diesen „dosisabhängigen" Effekte zeigen nun zunehmend auch Studien an Patienten im Frühstadium der Erkrankung (Adipositas Grad I und II) eine hohe Diabetesremissionsrate. Bei Ausschaltung des Duodenums (z. B. Magenbypass) findet sich im Gegensatz zu Diäten in einem hohen Prozentsatz eine Normalisierung der Glukosehomöostase und nachhaltige Veränderungen des Inkretinhaushalts bereits innerhalb weniger Tage bis Wochen – somit lange vor einem relevanten Gewichtsrückgang.

Inwieweit dem Duodenum hier wirklich die zentrale Bedeutung zukommt, ist fraglich, da auch die Schlauchmagenoperation einen vergleichbar positiven Effekt in Bezug auf das Metabolische Syndrom bedingt. Weder Alter, Geschlecht, präoperativer BMI, Dauer der Diabeteserkrankung und auch nicht der Gewichtsverlust zeigten einen prädiktiven Wert für den Therapieerfolg in Bezug auf Diabetes.

Adiponectin gilt als ein Schlüsselmediator der „Adipositas-Inflammation" mit erniedrigten Spiegeln bei Patienten mit metabolischem Syndrom. Metabolische Eingriffe wie Schlauchmagen- und Magenbypass-Operation führen zu einem signifikant höheren Adiponectin-Spiegel als Magenband-Operationen, dies korreliert mit Gewichtsverlust und Besserung des Metabolischen Syndroms. Auch ein präventiver Effekt der bariatrischen Chirurgie in Bezug auf die Entstehung eines Typ-2-Diabetes ist belegt. In der SOS-Studie entwickelten innerhalb 15 Jahren 22% der konservativ behandelten morbid Adipösen neu einen Typ-2-Diabetes, aber nur 6,6% in der operierten Gruppe

Im Hinblick auf Lebensqualität, Lebensdauer und zur Vermeidung von Langzeitkomplikationen des Typ-2-Diabetes sollten heute schon wesentlich mehr adipöse Diabetiker Zugang zur Metabolischen Chirurgie erhalten. Zum Beispiel erhöht sich in einer Auswertung US-Amerikanischer Datenbanken mit 200.000 Patienten die Lebenserwartung einer 45-jährigen Typ-2-Diabetikerin mit BMI 45 kg/m^2 durch einen metabolischen Eingriff um durchschnittlich 7 Jahre (Restlebenserwartung 31,7 bzw. 38,4 Jahre).

Dass vor diesem Hintergrund manche Krankenkassen und MDK-Ärzte immer noch von Schönheits- und Lifestyle-Chirurgie sprechen, ist unerträglich. Die Sozialgerichtssprechung unterstützt in letzter Zeit jedoch mit zahlreichen Urteilen den Anspruch auf eine operative Therapie. Es besteht somit die Hoffnung, dass auch in Deutschland in den kommenden Jahren der Zugang zur adäquaten Therapie der morbiden Adipositas für alle Betroffenen möglich sein wird (Hüttl 2020).

5.4 Betreuung der adipösen Patientin vor, während und nach der Schwangerschaft

5.4.1 Folsäuresupplementierung

Frauen mit Adipositas haben in mehreren Metaanalysen ein erhöhtes Risiko für Neuralrohrdefekte beim Kind: OR für adipöse Frauen 1,7–1,87-fach, OR 3,11 für stark adipöse Frauen im Vergleich zu normalgewichtigen Frauen. Durch eine perikonzeptionelle Folsäuresupplementierung von 400 µg/Tag (allein oder in Kombination mit anderen Mikronährstoffen) konnte das Risiko für Neuralrohrdefekte reduziert werden kann (S3-Leitlinie Adipositas und Schwangerschaft 2020).

> **Tipp**
>
> – Frauen mit Adipositas, die eine Schwangerschaft planen, sollen ebenso wie alle anderen Frauen, zusätzlich zu einer folatreichen/ ausgewogenen Ernährung ein Supplement mit 400 µg Folsäure/Tag einnehmen.
> – Nach bariatrischer OP sollten 800 µg Folsäure substituiert werden.
> – Die Supplementierung soll mindestens 4 Wochen vor der Konzeption beginnen und bis zum Ende des ersten Schwangerschaftsdrittels fortgeführt werden.
> – Frauen mit Adipositas sollen gezielt zur Folsäuresupplementierung bereits in der Phase des Kinderwunsches und in der Frühschwangerschaft beraten werden.

5.4.2 Umstellung der Medikation

Adipositas geht häufig mit chronischen Erkrankungen einher, die vor der Schwangerschaft abgeklärt werden sollen: z. B. Hypertonus, Hyperlipidämie, Diabetes mellitus, PCO-Syndrom. Aktuelle Empfehlungen des Pharmakovigilanz- und Beratungszentrums für Embryonaltoxikologie der Charité-Universitätsmedizin Berlin (▶ www.embryotox.de) sollten beachtet und die Therapie mit den behandelnden Ärzten der Grunderkrankungen abgesprochen werden (S3-Leitlinie Adipositas und Schwangerschaft 2020).

5.4.3 Beratung nach Adipositas- und metabolisch-chirurgischen Eingriffen

Unmittelbar nach einem adipositaschirurgischen oder metabolischen Eingriff, sollte in der Phase des Gewichtsverlustes in den ersten 12 Monaten eine Schwangerschaft vermieden werden, da in der Phase der Gewichtsreduktion potenziell die Gefahr der Minderversorgung der Schwangeren und des Fetus besteht. Danach gibt es in der aktuellen Literatur keine Hinweise auf eine erhöhte Fehlgeburtenrate. Anhand der aktuellen S3-Leitlinie der Chirurgischen Arbeitsgemeinschaft Adipositastherapie und metabolische Chirurgie (CAADIP) wird eine Empfängnisverhütung über 2 Jahre nach dem Eingriff empfohlen. Allerdings fehlt hierzu die Evidenz.

Vereinzelt können adipöse Frauen erst nach einer massiven Gewichtsreduktion (z. B. bei polyzystischem Ovarialsyndrom) schwanger werden.

Orale Kontrazeptiva gelten als nicht sicher, wenn nach einem adipositaschirurgischen oder metabolischen Eingriff Durchfälle oder Erbrechen bestehen. Dies gilt insbesondere für Bypassverfahren, bei denen infolge der Ausschaltung von Dünndarmabschnitten eine ausreichende Resorption nicht sicher gewährleistet ist. (S3-Leitlinie Adipositas und Schwangerschaft 2020).

5.4.4 Abklärung von Komorbiditäten

Übergewicht und Adipositas bedingen häufig Komorbiditäten – insbesondere Diabetes, die bei Kinderwunsch präkonzeptionell erfasst und behandelt werden sollten. Präkonzeptionell sollte entweder ein Nüchternblutzuckerwert oder/und ein HbA1c bestimmt werden (S3-Leitlinie Adipositas und Schwangerschaft 2020).

Das Polycystische Ovarsyndrom (PCOS) mit Insulinresistenz tritt bei übergewichtigen Frauen gehäuft auf. Diese Frauen werden häufig bei Kinderwunsch mit Metformin behandelt. Bei Nachweis einer vitalen intrauterinen Gravidität sollte empfohlen werden, Metformin abzusetzen, da es keine Evidenz für eine signifikante Reduzierung der Abortrate, der späteren Entstehung von Gestationsdiabetes oder Präklampsie gibt. Wenn eine Patientin die Metformintherapie in der Schwangerschaft fortführen möchte, sollte – auch wenn Metformin in der Schwangerschaft sicher scheint – eine Aufklärung über die bisher fehlende Evidenz eines Nutzens von Metformin, die hohe Plazentagängigkeit und die begrenzte Datenlage zu Langzeiteffekten bei den Kindern erfolgen.

Die Behandlung des arteriellen Hypertonus mit ACE-Hemmern und Angiotensin-I-Rezeptorblocker ist in der Schwangerschaft kontraindiziert. Es sollte präkonzeptionelle eine Umstellung primär auf α-Metyl-Dopa erfolgen, ß-Blocker und Nifidipin sind ebenfalls in der Schwangerschaft zugelassen.

Hyperlipidämie ist medikamentös in der Schwangerschaft nicht behandelbar, Statine etc. sollen nicht eingesetzt werden. Zudem gibt es keine Normwerte für die Schwangerschaft, da die Parameter des Fettstoffwechsels physiologisch erhöht sind (S3-Leitlinie Adipositas und Schwangerschaft 2020).

> **Tipp**
>
> Präkonzeptionell Abklärung und adäquate Behandlung von Komorbiditäten. Metformin bei Patientinnen mit PCOS bei Eintritt der Schwangerschaft absetzen. Aktuelle Medikamenten – Empfehlungen unter
> ▶ www.embryotox.de.

5.4.5 Schwangerschaft nach Adipositas- und metabolischer Chirurgie

Eine retrospektiven Kohortenstudie vergleicht Schwangere nach einem adipositaschirurgischen Eingriff gematched mit nicht-operierten Schwangeren (BMI wie vor der bariatrischen Operation bzw. BMI zum Schwangerschaftsbeginn bei den nicht operierten Patientinnen). Die Konzeption erfolgte durchschnittlich 1,1 Jahre nach der Operation, wobei bezüglich des Zeitabstandes keine Differenzierung erfolgte. Verglichen mit den Adipösen war die Schwangerschaft nach Adipositaschirurgie und metabolischer Chirurgie assoziiert mit einem geringerem Risiko für einen Gestationsdiabetes (1,9% vs. 6,8%; OR 0,25; 95% CI 0,13; 0,47; p <0,001) und einem geringeren Risiko für eine fetale Makrosomie (8,6% vs. 22,4%; OR 0,33; 95% CI 0,24; 0,44; p <0,001).

Auf der anderen Seite waren Schwangerschaften nach Adipositaschirurgie assoziiert mit höherem Risiko für eine intrauterine Wachstumsrestriktion (15,6% vs. 7,6%; OR 2,20; 95% CI 1,64; 2,95; p <0,001) und einer kürzeren Schwangerschaftsdauer, (273,0 vs. 277,5 Tage; mittlere Differenz -4,5 Tage; 95% CI −2,9; −6,0; p <0,001). Die Rate an Frühgeburten war jedoch nicht signifikant unterschiedlich (10,0% vs. 7,5%; OR 1,28; 95% CI 0,92; 1,78; p = 0,15). Das Risiko einer Totgeburt oder eines perinatalen Todes differierte auch nicht signifikant (1,7% vs. 0,7%; OR 2,39; 95% CI 0,98; 5,85; p = 0,06). Ferner gab es keine signifikanten Unterschiede bezüglich des Auftretens angeborener Fehlbildungen.

In einer weiteren retrospektiven Kohortenstudie konnte gezeigt werden, dass bei einer Schwangerschaft innerhalb der ersten zwei Jahre nach einem adipositaschirurgischen Eingriff im Vergleich zu einer nichtoperierten normalgewichtigen Vergleichskohorte die Frühgeburtlichkeit erhöht war (14,0% vs 8,6%; RR, 1,57; 95% CI 1,33; 1,85). Ebenso war die Aufnahmequote auf eine neonatologische Intensivtherapiestation erhöht (15,2% vs 11,3%; RR, 1,25; 95% CI 1,08; 1,44), die Rate Neugeborener mit intrauteriner Wachstumsrestriktion war erhöht (13,0% vs 8,9%; RR, 1,93; 95% CI 1,65; 2,26) und der Apgar Score häufiger erniedrigt (17,5% vs 14,8%; RR 1,21; 95% CI 1,06; 1,37). In derselben Studie wurden auch Neugeborene verglichen, wenn dies >4 Jahre nach Adipositaschirurgie und metabolischer Chirurgie geboren wurden bzw. wenn diese innerhalb von 2 Jahren nach Adipositaschirurgie geboren wurden. Für die Neugeborenen >4 Jahre nach Adipositaschirurgie ergab sich dabei:

- geringeres Risiko einer Frühgeburt (11,8% vs 17,2%; RR 1,48; 95% CI 1,00; 2,19);
- geringere Aufnahmequote auf neonatologische Intensivtherapiestation (12,1% vs 17,7%; RR 1,54; 95% CI 1,05; 2,25);
- geringeres Risiko für intrauterine Wachstumsrestriktion (9,2% vs 12,7%; RR 1,51; 95% CI 0,94; 2,42).

Zur Abklärung eines Gestationsdiabetes sollte nach kombinierten und malabsorptiven Eingriffen (z. B. Magenbypass, Omegaloop-Bypass, Duodenal Switch und biliopankreatischer Diversion) wegen des Dumpingeffektes kein oraler Glukose-Toleranz-Test eingesetzt werden. Ergibt die Bestimmung des Plasmaglukose-Nüchternwertes einen Wert >92 mg/dl mit Bestätigung in einer Zweitmessung, kann die Diagnose GDM gestellt werden. Bei normalem Wert sind kapilläre Tagesprofile mit 3 postprandialen Messungen unter Normalkost hilfreich, um zu evaluieren, ob die postprandialen Blutzuckerwerte die in der Schwangerschaft empfohlenen Werten überschreiten. Dann sollte eine Betreuung wie bei GDM erfolgen.

Nach metabolisch-chirurgischen Eingriffen ist die lebenslange Nachsorge zur Prophylaxe, zeitgerechten Diagnostik und Therapie von chirurgischen und metabolischen Komplikationen essenziell. Zur Vermeidung von Komplikationen für die Mutter und das Kind ist die gezielte Substitutionstherapie der Patientinnen in enger Kooperation mit Frauenärzten und adipositaschirurgischen Zentren und die Entbindung in Perinatalzentren empfehlenswert. Die Risiken der Ausbildung nutritiver Defizite und mechanischer Komplikationen sind in der Gravidität erhöht und abhängig vom Operationsverfahren. Studien zeigen kaum Mangelzustände nach Magenband. Bei komplexen Verfahren steigt jedoch das Risiko für eine erforderliche parenterale Ernährung auf bis zu 21% an. Allerdings liegen zur Supplementation nach den verschiedenen Adipositas- und metabolisch-chirurgischen Eingriffen und einer Schwangerschaft keine Daten mit Evidenz vor.

Daher sollte die Supplementation mit auf den Eingriff abgestimmten Multivitaminpräparaten und Spurenelementen erfolgen und alle 3 Monate muss überprüft werden, ob die Dosierung dem gesteigerten Bedarf in der Schwangerschaft gerecht wird. Eine Basisuntersuchung zu Beginn der Schwangerschaft, besser noch vor Konzeption bei Kinderwunsch, ist obligat, da die Empfehlung zur Einnahme von Supplementen und mindestens jährlicher Überprüfung oft nicht konsequent befolgt wird.

Es besteht keine Sectio-Indikation per se. Hinsichtlich des Geburtsmodus nach Adipositas- und metabolisch-chirurgischen Eingriffen zeigen Daten der Literatur eine geringe Sectiorate (OR 0.50; CI 0,38; 0,67) (S3-Leitlinie Adipositas und Schwangerschaft 2020).

> **Tipp**
>
> Bei Patientinnen im gebärfähigen Alter sollte nach einem Adipositas- oder metabolisch-chirurgischen Eingriff eine sichere Empfängnisverhütung über die Phase der Gewichtsreduktion durchgeführt werden.
>
> Bei Patientinnen nach Gastric-Banding kann das Band gelockert werden.
>
> Bei Patientinnen nach Adipositas und metabolisch chirurgischer Operation kann, wenn aus geburtshilflicher Sicht keine Kontraindikation vorliegt, eine Spontangeburt erfolgen.
>
> Bei Patientinnen nach Adipositas- und metabolisch chirurgischer Operation soll die Dosierung der Supplemente mindestens 1 x im Trimenon an die Laborkontrolle angepasst werden.
>
> Bei Patientinnen nach Adipositas- und metabolisch chirurgischer Operation soll kein oGTT durchgeführt werden, sondern eine venöse Nüchternblutzuckerbestimmung und orientierende Tagesprofile.
>
> Bei Schwangerschaft nach Adipositas- und metabolisch-chirurgischen Eingriffen soll keine weitere Gewichtsreduktion erfolgen.
>
> Bei Schwangerschaft nach Adipositas- und metabolisch-chirurgischen Eingriffen soll eine engmaschige adipositaschirurgische bzw. metabolische Nachsorge und gynäkologische Kontrolle durchgeführt werden.
>
> Da Schwangerschaften nach Adipositas- und metabolisch-chirurgischen Eingriffen als Risikoschwangerschaften anzusehen sind, sollen engmaschige Wachstumskontrollen des Feten erfolgen.
>
> Bei Schwangerschaft und im Wochenbett nach Adipositas- und metabolischchirurgischen Eingriffen muss bei abdominellen Beschwerden die Möglichkeit einer Hernie oder Volvulus des Darmes mit bedacht werden.

> Vorausgegangene Adipositas- und metabolisch-chirurgische Operationen stellen per se keine Sectio-Indikation dar.

5.5 Fazit für die Praxis

- Die höhergradige Adipositas lässt sich in der Mehrzahl der Fälle konservativ nicht mehr erfolgreich therapieren.
- Adipositaschirurgische Eingriffe führen i. d. R. zu einem erheblichen Gewichtsrückgang mit Besserung von Begleiterkrankungen, Steigerung der Lebensqualität und des Langzeitüberlebens. Diabetes, Hypertonus und andere Begleiterkrankungen werden dabei bereits vor einem deutlichen Gewichtsrückgang und oft unabhängig von diesem günstig beeinflusst.
- Die häufigsten metabolischen Eingriffe in Deutschland sind der Schlauchmagen und der Roux-Y-Magenbypass.
- Nicht Restriktion und Malabsorption sind die führenden Wirkmechanismen der metabolischen Chirurgie, sondern zahlreiche komplexe Wirkmechanismen, die direkt in den Blutzuckerstoffwechsel eingreifen.
- Die metabolische Chirurgie sollte nicht als letzte Therapiemöglichkeit angesehen, sondern deutlich früher den Patienten angeboten werden, um weitere Endorganschäden zu vermeiden und die Lebensqualität der Patienten zu verbessern.
- Grundsätzlich sollten aufgrund des besten Nutzen-Risiko-Profils der Schlauchmagen und der Magenbypass als wirksame operative Therapie bei Adipositas und Diabetes mellitus Typ 2 empfohlen werden.
- Adipositas ist nicht heilbar, Ziel der Operation ist der „Dünne Dicke", Sekundärprophylaxe muss daher fester Bestandteil der Nachsorge sein.
- Die interdisziplinäre Nachsorge umfasst Ernährungsbegleitung, Laborkontrollen inkl. Vitaminspiegeln, Einbindung in Selbsthilfegruppen, Vitamin- und Spurenelementsubstitution bei Bedarf.
- Bei Patientinnen im gebärfähigen Alter sollte nach einem Adipositas- oder metabolisch-chirurgischen Eingriff eine sichere Empfängnisverhütung über die Phase der Gewichtsreduktion (mindestens 1 Jahr) durchgeführt werden.
- Während (und idealerweise einmalig vor) einer Schwangerschaft sollten alle 3 Monate ein Vitamin- und Spurenelementestatus erhoben und entsprechend substituiert werden.

Literatur

Hüttl TP (2020) Adipositas- und metabolische Chirurgie 2020. MMW – Fortschritte der Medizin 162:44–52. https://doi.org/10.1007/s15006-020-0001-2

S3-Leitlinie Adipositas und Schwangerschaft, AWMF-Registernummer 015–081 vom 30.06.2020

S3-Leitlinie Chirurgie der Adipositas und metabolischer Erkrankungen (2018) AWMF Registernummer 088 – 001

Präpartal

Inhaltsverzeichnis

Kapitel 6   Adipositas und Schwangerschaftsrisiken – 113
J. Weichert

Kapitel 7   Abnormer Glukosemetabolismus und Adipositas: fetale und neonatale Kurz- und Langzeitrisiken und ihr klinisches Management – 145
Ute Schäfer-Graf

Kapitel 8   Adipositas und physische Aktivität während einer Schwangerschaft und in der Nachsorge – 159
Thorsten Schmidt

Kapitel 9   Adipositas und Depression in der Schwangerschaft – 169
Marie-Kathrin Rehme, Anna Birkenstock, Viktoria Schrader und Helge Frieling

Adipositas und Schwangerschaftsrisiken

J. Weichert

Inhaltsverzeichnis

6.1 Einleitung – 114

6.2 Grundlagen – 114

6.3 Klinische Charakteristika – 115
6.3.1 Adipositas und Schwangerschaftsvorsorge – 115
6.3.2 Maternaler BMI und Fehlbildungsrisiko – 116

6.4 Pränatale Diagnostik – 119
6.4.1 Sonografische Diagnostik bei erhöhtem BMI – 119
6.4.2 Auswirkungen der Adipositas auf Screeningparameter – 124
6.4.3 Invasive Diagnostik bei erhöhtem maternalen BMI – 126

6.5 Fetomaternales Risikoprofil bei erhöhtem BMI – 126
6.5.1 Maternaler BMI und Abort- bzw. IUFT-Risiko – 127
6.5.2 Präeklampsierisiko – 128

6.6 Vorgeburtliche Überwachung – 130
6.6.1 Wachstumskontrollen/Surveillance und Makrosomierisiko – 130
6.6.2 Maternale Betreuung bei erhöhtem BMI – 131

6.7 (Spät-)Folgen einer maternalen Adipositas – 132

6.8 Fazit für die Praxis – 135

Literatur – 135

© Springer-Verlag GmbH Deutschland, ein Teil von Springer Nature 2022
A. Strauss, C. Strauss (Hrsg.), *Praxisbuch Adipositas in der Geburtshilfe*,
https://doi.org/10.1007/978-3-662-61906-3_6

Frauen mit einem erhöhten BMI gelten als Risikoschwangere sowohl hinsichtlich mütterlicher Komplikationen als auch in Bezug auf fetal-neonatale Risiken. Die signifikant erhöhte Prävalenz hypertensiver Schwangerschaftserkrankungen bei adipösen Frauen konnte in zahlreichen Studien belegt werden. Darüber hinaus ist eine maternale Adipositas nachweislich ein unabhängiger Risikofaktor für die Entstehung eines manifesten Gestationsdiabetes. Für beide Entitäten sind erhöhte Inzidenzraten für kongenitale Malformationen beschrieben worden, was letztlich unterstreicht, dass gerade adipöse Gestationsdiabetikerinnen ein besonderes Risikokollektiv von Schwangeren darstellen und impliziert folglich, dass bei diesen Schwangeren bereits frühzeitig Screening-Untersuchungen angeboten werden sollten. Auf die Detektionsraten fetaler Anomalien und die eingeschränkte Visualisierung fetaler Zielstrukturen im Rahmen der pränatalen sonografischen Diagnostik soll in diesem Kapitel explizit eingegangen werden.

Hieraus ergibt sich die dringliche Notwendigkeit einer adäquaten risikoadaptierten antenatalen Überwachung seitens der betreuenden Ärzte, die alle Aspekte Adipositas-assoziierter Schwangerschaftskomplikationen und die Einschränkungen einer gezielten vorgeburtlichen Diagnostik berücksichtigen muss.

6.1 Einleitung

Vorsichtige Schätzungen gehen davon aus, dass in weniger als einer Dekade weltweit mehr als jede 5. Frau adipös sein wird (NCD-RisC 2016, 2017). Im Jahr 2015 waren mehr als 600 Mio. Erwachsene und 108 Mio. Kinder von einer Adipositas betroffen (Kushner und Kahan 2018). Tatsächlich hat die von Moore 2004 vorausgesagte „Flutwelle" an Schwangeren, die bereits im Kindes- bzw. Adoleszentenalter als adipös einzustufen waren, uns schon seit längerem erreicht – und dieses nicht nur in den führenden Industrienationen der westlichen Welt (Moore 2004). Aktuellen Daten der WHO zufolge hält dieser besorgniserregende Trend nach wie vor an. Nach Angaben der OECD belegt Deutschland einen der vorderen Ränge im europäischen Vergleich (OECD 2017). Dem Robert-Koch-Institut zufolge sind mehr als 18% der Frauen in Deutschland adipös, davon befinden sich 14,1% im reproduktiven Alter (18–44 Jahre) (Schienkiewitz et al. 2017). Die gesundheitlichen Folgen sind weitreichend und stellen insbesondere bei der Betreuung Schwangerer mit erhöhtem BMI eine zusätzliche Herausforderung dar. Es wird davon ausgegangen, dass bereits jetzt etwa die Hälfte der Frauen perikonzeptionell einen BMI ≥ 25 kg/m^2 aufweisen (Dodd und Whitehead 2017). In Anbetracht dieser alarmierenden Entwicklung erscheint es nur schwer nachzuvollziehen, dass, im Gegensatz zur WHO und vornehmlich US-amerikanischen Fachgesellschaften (Upadhyay et al. 2018), in Europa lediglich Portugal die Adipositas als eigenständige Erkrankung definiert und anerkennt (The Lancet Diabetes Endocrinology 2017).

6.2 Grundlagen

Eine retrospektive Analyse von 290.000 Schwangerschaften in England konnte einen eindeutigen Zusammenhang zwischen maternaler Adipositas und schweren fetomaternalen Schwangerschaftskomplikationen, wie z. B. Gestationsdiabetes (GDM), schwangerschaftsinduziertem Hypertonus (SIH), Präeklampsie, Makrosomie, Früh-/Totgeburten sowie postpartaler Atonie, bestätigen (Sebire et al. 2001). Das individuelle Risiko steigt dabei mit Zunahme des maternalen BMI an (s. ◘ Abb. 6.1). Darüber hinaus konnte in zahlreichen populationsbasierten Studien neben dem prägraviden BMI auch ein direkter Zusammenhang zwischen der Ge-

Adipositas und Schwangerschaftsrisiken

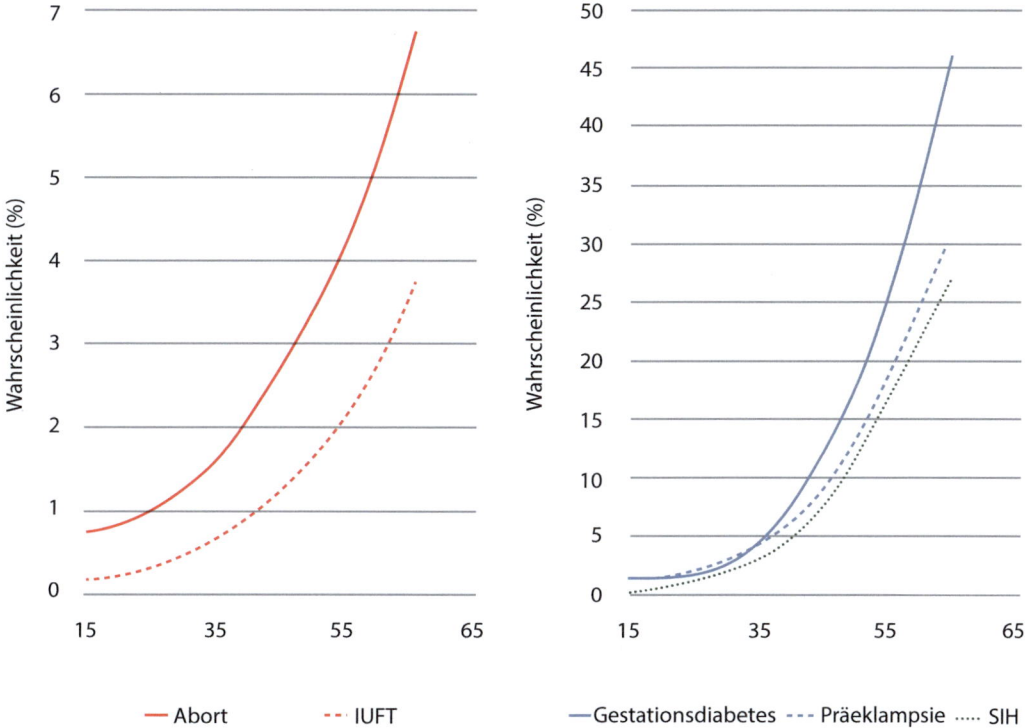

◘ **Abb. 6.1** Zunahme der Wahrscheinlichkeit fetomaternaler Risiken in Abhängigkeit des BMI. (Modifiziert nach Syngelaki et al. 2011)

wichtsakkumulation *in graviditate* und einer erhöhten fetomaternalen Morbidität und Mortalität herausgearbeitet werden.

In einer aktuellen großen Kohortenstudie an mehr als 1,2 Millionen Schwangeren konnte das deutlich erhöhte Risiko für kongenitale Anomalien bei maternalem Übergewicht und Adipositas unterstrichen (Persson et al. 2017) und damit die Daten vorausgegangener Studien eindrucksvoll bestätigt werden (Cedergren et al. 2003, Stothard et al. 2009, Waller et al. 2007). Dem gegenüber stehen die deutlich eingeschränkten Möglichkeiten der bildgebenden Diagnostik bei erhöhtem maternalen BMI. Auch die Validität der Serumdiagnostik (Ersttrimesterscreening, cfDNA) wird nachhaltig negativ beeinflusst. (Davies et al. 2018; Karim et al. 2017).

Die genauen Ursachen für die Adipositas-vermittelten Risiken sind nur zum Teil verstanden und weiterhin Gegenstand intensiver Forschung. Im Weiteren soll auf die einzelnen Aspekte der vorgeburtlichen Betreuung von Schwangeren mit erhöhtem BMI kursorisch eingegangen werden.

6.3 Klinische Charakteristika

6.3.1 Adipositas und Schwangerschaftsvorsorge

Eine 2008 veröffentlichte Studie mit mehr als 13.000 schwangeren Frauen bestätigte die zunehmende Inanspruchnahme zusätzlicher medizinischer Ressourcen durch adipöse Schwangere (Chu et al. 2008). Schwangere mit morbider Adipositas werden vorgeburtlich bis zu viermal häufiger im Rahmen der Vorsorge einbestellt als Normalgewichtige.

Stationäre Aufnahmen sind im Mittel dreimal häufiger und die Zahl notwendiger US-Untersuchungen ist doppelt so hoch (Pathi et al. 2006). Dennoch nutzten in einer britischen Studie übergewichtige und adipöse Schwangere das Angebot an Vorsorgeuntersuchungen erst später als Normalgewichtige (aOR 1,11; 95% KI 1,09–1,12 bzw. 1,04; 95% KI 1,02–1,06), teilweise auch erst im 3. Trimenon (Barber et al. 2017). Wie wichtig dieses ist, zeigt eine Studie aus Schottland - und zwar profitieren insbesondere Schwangere mit einer Adipositas Grad III von einer Vorstellung in einem Perinatalzentrum wodurch die IUFT-Rate (OR 0,12; 95% KI 0,06–0,97) und die Rate an Kindern mit zu geringem Geburtsgewicht (OR 0,57; 95% KI 0,33–0,99) signifikant gesenkt und darüber hinaus auch die Diagnose und Betreuung von Schwangeren mit einem Gestationsdiabetes verbessert werden konnte (Denison et al. 2017).

6.3.2 Maternaler BMI und Fehlbildungsrisiko

Die mehr als 20 Jahre alten Daten des Mainzer Geburtenregisters belegen ein signifikant erhöhtes Risiko adipöser Schwangerer für eine Fehlbildung ihrer Kinder (OR 1,30; 95% KI 1,00–1,70) (Queisser-Luft et al. 1998). Mehrere unabhängig voneinander durchgeführte Studien (s. ◘ Tab. 6.1) bestätigten ein erhöhtes Risiko für u. a. Neuralrohrdefekte (Rasmussen et al. 2008), kardiovaskuläre Anomalien (Cedergren und Källén 2003; Stothard et al. 2009; Gilboa et al. 2010), orofaziale Spaltbildungen (Stott-Miller et al. 2010), Omphalozele (Waller et al. 2007), Analatresie und Extremitätenfehlbildungen (Stothard et al. 2009).

Dieses entspricht auch aktuellen Untersuchungen von Persson et al., die in einer großen populationsbasierten Studie die Assoziation von maternalem BMI und einem Fehlbildungsrisiko analysiert haben.

In dieser Kohorte wurden 1,2 Millionen Lebendgeburten über einen Zeitraum von 15 Jahren eingeschlossen und ausgewertet. Die Häufigkeit einer kongenitalen Anomalie wurde mit 3,5% angegeben, wobei kardiale Vitien die größte Gruppe mit 1,6% bildeten. Das Risiko stieg dabei parallel zu den BMI-Klassen an (Persson et al. 2017). Das erhöhte Risikopotential für kardiovaskuläre Anomalien konnte auch in 2 großen Metaanalysen herausgearbeitet werden (Cai et al. 2014; Zhu et al. 2018). Am deutlichsten zeigte sich dabei eine Assoziation zur Fallot'schen Tetralogie (OR 1,94; 95% KI, 1,49–2,51). In einer aktuellen Studie konnte eine Adipositas-bedingte genetische Variation im Gen der katalytischen Untereinheit der Glutamat-Cystein-Ligase (GCLC) als Ursache für konotrunkale Anomalien identifiziert werden (Tang et al. 2014).

> Eine maternale Adipositas ist mit einem erhöhten fetalen Fehlbildungsrisiko assoziiert, insbesondere gilt dieses für Neuralrohrdefekte und kardiovaskuläre Anomalien.

Interessant ist in diesem Zusammenhang die Beobachtung ähnlicher genetischer Veränderungen bei von Herzfehlern betroffenen Kindern diabetischer Mütter. Wang et al. fanden eine Upregulation der Apoptosis-Signal-Regulating-Kinase (ASK1) mit Folgen für die Kardiogenese, insbesondere für die ventrikuläre Septierung und Ausbildung der Ausflusstrakte (Wang et al. 2015). Dies ist ein Umstand, der die synergistische Relevanz bei diesen Schwangeren unterstreicht, sobald diese zusätzlich einen erhöhten BMI aufweisen.

Die Vorsorge übergewichtiger und fettleibiger Schwangerer hinsichtlich fetaler Auffälligkeiten ist allerdings außerordentlich schwierig, da durch exzessives subkutanes Fett das akustische Fenster und damit die Visualisierung bestimmter fetaler Strukturen im Rahmen der pränatalen Ultraschalldiagnostik nachhaltig beeinträchtigt werden.

Adipositas und Schwangerschaftsrisiken

Tab. 6.1 Schwangerschaftsassoziierte Komplikationen bei erhöhtem maternalen BMI (Auswahl)

Komplikation		OR (95% KI)/% vs. Normal	Referenz	P
Präkonzeptionell				
Zyklusstörungen	↑	2,61 (1,28–5,35)	Wei et al. 2009	<0,01
PCO-Syndrom	↑	41,2% vs. 17,6%	Landres et al. 2010	0,001
Frühschwangerschaft				
Spontanabort	↑	1,71 (1,05–2,80)	Metwally et al. 2010	0,04
spontan konzipiert	↑	1,20 (1,01–1,46)	Lashen et al. 2004	0,04
nach ART	↑	1,67 (1,25–2,25)	Metwally et al. 2008	<0,00001
ICSI	↑	1,77 (1,05–2,97)	Fedorcsák et al. 2000	0,03
Eizellspende	↑	1,52 (1,10–2,09)	Metwally et al. 2008	n/a
Ovulationsauslösung	↑	5,11 (1,76–14,83)	Metwally et al. 2008	0,37
Habituelle Aborte	↑	3,51 (1,03–12,01)	Lashen et al. 2004	0,04
Kongenitale Anomalien	↑	1,10 (0,90–1,30)	Queisser-Luft et al. 2002	n/a
Neuralrohrdefekte	↑	1,87 (1,62–2,15)	Rasmussen et al. 2008	n/a
Spina bifida	↑	3,50 (1,20–10,30)	Watkins et al. 2003	n/a
kardiovaskuläre Anomalien	↑	1,30 (1,12–1,51)	Stothard et al. 2009	0,001
Omphalozele	↑	1,63 (1,07–2,47)	Waller et al. 2007	n/a
Gastroschisis	↓	0,17 (0,10–0,30)	Siega-Riz et al. 2009	n/a
orale Spaltbildungen	↑	1,26 (1,03–1,55)	Stott-Miller et al. 2010	n/a
Extremitätenfehlbildungen	↑	1,34 (1,03–1,73)	Stothard et al. 2009	0,03
Analatresie	↑	1,48 (1,12–1,97)	Stothard et al. 2009	0,006
Spätschwangerschaft				
SS-induzierter Hypertonus	↑	2,38 (2,24–2,52)	Robinson et al. 2005	<0,05
Präeklampsie	↑	2,14 (1,85–2,47)	Sebire et al. 2001	n/a
Gestationsdiabetes	↑	2,60 (2,10–3,40)	Weiss et al. 2004	<0,05
Frühgeburtlichkeit	↓	0,10 (0,01–0,70)	Kumari 2001	<0,001
Übertragung	↑	1,50 (1,20–1,90)	Ehrenberg et al. 2002	<0,01
Intrauteriner Fruchttod	↑	2,07 (1,59–2,74)	Chu et al. 2007	n/a
nach ART	↑	4,30 (2,00–9,30)	Jackson et al. 2004	n/a

(Fortsetzung)

◘ **Tab. 6.1** (Fortsetzung)

Komplikation		OR (95% KI)/% vs. Normal	Referenz	P
Perinatale Risiken				
Sectio caesarea	↑	1,48 (1,35–1,62)	Abenhaim et al. 2007	n/a
elektive Sectio	↑	1,72 (1,62–1,83)	Sebire et al. 2001	n/a
Notsectio	↑	1,80 (1,70–1,90)	Sebire et al. 2001	n/a
VBAC erfolglos	↑	1,99 (1,20–3,30)	Goodall et al. 2005	0,03
Geburtseinleitung	↑	1,60 (1,30–1,90)	Usha Kiran et al. 2005	<0,05
frustran	↑	4,7%–15,9%	Kabiru und Raynor 2004	<0,001
vaginal operative Entbindung	↑	1,17 (1,13–1,21)	Heslehurst et al. 2008	<0,05
atonische Nachblutung	↑	1,39 (1,32–1,46)	Sebire et al. 2001	n/a
Geburtsverletzungen	↑	1,02 (0,97, 1,08)	Heslehurst et al. 2008	<0,05
operative Morbidität				
anaesthesiol. Probleme	↑	2,01 (1,38–3,06)	Robinson et al. 2005	<0,05
erhöhter intraop. Blutverlust	↑	3,40 (1,60–7,20)	Kolås et al. 2010	<0,05
postpartale Endometritis	↑	1,04 (0,77–1,42)	Robinson et al. 2005	<0,05
Wundinfektionen	↑	1,67 (1,38–2,00)	Robinson et al. 2005	<0,05
thromboembol. Probleme	↑	4,40 (3,40–5,70)	James et al. 2006	n/a
maternale Mortalität	↑	3,00 (1,70–5,30)	Goffman et al. 2007	<0,000
Hospitalisierung	↑	3,10 (2,96, 3,24)	Callaway et al. 2006	n/a
Stillprobleme	↑	1,08 (1,00–1,20)	Hilson et al. 2006	<0,04
Depression	↓	1,43 (1,27–1,61)	Molyneaux et al. 2014	<0,001
fetale Makrosomie	↑	2,63 (2,32–2,50)	Sebire et al. 2001	n/a
Schulterdystokie	↑	2,90 (1,40–5,80)	Usha Kiran et al. 2005	<0,05
niedrige APGAR-Werte				
1 min.	↑	1,49 (0,81–2,76)	Heslehurst et al. 2008	<0,05
5 min.	↑	1,57 (1,46–1,68)	Heslehurst et al. 2008	<0,05
Hypoglykämie	↑	2,57 (1,39–4,78)	Callaway et al. 2006	<0,05
Verlegung Neonatologie	↑	7,30 (2,90–18,40)	Kumari 2001	<0,001
Perinatale Mortalität	↑	1,16 (1,00–1,35)	Aune et al. 2014	<0,001
Langzeit-Risiken				
Fetal				

Tab. 6.1 (Fortsetzung)

Komplikation		OR (95% KI)/% vs. Normal	Referenz	P
frühkindliche Adipositas	↑	23,0 (2,00–2,60)	Leddy et al. 2008	<0,05
adulte Adipositas	↑	4,65 (3,95–5,48)	Derraik et al. 2015	<0,0001
Diabetes mellitus Typ I	↑	1,41 (1,06–1,89)	Magnus et al. 2018	n/a
metabolisches Syndrom	↑	1,81 (1,03–3,19)	Boney et al. 2005	n/a
Zerebralparese	↑	1,55 (1,11–2,18)	Forthun et al. 2016	n/a
Asthma	↑	1,31 (1,16–1,49)	Forno et al. 2014	n/a
kardiovaskuläre Störungen	↑	1,37 (1,20–1,37)	Forsén et al. 1997	0,0001
Maternal				
Gewichtsretention	↑	6,2 (5,8–6,5)	Nohr et al. 2008	n/a
Diabetes mellitus Typ II	↑	1,95 (1,60–2,31)	Rayanagoudar et al. 2016	n/a
Karpaltunnelsyndrom	↑	2,99 (1,81–16,79)	Wright et al. 2014	0,01

6.4 Pränatale Diagnostik

6.4.1 Sonografische Diagnostik bei erhöhtem BMI

Catanzarite et al. beschreiben im Wesentlichen 5 Störgrößen, die mit einer detaillierten sonografischen Diagnostik des Feten interferieren. Dazu zählen maternaler Habitus (1), Gestationsalter (2), ungünstige (dorso-anteriore) Kindslage (3), Auflösungsvermögen und Eindringtiefe des eingesetzten Ultraschallsystems (4) und Erfahrung des Untersuchers (5) (Catanzarite et al. 2005). Der z. T. deletäre Einfluss dieser Parameter ist in den zurückliegenden Jahren durch zahlreiche Studien belegt und präzisiert worden (s. ◻ Tab. 6.2) (Hendler et al. 2004b; Dashe et al. 2009; Best et al. 2012; Fuchs et al. 2013; Zozzaro-Smith et al. 2014).

Padula et al. konnten an 4000 nicht-adipösen Schwangeren zeigen, dass bei lediglich 4,2% der Studienpopulation die initiale gezielte sonografische Organdiagnostik im 2. Trimenon nicht komplettiert werden konnte. Insgesamt 3,7% dieser Frauen (149 Schwangere) benötigten eine erneute Untersuchung, weitere 14 Schwangere einen 3. und 4 Schwangere einen 4. Termin zur Komplettierung der Feindiagnostik. Zu den Strukturen, die am häufigsten erneut dargestellt werden mussten, gehörten im Wesentlichen das Corpus callosum, Fazies, Herz und die Vermis cerebellum (Padula et al. 2015). Eine Rate an inkompletten Untersuchungen von 13,2% (2157 von 16.300 Schwangeren) wurde von Silvestri et al. beschrieben, in 93% erfolgte ein erneuter Scan, bei dem in 0,5% Anomalien detektiert wurden (Silvestri et al. 2016). Eine aktuelle, nicht vorselektierte Kohortenstudie an mehr als 13.700 Schwangeren ergab einen Anteil unvollständiger Untersuchungen von 14%. Der mittlere BMI derer, die eine 2. Ultraschalluntersuchung wahrnehmen mussten (13%), lag bei 30,9 kg/m^2 bzw. bei 34,3%, sofern eine 3. Sitzung notwendig wurde (1%) (Wood et al. 2018). Ähnliches konnten auch Waller et al. zeigen – hier waren mehr als 1/3 der

Tab. 6.2 Studien zur Einschränkung der Visualisierung (suboptimale Visualisierung, SUV) zwischen der reduzierten Häufigkeit einer vollständigen sonografischen Untersuchung (VU)

Referenz	Land	Studien-größe (n)	GA (SSW)	Testgröße	Nicht adipös ≤29,9 kg/m² (%)	Adipös 30–34,9 kg/m² (%)	35–39,9 kg/m² (%)	≥40 kg/m² (%)	P
Wolfe et al. 1990	USA	1622	15–40	SUV	12,9	25,5			0,00001
Wong et al. 2003	AUS	130	16,0	SUV	37,0	63			<0,0001
Hendler et al. 2004a	USA	7029	14,0–23,9	SUV (Herz)	18,7	35,5			<0,001
Hendler et al. 2004b	USA	11.019	14,0–23,9	SUV (Herz) SUV (craniospinal)	18,7 29,5	29,6 36,8	39 43,3	49,3 53,4	<0,0001 <0,0001
Lantz und Chisholm 2004	USA	1444	18,0–19,6	VU	85,7	67,9			n/a
Hendler et al. 2005	USA	372	18,0–23,9	SUV	1,5	12	17	20	<0,0001
Gandhi et al. 2009	USA	435	11,0–13,9	SUV (NB)	3,0	11,5			0,002
Thornburg et al. 2009a	USA	2508	11,0–13,9	VU	77,6	72	61	49,0	<0,0001
Khoury et al. 2009	USA	814	18,0–24,9	VU	51,3	35,4			0,0005
Dashe et al. 2009	USA	10.112	18,0–23,9	VU	70,0	57	41	30,0	<0,001
Maxwell und Glanc 2011	CAN	300	17,5–20,5	VU	97,5	74			<0,001
Phatak und Ramsay 2010	UK	327	20,0	SUV	3,5	55,7			<0,01
Tsai et al. 2010	USA	5690	18,0–24,0	VU	64	61	55	47	<0,001
Uhden et al. 2011	D	108	18,0–37,0	SUV	6,4	17,4			0,003

Adipositas und Schwangerschaftsrisiken

Studie	Land	N	BMI	Methode				p
Chung et al. 2012	USA	245	14,0–40,0	SUV (Gesicht) SUV (spinal)	— —	1,8 1,8	4 0,9	12 7	0,02 0,018
Waller et al. 2013	USA	2260	16,0–22,0	VU	87	64			<0,001
Fuchs et al. 2013	F	283	20,0–24,0	VU	81,7	70,4			0,08
Hunsley und Farrell 2014	UK	1000	18,0–25,6	VU	72,6	63,5	27,5	19,2	<0,001
Gupta et al. 2014	USA	100	14,0–22,0	VU	—	55	48	33	0,02
Adekola et al. 2015	USA	509	18,0–36,0	SUV	10	>50			<0,0001
Pasko et al. 2016	USA	15.313	15,0–19,9	VU	74,5	74,7	65,9	56,2	<0,01
Romary et al. 2017	USA	152	13,9–24,0	VU		96,6	97,4	87,2	0,23
Eastwood et al. 2017	UK	500	19,0–21,9	VU SUV	88 63	79 84	75 97	48 100	<0,0001 <0,0001

Frauen mit einer inkompletten US-Untersuchung (n = 1130) adipös (BMI ≥30 kg/m^2) und stellten damit neben einem zu geringen Gestationsalter den wesentlichen Einflussfaktor in dieser Studie dar. Lediglich in 40% konnte die Untersuchung in Follow-up-Scans über alle BMI-Klassen vervollständigt werden (Waller et al. 2013). Generell bleibt festzuhalten, dass die Visualisierung fetaler Zielstrukturen mit Zunahme des maternalen BMI konsequent abnimmt (Thornburg et al. 2009a). In einer Studie an mehr als 10.000 Schwangeren (davon 2500 mit einer Adipositas) sank die Rate an komplettierter sonografischer Feindiagnostik von 68% bei Normalgewichtigen auf 30% mit einer morbiden Adipositas (BMI>40 kg/m^2) ab. Insbesondere galt dieses für kardiale und kraniofaziale (Mittellinien-)Strukturen (Dashe et al. 2009). Bei morbider Adipositas (BMI ≥40 kg/m^2) ist eine Persistenz suboptimaler Visualisierungsraten (SUV) von bis zu 20% für kardiale Details beschrieben (Hendler et al. 2003). In einer französischen Studie war als eine der wesentlichen Ursachen für eine pränatal nicht detektierte Transposition der großen Arterien (TGA) ein erhöhter maternaler BMI angegeben (Bertagnna et al. 2014). Die gleiche Arbeitsgruppe von Hendler et al. zeigte auch, dass signifikant häufiger zusätzliche US-Untersuchungen zur Komplettierung der pränatalen Diagnostik anberaumt werden mussten (Hendler et al. 2005). In 2 aktuelleren unabhängigen Untersuchungen konnte dieser Trend bestätigt werden. So kam es in der Studie von Hunsley & Farrell notwendigerweise zu zusätzlichen Scans bei erstgradiger Adipositas in 9,94% (Grad I) bzw. 45,1% (Grad II) und 66,1% (Grad III) (Hunsley und Farrell 2014). Fuchs et al. identifizierten darüber hinaus Faktoren wie einen zusätzlichen zeitlichen Aufwand (10 min.), dorsoposteriore Kindslage und die Erfahrung des Untersuchers, die maßgeblichen Einfluss auf den Erfolg eines kompletten US-Scans ausüben (Fuchs et al. 2013). Letzteres konnte auch von anderen Autoren bereits früher klar herausgearbeitet werden und zeigt, dass trotz der verbesserten apparativen Ausstattung die individuelle Expertise eine wesentliche Komponente bei der Untersuchung adipöser Schwangerer bleibt (Hendler et al. 2004a,b). Eine in diesem Zusammenhang interessante Kostenanalyse haben O'Brien et al. aufgestellt, so wurden in einem Low-Risk-Kollektiv die Mehrkosten durch Follow-Up-Scans (nach inkompletter US-Untersuchungen) analysiert und extrapoliert auf die Zahl Schwangerer pro Jahr in den USA eine Summe von 85,5 Mio. US-Dollar ermittelt. Hieraus lassen sich im Umkehrschluss u. a. auch die gesundheitsökonomischen Folgen einer maternalen Adipositas ableiten (O'Brien et al. 2017).

Das American College of Obstetricians and Gynecologists (ACOG) empfiehlt in einem Practical Bulletin einen optimalen Zeitraum für die sonografische Untersuchung von Schwangeren mit erhöhtem BMI von 18–20 SSW (ACOG 2015). In Einzelfällen ist bei erheblich limitiertem akustischen Fenster infolge exzessiven subkutanen Fetts auch ein späterer Zeitpunkt zu rechtfertigen (≥22. SSW; s. ◘ Abb. 6.2).

In einer Studie von Romary et al. konnte durch die Kombination eines Früh-Ultraschalls (13+0 bis 15+6. SSW) mit einer späteren detaillierten Organdiagnostik (18. bis 24. SSW) eine Komplettierungsrate der sonografischen Untersuchung von >94% erreicht werden (Romary et al. 2017). Zu ähnlichen, allerdings weniger eindrücklichen

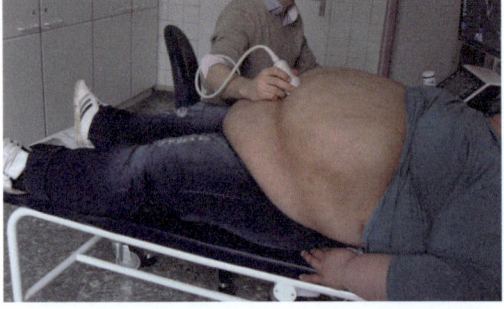

◘ **Abb. 6.2** Erschwerte Schallbedingungen bei einem maternalen BMI von >70 Kg/m^2

Ergebnissen kamen auch Gupta et al., die zeigen konnten, dass diese Kombination die Rate komplettierter US-Untersuchungen von 41 auf 52% signifikant heraufzusetzen vermochte. Insbesondere die Visualisierung kranialer, thorakaler und abdomineller Zielstrukturen war verbessert (Gupta et al. 2014). In einer anderen Studie ist die Verbesserung der Visualisierungsrate im frühen 2. Trimenon im transvaginalen US durch fundalen Druck untersucht worden. Hier konnte in >90% eine Verbesserung und in >50% eine Komplettierung des Untersuchungsgangs erreicht werden (Reichler et al. 1997).

> **Tipp**
>
> Eine Verbesserung der Visualisierungsrate fetaler Strukturen kann durch eine Transvaginalsonografie im 1. Trimenon und im späteren Schwangerschaftsverlauf durch Nutzung alternativer Einschallmöglichkeiten erreicht werden.

Aus dem Vorgenannten lässt sich folgerichtig ableiten, dass die Detektionsraten (DR) fetaler Fehlbildungen bei adipösen Schwangeren vermindert sind. Der FaSTER-Trial (First and Second Trimester Evaluation of Risk) an mehr als 8500 Frauen bestätigte eine um 30% reduzierte Wahrscheinlichkeit, fetale Anomalien pränatal zu detektieren (OR 0,7; 95% KI 0,6–0,9) (Aagaard-Tillery et al. 2010). Eine britische Beobachtungsstudie zeigte vergleichbare Daten für die generelle Detektion fetaler Auffälligkeiten (aOR 0,77; 95% KI: 0,60–0,99), allerdings waren insbesondere für kardiale Anomalien keine signifikanten Unterschiede im Vergleich zu Normalgewichtigen zu belegen (Best et al. 2012). Die Detektionsraten fetaler Anomalien nehmen, sowohl im Rahmen der Routine-US-Diagnostik als auch der gezielten Feindiagnostik, mit zunehmender BMI-Klasse signifikant ab. Im Detail lagen die DR für Normal- und Übergewichtige bzw. Adipöse der Klassen I bis III bei 66%, 49%, 48%, 42% und 25% (Routine-US) bzw. bei 97%, 91%, 75%, 88% und 75% (Feindiagnostik) (Dashe et al. 2009). Das Risiko geringerer Detektionsraten belegen auch die Daten von Hildebrand et al. (0,67, 95% KI 0,29–1,52) (Hildebrand et al. 2013).

Zu Verbesserung der Visualisierung fetaler Kernstrukturen im Rahmen der Routine- oder Feindiagnostik empfiehlt sich neben einem geeigneten Zeitfenster, niedrigfrequenten Schallsonden, Lagerungsmanövern und Anwendung von geräteseits einstellbaren Prä- und Postprocessing-Filtern auch die Nutzung anatomisch günstigerer Einschallmöglichkeiten (s. ◘ Tab. 6.3) (Paladini 2009; Weichert und Hartge 2011; Benacerraf 2013; Davidoff et al. 1994). So kann alternativ die Nabelregion mit anatomisch ausgedünnter Bauchdecke die Darstellung des

◘ **Tab. 6.3** Tipps und Tricks für die sonografische Untersuchung adipöser Schwangerer

Nutzung sonografischer „Fenster" mit lateralem, periumbilikalen oder subpannikulären Zugang
Retraktion des Pannus nach kranial für besseren suprapubischen Zugang
Seitwärtslagerung der Schwangeren zur Straffung der Bauchdecken
Platzieren der Sonde in den Leistenbeugen
Verwenden kleinerer Sonden oder TVS für Einschallen über den Bauchnabel
US bei gefüllter Blase, damit der Uterus sich dem Nabel nähert (akustisches Fenster)
Kombinierter Einsatz der TVS und TAS (Transvaginalsonde zur Elevation des Uterus und Transabdominalsonde zur Visualisierung des Feten)
US bei sitzender Patientin
Transvaginalsonografie im 1. und frühen 2. Trimenon
Nutzung von Harmonic imaging, Spatial compounding, Speckle-reduction-Filter
Niedrigfrequente Transabdominalschallsonden

Feten verbessern. Rosenberg et al. und später McCoy beschrieben durch den transumbilikalen Einsatz einer Transvaginalsonde einen verbesserten Zugang zu fetalen Strukturen (Rosenberg et al. 1995; McCoy et al. 1996). Erfolgt dieses bei gefüllter Harnblase, kann zusätzlich eine entsprechende Kranialisierung des graviden Uterus erreicht werden (Paladini 2009). Die transrektale Sonografie, z. B. im Rahmen von Embryonentransfers bei assistierter Reproduktion und eingeschränkter transabdominaler Visualisierung, ist ebenfalls beschrieben (Sohan et al. 2004).

6.4.2 Auswirkungen der Adipositas auf Screeningparameter

Wie bereits ausgeführt, sind die Folgen eines erhöhten maternalen BMI für die erfolgreiche Detektion auffälliger Feten schwerwiegend. Thornburg et al. konnten zeigen, dass die Rate an nicht adäquat einstellbarer midsagittaler Schnittführung zur Nackentransparenzbestimmung bei adipösen Schwangeren deutlich erhöht war (2,2% normaler BMI vs. 23% Grad III Adipositas) und selbst bei wiederholtem Versuch in 3,9% (Grad I), 6,7 (Grad II) bzw. 13,5% (Grad III) frustran blieb (1,6% bei Normalgewichtigen) (Thornburg et al. 2009a). Was die Daten von Ghandi et al. zudem belegen ist, dass bei maternaler Adipositas die Beurteilung des fetalen Nasenbeins eingeschränkt (3% normaler BMI vs. 12,7% BMI $\geq$30 kg/m^2) und die Gesamtdauer des Ersttrimesterscreenings deutlich verlängert waren mit signifikant häufiger notwendig gewordener zusätzlicher transvaginaler Einstellung (23% normal vs. 43,8 adipös) (Gandhi et al. 2009).

Den Arbeiten von Neveux 1996 und Spencer et al. 2003 zufolge ist es bei der Beurteilung der Validität von Serummarkern unerlässlich, das maternale Gewicht anzugeben und auf selbiges abzugleichen (Neveux et al. 1996; Spencer et al. 2003). Ursache hierfür ist die Serumdilution bei erhöhtem Blutvolumen wie bei adipösen Schwangeren. Hier ist die Angabe eines objektiv ermittelten maternalen Gewichts bzw. BMI zwingend, da nur so eine Über- oder Unterschätzung der Multiple-of-mean-Werte (MoM) für die Serumanalyte vermieden werden kann. In diesem Zusammenhang ist es wichtig zu erwähnen, dass die Gewichtskorrektur nur bis zu einem maximalen Cut-off-Wert erfolgt, mit der Einschränkung, dass für Schwangere mit einer Super-Adipositas (BMI $\geq$50 kg/m^2) konsequenterweise systematisch erniedrigte Werte generiert werden, was wiederum Auswirkungen auf die Detektionsrate von Aneuploidien mit sich bringt (Rose 2016; Dolin und Kominiarek 2018). Den Daten von Huang et al. zufolge kann eine Gewichtsdiskrepanz von 2,5 kg bereits eine Befundänderung von „Screen-negativ" zu „Screen-positiv" (oder umgekehrt) immerhin in 33–43% der Fälle bei kombiniertem Ersttrimester-Screening bewirken, insbesondere dann, wenn das Altershintergrundrisiko in Nähe des Cut-offs lag (Huang et al. 2013). Auch bei präexistentem Diabetes sind die Serumkonzentrationen von ßHCG und PAPP-A nachweislich vermindert (Spencer et al. 2010; Gurram et al. 2014). In einer aktuellen randomisierten Studie wird auf die exzellenten Testergebnisse eines detaillierten US im ersten Trimenon gefolgt von einer cfDNA-Analyse (Nicht-invasive pränatale Testung; NIPT) im Vergleich zum kombinierten Ersttrimesterscreening (Falschpositivrate 0% vs. 2,5%) und perspektivisch auf die Möglichkeit eines Verzichts auf eine zusätzliche Serumbiochemie (wie bislang im Rahmen des Ersttrimesterscreenings propagiert) verwiesen (Kagan et al. 2018). Die Studie greift die bislang zu diesem Ansatz kontrovers geführte Diskussion auf (Palomaki et al. 2016; Norton und Kuppermann 2016; Yaron et al. 2016) und ist insbesondere im Hinblick auf den potenziell negativen Einfluss eines erhöhten maternalen BMI auf eben diese Parameter von diagnostischer Bedeutung.

> **Cave**
> *Die Serumkonzentrationen von biochemischer Screeningparameter sind bei maternaler Adipositas und Diabetes gleichsam vermindert.*

Mit der Möglichkeit, die von der Plazenta in den maternalen Kreislauf eingeschleuste zellfreie DNA, die in Fragmenten von 50–200 BP vorliegt, zu amplifizieren und quantifizieren, ist ein hoch-valider Screeningtest verfügbar geworden, der u. a. eine sehr hohe Spezifität und Sensitivität aufweist mit einer Detektionsrate für die Trisomie 21 und 18 von mehr als 99% (bei einer Falsch-Positivrate von <1%) (Norton et al. 2015). Der positiv prädiktive Wert für die Detektion einer Trisomie 21, 18 und 13 wird mit 84%, 76% bzw. 45% angegeben (Petersen et al. 2017). Entscheidend für die erfolgreiche Testung ist in erster Linie die sogenannte fetal fraction, also der Anteil an DNA-Fragmenten, der plazentaren Ursprungs und somit für die Auswertung relevant ist. Ab der 10. abgeschlossenen SSW ist in der Regel von einer fetal fraction von 10–20% cfDNA im maternalen Plasma auszugehen. Direkten Einfluss auf diese Kenngröße hat u. a. der maternale BMI (Zhou et al. 2015). So konnten Ashoor et al. in Übereinstimmung mit anderen Studien zeigen, dass der Anteil Schwangerer mit einer fetal fraction unterhalb des Grenzwertes (4%) von <1% (60 kg) auf >50% (160 kg) anstieg (Ashoor et al. 2013; Wang et al. 2013; Canick et al. 2013; Yared et al. 2016). Eine Erklärung hierfür ist, dass durch einen gesteigerten apoptotischen Zellumsatz der Adipozyten es zu vermehrtem Einschwämmen von Zellmaterial und fragmentierter DNA in den maternalen Kreislauf mit relativer Abnahme der fetal fraction kommt (Haghiac et al. 2012). Bei erniedrigter fetal fraction (<4%) ist insbesondere für die auf Quantifizierung der cfDNA basierenden Techniken (ungerichtet – massive parallel shotgun sequencing, MPSS bzw. zielgerichtet – targeted sequencing) die Wahrscheinlichkeit eines inkonklusiven Testergebnisses („no call result") deutlich erhöht. Die Häufigkeit hierfür wird je nach Quelle und Testspezifitäten (Autosomen ± Gonosomen) mit 0,0–12,2% angegeben (Gil et al. 2017; Shaffer und Norton 2018). Das diagnostische Dilemma besteht aber vielmehr darin, dass auch im Falle fetaler Aneuploidien aufgrund einer dysfunktionalen Plazenta die fetal fraction vermindert ist (insbesondere für autosomale Trisomien 13/18 und in der Regel nicht für Trisomie 21 (Dar et al. 2014; Revello et al. 2016; Suzumori et al. 2016) und es vermehrt zu falsch-negativen Befunden kommt, was maßgeblich die zielgerichtete Beratung der Schwangeren erschwert. Die Aneuploidierate in diesen Fällen wird mit einer OR von 9,2 (95% KI 4,4–19,0) angegeben (Pergament et al. 2014).

Den Daten von Ghanta et al. zufolge liefern Technologien, die auf gezielter PCR-Amplifikation und Sequenzierung sogenannter single nucleotid polymorphism (SNP) basieren, auch bei verminderter fetal fraction noch verwertbare Ergebnisse und wären daher auch bei maternaler Adipositas vorzugsweise einzusetzen (Ghanta et al. 2012). Zwar konnte unlängst gezeigt werden, dass mit der SNP-NIPT der „no call"-Grenzwert für die fetal fraction bei minimal 2,8% anzusetzen ist (Ryan et al. 2016), so bleibt die Validierung bislang bei erhöhtem maternalen BMI noch aus. Inwieweit bei geringer fetal fraction ein Whole-Genome-Sequencing-Ansatz gegenüber der SNP-Technologie einen möglichen Vorteil bietet, bleibt noch unklar (Artieri et al. 2017). Ähnlich kontrovers diskutiert wird die Empfehlung einer NIPT in späterem Gestationsalter zur Erhöhung der fetal fraction bei maternaler Adipositas. Die Rate an „no call"-Ergebnissen stieg in einer Studie mit 2400 Patientinnen mit jeder BMI-Klasse signifikant an (aOR 8,55; 95% KI 4,16–17,56), erfolgte die NIPT dagegen erst nach der 21. SSW war kein signifikanter

Unterschied zu normalgewichtigen Schwangeren mehr nachzuweisen (Livergood et al. 2017). Eine australische Studie an mehr als 14.000 Schwangeren konnte nur einen minimalen Effekt des Gestationsalters auf eine Zunahme der fetal fraction, insbesondere bei den Frauen mit einer Adipositas Grad II/III, verzeichnen (Rolnik et al. 2018) und entspricht damit im Wesentlichen den Daten von Yared et al., die keinen Zusammenhang des GA mit der Versagerrate einer NIPT bei maternaler Adipositas aufzeigen konnten. Das Risiko eines nicht auswertbaren Tests wurde mit einer OR von 9,75 (95% KI 4,85–19,61) angegeben. Auch bei wiederholter NIPT konnte in einer Beobachtungsstudie an 3000 Schwangeren eine Abhängigkeit der Neutestung vom vorliegenden maternalen Gewicht festgestellt werden (<80 kg=75,2%, 80 bis <108 kg=62,5% und >108 kg=48,1%). Der Effekt eines verlängerten Zeitintervalls für die erfolgreiche Testwiederholung war ebenfalls nur marginal (Benn et al. 2018).

> **Cave**
> Bei der Durchführung einer NIPT bei erhöhtem maternalen BMI ist mit einem erhöhten Risiko für inkonklusive Testergebnisse zu rechnen. Die Ursache ist in der Regel eine verminderte fetal fraction, die allerdings auch bei fetalen Aneuploidien reduziert sein kann.

Das tatsächliche Risiko für eine Trisomie 13 und 18 bei geringer fetal fraction kann nach Ansicht von McKanna et al. mittels eines mathematischen Models (unter Berücksichtigung des maternalen Gewichts und des jeweiligen Gestationsalters) abgeschätzt werden. Anhand von mehr als 1400 Fällen aus >165.000 SNP-basierten NIPT konnten 32/35 Fälle einer Trisomie 13/18 bzw. Triploidie korrekt erkannt werden (Sensitivität 91,4%; PPV 5,7%) (McKanna et al. 2018). Die weitere Validierung eines derartigen Ansatzes bleibt abzuwarten, da derzeitige Konsensusempfehlungen nationaler und internationaler Fachgesellschaften eine invasive Diagnostik bei Vorliegen eines inkonklusiven Ergebnisses nach NIPT vorsehen (ACOG 2015; Gregg et al. 2016; Audibert et al. 2017; Kozlowski et al. 2018).

6.4.3 Invasive Diagnostik bei erhöhtem maternalen BMI

Die Einschränkungen in der diagnostischen Sicherheit, die sich aus dem Vorangestellten ergeben, und das erhöhte a-priori-Risiko für fetale Fehlbildungen bei maternaler Adipositas zeigen, dass diese Schwangeren im Rahmen der pränatalen Aufklärung auch offensiv über die Möglichkeit und Sinnhaftigkeit einer invasiven Diagnostik informiert werden müssen. Auch wenn die Durchführung einer invasiven Diagnostik (Amniozentese, Chorionzottenbiopsie, Chordozentese) im Falle einer maternalen Adipositas technisch anspruchsvoll sein kann (generell eingeschränkte Schallbedingungen, verlängerte „Vorlaufstrecke" mit verminderter Visualisierung der Punktionsnadel und häufigeren Punktionsversuchen), konnte bislang lediglich bei einer morbiden Adipositas (≥ 40 kg/m^2) eine erhöhte Abortrate (2,7% vs. 1,3% bei Normalgewichtigen) gesehen werden (Harper et al. 2012). Eine generell erhöhte Abortrate nach Amniozentese (OR 1,7; 95% KI 1,2–2,1) konnten Odibo et al. zeigen (Odibo et al. 2010). Demgegenüber war in der Analyse von Enzensberger et al. keine erhöhte punktionsbedingte Abortrate in Zusammenhang mit einer mütterlichen Adipositas nachzuweisen (Enzensberger et al. 2012).

6.5 Fetomaternales Risikoprofil bei erhöhtem BMI

Die negativen Auswirkungen eines erhöhten maternalen BMI auf die Schwangerschaft und den Feten sind vielfältig und bereits auf den prägraviden Zeitraum vorzudatieren. Nicht zuletzt sollten gerade hier Präventionsstrategien zur u. a. Gewichtsreduktion und Verminderung von Komorbiditäten greifen, da bisherige Lifestyle-Interventionsstudien (LIMIT, UPBEAT) keine Verbesserung des perinatalen Outcomes aufzeigen konnten (Dodd et al. 2018; Poston et al. 2015). Als wesentlicher Grund hierfür wird der Umstand angesehen, dass bei Studienbeginn *in graviditate* die metabolischen Veränderungen und damit die negative Beeinflussung der fetomaternalen Einheit bereits unwiderruflich stattgefunden haben (Catanalo und deMouzon 2015).

6.5.1 Maternaler BMI und Abort- bzw. IUFT-Risiko

Adipöse Schwangere tragen ein signifikant erhöhtes Risiko für frühe und habituelle Aborte wie eine britische Fall-Kontroll-Studie belegen konnte (OR 1,2; 95% KI 1,01–1,46 bzw. 3,5 95% KI 1,03–12,1). Dieses Risiko ist unabhängig vom jeweiligen Konzeptionsmodus und scheint sogar für Schwangerschaften nach Oozytendonation zuzutreffen (Metwally et al. 2008). Eine Adipositas scheint sich dabei direkt auf die Eizellqualität auszuwirken. Darüber hinaus werden auch die endometriale Dezidualisierung und Rezeptivität affektiert (Broughton und Moley 2017). Interessant ist in diesem Kontext auch die Beobachtung, dass bei der humangenetischen Aufarbeitung des Abortmaterials adipöser Schwangerer signifikant häufiger ein euploider Karyotyp gefunden werden kann als bei normalgewichtigen Frauen (Landres et al. 2010; Boots et al. 2014).

Ein erhöhtes Risiko für einen intrauterinen Fruchttod (IUFT) konnte bei Schwangeren mit erhöhtem BMI in zahlreichen, voneinander unabhängigen Studien belegt werden (Chu et al. 2007; Flenady et al. 2011; Yao et al. 2014; Aune et al. 2014; Gardosi et al. 2013). In einer großen Metaanalyse aus 2007 wurde die adjustierte Odds Ratio mit 1,47 (95% KI 1,08–1,94) für übergewichtige bzw. 2,07 (95% KI 1,59–2,74) für adipöse Frauen angegeben (Chu et al. 2007). Im Jahr 2014 veröffentlichten Yao et al. die Daten einer großen populationsbasierten Kohortenstudie. Hier zeigte sich, dass die Hazard Ratio mit jeder BMI-Klasse anstieg (1,36 Übergewicht; 1,71 Grad I; 2,00 Grad II; 2,48 Grad III und 3,17 Super-Adipositas). Das Risiko für einen IUFT bei maternaler Adipositas stieg am deutlichsten ab der vollendeten 39. SSW an. Schwangere mit einer Super-Adipositas (BMI >50 kg/m^2) hatten ein 5,7-fach erhöhtes Risiko verglichen mit Normalgewichtigen und sogar ein 13,6-fach erhöhtes Risiko bei einer Terminüberschreitung von 41 SSW (Yao et al. 2014). Ein systematischer Review aus 2014 konnte eine maternale Adipositas auch in die Nähe peri- und neonataler sowie frühkindlicher Todesfälle bringen. Zusammengetragen wurden hierbei die Daten von mehr als 47.000 Todesfällen. In der Auswertung stieg das IUFT-Risiko mit jeder Zunahme um 5 kg/m^2 signifikant an (RR 1,15 bis 1,24) (Aune et al. 2014). Schwangere mit einer morbiden Adipositas hatten ein 2–3-fach erhöhtes Risiko im Vergleich zu denen mit einem normalen BMI. Dieser Zusammenhang eines erhöhten maternalen BMI mit dem IUFT-Risiko bzw. dem Risiko eines frühkindlichen Todes scheint auch unabhängig von genetischen oder familiären Faktoren zu bestehen, was die Auswertung des schwedischen Geburtenregisters unter Verwendung von Geschwisterdaten als Kontrollgruppe belegt (OR 4,04; 95% KI 2,25–7,25) (Lindam et al. 2016). In einer retrospektiven Studie konnte auch ein erhöhtes IUFT-Risiko für Geminigraviditäten nachgewiesen werden. So hatten adipöse Schwangere ein um >30% erhöhtes Risiko für eine Totgeburt. Bezogen auf das Risiko des Absterbens eines Zwillings zeigte sich kein signifikanter Unterschied zu Schwangeren mit normalem BMI. Kam es doch zu einem IUFT eines Feten, waren überdurchschnittlich die gleichgeschlechtlichen Zwillingspaare betroffen (Salihu et al. 2010).

> Schwangere mit einem erhöhtem BMI haben ein signifikant erhöhtes IUFT-Risiko, was mit jeder BMI-Klasse weiter zunimmt.

Interessanterweise konnte bei übergewichtigen Frauen, die präkonzeptionell ihr Gewicht reduzieren konnten, ein um die Hälfte vermindertes neonatales Mortalitätsrisiko festgestellt werden (Cnattingius und Villamor 2016). Zu ähnlichen Ergebnissen kam eine Subgruppenanalyse der bereits erwähnten Kohortenstudie von Yao et al., hier hatten Schwangere mit einer morbiden Adipositas (Grad III), die bis zur 28. SSW eher Gewicht verloren hatten, ein vermindertes Risiko eines IUFT (HR 0,56; 95% KI 0,34–0,95) (Yao et al. 2017). Anders als der prägravide bzw. perikonzeptionelle BMI scheint eine (exzessive) Gewichtszunahme in der Schwangerschaft keinen direkten Einfluss auf das IUFT-Risiko zu haben (Woolner und Bhattacharya 2015; Johansson et al. 2014).

Die exakten pathophysiologischen Zusammenhänge, über die das Adipositas-assoziierte IUFT-Risiko vermittelt wird, sind nicht gänzlich geklärt. Eine multifaktorielle Genese ist anzunehmen. Als wesentliche Mediatoren eines erhöhten IUFT-Risikos werden plazentare Veränderungen (dysfunktionell, inflammatorisch) im Zusammenspiel mit metabolischen und hormonellen Störungen vermutet. Es ist bekannt, dass die Plazenta von adipösen im Vergleich zu normalgewichtigen Schwangeren signifikant schwerer bei der Geburt ist (693 g vs. 614 g, p = 0,002) und eng mit dem Geburtsgewicht korreliert (Catalano und deMouzon 2015). Der maternale metabolische Grundzustand affektiert direkt das frühe plazentare Wachstum und Genexpression mit Folgen für die spätere Funktion der Plazenta. Hierzu passt die Beobachtung einer übermäßigen Insulinrezeptorexpression an der maternalen Seite des sich entwickelnden Trophoblasten. Die Hyperinsulinämie und die bei Adipösen gehäuft zu findende Insulinresistenz können zusammen mit proinflammatorischen Mediatoren maßgeblich den Lipidmetabolismus auf plazentarer Ebene beeinträchtigen.

Ein erhöhtes Risiko für einen IUFT zeigt sich auch bei Schwangeren mit einem Gestationsdiabetes (OR 2,00; 95% KI 0,18–22,10) (Langer et al. 2005). Das unterstreicht, das bei Koinzidenz dieser maternalen Risiken eine Anpassung des vorgeburtlichen Managements zwingend erfolgen muss. Den Daten von Yao zufolge sollten Schwangere mit einer morbiden Adipositas mit Abschluss der 38. SSW entbunden werden, da die perinatale Mortalität pro 10.000 Geburten im Vergleich zu Normalgewichtigen bis zur 42. SSW deutlich anstieg (5,7 vs. 88,3) (Yao et al. 2019).

Ein weiterer Aspekt, der eine mögliche Rolle in diesem Zusammenhang spielt, ist die Tatsache, dass sich adipöse Schwangere deutlich hinsichtlich ihres Zugangs, der Annahme und der Qualität der Schwangerenvorsorge von Normalgewichtigen unterscheiden (s. Abschn. 6.6) (McGuire et al. 2010). Hinzu kommt, dass nach Ansicht einiger Autoren offenbar auch die maternale Wahrnehmung fetaler Bewegungen durch Fettleibigkeit negativ beeinflusst wird, was die Einschätzung subjektiv abnehmender Kindsbewegungen erschwert (Tuffnell et al. 1991; Hijazi und East 2009).

In einer aktuellen populationsbasierten US-amerikanischen Studie an 740.000 Schwangeren hatten Grad-I-III-adipöse Schwangere eine um 24,9%, 35,8% bzw. 61,1% erhöhte Rate an schwerer maternaler Morbidität und Mortalität verglichen mit Normalgewichtigen (Lisonkova et al. 2017).

6.5.2 Präeklampsierisiko

Eine Präeklampsie (PE) ist anerkanntermaßen am ehesten Folge ischämischer Insulte im Plazentaniveau mit subsequenter Freisetzung prohypertensiver, antiangiogener und proinflammatorischer Faktoren in die maternale Zirkulation und daraus resultierender vaskulärer Dysfunktion und Hypertension. Als direkte Folge einer Minderperfusion der Plazenta wird eine Wachstumsrestriktion des Feten (fetal growth restriction, FGR) angesehen. Die FGR scheint dabei den klinischen Symptomen einer PE zeitlich vorauszugehen (Roberts und Post 2008; Mirza et al. 2012). Passend hierzu konnte in einer italienischen Studie gezeigt werden, dass der mittlere PI der A. umbilicalis bei adipösen und übergewichtigen Schwangeren signifikant höher war als bei Normalgewichtigen (0,95 vs. 0,87 vs. 0,67; p <0,05) was Rückschlüsse auf den plazentaren Gefäßwiderstand zulässt (Sarno et al. 2015). Rasmussen et al. beobachteten in einer großen populationsbasierten Studie an 77.000 Schwangeren ein erhöhtes Risiko für large-for-gestational-age-Feten (>90./95. Perzentile) bei präeklamptischen LGA Müttern (OR 1,4; 95% KI 1,2–1,6 bzw. 1,6; 95% KI 1,3–1,9) und konnten hier eine Verbindung zu einer maternalen Adipositas herstellen, was wiederum eine alleinige plazentare Genese bei dieser Subgruppe infrage stellte (Rasmussen et al. 2014).

Epidemiologische Daten belegen einen Prävalenzanstieg der PE – und hier interessant –, insbesondere in direktem Zusammenhang mit der bereits erwähnten Zunahme der Zahl adipöser Schwangerer (Spradley et al. 2015). Bodnar et al. konnten in einer prospektiven Kohortenstudie an 1200 Primiparae eine direkte Verbindung zwischen dem BMI vor der 16. Schwangerschaftswoche und dem späteren Auftreten einer Präeklampsie herstellen (Bodnar et al. 2005). Im Vergleich zu Frauen mit einem BMI von 21 kg/m^2 verdoppelte sich das Risiko für Präeklampsie bei einem BMI von ≥26 kg/m^2 und verdreifachte sich bei einem BMI von ≥30 kg/m^2. Zu vergleichbaren Ergebnissen kam eine Studie an mehr als 10.000 Schwangeren, die zeigen konnte, dass das Risiko insbesondere für eine schwere Late-onset-Präeklampsie (LOPE) für Schwangere mit einer Adipositas signifikant erhöht war (aOR 2,0, 95% KI 1,4–2,8) (Durst et al. 2016). Den Daten von Young et al. zufolge stieg das Risiko für eine Präeklampsie vor der 37. SSW mit jeder BMI-Klasse an und war am höchsten für Schwangere mit einer Adipositas Grad III (OR 5,23; 95% KI 3,86–7,09) (Young et al. 2016). Eine zusätzliche Verdopplung des PE-Risikos wurde bei Schwangeren mit einem BMI>60 kg/m^2 beobachtet, allerdings verglichen mit dem ohnehin erhöhten Risiko von Schwangeren mit einer Super-Adipositas (McCall et al. 2018).

> Eine maternale Adipositas ist mit einem erhöhten Risiko für eine Präeklampsie vergesellschaftet (insbesondere für eine Late-onset-PE). Ein zusätzlicher Diabetes mellitus bei diesen Schwangeren setzt das PE-Risiko weiter herauf.

Diese Daten entsprechen damit auch dem bislang gefundenen Konsens, dass die LOPE (im Gegensatz zur Early-onset-Präeklampsie, EOPE) eher auf maternale Faktoren zurückzuführen ist (Robillard et al. 2017). In einer prospektiven Studie an 1300 Patienten konnte unter Berücksichtigung maternaler Charakteristika, Serumbiomarker und des Pulsatilitätsindex (PI) der A. uterina im ersten Trimenon eine PE-Detektionsrate von 85% (bei 5% bzw. 10% FPR) erreicht werden. Signifikant häufiger von einer PE betroffen waren in dieser Studie adipöse Schwangere (mittlerer BMI 35,3%) (Sonek et al. 2018).

Die genauen Mechanismen, wie ein erhöhter BMI das PE-Risiko heraufsetzt, sind nach wie vor nicht gänzlich geklärt. Sehr wahrscheinlich vermitteln metabolische Faktoren wie zirkulierendes Leptin, Glukose, Insulin und Lipide das erhöhte Risiko bei adipösen Schwangeren. Auch hier kann von kumulativen Effekten bei zusätzlichem (Gestations-)Diabetes ausgegangen werden – mit einem potenzierten PE-Risiko

(Spradley 2017). In einer aktuellen Studie von Vieira et al. wurde allerdings ein zumindest partiell anderer Wirkmechanismus bei der Entstehung einer PE im Falle eines Gestationsdiabetes (GDM) postuliert. Während bei präklamptischen Schwangeren mit einer Adipositas eine Assoziation zu einem verminderten PlGF nachzuweisen war (OR 1,91; 95% KI 1,32–2,78), konnte dieses bei Schwangeren mit einem GDM nicht gesehen werden (OR 1,05; 95% KI 0,67–1,63) (Vieira et al. 2018).

6.6 Vorgeburtliche Überwachung

6.6.1 Wachstumskontrollen/ Surveillance und Makrosomierisiko

Eines der zentralen Anliegen der vorgeburtlichen Überwachung ist die korrekte Bestimmung des fetalen Gewichts, um eine fetale Wachstumsrestriktion mit entsprechend erhöhtem Risiko für deletäre Schwangerschaftskomplikationen wie z. B. einen IUFT genauso feststellen zu können wie eine fetale Makrosomie mit u. a. potenziell fatalen geburtsmechanischen Folgen. Feten adipöser Mütter zeigten in einer aktuellen US-amerikanischen Studie an 2800 Schwangeren ab der 30. SSW ein deutlich differentes Wachstumsmuster als Feten normalgewichtiger Mütter, bezogen auf Einzelparameter betraf dieses die mittlere Humerus- und Femurlänge bereits ab der 21. SSW. Das mittlere Geburtsgewicht unterschied sich um fast 100 g zugunsten der Feten adipöser Mütter (Zhang et al. 2018).

Die sonografische Gewichtsbestimmung ist diesbezüglich allen anderen Modalitäten, wie z. B. einer klinischen Einschätzung, überlegen (Lanowski et al. 2017; Kesrouani et al. 2017). Die Auswirkungen eines erhöhten maternalen BMI auf die fetale Gewichtsschätzung wird in der Literatur kontrovers diskutiert. In mehreren unabhängigen Studien konnte gezeigt werden, dass der registrierte Schätzfehler keine signifikanten Unterschiede zwischen den BMI-Klassen aufwies (Thornburg et al. 2006; Kritzer et al. 2014; Al-Obaidly et al. 2017). Vergleichbare Daten bezogen auf Geminigraviditäten lieferte unlängst eine irische Studie (Ryan et al. 2014). Auch der Einfluss eines Gestationsdiabetes scheint in diesem Kontext keine Relevanz zu haben (Valent et al. 2017). Demgegenüber konnten andere Studien eine deutliche Zunahme des Schätzfehlers mit jeder BMI-Klasse feststellen (normaler BMI 3,1% vs. Adipositas Grad III 14,1%) (Aksoy et al. 2015; Lanowski et al. 2017). Allerdings konnte auch gezeigt werden, dass ein erhöhter BMI mit einem systematischen Versatz des errechneten Termins nach hinten assoziiert ist (Simic et al. 2010; Bak et al. 2016). Um die Messungenauigkeiten so gering wie möglich zu halten, wird u. a. auf die Verwendung von auf Makrosomie ausgelegte Schätzformeln verwiesen (Porter et al. 2015; Faschingbauer et al. 2016; Aviram et al. 2017). Außerdem wurde festgestellt, dass die Messung empfohlenermaßen innerhalb einer Woche vor Entbindung (Faschingbauer et al. 2016), bei der Verwendung des sog. Gestation-adjusted-Protocol (GAP) zwischen 33. und 36. SSW, vorgenommen werden sollte (Moore et al. 2015; Tuuli et al. 2016). Ein volumetrischer Ansatz zusätzlich zur konventionellen 2D-Gewichtsschätzung kann insbesondere bei fetaler Makrosomie und Prädiktion einer neonatalen Adipositas sinnvoll sein (O'Connor et al. 2014; Gibson et al. 2016; Maruotti et al. 2017; Roelants et al. 2017). Interessant in diesem Zusammenhang sind semiautomatisierte 3D-Technologien, die die volumenbasierte fraktionierte Weichteilmessung erheblich erleichtern können (Mack et al. 2017).

> Bei maternaler Adipositas und fetaler Makrosomie sollte auf spezielle Schätzformeln zurückgegriffen werden, auch volumetrische Ansätze zur fetalen Gewichtsschätzung sind zu empfehlen.

Schwangere mit einem erhöhtem BMI tragen durch ein verändertes intrauterines Milieu mit Überangebot an Nährstoffen ein hohes Risiko für die Entwicklung einer fetalen Makrosomie. In einem systematischen Review wurde für adipöse Schwangere das Risiko für ein Geburtsgewicht von >4000 g mit einer OR von 2,17 (95% KI 1,92–2,45) bzw. für ein Geburtsgewicht von >4500 g mit einer OR von 2,77 (95% KI 2,22–3, 45) beziffert (Gaudet et al. 2014). Den Daten der HAPO-Studie zufolge betrug die Häufigkeit einer Makrosomie bei normalgewichtigen Schwangeren ohne einen Gestationsdiabetes (GDM) 6,7%, kam ein GDM hinzu lag diese bei 10,2%, waren diese Frauen zudem adipös, trat in mehr als 20% eine Makrosomie auf (Metzger et al. 2010). Bei dem konkomitanten Auftreten beider Störungen lässt sich unschwer erkennen, wie hoch das fetomaternale Risiko von adipösen (Gestations-) Diabetikerinnen ist. Interessanterweise sahen Harper et al. in einer Studie an 1100 adipösen Schwangeren keinen diagnostischen Vorteil darin, vor der 32. SSW regelmäßige sonografische Wachstums- und Fruchtwasserkontrollen anzuberaumen, sofern keine zusätzlichen Risikofaktoren vorlagen (Harper et al. 2014; Sakowicz et al. 2018).

6.6.2 Maternale Betreuung bei erhöhtem BMI

In gleichem Maße, wie die sonografische Überwachung des Feten durch eine maternale Adipositas eingeschränkt ist, sind im Regelfall auch die Möglichkeiten der Registrierung der fetalen Herzfrequenz im CTG und damit die fetale Zustandsüberwachung deutlich limitiert, was insbesondere vor dem Hintergrund eines erhöhten Risikos für einen IUFT ein Dilemma darstellt. Hierüber muss die Schwangere mit einem erhöhten BMI in Kenntnis gesetzt und aufgeklärt werden. Signifikant häufiger sind interne CTG-Ableitungen notwendig (Ray et al. 2008), auch ein Wehenmonitoring mittels Elektrohysterografie kann zu einer verbesserten Überwachung adipöser Frauen sub partu beitragen (Euliano et al. 2007). Einer australischen Studie zufolge haben übergewichtige und adipöse Frauen bei der Kreißsaalaufnahme signifikant häufiger erhöhte systemische Blutdruckwerte, sowohl systolisch – OR 3,92 (95% KI 1,20–6,64) bzw. 9,89 (95% KI 6,54–13,24) – als auch diastolisch – OR 3,02 (95% KI 0,86–5,19), 8,07 (95% KI 5,53–10,61) (Schrauwers und Dekker 2009). Allerdings ist ein adäquates RR-Monitoring, wenn überhaupt, nur mit entsprechend großen Blutdruckmanschetten möglich (Chauhan und Henrichs 2003). Auch die Voraussetzungen für Blutentnahmen und intravenöse Zugänge können im Einzelfall extrem ungünstig sein (Hall und Neubert 2005).

> **Cave**
> Es gibt derzeit keine ausreichende Evidenz für eine spezielle BMI-adaptierte Surveillance, wenngleich die Betreuung adipöser Schwangerer eine spezielle Herausforderung darstellt, die sich deutlich von der bei Normalgewichtigen unterscheidet.

Dennoch gibt es keine ausreichende Evidenz, die eine Verbesserung des perinatalen Outcomes durch eine speziell auf adipöse Schwangere ausgerichtete vorgeburtliche Surveillance nahelegt (ACOG 2015b). Umso wichtiger ist es in Anlehnung an die US-amerikanischen Guidelines daher, dass eine entsprechende Aufklärung über das

Risikopotenzial einer maternalen Adipositas erfolgt, zusammen mit Empfehlungen zu sportlicher Aktivität und Gewichtsentwicklung *in graviditate* (ACOG 2014, 2015). Eine Registrierung des aktuellen BMI im Rahmen der Erstvorstellung ist obligat. Bereits frühzeitig sollten Komorbitäten (z. B. präexistener Diabetes mellitus, Hypertonus, Thrombophilie) erfasst und das diagnostische Regime entsprechend angepasst werden. Screeninguntersuchungen wie z. B. ein oraler Glukose-Toleranztest (oGTT) sollten ebenfalls frühzeitig angeboten werden, auch empfiehlt sich eine frühe Fehlbildungsdiagnostik (unter Nutzung der Möglichkeit des transvaginalen Zugangs). In Anlehnung an die von der Deutschen Diabetesgesellschaft (DDG) ausgegebenen Praxisrichtlinien zur Überwachung von Schwangeren mit einem Diabetes mellitus sollte ab der 24. SSW alle 2 bis 4 Wochen eine Biometrie (sinnvollerweise in Kombination mit einer Doppleruntersuchung) erfolgen, bei Auffälligkeiten ggf. häufiger (Kleinwechter et al. 2017). Hierzu ist eine Vorstellung und Anbindung an ein Perinatalzentrum dringend zu empfehlen.

Abschließend haben Vitner et al. unlängst 4 nationale Leitlinien verglichen und im Wesentlichen ähnliche Empfehlungen zum Management der maternalen Adipositas zusammenstellen können. Nur in wenigen Punkten konnte kein Konsens festgestellt werden (u. a. Vitamin-D-Supplementierung und Applikation von Jodid) (Vitner et al. 2018). Empfehlungen zu medikamentösen therapeutischen Ansätzen gibt es nicht, da es auch hier keine ausreichende Evidenz z. B. zur Gabe von Metformin (EMPOWaR-Studie) oder Aspirin (ohne weitere anamnestische Risiken) vorliegt (Chiswick et al. 2015; Mone et al. 2017). Eine Thromboseprophylaxe sollte außerhalb des Puerperiums nur bei entsprechender Risikoanamnese vorgenommen werden. Hier empfehlen kanadische Guidelines eine Prophylaxe mit niedermolekularem Heparin bei einem erhöhten individuellen Risiko von >1% (Chan et al. 2014). Eine Entscheidungshilfe bezüglich einer Thromboseprophylaxe bei erhöhtem BMI kann möglicherweise ein auf Risikoparametern basierendes Scoringsystem des RCOG geben (RCOG 2015). Die Auswertung populationsbasierter Daten des britischen und australischen Schwangerschafts-Surveillance-Systems (UKOSS/AMOSS) ergab, dass insbesondere bei Schwangeren mit einem BMI>60 kg/m^2 (Super-Super-Adipositas) vermehrt Heparin verordnet wurde (McCall et al. 2018). Die gemeinsamen Guidelines des Centre for Maternal and Child Enquiries und des Royal College of Obstetricians and Gynaecologists empfehlen aufgrund des erhöhten Risikos für Neuralrohrdefekte eine erhöhte Dosis Folsäure (5 mg bei BMI>30 kg/m^2) (CMACE/RCOG 2010).

6.7 (Spät-)Folgen einer maternalen Adipositas

Das Ausmaß der Aufnahme von Makronährstoffen in der Schwangerschaft beeinflusst maßgeblich den metabolischen Zustand des Feten bereits *in utero*. So korrelierten den Daten von Di Cianni et al. zufolge erhöhte maternale Nüchterntriglyzeride genauso wie der prägravide BMI nachweislich mit einem vermehrten fetalen Geburtsgewicht (Di Cianni et al. 2005). Metabolische Analysedaten aus dem Nabelschnurblut legten einen Zusammenhang der Gewichtszunahme in der frühen Kindheit mit einer veränderten Regulation von Nahrungsmetaboliten bei Kindern adipöser Schwangerer dar (Isganaitis et al. 2015; Hellmuth et al. 2017; Eriksson et al. 2015). In Tiermodellen ließ sich demonstrieren, dass auch unabhängig von einer vorbestehenden Adipositas und/oder Diabetes durch eine hochkalorische Ernährung zelluläre Schäden in der Leber, Gehirn, Pankreas und Plazenta verursacht werden, die auch postnatal persistierten (McCurdy et al. 2009).

Das Risikopotenzial dieser transgenerationalen Propagation metabolischer Störungen infolge einer intrauterinen Überernährung zeigt sich insbesondere auch bei der Entstehung eines Kindheitsdiabetes. In zahlreichen Studien konnte gezeigt werden, dass die Kinder diabetischer Mütter ein höheres Geburtsgewicht hatten, auch im Vorschulalter bereits mehr wogen als Kinder nicht-diabetischer Mütter und früh an Typ-II-Diabetes erkranken können (Dabelea und Crume 2011). Hieraus lässt sich ableiten, dass entsprechend des weltweiten Trends immer mehr junge Frauen im reproduktiven Alter bereits die Symptome und Folgen des metabolischen Syndroms zeigen. Somit bestimmt das intrauterine Umfeld nicht nur das Risiko für diese Störungen, sondern beeinflusst auch den Zeitpunkt ihres Auftretens und deren Ausprägung (Marciniak et al. 2017). Wichtig in diesem Zusammenhang zu erwähnen ist, dass neben dem Vorangestellten auch das Ausmaß physischer Aktivität der Kindsmutter, die Gewichtszunahme (und -dynamik) sowie die prägravide Körperzusammensetzung das fetale Gewicht und darüber hinaus auch den Energie- und (Nähr-)Stoffwechsel im späteren Leben dieser Kinder maßgeblich mit beeinflussen. In einer skandinavischen Studie konnte gezeigt werden, dass das Risiko im späteren Leben an Übergewicht oder gar Adipositas zu leiden insbesondere für Töchter adipöser Mütter signifikant erhöht war (OR 3,71 bzw. 4,65) (Derraik et al. 2015).

Die Auswertung der Helsinki-Geburtenkohortenstudie konnte eine maternale Adipositas als eine der wesentlichen Determinanten einer erhöhten kardiovaskulären Morbidität und Mortalität in der nächsten Generation herausarbeiten (Forsen et al. 1997). Eine britische Studie an 38.000 Patienten zeigte ebenfalls, dass eine maternale Adipositas (BMI>30 kg/m^2) mit einem eindeutig erhöhten Mortalitätsrisiko (Hazard Ratio 1,35; 95% KI 1,17–1,55) bzw. Risiko für Hospitalisierungen infolge kardiovaskulärer Erkrankungen (HR 1,29; 95% KI 1,06–1,57) einhergeht (Reynolds et al. 2013). Laut einer Studie (Generation R) aus den Niederlanden an 6000 Mutter-Kind-Paaren ist insbesondere eine vermehrte Gewichtszunahme in der Frühschwangerschaft mit einem ungünstigen kardiometabolischen Profil vergesellschaftet war (OR 1,20; 95% KI 1,07–1,35) (Gaillard et al. 2015).

> Eine maternale Adipositas ist mit einem erhöhten Risiko für neurologische Störungen und Verhaltensauffälligkeiten assoziiert.

Darüber hinaus konnten epidemiologische Daten den aus zahlreichen Tiermodellen nachgewiesenen Zusammenhang eines erhöhten maternalen BMI mit neuromotorischen und psychiatrischen Störungen der Nachkommen bestätigen. So scheint es einen zeitlichen, dosisabhängigen Effekt hinsichtlich des Auftretens einer kognitiver Entwicklungsverzögerung bzw. eines Aufmerksamkeitsdefizit-/Hyperaktivitätsstörung (ADHS) zu geben. Auch schwere Erkrankungen wie eine Schizophrenie, Autismus-Spektrum-Störung und Zerebralparese sind mögliche Folgen einer maternalen Adipositas (Edlow 2017). So konnte die Auswertung skandinavischer Geburtenkohorten mit 190.000 Kindern belegen, dass bereits ein mütterlicher BMI im oberen Normalbereich ein um 40% erhöhtes Risiko für eine Zerebralparese mit sich bringt. Bei Übergewichtigen lag das RR bei 1,56 (95% KI 1,21–2,01) bzw. bei adipösen Schwangeren bei 1,55 (95% KI 1,11–2,18) (Forthun et al. 2016). Auch hier zeigen sich pathophysiologische Parallelen zu einem Gestationsdiabetes hinsichtlich potenzieller kognitiver Einschränkungen bei maternaler Adipositas (Mehta et al. 2009). Die frühkindliche Entwicklung wird durch eine maternale Adipositas nachhaltig beeinflusst, insbesondere die Feinmotorik scheint beeinträchtigt zu werden (OR 1,69; 95% KI 1,12–2,47). Sind beide Elternteile adipös (BMI >35 kg/m^2), wurden zusätzlich Einschränkungen im Bereich der Problembewältigung (OR 1,69; 95% KI 1,12–2,47) beobachtet (Yeung et al. 2017). In einer finnischen Studie wurden die registrierten Geburtsdaten der Jahre 2004–2014 ausgewertet und die Folgen von maternaler Adipositas, präexistentem Diabetes mellitus und Gestationsdiabetes analysiert. Auch hier zeigte sich ein um 67–88% erhöhtes Risiko für Störungen der neurologisch-neuropsychologischen Entwicklung für Kinder von Schwangeren mit einer morbiden Adipositas. Das Risiko potenzierte sich deutlich, wenn zusätzlich ein präexistenter Diabetes mellitus vorlag – Autismus-Spektrum-Störung (HR 6,49; 95% KI 3,08–13,69), ADHS und Verhaltensstörungen (HR 6,03; 95% KI 3,03–11,24), kombinierte Verhaltens- und Gefühlsstörungen (HR 4,29; 95% KI 2,14–8,6) (Kong et al. 2018).

Die exakten Mechanismen sind derzeit noch Gegenstand der Forschung, allerdings sind pathophysiologische Prozesse wie Inflammation, Lipotoxizität und oxidativer Stress im Bereich der fetoplazentaren Einheit an der Mediation der negativen Auswirkungen der Adipositas beteiligt. Darüber hinaus konnte eine strenge Assoziation einer maternalen Adipositas mit einem veränderten intestinalen Mikrobiom (Abnahme der mikrobiellen Diversität) nachgewiesen werden – mit metabolischen und immunologischen Konsequenzen für den sich entwickelnden Feten (Gohir et al. 2015). Letztere stellen vor dem Hintergrund einer generellen Suszeptibilität für Infektionen *in graviditate* (mit vertikaler Transmission) für Mutter und Kind insbesondere in Entwicklungsländern ein nicht unerhebliches Gesundheitsrisiko dar (Godfrey et al. 2017). Ähnliche Mechanismen werden auch für die Beobachtung einer vermehrten Häufigkeit atopischer asthmatischer Beschwerden bei Kindern adipöser Mütter verantwortlich gemacht (Forno et al. 2014; Godfrey et al. 2017). Bei der Betrachtung der fetalen Konsequenzen einer maternalen Adipositas muss dem Beitrag epigenetischer Modifikationen regulierender Gene (Methylierungen, posttranslationelle Histonmodifikation, nicht-kodierende RNA) eine besondere Bedeutung beigemessen werden. Tatsächlich lassen sich die prägenden Auswirkungen einer maternalen Adipositas auf das Epigenom über drei oder mehr Generationen nachverfolgen, interessanterweise erfolgte dieses in einem Mausmodell ausschließlich über die paternale Linie (Godfrey et al. 2015; Saben et al. 2016). Die Folgen einer paternalen Adipositas sind in den letzten Jahren mehr und mehr Gegenstand des wissenschaftlichen Interesses geworden. Der paternale Einfluss beschränkt sich hierbei nachweislich nicht nur auf die Spermienqualität und -mobilität (Aly und Polotsky 2017). In einer Untersuchung zum Zusammenhang von Lifestyle-Faktoren und Aneuploidie-Häufigkeit im Ejakulat junger Männer zeigte sich bei adipösen Probanden eine Häufung von trisomen Spermatozoen mit einem zusätzlichen Chromosom 21 (Jurewicz et al. 2014).

Luzzo et al. untersuchten in einem Maus-Modell die Auswirkungen einer Adipositas auf die frühen embryologischen Prozesse und fanden eine gehäufte meiotische Aneuploidie als eine Ursache für ein Abortgeschehen bei maternaler Adipositas (Luzzo et al. 2012).

In einer großen retrospektiven Studie konnte anhand von Daten des schwedischen Geburtenregisters eine Korrelation zwischen erhöhtem maternalen BMI und dem Risiko für die Geburt eines Kindes mit einer Trisomie 21 herausgearbeitet werden – OR 1,31; 95% KI 1,10–1,55 (Grad I), OR 1,12; 95% KI 0,82–1,53 (Grad II), OR 1,56; 95% KI 1,00–2,43 (Grad III) (Hildebrand et al. 2014). Die Autoren selbst gaben als mögliche Erklärungen hierfür an, dass zum einen diese Kinder sich einer vorgeburtlichen Detektion entzogen haben können (u. a. verminderte Visualisierung, inkomplette Scans, verminderte Serumkonzentration von Screening-Markern) und zum anderen konnte bei adipösen Schwangeren eine Zunahme von meiotischen

Non-Disjunctions nachgewiesen werden (Ghidini 2014). Für Letzteres spricht die Beobachtung einer Folsäure-Defizienz (ungeachtet einer maternalen Folsäure-Supplementierung (Ray et al. 2005)) mit Folgen für u. a. die Chromosomensegreggation (Eskes 2006). Hierzu passt auch die Beobachtung einer bei Adipösen vermehrt zu findenden Hyperhomozysteinämie (Vayá et al. 2012), was eine Störung im Folsäure-Homozystein-Metabolismus nahelegt.

Allerdings konnten Goldman et al. in einer IVF-Kohorte keinen Zusammenhang zwischen maternalem BMI und auffälligem Chromosomensatz von Blastozysten herstellen (Goldman et al. 2015).

6.8 Fazit für die Praxis

- Die weltweite Zunahme der Adipositasprävalenz zeigt sich insbesondere auch im Rahmen der Schwangerenbetreuung.
- Mit einem erhöhten maternalen BMI sind erhebliche fetomaternale Risikokonstellationen vergesellschaftet (u. a. erhöhtes Fehlbildungsrisiko, Abort- und IUFT-Risiko, hypertensive Schwangerschaftserkrankungen, Diabetes), die sich bezüglich ihres Ursprungs oft auch schon präkonzeptionell vordatieren lassen.
- Die Möglichkeiten der sonografischen Diagnostik, aber auch das Aneuploidie-Screenings, sind maßgeblich eingeschränkt.
- Dem potenzierenden Effekt einer maternalen Adipositas und einem (präexistenten) Diabetes mellitus u. a. für das Präeklampsierisiko sollte besondere Bedeutung beigemessen werden.
- Adipöse Schwangere sollten bereits frühzeitig an ein Perinatalzentrum angebunden und interdisziplinär betreut werden.
- Derzeit existieren keine einheitlichen Empfehlungen bezüglich eines begleitenden medikamentösen Ansatzes bei maternaler Adipositas. In die Entscheidung hierüber sollte das Vorhandensein von Komorbiditäten mit einfließen.
- Das Risiko für neurologische Störungen und Verhaltensauffälligkeiten für Kinder von adipösen Schwangeren ist nachweislich erhöht.
- Die negativen Einflüsse auch einer paternalen Adipositas scheinen eine Relevanz bei der Entstehung von Spätfolgen für Kinder adipöser Mütter zu haben.

Literatur

Aagaard-Tillery KM, Flint Porter T, Malone FD et al (2010) Influence of maternal BMI on genetic sonography in the FaSTER trial. Prenat Diagn 30:14–22

Abenhaim HA, Kinch RA, Morin L et al (2007) Effect of prepregnancy body mass index categories on obstetrical and neonatal outcomes. Arch Gynecol Obstet 275:39–43

ACOG Committee Opinion No. 600 (2014) Ethical issues in the care of the obese woman. Obstet Gynecol 123(6):1388–1393

ACOG Committee Opinion No. 640 (2015) Cell-free DNA screening for fetal aneuploidy. Obstet Gynecol 126(3):e31–e37

ACOG Practice Bulletin No 156 (2015) Obesity in pregnancy. Obstet Gynecol 126(6):e112–e126

Adekola H, Soto E, Dai J, Lam-Rachlin J, Gill N, Leon-Peters J, Puder K, Abramowicz JS (2015) Optimal visualization of the fetal four-chamber and outflow tract views with transabdominal ultrasound in the morbidly obese: are we there yet? J Clin Ultrasound 43(9):548–555

Aksoy H, Aksoy Ü, Karadağ Öİ, Yücel B, Aydın T, Babayiğit MA (2015) Influence of maternal body mass index on sonographic fetal weight estimation prior to scheduled delivery. J Obstet Gynaecol Res 41(10):1556–1561

Al-Obaidly S, Al-Ibrahim A, Saleh N, Al-Belushi M, Al-Mansouri Z, Khenyab N (2017) Third trimester ultrasound accuracy and delivery outcome in obese and morbid obese pregnant women. J Matern Fetal Neonatal Med 32(8):1275–1279

Aly JM, Polotsky AJ (2017) Paternal diet and obesity: effects on reproduction. Semin Reprod Med 35(4):313–317

Artieri CG, Haverty C, Evans EA, Goldberg JD, Haque IS, Yaron Y, Muzzey D (2017) Noninvasive prenatal screening at low fetal fraction: comparing whole-genome sequencing and single-nucleotide polymorphism methods. Prenat Diagn 37(5):482–490

Ashoor G, Syngelaki A, Poon LC, Rezende JC, Nicolaides KH (2013) Fetal fraction in maternal plasma cell-free DNA at 11-13 weeks' gestation: relation to maternal and fetal characteristics. Ultrasound Obstet Gynecol 41(1):26–32

Audibert F, De Bie I, Johnson JA, Okun N, Wilson RD, Armour C, Chitayat D, Kim R (2017) No. 348-Joint SOGC-CCMG guideline: update on prenatal screening for fetal aneuploidy, fetal anomalies, and adverse pregnancy outcomes. J Obstet Gynaecol Can 39(9):805–817

Aune D, Saugstad OD, Henriksen T, Tonstad S (2014) Maternal body mass index and the risk of fetal death, stillbirth, and infant death: a systematic review and meta-analysis. JAMA 311(15):1536–1546

Aviram A, Yogev Y, Ashwal E, Hiersch L, Hadar E, Gabbay-Benziv R (2017) Prediction of large for gestational age by various sonographic fetal weight estimation formulas-which should we use? J Perinatol 37(5):513–517

Bak GS, Sperling L, Källén K, Salvesen KÅ (2016) Prospective population-based cohort study of maternal obesity as a source of error in gestational age estimation at 11–14 weeks. Acta Obstet Gynecol Scand 95(11):1281–1287

Barber C, Rankin J, Heslehurst N (2017) Maternal body mass index and access to antenatal care: a retrospective analysis of 619,502 births in England. BMC Pregnancy Childbirth 17(1):290

Benacerraf B (2013) The use of obstetrical ultrasound in the obese gravida. Semin Perinatol 37(5):345–347

Benn P, Valenti E, Shah S, Martin K, Demko Z (2018) Factors associated with informative redraw after an initial no result in noninvasive prenatal testing. Obstet Gynecol 132(2):428–435

Bodnar LM, Ness RB, Markovic N et al (2005) The risk of preeclampsia rises with increasing prepregnancy body mass index. Ann Epidemiol 15:475–482

Boney CM, Verma A, Tucker R, Vohr BR (2005) Metabolic syndrome in childhood: association with birth weight, maternal obesity, and gestational diabetes mellitus. Pediatrics 115(3):e290–e296

Boots CE, Bernardi LA, Stephenson MD (2014) Frequency of euploid miscarriage is increased in obese women with recurrent early pregnancy loss. Fertil Steril 102(2):455–459

Broughton DE, Moley KH (2017) Obesity and female infertility: potential mediators of obesity's impact. Fertil Steril 107(4):840–847

Cai GJ, Sun XX, Zhang L, Hong Q (2014) Association between maternal body mass index and congenital heart defects in offspring: a systematic review. Am J Obstet Gynecol 211(2):91–117

Callaway LK, Prins JB, Chang AM et al (2006) The prevalence and impact of overweight and obesity in an Australian obstetric population. Med J Aust 184:56–59

Canick JA, Palomaki GE, Kloza EM, Lambert-Messerlian GM, Haddow JE (2013) The impact of maternal plasma DNA fetal fraction on next generation sequencing tests for common fetal aneuploidies. Prenat Diagn 33(7):667–674

Catalano P, deMouzon SH (2015) Maternal obesity and metabolic risk to the offspring: why lifestyle interventions may have not achieved the desired outcomes. Int J Obes 39(4):642–649

Catanzarite V, Delaney K, Wolfe S et al (2005) Targeted mid-trimester ultrasound examination: how does fetal anatomic visualization depend upon the duration of the scan? Ultrasound Obstet Gynecol 26:521–526

Centre for Maternal and Child Enquiries/Royal College of Obstetricians and Gynaecologists (2010) Management of women with obesity in pregnancy. https://www.rcog.org.uk/globalassets/documents/guidelines/cmacercogjointguidelinemanagementwomenobesitypregnancya.pdf. Zugegriffen am 30.06.2021

Chan WS, Rey E, Kent NE, VTE in Pregnancy Guideline Working Group, Chan WS, Kent NE, Rey E, Corbett T, David M, Douglas MJ, Gibson PS, Magee L, Rodger M, Smith RE, Society of Obstetricians and Gynecologists of Canada (2014) Venous thromboembolism and antithrombotic therapy in pregnancy. J Obstet Gynaecol Can 36(6):527–553

Chauhan SP, Henrichs CE (2003) Obesity in pregnancy: risks and interventions by gestational stage. OBG Management 15:27–38

Chiswick C, Reynolds RM, Denison F, Drake AJ, Forbes S, Newby DE, Walker BR, Quenby S, Wray S, Weeks A, Lashen H, Rodriguez A, Murray G, Whyte S, Norman JE (2015) Effect of metformin on maternal and fetal outcomes in obese pregnant women (EMPOWaR): a randomised, double-blind, placebo-controlled trial. Lancet Diabetes Endocrinol 3(10):778–786

Chu SY, Kim SY, Lau J et al (2007) Maternal obesity and risk of stillbirth: a metaanalysis. Am J Obstet Gynecol 197:223–228

Chung JH, Pelayo R, Hatfield TJ, Speir VJ, Wu J, Caughey AB (2012) Limitations of the fetal anatomic survey via ultrasound in the obese obstetrical population. J Matern Fetal Neonatal Med 25(10):1945–1949

Cnattingius S, Villamor E (2016) Weight change between successive pregnancies and risks of stillbirth and infant mortality: a nationwide cohort study. Lancet 387(10018):558–565

Dabelea D, Crume T (2011) Maternal environment and the transgenerational cycle of obesity and diabetes. Diabetes 60(7):1849–1855

Dar P, Curnow KJ, Gross SJ, Hall MP, Stosic M, Demko Z, Zimmermann B, Hill M, Sigurjonsson S, Ryan A, Banjevic M, Kolacki PL, Koch SW, Strom CM, Rabinowitz M, Benn P (2014) Clinical experience and follow-up with large scale single-nucleotide polymorphism-based noninvasive prenatal aneuploidy testing. Am J Obstet Gynecol 211(5):527.e1–527.e17

Dashe JS, McIntire DD, Twickler DM (2009) Effect of maternal obesity on the ultrasound detection of anomalous fetuses. Obstet Gynecol 113:1001–1007

Davidoff A, Reuter K, Karellas A et al (1994) Maternal umbilicus: ultrasound window to the gravid uterus. J Clin Ultrasound 22:263–267

Davies GAL, Maxwell C, McLeod L (2018) No. 239-obesity in pregnancy. J Obstet Gynaecol Can 40(8):e630–e639

Denison FC, MacGregor H, Stirrat LI, Stevenson K, Norman JE, Reynolds RM (2017) Does attendance at a specialist antenatal clinic improve clinical outcomes in women with class III obesity compared with standard care? A retrospective case-note analysis. BMJ Open 7(5):e015218

Derraik JG, Ahlsson F, Diderholm B, Lundgren M (2015) Obesity rates in two generations of Swedish women entering pregnancy, and associated obesity risk among adult daughters. Sci Rep 5:16692

Di Cianni G, Miccoli R, Volpe L, Lencioni C, Ghio A, Giovannitti MG, Cuccuru I, Pellegrini G, Chatzianagnostou K, Boldrini A, Del Prato S (2005) Maternal triglyceride levels and newborn weight in pregnant women with normal glucose tolerance. Diabet Med 22(1):21–25

Dodd JM, Whitehead CL (2017) Obesity: maternal obesity and congenital anomalies – risk and diagnosis. Nat Rev Endocrinol 13(9):504–506

Dodd JM, Louise J, Deussen AR, McPhee AJ, Owens JA, Robinson JS (2018) Prenatal diet and child growth at 18 months. Pediatrics 142(3) pii: e20180035. https://doi.org/10.1542/peds.2018-0035

Dolin CD, Kominiarek MA (2018) Pregnancy in women with obesity. Obstet Gynecol Clin N Am 45(2):217–232

Durst JK, Tuuli MG, Stout MJ, Macones GA, Cahill AG (2016) Degree of obesity at delivery and risk of preeclampsia with severe features. Am J Obstet Gynecol 214(5):651.e1–651.e5

Eastwood KA, Daly C, Hunter A, McCance D, Young I, Holmes V (2017) The impact of maternal obesity on completion of fetal anomaly screening. J Perinat Med 45(9):1061–1067

Edlow AG (2017) Maternal obesity and neurodevelopmental and psychiatric disorders in offspring. Prenat Diagn 37(1):95–110

Ehrenberg HM, Dierker L, Milluzzi C et al (2002) Prevalence of maternal obesity in an urban center. Am J Obstet Gynecol 187:1189–1193

Enzensberger C, Pulvermacher C, Degenhardt J, Kawacki A, Germer U, Gembruch U, Krapp M, Weichert J, Axt-Fliedner R (2012) Fetal loss rate and associated risk factors after amniocentesis, chorionic villus sampling and fetal blood sampling. Ultraschall Med 33(7):E75–E79

Eriksson JG, Sandboge S, Salonen M, Kajantie E, Osmond C (2015) Maternal weight in pregnancy and offspring body composition in late adulthood: findings from the Helsinki Birth Cohort Study (HBCS). Ann Med 47:94–99

Eskes TK (2006) Abnormal folate metabolism in mothers with Down syndrome offspring: review of the literature. Eur J Obstet Gynecol Reprod Biol 124(2):130–133

Euliano TY, Nguyen MT, Marossero D et al (2007) Monitoring contractions in obese parturients: electrohysterography compared with traditional monitoring. Obstet Gynecol 109:1136–1140

Faschingbauer F, Raabe E, Heimrich J, Faschingbauer C, Schmid M, Mayr A, Schild RL, Beckmann MW, Kehl S (2016) Accuracy of sonographic fetal weight estimation: influence of the scan-to-delivery interval in combination with the applied weight estimation formula. Arch Gynecol Obstet 294(3):487–493

Fedorcsák P, Storeng R, Dale PO et al (2000) Obesity is a risk factor for early pregnancy loss after IVF or ICSI. Acta Obstet Gynecol Scand 79:43–48

Flenady V, Koopmans L, Middleton P, Frøen JF, Smith GC, Gibbons K, Coory M, Gordon A, Ellwood D, McIntyre HD, Fretts R, Ezzati M (2011) Major risk factors for stillbirth in high-income countries: a systematic review and meta-analysis. Lancet 377(9774):1331–1340

Forno E, Young OM, Kumar R, Simhan H, Celedón JC (2014) Maternal obesity in pregnancy, gestational weight gain, and risk of childhood asthma. Pediatrics 134(2):e535–e546

Forsén T, Eriksson JG, Tuomilehto J, Teramo K, Osmond C, Barker DJ (1997) Mother's weight in pregnancy and coronary heart disease in a cohort of Finnish men: follow up study. BMJ 315:837–840

Forthun I, Wilcox AJ, Strandberg-Larsen K, Moster D, Nohr EA, Lie RT, Surén P, Tollånes MC (2016) Maternal prepregnancy BMI and risk of cerebral palsy in offspring. Pediatrics 138(4). pii: e20160874

Fuchs F, Houllier M, Voulgaropoulos A, Levaillant JM, Colmant C, Bouyer J, Senat MV (2013) Factors affecting feasibility and quality of second-trimester ultrasound scans in obese pregnant women. Ultrasound Obstet Gynecol 41(1):40–46

Gaillard R, Steegers EA, Franco OH, Hofman A, Jaddoe VW (2015) Maternal weight gain in different periods of pregnancy and 37 childhood cardio-metabolic outcomes. The Generation R Study. Int J Obes 39:677–685

Gandhi M, Fox NS, Russo-Stieglitz K et al (2009) Effect of increased body mass index on first-trimester ultrasound examination for aneuploidy risk assessment. Obstet Gynecol 114:856–859

Gardosi J, Madurasinghe V, Williams M, Malik A, Francis A (2013) Maternal and fetal risk factors for stillbirth: population based study. BMJ f108:346

Gaudet L, Wen SW, Walker M (2014) The combined effect of maternal obesity and fetal macrosomia on pregnancy outcomes. J Obstet Gynaecol Can 36(9):776–784

Ghidini A (2014) Maternal obesity and Down syndrome in the offspring: is there a link? Prenat Diagn 34(4):307–309

Gibson KS, Stetzer B, Catalano PM, Myers SA (2016) Comparison of 2- and 3-dimensional sonography for estimation of birth weight and neonatal adiposity in the setting of suspected fetal macrosomia. J Ultrasound Med 35(6):1123–1129

Gil MM, Accurti V, Santacruz B, Plana MN, Nicolaides KH (2017) Analysis of cell-free DNA in maternal blood in screening for aneuploidies: updated meta-analysis. Ultrasound Obstet Gynecol 50(3):302–314

Godfrey KM, Costello PM, Lillycrop KA (2015) The developmental environment, epigenetic biomarkers and long-term health. J Dev Orig Health Dis 6(5):399–406

Godfrey KM, Reynolds RM, Prescott SL, Nyirenda M, Jaddoe VW, Eriksson JG, Broekman BF (2017) Influence of maternal obesity on the long-term health of offspring. Lancet Diabetes Endocrinol 5(1):53–64

Goffman D, Madden RC, Harrison EA et al (2007) Predictors of maternal mortality and near-miss maternal morbidity. J Perinatol 27:597–601

Goldman KN, Hodes-Wertz B, McCulloh DH, Flom JD, Grifo JA (2015) Association of body mass index with embryonic aneuploidy. Fertil Steril 103(3):744–748

Goodall PT, Ahn JT, Chapa JB et al (2005) Obesity as a risk factor for failed trial of labor in patients with previous cesarean delivery. Am J Obstet Gynecol 192:1423–1426

Gregg AR, Skotko BG, Benkendorf JL, Monaghan KG, Bajaj K, Best RG, Klugman S, Watson MS (2016) Noninvasive prenatal screening for fetal aneuploidy, 2016 update: a position statement of the American College of Medical Genetics and Genomics. Genet Med 18(10):1056–1065

Gupta S, Timor-Tritsch IE, Oh C, Chervenak J, Monteagudo A (2014) Early second-trimester sonography to improve the fetal anatomic survey in obese patients. J Ultrasound Med 33(9):1579–1583

Gurram P, Benn P, Grady J, Prabulos AM, Campbell W (2014) First trimester aneuploidy screening markers in women with pre-gestational diabetes mellitus. J Clin Med 3(2):480–490

Haghiac M, Vora NL, Basu S, Johnson KL, Presley L, Bianchi DW, Hauguel-de Mouzon S (2012) Increased death of adipose cells, a path to release cell-free DNA into systemic circulation of obese women. Obesity (Silver Spring) 20(11):2213–2219

Hall LF, Neubert AG (2005) Obesity and pregnancy. Obstet Gynecol Surv 60:253–260

Harper LM, Cahill AG, Smith K, Macones GA, Odibo AO (2012) Effect of maternal obesity on the risk of fetal loss after amniocentesis and chorionic villus sampling. Obstet Gynecol 119(4):745–751

Harper LM, Jauk VC, Owen J, Biggio JR (2014) The utility of ultrasound surveillance of fluid and growth in obese women. Am J Obstet Gynecol 211(5):524.e1–524.e8

Hellmuth C, Uhl O, Standl M, Demmelmair H, Heinrich J, Koletzko B, Thiering E (2017) Cord blood metabolome is highly associated with birth weight, but less predictive for later weight development. Obes Facts 10(2):85–100

Hendler I, Blackwell SC, Treadwell MC et al (2004a) Does advanced ultrasound equipment improve the adequacy of ultrasound visualization of fetal cardiac structures in the obese gravid woman? Am J Obstet Gynecol 190:1616–1619

Hendler I, Blackwell SC, Bujold E et al (2004b) The impact of maternal obesity on midtrimester sonographic visualization of fetal cardiac and craniospinal structures. Int J Obes Relat Metab Disord 28:1607–1611

Hendler I, Blackwell SC, Bujold E et al (2005) Suboptimal second-trimester ultrasonographic visualization of the fetal heart in obese women: should we repeat the examination? J Ultrasound Med 24:1205–1209

Heslehurst N, Simpson H, Ells LJ et al (2008) The impact of maternal BMI status on pregnancy outcomes with immediate short-term obstetric resource implications: a meta-analysis. Obes Rev 9:635–683

Hijazi ZR, East CE (2009) Factors affecting maternal perception of fetal movement. Obstet Gynecol Surv 64:489–497

Hildebrand E, Gottvall T, Blomberg M (2013) Maternal obesity and detection rate of fetal structural anomalies. Fetal Diagn Ther 33(4):246–251

Hildebrand E, Källén B, Josefsson A, Gottvall T, Blomberg M (2014) Maternal obesity and risk of

Down syndrome in the offspring. Prenat Diagn 34(4):310–315

Hilson JA, Rasmussen KM, Kjolhede CL (2006) Excessive weight gain during pregnancy is associated with earlier termination of breast-feeding among white women. J Nutr 136:140–146

Huang T, Meschino WS, Okun N, Dennis A, Hoffman B, Lepage N, Rashid S, Aul R, Farrell SA (2013) The impact of maternal weight discrepancies on prenatal screening results for Down syndrome. Prenat Diagn 33(5):471–476

Hunsley C, Farrell T (2014) The influence of maternal body mass index on fetal anomaly screening. Eur J Obstet Gynecol Reprod Biol 182:181–184

Isganaitis E, Rifas-Shiman SL, Oken E, Dreyfuss JM, Gall W, Gillman MW, Patti ME (2015) Associations of cord blood metabolites with early childhood obesity risk. Int J Obes 39(7):1041–1048

Jackson RA, Gibson KA, Wu YW et al (2004) Perinatal outcomes in singletons following in vitro fertilization: a meta-analysis. Obstet Gynecol 103:551–563

James AH, Jamison MG, Brancazio LR et al (2006) Venous thromboembolism during pregnancy and the postpartum period: incidence, risk factors, and mortality. Am J Obstet Gynecol 194:1311–1315

Johansson S, Villamor E, Altman M, Bonamy AK, Granath F, Cnattingius S (2014) Maternal overweight and obesity in early pregnancy and risk of infant mortality: a population based cohort study in Sweden. BMJ g6572:349

Jurewicz J, Radwan M, Sobala W, Radwan P, Jakubowski L, Hawuła W, Ulańska A, Hanke W (2014) Lifestyle factors and sperm aneuploidy. Reprod Biol 14(3):190–199

Kabiru W, Raynor BD (2004) Obstetric outcomes associated with increase in BMI category during pregnancy. Am J Obstet Gynecol 191:928–932

Kagan KO, Sroka F, Sonek J, Abele H, Lüthgens K, Schmid M, Wagner P, Brucker S, Wallwiener D, Hoopmann M (2018) First-trimester risk assessment based on ultrasound and cell-free DNA vs combined screening: a randomized controlled trial. Ultrasound Obstet Gynecol 51(4):437–444

Karim JN, Roberts NW, Salomon LJ, Papageorghiou AT (2017) Systematic review of first-trimester ultrasound screening for detection of fetal structural anomalies and factors that affect screening performance. Ultrasound Obstet Gynecol 50(4):429–441

Kesrouani A, Atallah C, AbouJaoude R, Assaf N, Khaled H, Attieh E (2017) Accuracy of clinical fetal weight estimation by Midwives. BMC Pregnancy Childbirth. 17(1):59

Khoury FR, Ehrenberg HM, Mercer BM (2009) The impact of maternal obesity on satisfactory detailed anatomic ultrasound image acquisition. J Matern Fetal Neonatal Med 22:337–341

Kleinwechter H, Schäfer-Graf U, Bührer C, Hoesli I, Kainer F, Kautzky-Willer A, Pawlowski B, Schunck K, Somville T, Sorger M (2017) Diabetes und Schwangerschaft. DDG Praxisempfehlung. Diabetologie 12(Suppl 2):233–241

Kolås T, Øian P, Skjeldestad FE (2010) Risks for peroperative excessive blood loss in cesarean delivery. Acta Obstet Gynecol Scand 89:658–663

Kong L, Norstedt G, Schalling M, Gissler M, Lavebratt C (2018) The risk of offspring psychiatric disorders in the setting of maternal obesity and diabetes. Pediatrics 142(3). pii: e20180776

Kozlowski P, Burkhardt T, Gembruch U, Gonser M, Kähler C, Kagan KO, von Kaisenberg C, Klaritsch P, Merz E, Steiner H, Tercanli S, Vetter K, Schramm T (2018) DEGUM, ÖGUM, SGUM and FMF Germany Recommendations for the Implementation of First-Trimester Screening, Detailed Ultrasound, Cell-Free DNA Screening and Diagnostic Procedures. Ultraschall Med. 2019 Apr;40(2):176–193

Kritzer S, Magner K, Warshak CR (2014) Increasing maternal body mass index and the accuracy of sonographic estimation of fetal weight near delivery. J Ultrasound Med 33(12):2173–2179

Kumari AS (2001) Pregnancy outcome in women with morbid obesity. Int J Gynaecol Obstet 73:101–107

Kushner RF, Kahan S (2018) Introduction: the state of obesity in 2017. Med Clin North Am 102(1):1–11

Landres IV, Milki AA, Lathi RB (2010) Karyotype of miscarriages in relation to maternal weight. Hum Reprod 25:1123–1126

Lanowski JS, Lanowski G, Schippert C, Drinkut K, Hillemanns P, Staboulidou I (2017) Ultrasound versus clinical examination to estimate fetal weight at term. Geburtshilfe Frauenheilkd 77(3):276–283

Lantz ME, Chisholm CA (2004) The preferred timing of second-trimester obstetric sonography based on maternal body mass index. J Ultrasound Med 23(8):1019–1022

Lashen H, Fear K, Sturdee DW (2004) Obesity is associated with increased risk of first trimester and recurrent miscarriage: matched case-control study. Hum Reprod 19(7):1644–1646

Leddy MA, Power ML, Schulkin J (2008) The impact of maternal obesity on maternal and fetal health. Rev Obstet Gynecol 1:170–178

Lindam A, Johansson S, Stephansson O, Wikström AK, Cnattingius S (2016) High maternal body mass index in early pregnancy and risks of stillbirth and infant mortality-a population-based sibling study in Sweden. Am J Epidemiol 184(2):98–105

Lisonkova S, Muraca GM, Potts J, Liauw J, Chan WS, Skoll A, Lim KI (2017) Association between prepregnancy body mass index and severe maternal morbidity. JAMA 318(18):1777–1786

Livergood MC, LeChien KA, Trudell AS (2017) Obesity and cell-free DNA „no calls": is there an optimal gestational age at time of sampling? Am J Obstet Gynecol 216(4):413.e1–413.e9

Luzzo KM, Wang Q, Purcell SH, Chi M, Jimenez PT, Grindler N, Schedl T, Moley KH (2012) High fat diet induced developmental defects in the mouse: oocyte meiotic aneuploidy and fetal growth retardation/brain defects. PLoS One 7(11):e49217

Mack LM, Kim SY, Lee S, Sangi-Haghpeykar H, Lee W (2017) Automated fractional limb volume measurements improve the precision of birth weight predictions in late third-trimester fetuses. J Ultrasound Med 36(8):1649–1655

Magnus MC, Olsen SF, Granstrom C, Lund-Blix NA, Svensson J, Johannesen J, Fraser A, Skrivarhaug T, Joner G, Njølstad PR, Størdal K, Stene LC (2018) Paternal and maternal obesity but not gestational weight gain is associated with type 1 diabetes. Int J Epidemiol 47(2):417–426

Marciniak A, Patro-Małysza J, Kimber-Trojnar Ż, Marciniak B, Oleszczuk J, Leszczyńska-Gorzelak B (2017) Fetal programming of the metabolic syndrome. Taiwan J Obstet Gynecol 56(2):133–138

Maruotti GM, Saccone G, Martinelli P (2017) Third trimester ultrasound soft-tissue measurements accurately predicts macrosomia. J Matern Fetal Neonatal Med 30(8):972–976

Maxwell C, Glanc P (2011) Imaging and obesity: a perspective during pregnancy. AJR Am J Roentgenol 196(2):311–319

McCoy MC, Watson WJ, Chescheir NC et al (1996) Transumbilical use of the endovaginal probe. Am J Perinatol 13:395–397

McCurdy CE, Bishop JM, Williams SM, Grayson BE, Smith MS, Friedman JE, Grove KL (2009) Maternal high-fat diet triggers lipotoxicity in the fetal livers of nonhuman primates. J Clin Invest 119(2):323–335

McGuire W, Dyson L, Renfrew M (2010) Maternal obesity: consequences for children, challenges for clinicians and carers. Semin Fetal Neonatal Med 15(2):108–112

Mehta SK, Richards N, Lorber R, Rosenthal GL (2009) Abdominal obesity, waist circumference, body mass index, and echocardiographic measures in children and adolescents. Congenit Heart Dis 4(5):338–347

Metwally M, Ong KJ, Ledger WL et al (2008) Does high body mass index increase the risk of miscarriage after spontaneous and assisted conception? A meta-analysis of the evidence. Fertil Steril 90:714–726

Metwally M, Saravelos SH, Ledger WL et al (2010) Body mass index and risk of miscarriage in women with recurrent miscarriage. Fertil Steril 94:290–295

Metzger B, Lowe L, Dyer A, Coustan D, Hadden D, Hod M, Oats J, Persson B, Trimble E (2010) The Hyperglycemia Adverse Pregnancy Outcome (HAPO) Study: associations of higher levels of maternal glucose and BMI with macrosomia: an example of diabesity. 154 OR

Molyneaux E, Poston L, Ashurst-Williams S, Howard LM (2014) Obesity and mental disorders during pregnancy and postpartum: a systematic review and meta-analysis. Obstet Gynecol 123(4):857–867

Mone F, Mulcahy C, McParland P, McAuliffe FM (2017) Should we recommend universal aspirin for all pregnant women? Am J Obstet Gynecol 216(2):141.e1–141.e5

Moore TR (2004) Adolescent and adult obesity in women: a tidal wave just beginning. Clin Obstet Gynecol 47(4):884–889

Moore GS, Post AL, West NA, Hart JE, Lynch AM (2015) Fetal weight estimation in diabetic pregnancies using the gestation-adjusted projection method: comparison of two timing strategies for third-trimester sonography. J Ultrasound Med 34(6):971–975

NCD Risk Factor Collaboration (NCD-RisC) (2016) Trends in adult body-mass index in 200 countries from 1975 to 2014: a pooled analysis of 1698 population-based measurement studies with 19·2 million participants. Lancet 387(10026):1377–1396

NCD Risk Factor Collaboration (NCD-RisC) (2017) Worldwide trends in body-mass index, underweight, overweight, and obesity from 1975 to 2016: a pooled analysis of 2416 population-based measurement studies in 128·9 million children, adolescents, and adults. Lancet 390(10113):2627–2642

Neveux LM, Palomaki GE, Larrivee DA, Knight GJ, Haddow JE (1996) Refinements in managing maternal weight adjustment for interpreting prenatal screening results. Prenat Diagn 16(12):1115–1119

Nohr EA, Vaeth M, Baker JL, Sørensen TIA, Olsen J, Rasmussen KM (2008) Combined associations of prepregnancy body mass index and gestational weight gain with the outcome of pregnancy. Am J Clin Nutr 87(6):1750–1759

Norton ME, Kuppermann M (2016) Women should decide which conditions matter. Am J Obstet Gynecol 215(5):583–587.e1

Norton ME, Jacobsson B, Swamy GK, Laurent LC, Ranzini AC, Brar H, Tomlinson MW, Pereira L, Spitz JL, Hollemon D, Cuckle H, Musci TJ, Wapner RJ (2015) Cell-free DNA analysis for noninvasive examination of trisomy. N Engl J Med 372(17):1589–1597

O'Brien K, Shainker SA, Modest AM, Spiel MH, Resetkova N, Shah N, Hacker MR (2017) Cost analysis of following up incomplete low-risk fetal anatomy ultrasounds. Birth 44(1):35–40

Odibo AO, Cahill A, Macones G et al (2010) Maternal obesity and fetal loss rates from prenatal invasive procedures (abstr). Ultrasound Obstet Gynecol 36(Suppl 1):S37

OECD (2017) https://www.oecd.org/health/obesity-update.htm

Padula F, Gulino FA, Capriglione S, Giorlandino M, Cignini P, Mastrandrea ML, D'Emidio L, Giorlandino C (2015) What is the rate of incomplete fetal anatomic surveys during a second-trimester scan? Retrospective observational study of 4000 nonobese pregnant women. J Ultrasound Med 34(12):2187–2191

Paladini D (2009) Sonography in obese and overweight pregnant women: clinical, medicolegal and technical issues. Ultrasound Obstet Gynecol 33:720–729

Palomaki GE, Lambert-Messerlian GM, Haddow JE (2016) Where have all the trisomies gone? Am J Obstet Gynecol 215(5):583–587.e1

Pasko DN, Wood SL, Jenkins SM, Owen J, Harper LM (2016) Completion and sensitivity of the second-trimester fetal anatomic survey in obese gravidas. J Ultrasound Med 35(11):2449–2457

Pergament E, Cuckle H, Zimmermann B, Banjevic M, Sigurjonsson S, Ryan A, Hall MP, Dodd M, Lacroute P, Stosic M, Chopra N, Hunkapiller N, Prosen DE, McAdoo S, Demko Z, Siddiqui A, Hill M, Rabinowitz M (2014) Single-nucleotide polymorphism-based noninvasive prenatal screening in a high-risk and low-risk cohort. Obstet Gynecol 124(2 Pt 1):210–218

Persson M, Cnattingius S, Villamor E, Söderling J, Pasternak B, Stephansson O, Neovius M (2017) Risk of major congenital malformations in relation to maternal overweight and obesity severity: cohort study of 1.2 million singletons. BMJ 357:j2563

Petersen AK, Cheung SW, Smith JL, Bi W, Ward PA, Peacock S, Braxton A, Van Den Veyver IB, Breman AM (2017) Positive predictive value estimates for cell-free noninvasive prenatal screening from data of a large referral genetic diagnostic laboratory. Am J Obstet Gynecol 217(6):691.e1–691.e6

Phatak M, Ramsay J (2010) Impact of maternal obesity on procedure of mid-trimester anomaly scan. J Obstet Gynaecol 30(5):447–450

Porter B, Neely C, Szychowski J, Owen J (2015) Ultrasonographic fetal weight estimation: should macrosomia-specific formulas be utilized? Am J Perinatol 32(10):968–972

Poston L, Bell R, Croker H, Flynn AC, Godfrey KM, Goff L, Hayes L, Khazaezadeh N, Nelson SM, Oteng-Ntim E, Pasupathy D, Patel N, Robson SC, Sandall J, Sanders TA, Sattar N, Seed PT, Wardle J, Whitworth MK, Briley AL, UPBEAT Trial Consortium (2015) Effect of a behavioural intervention in obese pregnant women (the UPBEAT study): a multicentre, randomised controlled trial. Lancet Diabetes Endocrinol 3(10):767–777

Queisser-Luft A, Kieninger-Baum D, Menger H et al (1998) Does maternal obesity increase the risk of fetal abnormalities? Analysis of 20,248 newborn infants of the Mainz Birth Register for detecting congenital abnormalities. Ultraschall Med 19:40–44

Rasmussen SA, Chu SY, Kim SY et al (2008) Maternal obesity and risk of neural tube defects: a metaanalysis. Am J Obstet Gynecol 198:611–619

Rasmussen S, Irgens LM, Espinoza J (2014) Maternal obesity and excess of fetal growth in pre-eclampsia. BJOG 121(11):1351–1357

Ray JG, Wyatt PR, Vermeulen MJ, Meier C, Cole DE (2005) Greater maternal weight and the ongoing risk of neural tube defects after folic acid flour fortification. Obstet Gynecol 105(2):261–265

Ray A, Hildreth A, Esen UI (2008) Morbid obesity and intra-partum care. J Obstet Gynaecol 28:301–304

Rayanagoudar G, Hashi AA, Zamora J, Khan KS, Hitman GA, Thangaratinam S (2016) Quantification of the type 2 diabetes risk in women with gestational diabetes: a systematic review and meta-analysis of 95,750 women. Diabetologia 59(7):1403–1411

RCOG (2015) https://www.rcog.org.uk/globalassets/documents/guidelines/gtg-37a.pdf

Reichler A, Sherer DM, Divon MY (1997) Transvaginal sonographic imaging of early second-trimester fetal anatomy assisted by uterine fundal pressure. Obstet Gynecol 89(6):949–952

Revello R, Sarno L, Ispas A, Akolekar R, Nicolaides KH (2016) Screening for trisomies by cell-free DNA testing of maternal blood: consequences of a failed result. Ultrasound Obstet Gynecol 47(6):698–704

Reynolds RM, Allan KM, Raja EA et al (2013) Maternal obesity during pregnancy and premature mortality from cardiovascular event in adult offspring: follow-up of 1323275 person years. BMJ f4539:347

Robillard PY, Dekker G, Chaouat G, Scioscia M, Iacobelli S, Hulsey TC (2017) Historical evolution of ideas on eclampsia/preeclampsia: a proposed optimistic view of preeclampsia. J Reprod Immunol 123:72–77

Robinson HE, O'Connell CM, Joseph KS et al (2005) Maternal outcomes in pregnancies complicated by obesity. Obstet Gynecol 106:1357–1364

Roelants JA, Vermeulen MJ, Koning IV, Groenenberg IAL, Willemsen SP, Hokken-Koelega ACS, Joosten KFM, Reiss IKM, Steegers-Theunissen RPM (2017) Foetal fractional thigh volume: an early 3D ultrasound marker of neonatal adiposity. Pediatr Obes 12(Suppl 1):65–71

Rose NC (2016) Genetic screening and the obese gravida. Clin Obstet Gynecol 59(1):140–147

Rosenberg JC, Guzman ER, Vintzileos AM et al (1995) Transumbilical placement of the vaginal probe in obese pregnant women. Obstet Gynecol 85:132–134

Ryan A, Hunkapiller N, Banjevic M, Vankayalapati N, Fong N, Jinnett KN, Demko Z, Zimmermann B, Sigurjonsson S, Gross SJ, Hill M (2016) Validation of an enhanced version of a single-nucleotide polymorphism-based noninvasive prenatal test for detection of fetal aneuploidies. Fetal Diagn Ther 40(3):219–223

Saben JL, Boudoures AL, Asghar Z, Thompson A, Drury A, Zhang W, Chi M, Cusumano A, Scheaffer S, Moley KH (2016) Maternal metabolic syndrome programs mitochondrial dysfunction via germline changes across three generations. Cell Rep 16(1):1–8

Sakowicz A, Grobman WA, Tankou J, Miller E (2018) The diagnostic utility of growth ultrasound for the indication of maternal overweight or obesity. Am J Obstet Gynecol 218(Suppl. 1):S273

Salihu HM, Alio AP, Belogolovkin V, Aliyu MH, Wilson RE, Reddy UM, Bruder K, Whiteman VE (2010) Prepregnancy obesity and risk of stillbirth in viable twin gestations. Obesity (Silver Spring) 18(9):1795–1800

Schienkiewitz A, Mensink G, Kuhnert R, Lange C (2017) Übergewicht und Adipositas bei Erwachsenen in Deutschland. J Health Monit 2:21–28

Schrauwers C, Dekker G (2009) Maternal and perinatal outcome in obese pregnant patients. J Matern Fetal Neonatal Med 22:218–226

Sebire NJ, Jolly M, Harris JP et al (2001) Maternal obesity and pregnancy outcome: a study of 287,213 pregnancies in London. Int J Obes Relat Metab Disord 25:1175–1182

Shaffer BL, Norton ME (2018) Cell-free DNA screening for aneuploidy and microdeletion syndromes. Obstet Gynecol Clin N Am 45(1):13–26

Siega-Riz AM, Herring AH, Olshan AF et al (2009) The joint effects of maternal prepregnancy body mass index and age on the risk of gastroschisis. Paediatr Perinat Epidemiol 23:51–57

Silvestri MT, Pettker CM, Raney JH, Xu X, Ross JS (2016) Frequency and importance of incomplete screening fetal anatomic sonography in pregnancy. J Ultrasound Med 35(12):2665–2673

Simic M, Wåhlin IA, Marsál K, Källén K (2010) Maternal obesity is a potential source of error in mid-trimester ultrasound estimation of gestational age. Ultrasound Obstet Gynecol 35(1):48–53

Sohan K, Woodward B, Ramsewak SS (2004) Successful use of transrectal ultrasound for embryo transfer in obese women. J Obstet Gynaecol 24(7):839–840

Spencer K, Bindra R, Nicolaides KH (2003) Maternal weight correction of maternal serum PAPP-A and free beta-hCG MoM when screening for trisomy 21 in the first trimester of pregnancy. Prenat Diagn 23(10):851–855

Spencer K, Cowans NJ, Spencer CE, Achillea N (2010) A re-evaluation of the influence of maternal insulin-dependent diabetes on fetal nuchal translucency thickness and first-trimester maternal serum biochemical markers of aneuploidy. Prenat Diagn 30(10):937–940

Spradley FT (2017) Metabolic abnormalities and obesity's impact on the risk for developing preeclampsia. Am J Phys Regul Integr Comp Phys 312(1):R5–R12

Spradley FT, Palei AC, Granger JP (2015) Increased risk for the development of preeclampsia in obese pregnancies: weighing in on the mechanisms. Am J Phys Regul Integr Comp Phys 309(11):R1326–R1343

Stothard KJ, Tennant PW, Bell R et al (2009) Maternal overweight and obesity and the risk of congenital anomalies: a systematic review and meta-analysis. JAMA 301:636–650

Stott-Miller M, Heike CL, Kratz M, Starr JR (2010) Increased risk of orofacial clefts associated with maternal obesity: case-control study and Monte Carlo-based bias analysis. Paediatr Perinat Epidemiol 24:502–512

Suzumori N, Ebara T, Yamada T, Samura O, Yotsumoto J, Nishiyama M, Miura K, Sawai H, Murotsuki J, Kitagawa M, Kamei Y, Masuzaki H, Hirahara F, Saldivar JS, Dharajiya N, Sago H, Sekizawa A, Japan NIPT Consortium (2016) Fetal cell-free DNA fraction in maternal plasma is affected by fetal trisomy. J Hum Genet 61(7):647–652

Syngelaki A, Bredaki FE, Vaikousi E, Maiz N, Nicolaides KH (2011) Body mass index at 11-13 weeks' gestation and pregnancy complications. Fetal Diagn Ther 30(4):250–265

Tang X, Nick TG, Cleves MA, Erickson SW, Li M, Li J, MacLeod SL, Hobbs CA (2014) Maternal obesity and tobacco use modify the impact of genetic variants on the occurrence of conotruncal heart defects. PLoS One 9(9):e108903

The Lancet Diabetes Endocrinology (2017) Should we officially recognise obesity as a disease? Lancet Diabetes Endocrinol 5(7):483

Thornburg L, Young C, Pressman E (2006) Accuracy of sonographic birth weight prediction in obese parturients using the gestation-adjusted projection method. Am J Obstet Gynecol 195:S76

Thornburg LL, Miles K, Ho M et al (2009a) Fetal anatomic evaluation in the overweight and obese gravida. Ultrasound Obstet Gynecol 33:670–675

Thornburg LL, Mulconry M, Post A et al (2009b) Fetal nuchal translucency thickness evaluation in the overweight and obese gravida. Ultrasound Obstet Gynecol 33:665–669

Tuffnell DJ, Cartmill RS, Lilford RJ (1991) Fetal movements; factors affecting their perception. Eur J Obstet Gynecol Reprod Biol 39:165–167

Tuuli MG, Kapalka K, Macones GA, Cahill AG (2016) Three-versus two-dimensional sonographic biometry for predicting birth weight and macrosomia in diabetic pregnancies. J Ultrasound Med 35(9):1925–1930

Uhden M, Knippel AJ, Stressig R, Hammer R, Siegmann H, Froehlich S, Kozlowski P (2011) Impact of maternal obesity and maternal overweight on the detection rate of fetal heart defects and the image quality of prenatal echocardiography. Ultraschall Med 32(Suppl 2):E108–E114

Upadhyay J, Farr O, Perakakis N, Ghaly W, Mantzoros C (2018) Obesity as a Disease. Med Clin North Am 102(1):13–33

Usha Kiran TS, Hemmadi S, Bethel J et al (2005) Outcome of pregnancy in a woman with an increased body mass index. Br J Obstet Gynaecol 112:768–772

Valent AM, Newman T, Kritzer S, Magner K, Warshak CR (2017) Accuracy of sonographically estimated fetal weight near delivery in pregnancies complicated with diabetes mellitus. J Ultrasound Med 36(3):593–599

Vayá A, Rivera L, Hernández-Mijares A, de la Fuente M, Solá E, Romagnoli M, Alis R, Laiz B (2012) Homocysteine levels in morbidly obese patients: its association with waist circumference and insulin resistance. Clin Hemorheol Microcirc 52(1):49–56

Vieira MC, Begum S, Seed PT, Badran D, Briley AL, Gill C, Godfrey KM, Lawlor DA, Nelson SM, Patel N, Sattar N, White SL, Poston L, Pasupathy D, UPBEAT Consortium (2018) Gestational diabetes modifies the association between PlGF in early pregnancy and preeclampsia in women with obesity. Pregnancy Hypertens 13:267–272

Vitner D, Harris K, Maxwell C, Farine D (2018) Obesity in pregnancy: a comparison of four national guidelines. J Matern Fetal Neonatal Med 26:1–11

Waller DK, Shaw GM, Rasmussen SA et al (2007) Prepregnancy obesity as a risk factor for structural birth defects. Arch Pediatr Adolesc Med 161:745–750

Waller SA, O'Connell K, Carter A, Gravett MG, Dighe M, Richardson ML, Dubinsky TJ (2013) Incidence of fetal anomalies after incomplete anatomic surveys between 16 and 22 weeks. Ultrasound Q 29(4):307–312

Wang E, Batey A, Struble C, Musci T, Song K, Oliphant A (2013) Gestational age and maternal weight effects on fetal cell-free DNA in maternal plasma. Prenat Diagn 33(7):662–666

Wang F, Wu Y, Quon MJ, Li X, Yang P (2015) ASK1 mediates the teratogenicity of diabetes in the developing heart by inducing ER stress and inhibiting critical factors essential for cardiac development. Am J Physiol Endocrinol Metab 309(5):E487–E499

Watkins ML, Rasmussen SA, Honein MA et al (2003) Maternal obesity and risk for birth defects. Pediatrics 111:1152–1158

Wei S, Schmidt MD, Dwyer T et al (2009) Obesity and menstrual irregularity: associations with SHBG, testosterone, and insulin. Obesity (Silver Spring) 17:1070–1076

Weichert J, Hartge DR (2011) Obstetrical sonography in obese women: a review. J Clin Ultrasound 39(4):209–216

Wolfe HM, Sokol RJ, Martier SM et al (1990) Maternal obesity: a potential source of error in sonographic prenatal diagnosis. Obstet Gynecol 76:339–342

Wong SF, Chan FY, Cincotta RB, Lee-Tannock A, Ward C (2003) Factors influencing the prenatal detection of structural congenital heart diseases. Ultrasound Obstet Gynecol 21(1):19–25

Wood SL, Owen J, Jenkins SM, Harper LM (2018) The Utility of Repeat Midtrimester Anatomy Ultrasound for Anomaly Detection. Am J Perinatol. 2018 Dec;35(14):1346–1351

Woolner AM, Bhattacharya S (2015) Obesity and stillbirth. Best Pract Res Clin Obstet Gynaecol 29(3):415–426

Wright C, Smith B, Wright S, Weiner M, Wright K, Rubin D (2014) Who develops carpal tunnel syndrome during pregnancy: an analysis of obesity, gestational weight gain, and parity. Obstet Med 7(2):90–94

Yao R, Ananth CV, Park BY, Pereira L, Plante LA, Perinatal Research Consortium (2014) Obesity and the risk of stillbirth: a population-based cohort study. Am J Obstet Gynecol 210(5):457.e1–457.e9

Yao R, Park BY, Foster SE, Caughey AB (2017) The association between gestational weight gain and risk of stillbirth: a population-based cohort study. Ann Epidemiol 27(10):638–644.e1

Yao R, Schuh BL, Caughey AB (2019) The risk of perinatal mortality with each week of expectant management in obese pregnancies. J Matern Fetal Neonatal Med 32(3):434–441

Yared E, Dinsmoor MJ, Endres LK, Van den Berg MJ, Maier Hoell CJ, Lapin B, Plunkett BA (2016) Obesity increases the risk of failure of noninvasive prenatal screening regardless of gestational age. Am J Obstet Gynecol 215(3):370.e1–370.e6

Yeung EH, Sundaram R, Ghassabian A, Xie Y, Buck Louis G (2017) Parental obesity and early childhood development. Pediatrics 139(2). pii: e20161459. https://doi.org/10.1542/peds.2016-1459. Epub 2017 Jan 2

Zhang J, Peng L, Chang Q, Xu R, Zhong N, Huang Q, Zhong M, Yu Y (2018) Maternal obesity and risk of cerebral palsy in children: a systematic review and meta-analysis. Dev Med Child Neurol. 2019 Jan;61(1):31–38

Zhou Y, Zhu Z, Gao Y, Yuan Y, Guo Y, Zhou L, Liao K, Wang J, Du B, Hou Y, Chen Z, Chen F, Zhang H, Yu C, Zhao L, Lau TK, Jiang F, Wang W (2015) Effects of maternal and fetal characteristics on cell-free fetal DNA fraction in maternal plasma. Reprod Sci 22(11):1429–1435

Zhu Y, Chen Y, Feng Y, Yu D, Mo X (2018) Association between maternal body mass index and congenital heart defects in infants: a meta-analysis. Congenit Heart Dis 13(2):271–281

Zozzaro-Smith P, Gray LM, Bacak SJ, Thornburg LL (2014) Limitations of aneuploidy and anomaly detection in the obese patient. J Clin Med 3(3):795–808

Abnormer Glukosemetabolismus und Adipositas: fetale und neonatale Kurz- und Langzeitrisiken und ihr klinisches Management

Ute Schäfer-Graf

Inhaltsverzeichnis

7.1 Einleitung – 147

7.2 Klassifikation und Epidemiologie – 147
7.2.1 Klassifikation der verschiedenen Formen des Diabetes in der Schwangerschaft – 147
7.2.2 Prävalenz – 148
7.2.3 Prädisponierende Faktoren – 148

7.3 Fertiliät – 148

7.4 Präexistenter Diabetes und Probleme in Frühschwangerschaft – 149
7.4.1 Aborte – 149
7.4.2 Fehlbildungen – 149
7.4.3 IUFT-Risiko – 150

© Springer-Verlag GmbH Deutschland, ein Teil von Springer Nature 2022
A. Strauss, C. Strauss (Hrsg.), *Praxisbuch Adipositas in der Geburtshilfe*,
https://doi.org/10.1007/978-3-662-61906-3_7

7.5		**Screening auf Diabetes oder GDM bei Schwangeren mit Adipositas – 150**
7.5.1		Frühscreening – 150
7.5.2		Screening im 3. Trimenon – 151
7.5.3		Screening bei Schwangeren nach bariatrischen Operationen – 151
7.6		**Therapie – 152**
7.6.1		Ernährung – 152
7.6.2		Körperliche Aktivität – 152
7.6.3		Ziele der Gewichtszunahme bei Adipositas – 153
7.6.4		Insulintherapie – 154
7.7		**Prävention GDM bei Adipositas – 154**
7.8		**Geburtshilfliche Aspekte: hohe Sectiorate bei Addition von DM und Adipositas – 154**
7.9		**Perspektiven – 155**
7.9.1		Mutter: Prävention Entwicklung von Typ-2-Diabetes – 155
7.9.2		Kind: Prävention Übergewicht/Adipositas – 156
7.10		**Fazit für die Praxis – 157**
		Literatur – 157

Trailer

Alle geburtshilflichen Komplikationen, die bei Schwangeren mit Adipositas vermehrt vorkommen, finden sich auch bei Frauen mit Diabetes, bei präexistentem Diabetes ausgeprägter als bei Gestationsdiabetes:
− Unsicheres Konzeptionsdatum
− Kongenitale Fehlbildungen
− Frühaborte
− Frühgeburtlichkeit
− Hypertonie und Präeklampsie
− Fetale Wachstumsveränderungen
− Protrahierte Geburt/Sectio
− Intrauteriner Fruchttod

Das folgende Kapitel stellt dar, inwieweit bei der geburtshilflichen und diabetologischen Betreuung von Schwangeren mit Diabetes bzw. bei Screening und Diagnostik des Gestationsdiabetes das zusätzliche Vorliegen von Adipositas oder Übergewicht berücksichtigt werden sollte.

7.1 Einleitung

Schwangere mit Diabetes gelten aus Risikoschwangere, insbesondere bei präexistentem länger bestehendem Diabetes Typ 1 oder Typ 2. Typ-1-Diabetikerinnen bringen je nach Dauer des Diabetes zusätzlich Probleme mit in die Schwangerschaft, wenn diabetische Spätkomplikationen wie Nephropatie oder Retinopathie bestehen. Geburtshilfliche Komplikationen treten insgesamt bei Diabetikerinnen häufiger auf, oft abhängig von der Qualität der Stoffwechseleinstellung. Bei Gestationsdiabetes gibt es eine weite Spanne der Ausprägung der Glukosestoffwechselstörung, die sich in der Intensität der Intervention niederschlagen sollte. Bei dem Gro der Schwangeren ist mit moderater Anpassung der Ernährung eher im Sinne einer gesunden, bewussten Ernährung eine normale, komplikationslose Schwangerschaft zu erreichen. Sind allerdings Diabetikerinnen zusätzlich adipös, was insbesondere bei Typ-2-Diabetikerinnen und GDM oft der Fall ist, addieren sich die Risiken für Komplikationen, die bei Diabetes und Adipositas ähnlich sind, wie fetale Makrosomie, intrauteriner Fruchttod, Präklampsie, Frühgeburt und eine erhöhte Sectiorate.

7.2 Klassifikation und Epidemiologie

7.2.1 Klassifikation der verschiedenen Formen des Diabetes in der Schwangerschaft

Typ-1-Diabetes	Zellzerstörung, die zu einem absoluten Insulinmangel führt
	Meist immunologisch vermittelt
Typ-2-Diabetes	Kann sich erstrecken von einer vorwiegenden Insulinresistenz mit relativem Insulinmangel bis zu einem weitgehend sekretorischen Defekt mit Insulinresistenz
Typ-1- und Typ-2-Diabetes erstmals diagnostiziert in der Schwangerschaft	Blutzuckerwerte im 75 g oGTT oder HbA1c erfüllen die Kriterien für Diabetes außerhalb der Schwangerschaft
	Positive Insulinantikörper bei Typ 1 DM
	Typ-2-Diabetes sollte durch Diagnostik nach der Entbindung bestätigt werden

Genetische Defekte der Zellfunktion (z. B. MODY-Formen)	Genetische Defekte der Insulinwirkung
	In der Schwangerschaft häufig als GDM verkannt, wenn nicht zuvor bekannt – 6% aller GDM Fälle
	Typisch hohe Nüchternwerte im oGTT und Tagesprofilen bei fehlendem Anstieg nach Belastung mit Kohlenhydraten
Gestationsdiabetes: Glukosestoffwechselstörung erstmals diagnostiziert in der Schwangerschaft	Diagnostik durch 75 g oGTT bewertet nach den für die Schwangerschaft geltenden Kriterien (IADPSG)

7.2.2 Prävalenz

Im Jahr 2020 wurde in der deutschen Perinatalerhebung 1.1% der Schwangerschaften ein präkonzeptionell bekannter Diabetes dokumentiert 7580(QSKH_16n1-GEBH_2019_BUAW_V02_2020-07-14)). Eine Differenzierung in Typ-1- und Typ-2-Diabetes ist aus den zur Verfügung stehenden Daten nicht möglich. Der Anteil Schwangerer mit Typ-2-Diabetes wird auf ca. 30% geschätzt. GDM wurde bei 8,9% der Schwangeren in der Perinatalerhebung als Risikofaktor angegeben (n = 51.147 Fälle), es ist ein kontinuierlicher Anstieg insbesondere seit 2012 zu verzeichnen, seit ein GDM-Screening Bestandteil der Mutterschaftsrichtlinie ist.

Es gibt keine Angaben in der Perinatalerhebung, wie viel diabetische Schwangere gleichzeitig Übergewicht oder Adipositas haben. Bei Typ-1-Diabetes ist dies eher selten, Typ-2-Diabetes geht fast immer mit Übergewicht einher, was häufig die Ursache der Erkrankung ist. Ein BMI >30 kg/m^2 wurde 2019 bei 15,11% aller Schwangeren angegeben, 2016 waren es noch 9,7%. (QSKH_16n1-GEBH_2019_BUAW_V02_2020-07-14)

7.2.3 Prädisponierende Faktoren

Typ 1 ist genetisch determiniert, Typ-2-Diabetes ist ätiologisch als Kombination von genetischer Disposition, übermäßigem Körpergewicht und ungünstigem Lebens- und Ernährungsstil zu sehen. Für GDM sind Risikofaktoren gut bekannt, die zunehmende Adipositas unter Frauen im Reproduktionsalter trägt maßgeblich zur steigenden Prävalenz von GDM bei. GDM steigt mit dem Alter an, ein Alter >35 Jahre gilt als Risikofaktor. 25% der deutschen Schwangeren waren 2017 über 35 Jahre alt. Eine übermäßige Gewichtszunahme in der Schwangerschaft prädisponiert ebenfalls zu GDM, weil sich die Insulinsensitivität weiter verschlechtert. Fast 50% der deutschen Schwangeren haben >20% ihres Ausgangsgewichtes in der Schwangerschaft zugenommen, was bei den meisten Frauen weit über den Empfehlungen der IOM liegt.

7.3 Fertiliät

Die Fertilität ist bei Frauen mit gut eingestelltem Diabetes im Vergleich zu stoffwechselgesunden Frauen kaum vermindert. Bei unerfülltem Kinderwunsch gibt es für die infrage kommenden Methoden der Sterilitätsbehandlung keine Einschränkungen. Zyklusstörungen normalisieren sich jedoch häufig bereits durch eine optimierte Insulintherapie. Bei bereits vorhandenen Spätkomplikationen reduziert sich allerdings die spontane Konzeption erheblich. Die dadurch bedingte mögliche Subfertilität bei Diabetes wird agraviert, wenn zusätzlich Adipositas vorliegt, was ebenfalls mit verminderte Konzeptionsfähigkeit einhergeht.

Das Polycystische Ovarsyndrom (PCOS) tritt bei übergewichtigen Frauen gehäuft auf, Insulinresistenz ist einer der diagnostischen Parameter. Diese Frauen werden häufig bei Kinderwunsch mit Metformin behandelt.

Zum Vorgehen bei Eintritt einer Schwangerschaft unter Metformin bei PCOS gibt es eine ausführliche Stellungnahme der DGGG (► https://www.dggg.de/fileadmin/documents/stellungnahmen/aktuell/2015/220_Einsatz_von_Metformin_bei_PCOS.pdf).

7.4 Präexistenter Diabetes und Probleme in Frühschwangerschaft

7.4.1 Aborte

Das Risiko für Frühaborte ist erhöht und abhängig von der präkonzeptionellen Stoffwechseleinstellung. Numerische Chromosomenanomalien treten bei diabetischen Schwangerschaften nicht gehäuft auf. Auch hier addiert sich die Prädisposition für Frühaborte mit den bekannten Abortrisiken bei Adipositas, die je nach Literaturstelle mit einer Odds ratio von 1,4, CI 1,11–1,7 angeben werden (Methwally et al. 2008; Landres et al. 2010)

Bedingt ist das erhöhte Abortrisiko bei Adipositas durch den maternalen Hyperinsulinismus and endokrinologische Störungen. Das zusätzliche Risiko durch Diabetes lässt sich nicht quantifizieren, die vermutete Ätiologie liegt in der maternale Hyperglykämie, da das Risiko mit den maternalen HbA1c-Werten bei Konzeption steigt.

Es gibt keine Studien, die in der gleichen Population 3 Gruppen vergleichen: nur Diabetes, Diabetes plus Adipositas, nur Adipositas. Da Aborte eine multifaktorielle Genese haben, wird sich das Ausmaß der Auswirkungen von Diabetes und Adipositas auf die Abortrate nicht differenzieren lassen. Es ist jedoch von einer Potenzierung des Abortrisikos auszugehen

7.4.2 Fehlbildungen

Ebenso abhängig von der Qualität der präkonzeptionellen Stoffwechseleinstellung ist das Risiko für Fehlbildungen, es liegt im Mittel rund 4-fach höher im Vergleich zur Allgemeinbevölkerung. Je nach HbA1c-Wert bei Konzeption schwankt die Fehlbildungsrate zwischen 3,0% bei HbA1c <6,9% und 10% bei HbA1c >10% (Jensen et al. 2009).

Dies gilt für Typ-1- und Typ-2-Diabetes gleichermaßen. In geplanten Schwangerschaften ist das Fehlbildungsrisiko, bedingt durch die gezielte Beratung, die bessere Stoffwechseleinstellung und Blutglukose-Selbstkontrollen geringer als in ungeplanten. Fehlbildungen betreffen vorwiegend das Herz und herznahe Gefäße (Risiko: 4-fach), Neuralrohrdefekte (Risiko: 2- bis 3-fach) und multiple Fehlbildungen. Ein diabetesspezifischer Fehlbildungstyp existiert nicht. Das Risiko für Fehlbildungen ist außerdem assoziiert mit mikrovaskulären diabetischen Spätkomplikationen und unzureichender perikonzeptioneller Folsäuresubstitution bei der Schwangeren.

Es ist anzunehmen, dass auch das Fehlbildungsrisiko durch zusätzliche Adipositas erhöht wird, da Adipositas per se teratogen ist. Der Charakter der Fehlbildungen ähnelt dem bei Diabetes mit Schwerpunkt auf Neuralrohrdefekten und kardio-vaskulären Defekten. Der negative Einfluss der Adipositas scheint erheblich zu sein, wenn man Schwangere mit Diabetes ausschließt, reduziert sich das Risiko nur geringfügig (◘ Tab. 7.1 unten). Die Pathophysiologie der erhöhten Fehlbildungsrate bei Adipositas ist unklar, sicher ist jedoch, dass Neuralrohrdefekte mit Hyperinsulinismus assoziiert sind.

Tab. 7.1 Risiko für kongenitale Herzfehler in Abhängigkeit von BMI und Diabetesstatus. (Stothard et al. 2009; Cai et al. 2014)

Herzfehler	BMI 35–40 kg/m²	BMI ≥ 40 kg/m²
Alle Schwangeren	OR 1,15 (1,11–1,20)	OR 1,39 (1,31–1,47)
Schwangere ohne DM	OR 1,12 (1,04–1,20)	OR 1,38 (1,20–1,59)

7.4.3 IUFT-Risiko

Ein hohes Risiko für intrauterinen Fruchttod trifft ebenfalls sowohl für Diabetes als auch Adipositas zu. Bei Ersterem wieder abhängig von der präkonzeptionellen Stoffwechseleinstellung, bei Adipositas abhängig von der Höhe des maternalen BMI. Eine Studie aus England zeigt, dass fetaler Tod >20 Schwangerschaftswochen bei einem HbA1c um 10% bei 45/1000 Feten auftrat, IUFT >28 SSW noch bei knapp 30/1000 (Tennand et al. 2014). Bei Adipositas und Übergewicht scheint das IUFT-Risiko erst ab 32 SSW höher zu sein als bei normalgewichtigen Schwangeren und insbesondere nach dem ET eklatant anzusteigen (Nohr et al. 2005):

IUFT nach ET	Hazard Ratio	Obese women	Overweight
	37–39 weeks	3,5 (1,9–6,4)	
	40+:	4,6 (1,6–13,4)	2,9 (1,1–7,5)

7.5 Screening auf Diabetes oder GDM bei Schwangeren mit Adipositas

7.5.1 Frühscreening

Aufgrund demografischer Veränderung der Schwangeren haben immer mehr Frauen schon vor der Schwangerschaft gesundheitliche Probleme, die sich auf den Glukosestoffwechsel auswirken können und damit bei fehlender oder verspäteter Diagnose Risiken für Mutter und Kind in der Schwangerschaft darstellen. Das durchschnittliche Alter beim ersten Kind liegt zurzeit bei 30 Jahre, mit steigendem Alter steigt die Wahrscheinlichkeit des Auftretens von chronischen Erkrankungen.

Adipositas bzw. Übergewicht gehört zu den wichtigsten Risikofaktoren für die Entstehung von Gestationsdiabetes in der Schwangerschaft. Eine retrospektive Studie aus dem deutschen Perinatalregister an etwa 650.000 Frauen verdeutlichte, dass neben anderen Risikofaktoren, wie erhöhtes mütterliches Alter, Parität und Mehrlingsschwangerschaften, ein erhöhter präkonzeptioneller BMI der wichtigste Prädiktor sowohl für die Entwicklung eines GDM als auch einer Präklampsie war. Auch in prospektiven Observationsstudien zeigt sich, dass die GDM-Prävalenz proportional zum BMI ansteigt (GDM-Prävalenz bei Übergewicht 6,7%, bei Adipositas-Klassen I-II-III laut WHO Definition 13,4%, 12,8% und 20%). Die OR liegt durchschnittlich bei 4,5 für GDM bei BMI 30–35 kg/m² und OR 9,0 bei >40 kg/m².

Die enge Assoziation zum BMI gilt auch für Typ-2 Diabetes außerhalb der

Schwangerschaft, der häufig viel zu spät diagnostiziert wird – bei jungen Frauen oft erst in der Schwangerschaft im Rahmen des GDM-Screenings im 3. Trimenon. Angesichts von knapp 40% übergewichtigen Schwangeren ist dies ein zahlenmäßig nicht zu vernachlässigendes gesundheitspolitisches Problem.

Beim Vorliegen spezieller Risikokonstellationen wie Adipositas sollte daher bereits im 1. Trimenon eine Abklärung bezüglich einer bisher nicht diagnostizierten präexistenten Glukosestoffwechselstörung erfolgen. Zudem lässt sich bei Frauen mit Risikofaktoren für GDM die Wahrscheinlichkeit, im späteren Verlauf einen GDM zu entwickeln, eingrenzen und eventuell durch frühe Intervention das mütterliche und fetale Outcome verbessern. Es gibt jedoch z. Zt. noch keine RCTs, die das Verhältnis des Benefits zu den zusätzlichen Kosten einer Intervention bei erhöhten Blutzuckerwerten oder HbA1c in der frühen Schwangerschaft unterhalb der Kriterien für manifesten Diabetes untersuchen. In der AWMF-Leitlinie 057/008 zum Screening, Diagnostik und Nachsorge bei GDM wird die Bestimmung eines Nüchternglukosewertes im venösen Plasma oder eines HbA1c-Wertes empfohlen

7.5.2 Screening im 3. Trimenon

Die deutschen Mutterschaftsrichtlinien sehen als primäre Screeningmethode das Angebot eines 50 g Suchtestes vor, unabhängig vom Vorliegen für Risikofaktoren für Diabetes oder GDM. Erst bei pathologischem Ausfall soll ein diagnostischer 75 g oGTT zur Bestätigung oder Ausschluss durchgeführt werden. Die Validität des 50 g Testes wird kritisch bewertet, da nach aktuellen Daten die Sensitivität, Schwangere mit Risiko für GDM zu entdecken, nur bei 66% liegt (Benhalima et al. 2018) Es ist anzunehmen, dass dies insbesondere durch die fehlende Bestimmung eines Nüchternglukosewertes bei 50 g Suchtest bedingt ist.

Es wird im nicht nüchternen Zustand nach Belastung mit 50 g Glukose nur ein Wert nach einer Stunde gemessen. Der Nüchternwert war jedoch in der HAPO-Studie, auf die unsere gültigen GDM-Kriterien beruhen, der am häufigsten erhöhte Wert und 33% der GDM-Diagnosen sind nur aufgrund eines isoliert erhöhten Nüchternwertes gestellt worden (Metzger et al. 2014).

Der Nüchternwert ist auch außerhalb der Schwangerschaft ein wichtiger Parameter, um Diabetes oder eine grenzwertige Insulinresistenz zu diagnostizieren. Das gilt insbesondere für Typ-2-Diabetes, der primär durch Adipositas bedingt ist.

Bei adipösen oder übergewichtigen Schwangeren ist es daher empfehlenswert als primäres Screening einen 75 g oGTT anzubieten, um eine höhere diagnostische Sicherheit zu haben.

7.5.3 Screening bei Schwangeren nach bariatrischen Operationen

Das Risiko für die Entstehung eines GDM sinkt nach bariatrischer Chirurgie im Vergleich zum Kollektiv adipöser Schwangerer vor oder ohne chirurgische Intervention (Johansson et al. 2015 EK IIa). Trotzdem gehören Frauen nach Adipositaschirurgie zum Risikokollektiv für Diabetes und müssen in der Schwangerschaft auf das Vorliegen eines GDM getestet werden.

Nach operativen Verfahren, die die Resorption beeinflussen, ist eine GDM-Diagnostik über einen oralen Glukosetoleranztest nicht möglich. Die Blutzuckerwerte sind nicht valide und die Schwangeren sind zudem durch das Dumping-Phänomen gefährdet. Für den intravenösen GTT gibt es keine Grenzwerte, die die Diagnose eines GDM erlauben. Alternativ wird daher ein Monitoring von nüchternen und 1 Stunde postprandialen Blutzuckerwerten durch Blutzuckertagesprofile für 2 Wochen unter normalen Ernährungsbedingungen empfohlen, z. B. mit 12+0, 24+0 und 32+0 SSW und bei einem Überschreiten der Zielwerte eine entsprechende diabetologische Betreuung. Für dieses Vorgehen gibt es bisher keine Studien.

Kontinuierliche Blutzuckermessungen (CGM) bei Schwangeren nach bariatrischer OP zeigten, dass der postprandiale Peak sehr schnell erreicht wird, im Mittel bei 54 +/− 9 Minuten und die Werte 2 Stunden postprandial und präprandial eher niedrig sind (Bonis et al. 2016 LoE 2+/EK IIa). Tagesprofile sollten daher die 1-Stunden-Werte berücksichtigen. Zur präkonzeptionellen Beratung und Betreuung in der Schwangerschaft nach bariatrischer OP siehe AWMF-Leitlinie 015-081 „Adipositas und Schwangerschaft".

7.6 Therapie

7.6.1 Ernährung

Bei allen Schwangeren, die entweder mit einem Diabetes in die Schwangerschaft hineingehen oder Diabetes oder GDM diagnostiziert wird, sollten eine ausführliche Ernährungsberatung erhalten, im Sinne einer ausgewogenen Ernährung unter Berücksichtigung der zusätzlichen Erfordernisse in der Schwangerschaft. Der Fokus wird sicher auf der Auswahl und Menge der empfohlenen Kohlenhydrate liegen, aber es sollte auch darauf hingewiesen werden, dass ein Ersatz durch vermehrte Aufnahme von anderen hochkalorischen oder fetthaltigen Nahrungsbestandteilen zu unerwünschter vermehrter Gewichtszunahme führt. Von der Ernährungsumstellung und ständiger Rückkopplung durch Blutzuckermessungen profitieren im Idealfall auch Frauen mit Adipositas auch langfristig.

7.6.2 Körperliche Aktivität

Das körperliche Leistungsniveau nimmt im Verlauf der Schwangerschaft physiologisch ab. Regelmäßige körperliche Bewegung oder Sport mindern das Risiko für einen GDM und verbessern die Belastbarkeit während Schwangerschaft und Geburt, besonders bei präkonzeptionell adipösen Frauen. Die Verbesserung der Glukosetoleranz erklärt sich über eine verbesserte Insulinsensitivität und die Regulierung der Gewichtszunahme.

In Einzelsituationen kann z. B. ein schnellerer Spaziergang von 20–30 Minuten nach einer Hauptmahlzeit den Blutglukoseanstieg verringern, die Nüchternglukose reagiert aber erst mit einer deutlichen zeitlichen Verzögerung.

Zusammengefasst senkt regelmäßiges körperliches Training mindestens 3 x/Woche von leichter bis mittlerer Intensität für eine Dauer von jeweils 30 Minuten die LGA-Rate und kann außerdem die Rate notwendiger Insulinbehandlungen reduzieren sowie zu einer Einsparung der täglichen Insulineinheiten führen. Das Bewegungsprogramm muss strukturiert, zur Einübung unter Anleitung und danach mindesten 10 Tage absolviert werden, damit systematische Blutglukoseabsenkungen erreicht werden. Unter dem Gesichtspunkt kostengünstiger, zu jeder Tageszeit, bei fast jedem Wetter, ohne Anleitung und ohne Hilfsmittel durchführbarer Bewegung von zu Haus aus, nimmt zügiges postprandiales Spazierengehen einen herausragenden Platz ein.

Für adipöse Schwangere, die sich nicht gern außer Haus bewegen wollen, ist ein im häuslichen Milieu durchgeführtes, strukturiertes Armbewegungsprogramm im Sitzen eine Alternative.

Beispielübungen können im Internet abgerufen werden unter ▶ http://www.

schwangerschaft-und-diabetes.de/fileadmin/user_upload/pdf/AerobicmitBauch.pdf.

7.6.3 Ziele der Gewichtszunahme bei Adipositas

Die IOM hat 2009 Empfehlungen zur Gewichtszunahme in der Schwangerschaft differenziert nach Ausgangs-BMI der Mutter herausgegeben (◘ Abb. 7.1).

Bei BMI >30 kg/m^2 liegt der Range bei 5–9 kg (Rasmussen 2009). Adipöse Schwangere überschreiten häufig diese Grenze. Eine exzessive Gewichtszunahme wird bei 37–50% der Schwangeren mit BMI >25 kg/m^2 (Papazian et al. 2017 EL 2+; Maier et al. 2016 EL 2+) beobachtet. Im Vergleich zu normalgewichtigen Frauen überschreiten mehr übergewichtige/adipöse Schwangere die IOM-Empfehlungen (50 vs 68%).

Die aktuelle Diskussion geht in Richtung einer Empfehlung einer Gewichtszunahme <5 kg bei Adipositas mit BMI >30 kg/m^2, Bedenken bestehen hinsichtlich des potenziellen Risikos für fetale Wachstumsretardierung (SGA) aufgrund reduzierter Versorgung des Feten mit Nährstoffen. Die Daten sind nicht einheitlich. Bis auf eine Studie, die von einer höheren Rate an SGA bei Gewichtszunahme <5 versus >5 Kilogramm berichtet (Catalano et al. 2014) scheint sich die Befürchtung nicht zu bestätigen (Bogaerts et al. 2015 EL 1-; Asbjörnsdóttir 2013). Die LGA-Rate ist jedoch signifikant niedriger, die größte Studie kommt von Hinkle mit 122.000 Frauen mit einem BMI >30 kg/m^2, in der Gewichtszunahme von 9 kg (= IOM) vs. bis minus 4,9 kg verglichen wird (Hinkle et al. 2010).

Eine übermäßige Gewichtszunahme erhöht das Risiko, GDM zu entwickeln, das gilt auch bereits für das 1. Trimenon.

Eine erhöhte Gewichtszunahme im 2. Trimenon ist insbesondere ein signifikantes Risiko für GDM, wenn die Schwangeren bereits im 1. Trimester sehr viel zunehmen. Ein Problem bei der zusammenfassenden Be-

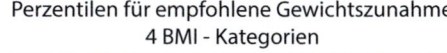
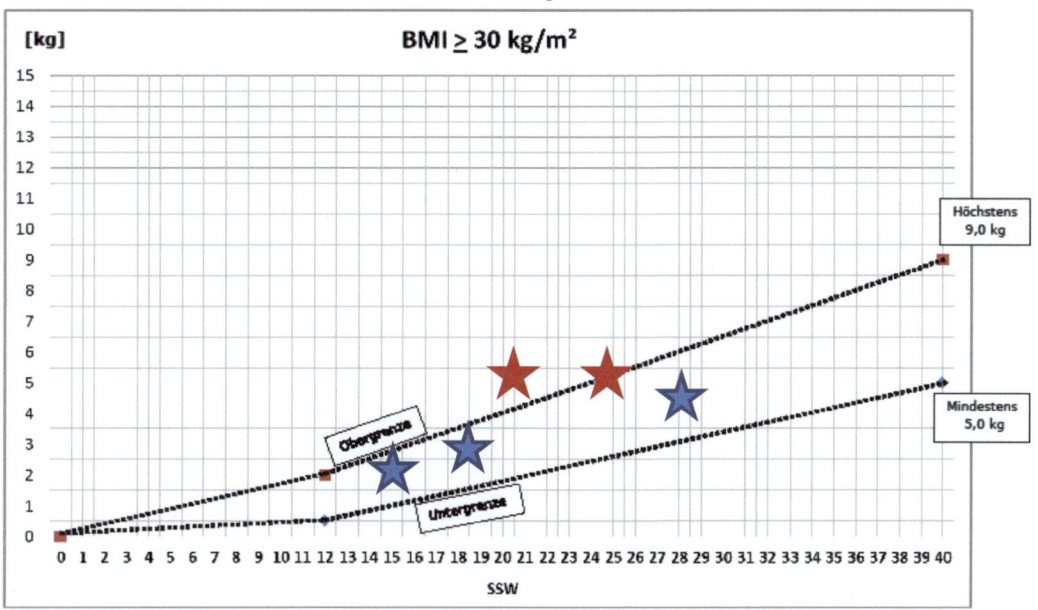

◘ Abb. 7.1 Gewichtszunahme

urteilung der Studien sind u. a. die uneinheitlichen Kriterien für GDM. Ein Zusammenhang zwischen Gewichtszunahgme und GDM bei adipösen Schwangeren wird als eher unsicher beurteilt. Auch der Effekt von Lifestyle-Interventionen zeigt recht heterogene Ergebnisse in Bezug auf die Gewichtszunahme und GDM-Prävalenz. Der Effekt auf eine Reduzierung der Gewichtszunahme ist zu gering, um sich auf das Outcome auszuwirken.

7.6.4 Insulintherapie

Die Stoffwechseleinstellung bei adipösen Diabetikerinnen wird durch die ausgeprägte Insulinresistenz erschwert. Es werden zum Teil extrem hohe Insulindosen benötigt, trotzdem lässt sich oft der Nüchternblutzucker nicht befriedigend normalisieren. Eine hohe Gewichtszunahme durch die Insulinmenge verringert die Insulinsensitivität weiterhin. Die neue GDM–LL von 2018 schlägt deshalb vor, bei Nichterreichen der Zielwerte trotz einer Insulindosierung von 1,5 IE/kg KG die zusätzliche Off-lable-use-Gabe von Metformin zu erwägen.

7.7 Prävention GDM bei Adipositas

Es gibt inzwischen eine Vielzahl von Interventionsstudien mit dem Ziel durch Beratung und Begleitung bei Ernährungsumstellung und Steigerung der körperlichen Aktivität das maternale und neonatale Outcome bei Adipositas zu verbessern. Dazu gehört auch die Verminderung der Prävalenz von GDM. Insgesamt sind die Ergebnisse eher enttäuschend, die Ernährungsmodifikation scheint leichter und konsequenter umzusetzen zu sein als die Aktivitätssteigerung. Eine Intervention in der Schwangerschaft, selbst in der Frühschwangerschaft kommt zu spät, effektiv ist offensichtlich nur eine präkonzeptionelle Gewichtsreduzierung, wie die Ergebnisse bei Schwangerschaften nach bariatrischen Operationen zeigen.

Übersicht der wichtigsten Interventionsstudien:

LiP	n = 360 (Vinter et al. 2014)
	Reduktion der Gewichtszunahme von 8,6 vs 7,0 kg, sonst gleich
	IOM-Empfehlung bei 46,6 bzw. 35,5% der Frauen überschritten
LIMIT	n = 2212 (Grivel et al. 2016)
	Makrosomie reduziert, LGA, GDM, GWG gleich
UPBEAT	n = 1550 (Poston et al. 2015)
	Gewichtszunahme geringfügig reduziert, GDM, LGA gleich
RADIEL	n = 293 (Koivusalo et al. 2016)
	GWG und GDM reduziert 13,9 vs 21,6%
DALI	n = 436 (Simmons et al. 2015)
	GWG reduziert, Makrosomie, GDM gleich

7.8 Geburtshilfliche Aspekte: hohe Sectiorate bei Addition von DM und Adipositas

Eine der häufigsten Komplikationen bei diabetischen Schwangerschaften ist ein übermäßiges Wachstum der Feten insbesondere im Bereich des Abdomens. Das Ausmaß ist abhängig von der Qualität der Blutzuckerkontrolle, aber selbst bei befriedigender Einstellung kommt es oft am Ende des 3. Trimenons zu einem Wachstumsschub mit Entstehung einer asymmetrischen Makrosomie. Das erhöht das Risiko für Schulterdystokie, was in die Empfehlung einfließt, bei einem Schätzgewicht von >4500 g eine primäre Sectio durchzuführen. Adipöse Mutter gebären ebenfalls eher LGA-Kinder, was die Tendenz zu Makrosomie bedingt durch Diabetes verstärkt. Eine Spontangeburt eines

Einleitung – häufig und frustran

Dänisches Geburtsregister

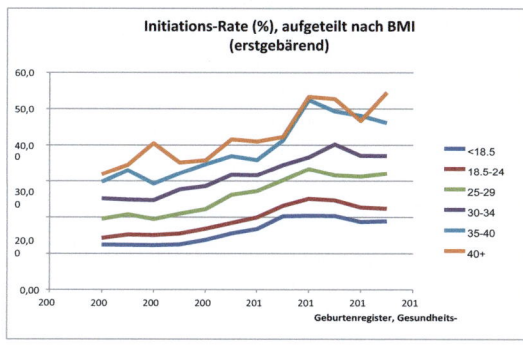

7.543 Schwangere (Ronzoni 2015)
Frustran: BMI > 30 kg/m²   24,7%
          < 30 kg/m²   36,9%

RCT: Vergleich Dinoproston,
Misoprostol 50 und 100 ug)
1.273 Frauen (Pevzner 2009)
BMI < 30 kg/m²   21,2 %
      > 30 kg/m²   36,9%
      > 40 kg/m²   36.5 %
Kein Unterschied

◘ **Abb. 7.2**   Einleitung

schweren Kindes insbesondere mit AU/KU Diskrepanz ist zusätzlich erschwert bei Adipositas, da der Beckenausgang durch das intrapelvine Fettgewebe verengt sein kann.

Bei Typ-1- und -2-Diabetes, unabhängig ob präexistent oder erst in der Schwangerschaft diagnostiziert, wird in allen Leitlinien empfohlen, eine Terminüberschreitung zu vermeiden und zwischen 38+0 SS und 40+0 einzuleiten. Der Hintergrund ist das per se erhöhte Risiko für IUFT durch Diabetes, das nicht noch durch Überschreiten des ETs potenziert werden soll. Das gilt auch für insulinbehandelten GDM. Adipöse Frauen reagieren jedoch verzögert auf Protaglandingabe und Einleitungen verlaufen öfter frustran (◘ Abb. 7.2).

Bei 7543 Schwangeren (Ronzoni 2015) waren bei BMI <30 kg/m² 24,7% erfolglos im Vergleich zu 36,9% bei >30 kg/m². Andererseits steigt wohl die Einleitungsrate mit dem BMI, was sicher auf die steigende Komorbidität zurückzuführen ist.

Makrosomie, verengter Beckenausgang, Nichtansprechen auf Prostaglandine tragen zur hohen Sectiorate bei Adpositas bei. Sowohl die elektive als auch sekundäre Sectiorate ist erhöht, steigend mit BMI. Geburtsstillstandes ist die häufigste Indikation für sekundäre Sectiones (OR = 2,3, CI 1,8–2,8) und vaginale Geburt nach Sectio gelingt seltener mit 13% bei einem BMI>30 versus 68% bei <30kg/m². (Dietz et al. 2005)

7.9 Perspektiven

7.9.1 Mutter: Prävention Entwicklung von Typ-2-Diabetes

Durch gezielte Interventionsmaßnahmen kann die Langzeitprognose der Frauen mit GDM positiv beeinflusst werden. Als vorrangige Maßnahme wird die Lebensstilmodifikation angesehen, was insbesondere bei Frauen mit Adipositas relevant ist. Wünschenswert wäre, dass die hoffentlich positive Erfahrung aus der Schwangerschaft mit bewussterer Ernährung und körperlicher Aktivität zur Fortsetzung auch nach der Entbindung motiviert. In Studien wurde der Einfluss von Lebensstilmaßnahmen, auch in Kombination mit pharmakologischer Therapie bzw. mit alleiniger Pharmakotherapie, untersucht.

Im US-amerikanischen Diabetes Prevention Programm (DPP 2019) wurde eine gemischte Personengruppe mit gestörter Glukosetoleranz betreut. Unter intensiver Lebensstilintervention mit kalorien- und fettreduzierter Diät und Steigerung der körperlichen Aktivität auf mindestens 150 Minuten pro Woche, reduzierte sich der Diabetesanteil um 58%, unter Metformin um 31% (DPP 2002 EK Ib). Eine Subgruppenanalyse aus dieser DPP-Studie verglich gesondert die Daten von Frauen mit anamnestisch bekanntem GDM und Frauen ohne GDM in der Schwangerschaft. Bei Frauen mit GDM-Anamnese reduzierte sich unter intensiver Lebensstiländerung das Diabetesrisiko im Vergleich zur Placebogruppe um 53%, unter Behandlung mit Metformin um 50%. Es lässt sich also durch Lebensstiländerung der gleiche Effekt erzielen, jedoch sicherlich nachhaltiger auch im Hinblick auf den positiven Einfluss auf die gesamte Familie. Leider gab es keine Subanalyse zu Frauen mit zusätzlich Adipositas, ob die Effekte noch ausgeprägter sind, da bei Adipositas per se das Risiko für Diabetes höher ist.

Eine hohe Gewichtszunahme zwischen den Schwangerschaften erhöht das Risiko, das nach GDM in der folgenden Schwangerschaft die Glukosestoffwechselstörung auch nach der Entbindung bestehen bleibt. Auch hier gibt es leider keine Studien mit Differenzierung nach BMI.

Die Empfehlungen zur Dauer des Stillens unterscheiden sich nicht zwischen Müttern mit bekanntem Diabetes, Müttern mit Gestationsdiabetes und Müttern ohne diabetische Stoffwechsellage: ausschließliches Stillen für 4–6 Monate, danach weiteres Stillen zusammen mit der Einführung von fester Nahrung. Sowohl Frauen mit Typ-1-Diabetes als Frauen mit Gestationsdiabetes stillen ihre Kinder durchschnittlich kürzer und seltener als Frauen ohne Diabetes, insbesondere wenn sie adipös sind. Der Milcheinschuss ist verzögert, was die Stillprobleme bei Adipositas potenziert. Der Anteil stillender Mütter mit Typ-1-Diabetes betrug in einer Erhebung in München 77% vs. 85% bei nicht-diabetischen Müttern, sie stillten nur 12 Wochen voll im Vergleich zu 17 Wochen (Hummel et al. 2008). Stillen verbessert den maternalen Stoffwechsel, auch langfristig. Frauen, die gestillt haben, entwickeln signifikant seltener ein metabolisches Syndrom. Schon 1–5 Monate stillen reduziert die Prävalenz von 49,1% auf 17,3% (Gunderson et al. 2010).

7.9.2 Kind: Prävention Übergewicht/Adipositas

Gestationsdiabetes per se ist kein Risiko für kindliches Übergewicht. Normosom geborene Kinder von normalgewichtigen Frauen haben eine vergleichbare Gewichtsentwicklung, wie Kinder aus Schwangerschaften ohne GDM. Unabhängige Prädiktoren für kindliches Übergewicht sind Makrosomie bei Geburt und BMI >30 kg/m^2 der Mutter (Schaefer-Graf et al. 2005 EK IIb). Längeres Stillen ist negativ mit späterem Übergewicht assoziiert (Shearrer et al. 2015) auch bei Kindern von Müttern mit Gestationsdiabetes (Schaefer-Graf 2006 EK IIb). Insbesondere Kinder von Frauen mit Adipositas profitieren, wenn sie mindesten 3 Monate gestillt werden (◘ Abb. 7.3).

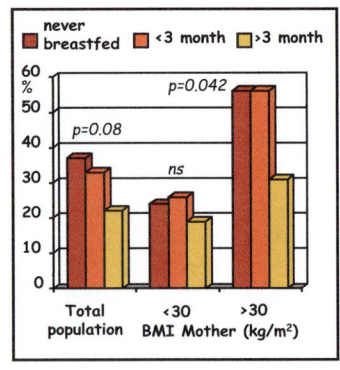

◘ Abb. 7.3 Stillen und Übergewicht bei Kindern

Adipöse Frauen mit Gestationsdiabetes sollen deshalb nachdrücklich zum Stillen ihrer Kinder ermutigt werde. Dieses Thema sollte nach Möglichkeit bereits vor der Entbindung besprochen werden.

7.10 Fazit für die Praxis

Adipositas in Kombination mit Diabetes ist durch die Addition von zwei Schwangerschaftsrisiken mit diversen schwerwiegenden geburtshilflichen Problemen assoziert, die eine engmaschige interdisziplinäre Betreuung erfordern.

Literatur

Benhalima K, Van Crombrugge P, Moyson C et al (2018) The sensitivity and specificity of the glucose challenge test in a universal two-step screening strategy for gestational diabetes mellitus using the 2013 World Health Organization criteria. Diabetes Care 41:e111–e112. https://doi.org/10.2337/dc18-0556

Bogaerts A, Ameye L, Martens E et al (2015) Weight loss in obese pregnant women and risk for adverse perinatal outcomes. Obstet Gynecol 125(3): 566–575

Bonis C, Lorenzini F, Bertrand M et al (2016) Glucose profiles in pregnant women after a gastric bypass: findings from continuous glucose monitoring. Obes Surg 26(9):2150–2155

Cai G-J, Sun X-X, Zhang L, Hong Q (2014) Association between maternal body mass index and congenital heart defects in offspring. A systematic review. Am J Obstet Gynecol 211(2):91–117

Catalano PM, Mele L, Landon MB et al (2014) Inadequate weight gain in overweight and obese pregnant women. What is the effect on fetal growth? Am J Obstet Gynecol 211(2):137.e1–137.e7

Diabetes Prevention Program Research Group (2019) Longterm effect of metformin on diabetes prevention. Diabetes Care 42:601–608

Dietz PM, Callaghan WM, Morrow B, Cogswell ME (2005) Population-based assessment of the risk of primary cesarean delivery due to excess prepregnancy weight among nulliparous women delivering term infants. Matern Child Health J 9(3): 237–244

Grivel RM, Yelland LN, Deussen A et al (2016) Antenatal diet and lifestyle advise women who are overweight or obese. BJOG 123:233–243

Gunderson EP, Jacobs DR Jr, Chiang V et al (2010) Duration of lactation and incidence of the metabolic syndrome in women of reproductive age according to gestational diabetes mellitus status: a 20-year prospective study in CARDIA (Coronary Artery Risk Development in Young Adults). Diabetes 59(2):495–504

Hinkle SN, Sharma AJ, Dietz PM (2010) Gestational weight gain in obese mothers and associations with fetal growth. Am J Clin Nutr 92(3):644–651

Hummel S, Hummel M, Knopff A et al (2008) Stillverhalten bei Frauen mit Gestationsdiabetes. Dtsch Med Wochenschr 133(5):180–184

Jensen DL, Korsholm L, Ovesen P et al (2009) Periconceptional A1c and risk of serious adverse outcome in 933 women with type 1 diabetes. Diabetes Care 32:1046–1048

Johansson K, Cnattingius S, Näslund I et al (2015) Outcomes of pregnancy after bariatric surgery. N Engl J Med 372(9):814–824

Koivusalo SB, Rönö K, Stach-Lempinen B, Eriksson JG, Response to Comment on Koivusalo et al (2016) Gestational diabetes mellitus can be prevented by lifestyle intervention. The Finnish Gestational Diabetes Prevention Study (RADIEL): a randomized controlled trial. Diabetes Care 39:24–30. Diabetes care 2016; 39(8): e126-7

Landres I, Milki A, Lathi R (2010) Karyotype of miscarriages in relation to maternal weight. Hum Reprod 25(5):1123–1126

Maier JT, Schalinski E, Gauger U, Hellmeyer L (2016) Antenatal body mass index (BMI) and weight gain in pregnancy – its association with pregnancy and birthing complications. J Perinat Med 44(4):397–404

Methwally M, Ong K, Ledger W et al (2008) Does high body mass index increase the risk of miscarriage after spontaneous and assisted conception? A meta-analysis of evidence. Fertil Steril 90:714–726

Metzger BE, Dyer AR, Comment on d'Emden (2014) Do the new threshold levels for the diagnosis of gestational diabetes mellitus correctly identify women at risk? Diabetes Care 37:e30. Diabetes Care 2014; 37(2):e43-4

Nohr EA, Bech BH, Davies MJ, Frydenberg M, Henriksen TB, Olsen J (2005) Prepregnancy obesity and fetal death. A study within the Danish National Birth Cohort. Obstet Gynecol 106(2):250–259

Papazian T, Abi Tayeh G, Sibai D, Hout H, Melki I, Rabbaa Khabbaz L (2017) Impact of maternal body mass index and gestational weight gain on neonatal outcomes among healthy Middle-Eastern females. PLoS One 12(7):e0181255

Poston L, Bell R, Croker H et al (2015) Effect of a behavioural intervention in obese pregnant women (the UPBEAT study). A multicentre, randomised controlled trial. Lancet Diabetes Endocrinol 3(10):767–777

Schaefer-Graf UM (2006) Association of breastfeeding and early childhood overweight in children from mothers with gestational diabetes mellitus. Diabetes Care 29(5):1105–1107

Schaefer-Graf UM, Pawliczak J, Passow D et al (2005) Birth weight and parental BMI predict overweight in children from mothers with gestational diabetes. Diabetes Care 28(7):1745–1750

Shearrer GE, Whaley SE, Miller SJ et al (2015) Association of gestational diabetes and breastfeeding on obesity prevalence in predominately Hispanic low-income youth: healthcare services. Pediatr Obes 10(3):165–171

Simmons D, Jelsma JGM, Galjaard S et al (2015) Results from a European multicenter randomized trial of physical activity and/or healthy eating to reduce the risk of gestational diabetes mellitus: the DALI Lifestyle Pilot. Diabetes Care 38(9):1650–1656

Stothard KJ, Tennant PWG, Bell R, Rankin J (2009) Maternal overweight and obesity and the risk of congenital anomalies. A systematic review and meta-analysis. JAMA 301(6):636–650

Tennand PW, Glinianaia SV, Bilous RW et al (2014) Preexisting diabetes, glycated haemoglobin and the risk of fetal and infant death. Diabetologia 57:285–294

Vinter CA, Jensen DM, Ovesen P et al (2014) Postpartum weight retention and breastfeeding among obese women from the randomized controlled Lifestyle in Pregnancy (LiP) trial. Acta Obstet Gynecol Scand 93(8):794–801

Adipositas und physische Aktivität während einer Schwangerschaft und in der Nachsorge

Thorsten Schmidt

Inhaltsverzeichnis

8.1 Was ist körperliche Aktivität? – 160

8.2 Warum adipösen Schwangeren eine körperliche Aktivität empfohlen werden sollte? – 160
8.2.1 Der Einfluss einer körperlichen Aktivität von Schwangeren auf verschiedene Parameter – 160
8.2.2 Geburtsdauer – 161
8.2.3 Wehentätigkeit, Gabe von Wehenmittel und Analgesie – 162
8.2.4 Vorkommen von Episiotomien und Kaiserschnitten – 162
8.2.5 Empfehlungen und Richtlinien zu körperlicher Aktivität in der Schwangerschaft – 163

8.3 Fazit für die Praxis – 165

Literatur – 166

© Springer-Verlag GmbH Deutschland, ein Teil von Springer Nature 2022
A. Strauss, C. Strauss (Hrsg.), *Praxisbuch Adipositas in der Geburtshilfe*,
https://doi.org/10.1007/978-3-662-61906-3_8

■■ **Trailer**

Trotz der vielfältigen positiven Effekte einer körperlichen Aktivität, die in verschiedenen Untersuchungen festgestellt wurden, liegt bei einem Großteil der Bevölkerung ein Bewegungsmangel vor (World Health Organization 2010). Gleichzeitig ist die Prävalenz für Adipositas in den letzten Jahren angestiegen. In den entwickelten Ländern zählen 24–36 % der Bevölkerung als übergewichtig, weltweit ca. 11%. In den USA zählten 2010 29% der schwangeren Frauen als übergewichtig (Feresu et al. 2015; Roberts et al. 2015). Folgen einer sedentären Lebensweise oder eines zu geringen Bewegungsumfangs sind neben Einflüssen auf psychischer und sozialer Ebene, wie ein vermindertes Wohlbefinden und Lebensqualität, verschiedene Gesundheitsgefährdungen. Diese steigern die Inzidenz von verschiedenen onkologischen Erkrankungen (u. a. kardiovaskuläre und orthopädische Erkrankungen) und können auch zu einer verkürzten Lebenserwartung führen (Patel et al. 2018).

Körperliche, soziale und psychische Veränderungen während der Schwangerschaft, wie die Angst, durch eine körperliche Aktivität dem Kind zu schaden, münden in einem reduziertem Aktivitätsniveau vieler Schwangeren (Amezcua-Prieto et al. 2013). Verschiedene Untersuchungen belegen, dass eine körperliche Aktivität während der Schwangerschaft nicht nur möglich ist, sondern auch zu verbesserten psychosozialen und biomedizinischen Parametern bei der Schwangeren und dem Fetus führt. Eine gezielte und individuell adaptierte körperliche Aktivität reduziert das Risiko eines Gestationsdiabetes (Aune et al. 2016; Dempsey et al. 2004) sowie einer Präklampsie (Dempsey et al. 2005; Rudra et al. 2008), führt zu weniger Einschränkungen im muskuloskelettalen Bereich (Nascimento et al. 2012), erhöht die gesundheitsbezogene Lebensqualität und vermindert Stimmungsschwankungen (Daley et al. 2015; Montoya Arizabaleta et al. 2010).

8.1 Was ist körperliche Aktivität?

Nach der Definition des US Department of Health and Human Services und der World Health Organisation (US Department of Health and Human Services 2008) umfasst der Begriff „körperliche Aktivität" alle Bewegungen des Körpers, die durch die Skelettmuskulatur produziert werden und zu einer Erhöhung des Grundumsatzes führen.

Eine weitere Kategorisierung geben verschiedene Autorengruppen, die körperliche Aktivität in strukturierte und unstrukturierte Aktivitäten im Tagesablauf einteilen. Eine unstrukturierte Aktivität wird als unbewusste und selbstverständliche Aktivität im Tagesverlauf, wie Gehen und Berufstätigkeit definiert, während eine strukturierte körperliche Aktivität den bewussten Einsatz von Bewegung darstellt (Samitz und Mensink 2002; Schlicht und Brand 2007; Williams und Rost 1997). Körperliche Aktivität wird demnach als Gesamtphänomen definiert, die Aktivität in allen Lebensbereichen und zu allen Zwecken widerspiegelt.

8.2 Warum adipösen Schwangeren eine körperliche Aktivität empfohlen werden sollte?

8.2.1 Der Einfluss einer körperlichen Aktivität von Schwangeren auf verschiedene Parameter

Die Thematik einer körperlichen Aktivität während der Schwangerschaft reicht bis in biblische Zeiten zurück. Die ersten Aufzeichnungen zu dieser Thematik sind im Exodus (2. Buch Mose) zu finden, in dem geschrieben steht, dass hebräische Frauen, die eine harte körperliche Arbeit verrichten mussten, leichtere Geburten hatten als ägyptische Frauen, die sich von ihren Bediensteten bedienen ließen. Während bis in die Zeit des römischen Reichs eine körperliche Aktivität während der Schwangerschaft als positiv galt, wurde in den folgenden Jahrhunderten von einer Aktivität abgeraten. Es traten Bedenken auf, dass körperliche Aktivität zu einer Minderversorgung des Uterus und daraus möglichen Schäden des Ungeboren führt (Bung 1997; Diddle 1984; Hartmann und Bung 1999a, b). Die in Studien beschriebenen Risiken und Schäden, welche schwangere Frauen und deren Föten durch eine körperliche Aktivität eingehen, basierten häufig auf Tierversuchen, die unkritisch auf den menschlichen Organismus übertragen wurden (Davies et al. 2003). In den letzten Dekaden verstärkte sich durch die Integration von Frauen im Leistungssport das Forschungsinteresse (Hartmann und Bung 1999a). Das inzwischen vertiefte Forschungsinteresse lässt sich an der gestiegenen Publikationszahl in diesem Feld (Mudd et al. 2013) sowie der kontinuierlichen Aktualisierung von Bewegungsempfehlungen durch das American College of Obstetricians and Gynecologists (ACOG) erkennen (ACOG Committee Opinion No. 650 2015). Die aktuellen Publikationen zeigen nicht nur einen gesundheitlichen Nutzen körperlicher Aktivität für Schwangere sowie adipöse Schwangere, sondern auch auf das Kind. Eine kleine Anzahl von Studien beschreibt eine geringere Inzidenz einer Adipositas bei Säuglingen und im Kleinkindalter. (Farpour-Lambert et al. 2018). Eine körperliche Aktivität führt neben der Verbesserung der kardiovaskulären Leistungsfähigkeit zur Risikoreduktion einer (weiteren) übermäßigen Gewichtszunahme im Gestationsverlauf, einem Gesationsdiabetes und den damit assoziierten Komorbiditäten (ACOG Committee Opinion No. 650 2015; Aune et al. 2016; Hui et al. 2012; Nicodemus 2018). Außerdem ist ein geringeres Auftreten von Dorsalgien, Stimmungsschwankungen sowie einer geringeren Anzahl von Kaiserschnitten und Geburtskomplikationen mit einer körperlichen Aktivität assoziiert (Artal 2016; Farpour-Lambert et al. 2018).

8.2.2 Geburtsdauer

Systematische Untersuchungen zeigen, dass die Geburt bei sportlich aktiven Frauen sowie bei Frauen, die ein gezieltes Beckenbodentraining durchgeführt haben, kürzer ist als bei untrainierten Frauen (Schreiner et al. 2018). Die Angaben zur durchschnittlichen Gesamtgeburtsdauer sowie zur Dauer der einzelnen Geburtsabschnitte variieren in der Literatur, auf die an dieser Stelle verwiesen wird (Chalubinski et al. 2011; Drack und Schneider 2011). Kardel et al. untersuchten 40 Erstgebärende, die mit einer Spontangeburt entbunden haben und stellten einen negativen Zusammenhang zwischen der maximalen Sauerstoffaufnahme (35.–37. SSW) und der Geburtsdauer fest. Bei Gebärenden mit einer größeren aeroben Fitness dauerte die Entbindung im Vergleich zu Gebärenden mit einer geringen Fitness kürzer (Kardel et al. 2009) und bestätigten damit vorherige Studien von Beckmann et al. (Beckmann und Beckmann 1990).

Hingegen konnten Bungum et al. keine Unterschiede zwischen aktiven und weniger aktiven Erstgebärenden (n: 137) auf die Geburtsdauer bezogen feststellen (Bungum et al. 2000). Ähnliche Ergebnisse zeigen sich in einer Studie von Magann et al. mit einer der größten Stichprobe von 2743 Schwangeren. Es stellte sich heraus, dass die Dauer der 1. Geburtsperiode bei den aktivsten Erstgebärenden im Vergleich zu den weniger aktiven Erstgebärenden länger zu sein scheint. In Bezug auf die 2. und 3. Geburtsperiode und bei Mehrgebärenden wurde kein Unterschied festgestellt (Magann et al. 1996). Die körperliche Aktivität wurde in den Studien von Bungum et al. und Magann et al. per Selbstauskunft erfragt, während sie in der Studie von Kardel et al. gemessen wurde.

Literaturreviews bestätigen die Uneinigkeit der Studien zu körperlicher Aktivität und der Auswirkungen auf den Geburtsverlauf und weisen auf die Notwendigkeit der Durchführung weiterer Studien zu diesem Thema hin (Melzer et al. 2010).

8.2.3 Wehentätigkeit, Gabe von Wehenmittel und Analgesie

Die aktuelle Studienlage zum Einfluss von einer körperlichen Aktivität auf die Wehentätigkeit und die Gabe von Wehenmittel zeigt ein heterogenes Bild und wurde nur in wenigen Studien untersucht. In älteren Studien konnte eine positive Korrelation der Teilnahme an einem speziellem Sportprogramm für Schwangere und einem geringeren Bedarf an wehensteigernden Mitteln festgestellt werden (Beckmann und Beckmann 1990). Jüngere Untersuchungen kamen hingegen zu dem Ergebnis, dass Frauen, die während der Schwangerschaft sportlich aktiver waren, häufiger eine Einleitung oder Steigerung der Wehen durch Oxytocin benötigen (Magann et al. 2002). In einer Studie von Kardel et al. (2009) konnte kein Zusammenhang zwischen der Wehenstimulation durch Oxytozin oder Amniotomie und der aeroben Fitness schwangerer Frauen festgestellt werden (Kardel et al. 2009). In Bezug auf die Analgesie stellten verschiedene Autoren keine signifikanten Unterschiede der Schmerzmedikation unter der Geburt fest (Bungum et al. 2000; Melzer et al. 2010).

8.2.4 Vorkommen von Episiotomien und Kaiserschnitten

Eine kleine Anzahl von Studien postuliert einen Zusammenhang zwischen körperlicher Aktivität in der Schwangerschaft und der Art der Geburtsbeendigung (Dumith et al. 2012; Ko et al. 2016; Melzer et al. 2010). Verschiedene Studien sowie ein Cochrane-Review zeigen die Relevanz einer körperlichen Aktivität während einer Schwangerschaft und finden keinerlei Hinweise, dass ein aerobes Training zu einem Schaden des ungeborenen Kindes führt. Die aktuellen Daten postulieren, dass eine körperliche Aktivität nicht nur dazu beitrage, eine exzessive Gewichtszunahme und einen Gestationsdiabetes zu vermeiden, sondern auch zu einer Reduktion von Kaiserschnitten führt. (Chen et al. 2018; Ko et al. 2016).

- **Prä- und postpartale Prägung**

Ausgehend von der Fragestellung zum präpartalen metabolischen Einfluss auf die Inzidenz von späteren kardiovaskulären und metabolischen Erkrankungen, entwickelte sich in den letzten Dekaden dieses Forschungsfeld. Inzwischen ist belegt, dass über sogenannte Epigenome eine Aktivierung bzw. Deaktivierung von einzelnen Genomen geregelt werden kann. Die Qualität und Quantität der intrauterinen Ernährung sowie weitere Faktoren wie die psychische Situation der Schwangeren steuern den Aktivierungsgrad der Gene. Eine Steuerung der Genaktivität erfolgt über eine Methylierung von DNA-Cytosinbasen, der Veränderung der Histonstruktur und die Beeinflussung der Genexpression durch Micro-RNA's (Kouzarides 2007). Neben der präpartalen Prägung führen auch postpartale Umweltbedingungen wie der Lebensstil der Mutter zu metabolischen Anpassungsmechanismen und dauerhaften Fehlprogrammierung des kindlichen Organismus (Plagemann et al. 2012). Morgan et al. und Waterland et al. konnten im Tiermodell den epigenetischen Prozess bei Agouti-Mäusen feststellen. Die Aktivierung des Agouti-Gens führt zu dem typischen Phänotyp einer übergewichtigen Maus mit gelbem Fell. Über eine methylenreiche Diät ist eine Deaktivierung des Agouti-Gen möglich. Waterland et al. konnten einen Hinweis herausarbeiten, dass eine methylenreiche Ernährung einen transgenerationalen Effekt hat und es in der 3. Generation zu einer Rückbildung des Agouti-Phänotyps gepaart mit einer Reduktion von Adipositas und chronischen Erkrankungen gekommen ist (Morgan et al. 1999; Waterland und Jirtle 2003).

8.2.5 Empfehlungen und Richtlinien zu körperlicher Aktivität in der Schwangerschaft

Internationale Fachgesellschaften konkretisierten in den letzten Jahren stetig die Bewegungsempfehlungen, unter anderem unter Berücksichtigung von „besonderen Personengruppen" wie adipösen Schwangeren. Das primäre Ziel der Bewegungsempfehlungen ist es, eine regelmäßige körperliche Aktivität auszuüben und nicht eine bestimmte sportliche Leistung zu erreichen.

Während die schwangeren Frauen ohne eine Schwangerschaftskomplikation in der Regel nach den aktuellen Bewegungsempfehlungen aktiv sein dürfen, muss das Bewegungsverhalten bei Vorhandensein einer Komplikation angepasst werden. Die Art, Häufigkeit, Dauer und Intensität der körperlichen Aktivität sollten dann mit einem Arzt oder einem Bewegungsfachberuf modifiziert und besprochen werden (ACOG Committee Opinion No. 650 2015; Artal 2016). Gleiches gilt für adipöse Schwangere, die in der Regel längere Zeit inaktiv waren bzw. noch nie regelmäßig ein Bewegungsprogramm durchgeführt haben, und somit auf eine geringe Bewegungserfahrung zurückgreifen können. Hierbei ist es relevant, dass sich der Umfang der körperlichen Aktivität weniger an festen Vorgaben, sondern am aktuellen, subjektiven Befinden der Schwangeren orientiert. Gerade bei Risikoschwangeren und adipösen Schwangeren ist eine individuelle Beratung zur Motivation einer Lifestyle-Intervention essenziell (Evenson et al. 2004).

Trotz der Bewegungsempfehlungen sowie der zahlreichen Studien, die multifaktorielle Vorteile und Auswirkungen für Schwangere durch eine regelmäßige Aktivität aufzeigen, sind schwangere Frauen nicht ausreichend (Nascimento et al. 2012) und im Vergleich zu nicht-schwangeren Altersgenossinnen weniger häufig mit geringeren Intensitäten und kürzerer Aktivitätsdauer aktiv.

Um die Belastungen einer körperlichen Aktivität bzw. von Sportarten miteinander vergleichen zu können, ist das metabolische Äquivalent („metabolic equivalent task", MET) ein adäquates Mittel. Ein MET entspricht mit dem Sauerstoffverbrauch von 3,5 ml pro Kilogramm Körpergewicht dem Energieruheumsatz eines Menschen. Nach internationalen Bewegungsempfehlungen sollte der wöchentliche Energieverbrauch durch eine körperliche Aktivität während der Schwangerschaft minimal 16 MET/Woche bis zu 28 MET/Woche betragen (Zavorsky und Longo 2011). Ein kalorischer Umsatz in diesem Umfang wird durch tägliche, 30–60-minütige körperliche Aktivität von mittlerer Intensität (ca. 4 MET) erreicht (König 2017). In ◘ Tab. 8.1 werden verschiedene Aktivitäten aufgeführt, die für die Berechnung der wöchentlichen Aktivität mit dem entsprechenden Zeitfaktor multipliziert werden müssen (Ainsworth et al. 2000, 2011). Eine Schwangere, die 4 Mal in der Woche mit 5,5 km/h ein Walkingtraining absolviert, hat somit 20 MET erreicht und die Bewegungsempfehlungen erfüllt.

Entscheidend ist das Wissen über den unterschiedlichen Substratmetabolismus und die Stoffwechselaktivität bei einem Vergleich von körperlich aktiven und inaktiven Personen. Eine besondere Bedeutung kommt in diesem Zusammenhang der generellen Fähigkeit der Muskulatur zur Fettutilisation zu. Die Fähigkeit zur Fettoxidation ist bei Übergewichtigen um ca. 50% nied-

Tab. 8.1 Verschiedene Sportarten unter Berücksichtigung der Intensität und MET-Werte (vgl. Ainsworth et al. 2000, 2011)

Gehen, Wandern und Joggen	
Gehen/Walken mit 5,5 km/h in der Ebene	4 MET
Gehen/Walken mit 6,6 km/h in der Ebene	5 MET
Schnelles Gehen mit ca. 7 km/h in der Ebene	6 MET
Laufen mit ca. 8 km/h in der Ebene	8 MET
Sportaktivitäten	
Schwimmen (kein Sportschwimmen)	4 MET
Aquafitness	8 MET
Sportschwimmen	8–11 MET
Tanzen	4 MET
Pilates	4 MET
Yoga	2,5 MET
Radfahren mit 16–20 km/h	5 MET

änderungen eingeschätzt, da Frauen in dieser Phase meist hoch motiviert sind, Veränderungen in ihrem Verhalten zu vollziehen (Nascimento et al. 2012). Der engere Kontakt zum betreuenden Gesundheitsfachpersonal, bestehend aus Arzt und Hebamme, sollte als Bezugsquelle zur Verbesserung und Förderung des Aktivitätsverhaltens schwangerer Frauen und besonders schwangerer adipöser Frauen genutzt werden. Im Vordergrund steht der Abbau von Ängsten durch Aufklärung über Warnsignale sowie Kontraindikationen und gleichzeitig die Motivation zur Aufnahme einer körperlichen Aktivität. Kontraindikationen werden in absolute und relative differenziert. Bei relativen Kontraindikationen muss die körperliche Aktivität, je nach Ausprägung der Symptomatik, eingeschränkt bis verboten werden. Ein generelles Bewegungsverbot ist allerdings nicht gegeben. Beim Vorliegen absoluter Kontraindikationen sollte auf eine körperliche Aktivität verzichtet werden, da durch die Ausübung schwerwiegende gesundheitliche Folgen für Fötus und Mutter auftreten können (ACOG Committee Opinion No. 650 2015) (**Tab. 8.2**).

riger im Vergleich zu normalgewichtigen Personen und korrelierte mit dem BMI. Die reduzierte Fettoxidation ist häufig mit einer Insulinresistenz bei einem Metabolischen Syndrom assoziiert. Ursache hierfür ist eine Inhibition der Lipolyse, wodurch eine Gewichtsreduktion erschwert ist (Kim et al. 2000; König 2017).

Wang et al. zeigte, dass gerade bei übergewichtigeren und adipösen Schwangeren, die im 1. Drittel der Schwangerschaft mit einer Bewegungsintervention starteten, eine signifikante Reduktion des Gestationsdiabetes festzustellen war (Wang et al. 2017).

Der Zeitraum einer Schwangerschaft wird als sehr wertvoll für Lebensstilver-

> **Cave: Warnsignale als Abbruchkriterium einer körperlichen Aktivität während der Schwangerschaft (ACOG Committee Opinion No. 650 2015)**
> – Vaginalblutungen
> – Vorzeitiger Blasensprung
> – Schwindel
> – Dyspnoe vor Anstrengung
> – Brustschmerz
> – Kopfschmerzen
> – Regelmäßige schmerzhafte Kontraktionen
> – Das Gleichgewicht beeinflussende Muskelschwäche
> – Wadenschmerzen oder Schwellungen

◘ **Tab. 8.2** Relative und absolute Kontraindikationen (ACOG Committee Opinion No. 650 2015)

Relative Kontraindikationen	Absolute Kontraindikationen
Anämie	Restriktive Lungenerkrankung
Ungeklärte Herzrhythmusstörungen	Zervixinsuffizienz oder Cerclage
Chronische Bronchitis	Mehrlingsschwangerschaften mit erhöhtem Risiko für vorzeitige Wehen
Schlecht eingestellter Typ-1-Diabetes	Persistierende Blutungen im 2. oder 3. Trimenom
Extrem morbide Adipositas	
Extremes Untergewicht (BMI <12)	Vorzeitige Wehen während der aktuellen Schwangerschaft
Extrem inaktive Lebensweise	Vorzeitiger Blasensprung
Intrauterine Wachstumsrestriktion in der aktuellen Schwangerschaft	Präeklampsie oder schwangerschaftsinduzierte Hypertonie
Schlecht eingestellte Hypertonie	Schwere Anämie
Orthopädische Einschränkungen	
Schlecht eingestellte Epilepsie	
Schlecht behandelte Hyperthyreose	
Starker Nikotinabusus	

8.3 Fazit für die Praxis

- Bei einem Großteil der Bevölkerung liegt ein Bewegungsmangel vor (World Health Organization 2010) bei gleichzeitig ansteigender Prävalenz für Adipositas.

- Folgen einer sedentären Lebensweise oder eines zu geringen Bewegungsumfangs sind neben Einflüssen auf psychischer und sozialer Ebeneverschiedene Gesundheitsgefährdungen, die die Inzidenz von verschiedenen onkologischen Erkrankungen (u. a. kardiovaskuläre, onkologische und orthopädische Erkrankungen) steigern.

- Körperliche, soziale und psychische Veränderungen während der Schwangerschaft, wie die Angst, durch eine körperliche Aktivität dem Kind zu schaden, münden in einem reduziertem Aktivitätsniveau vieler Schwangeren (Amezcua-Prieto et al. 2013).

- Verschiedene Untersuchungen belegen, dass eine körperliche Aktivität während der Schwangerschaft zu verbesserten psychosozialen und biomedizinischen Parametern bei der Schwangeren und dem Fetus führt.

- Eine gezielte und individuell adaptierte körperliche Aktivität reduziert das Risiko eines Gestationsdiabetes (Aune et al. 2016; Dempsey et al. 2004) sowie einer Präeklampsie (Dempsey et al. 2005; Rudra et al. 2008), führt zu weniger Einschränkungen im muskuloskelettalen Bereich (Nascimento et al. 2012), erhöht die gesundheitsbezogene Lebensqualität und vermindert Stimmungsschwankungen (Daley et al. 2015; Montoya Arizabaleta et al. 2010).

- Zu beachten sind Warnsignale und Kontraindikationen, die gegen eine Fortführung der körperlichen Aktivität sprechen.

Literatur

ACOG Committee Opinion No. 650 (2015) Physical activity and exercise during pregnancy and the postpartum period. Obstet Gynecol 126(6):e135–e142

Ainsworth BE, Haskell WL, Whitt MC, Irwin ML, Swartz AM, Strath SJ, O'Brien WL, Bassett DR, Schmitz KH, Emplaincourt PO, Jacobs DR, Leon AS (2000) Compendium of physical activities. An update of activity codes and MET intensities. Med Sci Sports Exerc 32(9 Suppl):S498–S504

Ainsworth BE, Haskell WL, Herrmann SD, Meckes N, Bassett DR, Tudor-Locke C, Greer JL, Vezina J, Whitt-Glover MC, Leon AS (2011) 2011 compendium of physical activities. A second update of codes and MET values. Med Sci Sports Exerc 43(8):1575–1581

Amezcua-Prieto C, Olmedo-Requena R, Jímenez-Mejías E, Hurtado-Sánchez F, Mozas-Moreno J, Lardelli-Claret P, Jiménez-Moleón JJ (2013) Changes in leisure time physical activity during pregnancy compared to the prior year. Matern Child Health J 17(4):632–638

Artal R (2016) Exercise in pregnancy. Guidelines. Clin Obstet Gynecol 59(3):639–644

Aune D, Sen A, Henriksen T, Saugstad OD, Tonstad S (2016) Physical activity and the risk of gestational diabetes mellitus. A systematic review and dose-response meta-analysis of epidemiological studies. Eur J Epidemiol 31(10):967–997

Beckmann CR, Beckmann CA (1990) Effect of a structured antepartum exercise program on pregnancy and labor outcome in primiparas. J Reprod Med 35(7):704–709

Bung P (1997) Schwangerschaft und Sport – physiologische Überlegungen und praktische Beispiele. Z Geburtshilfe Neonatol 201(Suppl 1):13–20

Bungum TJ, Peaslee DL, Jackson AW, Perez MA (2000) Exercise during pregnancy and type of delivery in nulliparae. J Obstet Gynecol Neonatal Nurs 29(3):258–264

Chalubinski K, Husslein P, Ahner R, Kuntner L, Bodner-Adler B (2011) Normale Geburt. In: Schneider H, Husslein P, Schneider K-TM (Hrsg) Die Geburtshilfe. Springer, Berlin/Heidelberg

Chen I, Opiyo N, Tavender E, Mortazhejri S, Rader T, Petkovic J, Yogasingam S, Taljaard M, Agarwal S, Laopaiboon M, Wasiak J, Khunpradit S, Lumbiganon P, Gruen RL, Betran AP (2018) Non-clinical interventions for reducing unnecessary caesarean section. Cochrane Database Syst Rev 9:CD005528

Daley AJ, Foster L, Long G, Palmer C, Robinson O, Walmsley H, Ward R (2015) The effectiveness of exercise for the prevention and treatment of antenatal depression. Systematic review with meta-analysis. BJOG 122(1):57–62

Davies GAL, Wolfe LA, Mottola MF, MacKinnon C (2003) Joint SOGC/CSEP clinical practice guideline. Exercise in pregnancy and the postpartum period. Can J Appl Physiol 28(3):330–341

Dempsey JC, Sorensen TK, Williams MA, Lee I-M, Miller RS, Dashow EE, Luthy DA (2004) Prospective study of gestational diabetes mellitus risk in relation to maternal recreational physical activity before and during pregnancy. Am J Epidemiol 159(7):663–670

Dempsey JC, Butler CL, Williams MA (2005) No need for a pregnant pause. Physical activity may reduce the occurrence of gestational diabetes mellitus and preeclampsia. Exerc Sport Sci Rev 33(3):141–149

Diddle AW (1984) Interrelationship of pregnancy and athletic performance. J Tenn Med Assoc 77(5):265–269

Drack G, Schneider H (2011) Pathologische Geburt. In: Schneider H, Husslein P, Schneider K-TM (Hrsg) Die Geburtshilfe. Springer, Berlin/Heidelberg, S 821–856

Dumith SC, Domingues MR, Mendoza-Sassi RA, Cesar JA (2012) Physical activity during pregnancy and its association with maternal and child health indicators. Rev Saude Publica 46(2):327–333

Evenson KR, Savitz DA, Huston SL (2004) Leisure-time physical activity among pregnant women in the US. Paediatr Perinat Epidemiol 18(6):400–407

Farpour-Lambert NJ, Ells LJ, Martinez de Tejada B, Scott C (2018) Obesity and weight gain in pregnancy and postpartum. An evidence review of lifestyle interventions to inform maternal and child health policies. Front Endocrinol 9:546

Feresu SA, Wang Y, Dickinson S (2015) Relationship between maternal obesity and prenatal, metabolic syndrome, obstetrical and perinatal complications of pregnancy in Indiana, 2008–2010. BMC Pregnancy Childbirth 15:266

Hartmann S, Bung P (1999a) Physical exercise during pregnancy – physiological considerations and recommendations. J Perinat Med 27(3):204–215

Hartmann S, Bung P (1999b) Schwangerschaft-Zeit einer besonderen Lebensführung? Z Geburtshilfe Neonatol 203(5):191–200

Hui A, Back L, Ludwig S, Gardiner P, Sevenhuysen G, Dean H, Sellers E, McGavock J, Morris M, Bruce S, Murray R, Shen GX (2012) Lifestyle intervention on diet and exercise reduced excessive gestational weight gain in pregnant women under a randomised controlled trial. BJOG 119(1):70–77

Kardel KR, Johansen B, Voldner N, Iversen PO, Henriksen T (2009) Association between aerobic fitness in late pregnancy and duration of labor in nulliparous women. Acta Obstet Gynecol Scand 88(8):948–952

Kim JY, Hickner RC, Cortright RL, Dohm GL, Houmard JA (2000) Lipid oxidation is reduced in obese human skeletal muscle. Am J Physiol Endocrinol Metab 279(5):E1039–E1044

Ko Y-L, Chen C-P, Lin P-C (2016) Physical activities during pregnancy and type of delivery in nulliparae. Eur J Sport Sci 16(3):374–380

König D (2017) Bewegung, Übergewicht und Adipositas. In: Banzer (Hrsg) Körperliche Aktivität und Gesundheit: präventive und therapeutische Ansätze der Bewegungs- und Sportmedizin. Springer, Berlin, S 189–198

Kouzarides T (2007) Chromatin modifications and their function. Cell 128(4):693–705

Magann EF, Evans SF, Newnham JP (1996) Employment, exertion, and pregnancy outcome. Assessment by kilocalories expended each day. Am J Obstet Gynecol 175(1):182–187

Magann EF, Evans SF, Weitz B, Newnham J (2002) Antepartum, intrapartum, and neonatal significance of exercise on healthy low-risk pregnant working women. Obstet Gynecol 99(3):466–472

Melzer K, Schutz Y, Boulvain M, Kayser B (2010) Physical activity and pregnancy. Cardiovascular adaptations, recommendations and pregnancy outcomes. Sports Med 40(6):493–507

Montoya Arizabaleta AV, Orozco Buitrago L, Aguilar de Plata AC, Mosquera Escudero M, Ramirez-Velez R (2010) Aerobic exercise during pregnancy improves health-related quality of life. A randomised trial. J Physiother 56(4):253–258

Morgan HD, Sutherland HG, Martin DI, Whitelaw E (1999) Epigenetic inheritance at the agouti locus in the mouse. Nat Genet 23(3):314–318

Mudd LM, Owe KM, Mottola MF, Pivarnik JM (2013) Health benefits of physical activity during pregnancy. An international perspective. Med Sci Sports Exerc 45(2):268–277

Nascimento SL, Surita FG, Cecatti JG (2012) Physical exercise during pregnancy. A systematic review. Curr Opin Obstet Gynecol 24(6):387–394

Nicodemus NA (2018) Prevention of excessive gestational weight gain and postpartum weight retention. Curr Obes Rep 7(2):105–111

Patel AV, Maliniak ML, Rees-Punia E, Matthews CE, Gapstur SM (2018) Prolonged leisure-time spent sitting in relation to cause-specific mortality in a large U.S. Cohort. Am J Epidemiol 187(10):2151–2158

Plagemann A, Harder T, Schellong K, Schulz S, Stupin JH (2012) Early postnatal life as a critical time window for determination of long-term metabolic health. Best Pract Res Clin Endocrinol Metab 26(5):641–653

Roberts VHJ, Frias AE, Grove KL (2015) Impact of maternal obesity on fetal programming of cardiovascular disease. Physiology (Bethesda) 30(3):224–231

Rudra CB, Sorensen TK, Luthy DA, Williams MA (2008) A prospective analysis of recreational physical activity and preeclampsia risk. Med Sci Sports Exerc 40(9):1581–1588

Samitz G, Mensink GBM (Hrsg) (2002) Körperliche Aktivität in Prävention und Therapie. Evidenzbasierter Leitfaden für Klinik und Praxis. Marseille, München

Schlicht W, Brand R (2007) Körperliche Aktivität, Sport und Gesundheit. Eine interdisziplinäre Einführung. Grundlagentexte Gesundheitswissenschaften. Juventa-Verl, Weinheim/München

Schreiner L, Crivelatti I, de Oliveira JM, Nygaard CC, Dos Santos TG (2018) Systematic review of pelvic floor interventions during pregnancy. Int J Gynaecol Obstet 143(1):10–18

US Department of Health and Human Services (2008) 2008 physical activity guidelines for Americans. http://www.health.gov/PAGuidelines. Zugegriffen am 30.06. 2018

Wang C, Wei Y, Zhang X, Zhang Y, Xu Q, Sun Y, Su S, Zhang L, Liu C, Feng Y, Shou C, Guelfi KJ, Newnham JP, Yang H (2017) A randomized clinical trial of exercise during pregnancy to prevent gestational diabetes mellitus and improve pregnancy outcome in overweight and obese pregnant women. Am J Obstet Gynecol 216(4):340–351

Waterland RA, Jirtle RL (2003) Transposable elements. Targets for early nutritional effects on epigenetic gene regulation. Mol Cell Biol 23(15):5293–5300

Williams MH, Rost R (Hrsg) (1997) Ernährung, fitness und sport. Ullstein Mosby, Berlin

World Health Organization (2010) Global recommendations on physical activity for health. World Health Organization, Geneva

Zavorsky GS, Longo LD (2011) Exercise guidelines in pregnancy. New perspectives. Sports Med 41(5):345–360

Adipositas und Depression in der Schwangerschaft

Marie-Kathrin Rehme, Anna Birkenstock, Viktoria Schrader und Helge Frieling

Inhaltsverzeichnis

Literatur – 175

Trailer

Die Trias aus Schwangerschaft, Depression und Adipositas birgt neben der schwerwiegenden Krankheitslast für die Patientin weitreichende gesundheitliche Risiken auch für das Kind.

▪▪ 9.1 Depressive Erkrankungen peri- und postnatal

Depressive Erkrankungen sind die häufigsten psychiatrischen Erkrankungen rund um die Geburt, die mit gesundheitlichen Folgen für Mutter und Kind einhergehen können. Die Schwangerschaftsdepression tritt mit einer Prävalenz von 18,4% in der Schwangerschaft und 19,2% in der frühen Mutterschaft auf. Bei der behandlungsbedürftigen Schwangerschaftsdepression handelt es sich in den meisten Fällen um eine unipolare Depression (major depression).

Bei normalgewichtigen Frauen zeigen sich für das Auftreten einer Depression in der Schwangerschaft Prävalenzen von 12,7% im 1. Trimester, 13,5% im 2. Trimester, 10,2% im 3. Trimester und 7,8% in den ersten 8 Wochen nach der Geburt sowie 10,6% im 1. Jahr nach der Entbindung. Dabei war das Risiko insgesamt in Populationen mit geringem Einkommen deutlich höher (pränatal bis zu 18%, postnatal 14%) und stellte eine der häufigsten Komplikationen der perinatalen Periode dar. In Großbritannien sterben 0,27 von Schwangeren und jungen Müttern innerhalb eines halben Jahres nach Entbindung durch Suizid im Rahmen einer depressiven Erkrankung.

Die Prävalenz von Übergewicht und Adipositas steigt weltweit kontinuierlich an. In den USA hat sich die Anzahl adipöser Menschen in der Zeit zwischen 1980 und 2000 verdoppelt. Auch Deutschland erlebt eine ähnliche Entwicklung, so zeigen sich nach Angabe der Deutschen Adipositas Gesellschaft bis zu 58% der Erwachsenen übergewichtig oder adipös, unter den Frauen waren 35% übergewichtig und 21% adipös. So ist es nicht verwunderlich, dass auch unter den gebärfähigen Frauen die Prävalenz von Übergewicht und Adipositas stetig steigend ist. Auszugehen ist mittlerweile von einem prozentualen Anteil von 30% der Schwangeren, wobei auch hier eine überproportionale Zunahme der höhergradiger Adipositas (Adipositas Grad 2 ≥ 35 kg/m^2 und Grad 3 ≥ 40 kg/m^2) festzustellen ist.

Die medizinische Notwendigkeit, Übergewicht und Adipositas in der Schwangerschaft zu beachten, ist weitreichend untersucht. So konnte in vielen Studien gezeigt werden, dass insbesondere durch eine Adipositas in der Schwangerschaft das Risiko für Schwangerschafts- und Geburtskomplikationen deutlich erhöht ist. Mögliche Komplikationen sind dabei vor allem das Auftreten einer schwangerschaftsinduzierten Hypertonie, eines Gestationsdiabetes, einer Hyperlipidämie sowie insgesamt ein höheres Risiko für kardiale und ischämische Erkrankungen. Aber auch eine erhöhte Rate an Präklampsie und Eklampsie sowie an Geburtstraumata und eine häufigere Notwendigkeit von Kaiserschnitten sind zu erkennen. Auch für die Feten zeigen sich erhöhte Risiken für fetale Defekte und kongenitale Anomalien sowie für die perinatale Sterblichkeit, die Häufigkeit von Makrosomien und dadurch bedingte Geburtsverletzungen. All diese Risiken sind direkt mit einem steigenden Grad des Übergewichts assoziiert.

Neben all diesen somatischen Risiken gibt es bei adipösen Frauen darüber hinaus auch Hinweise auf ein erhöhtes Risiko von Depressionen während der Schwangerschaft.

In den letzten 2 Jahrzehnten wurde wiederholt der Zusammenhang zwischen der psychischen Gesundheit der Mutter und mütterlichen, fetalen und neonatalen Komplikationen aufgezeigt. So ist eine Depression in der Schwangerschaft assoziiert mit einer erhöhten Rate an Frühgeburten und einer geringeren Rate an Stillenden. Bedingt durch epigenetische Veränderungen kann eine Depression während der Schwangerschaft auch überdauernde genetische Veranlagungen für psychische Erkrankungen oder Übergewicht bei dem Säugling bedingen. Postpartale Depressionen können insbesondere Einfluss auf die kindliche Versorgung sowie die Mutter-Kind-Bindung haben mit möglicherweise lebenslangen kognitiven und emotionalen Folgen für das Kind, inklusive einer schwächeren Sprachentwicklung und einem geringeren IQ.

Mittlerweile zeigen verschiedene Studien einen Zusammenhang zwischen einer bereits vor der Schwangerschaft bestehenden Adipositas und dem Auftreten einer Depression während der Schwangerschaft sowie in der Zeit von 6–8 Wochen nach der Geburt. Nach einer Studie von Salehi-Pourmehr et al. aus dem Jahr 2017 liegt das Risiko während des 1. Trimesters bei 32,3% und ist somit 3,25-fach (adjusted odds ratio nach Korrekturrechnung zur Bereinigung der Einflussfaktoren wie Alter, Anzahl vorangegangener Geburten, häuslicher Situation [Miete oder Eigentum] und einer Berufstätigkeit der Frau) gegenüber dem Risiko normalgewichtiger Frauen erhöht. Während des 2. Trimesters leiden 33,3% der adipösen Schwangeren unter einer Schwangerschaftsdepression, was einem 3,29-fach erhöhten Risiko entspricht. Während des 3. Trimesters ist das Risiko für adipöse Frauen gegenüber normalgewichtigen sogar 4-fach erhöht, was einem Anteil von 28,8% der Schwangeren entspricht. Besonders deutlich wird der Unterschied jedoch in der Zeit des Wochenbetts, wo 35,4% der adipösen Mütter unter einer postpartalen Depression leiden, was ein 7,46-fach erhöhtes Risiko für die Zeit von 6–8 Wochen nach der Geburt im Vergleich zu normalgewichtigen Frauen bedeutet. Im Laufe des ersten Jahres nach der Geburt sinkt die Häufigkeit der schwangerschaftsassoziierten Depressionen unter adipösen Frauen wieder auf 19,4%, was dem 1,83-fachen Risiko im Vergleich zum Risiko normalgewichtiger Müttern in diesem Zeitraum entspricht.

Deutlich wird dabei insbesondere ein Zusammenhang von Adipositas (BMI $\geq 30 kg/m^2$) und postpartalen Depressionen. Dagegen kann zwischen dem Vorliegen von Übergewicht, also einem BMI zwischen 25 kg/m² und 30 kg/m², und einem erhöhten Risiko von schwangerschaftsassoziierten Depressionen kein signifikanter Zusammenhang nachgewiesen werden. Auch die Gewichtszunahme während der Schwangerschaft scheint sich nicht auf die Häufigkeit des Auftretens von Depressionen in diesem sensiblen Zeitraum auszuwirken. Insgesamt scheint also das Gewicht bei Schwangerschaftsentstehung entscheidend zu sein und diesbezüglich auch ein höherer BMI mit einer Zunahme des Risikos der Entstehung einer Depression einherzugehen. Somit kann insbesondere bei Frauen mit einer höhergradigen Adipositas (BMI ≥ 35 kg/m²) von einem hohen Risiko für Depressionen während oder nach der Schwangerschaft ausgegangen werden.

Neben dem Grad der Adipositas hat auch der sozioökonomischen Status einen entscheidenden Einfluss auf die Prävalenz der schwangerschaftsassoziierten Depression. Der sozioökonomische Status spiegelt meist die 3 Faktoren Einkommen, Ausbildung und Berufstätigkeit wider. Eine Studie von Molyneaux et al. aus dem Jahr 2016 zeigt, dass unter den adipösen Schwangeren die Frauen mit einem hohen sozioökonomischen Status ein höheres Risiko für das Auftreten insbesondere antenataler Depressionen haben. Zwischen der vorgeburtlichen Depression und adipösen Frauen mit niedrigem, sozioökonomischem Status scheint es dagegen keinen gesonderten Zusammenhang zu geben. Eine mögliche Erklärung vermutet die Forschungsgruppe darin, dass gerade Frauen mit akademischen Abschlüssen und in höheren beruflichen Positionen, nur wenige, dafür lange im Vorfeld geplante Schwangerschaften haben. Dementsprechend sind die Schwangerschaften häufiger mit ausgeprägten Ängsten und Sorgen um die Gesundheit des Kindes sowie die eigene Gesundheit verbunden. Weiterhin scheint eine Adipositas in der Schwangerschaft bei Frauen mit hohem sozioökonomischem Status deutlich schambehafteter besetzt zu sein im Vergleich zu den Frauen mit niedrigerem sozioökonomischem Status. Und zuletzt ist auch bei einer eingeschränkten oder gar fehlenden Gewichtsreduktion nach der Entbindung mit einem erhöhten Risiko für Depressionen zu rechnen, wobei adipöse Frauen mit einer geringen postpartalen Gewichtsreduktion ein höheres Risiko für Depressionen im Jahr nach der Entbindung haben als normalgewichtige Frauen mit einer geringen Gewichtsreduktion (Gewichtsreduktion nach der Schwangerschaft <5 kg).

Neben den Frauen, die bereits vor der Schwangerschaft adipös sind, haben aber auch Frauen mit Untergewicht ein höheres Risiko im Vergleich zu den normgewichtigen Frauen eine postpartale Depression zu erleiden. Dieses Risiko liegt mit einer Erhöhung um das 1,38-fache (adjusted odds ratio) jedoch weit unter dem bis zum 7,46-fach erhöhten Risiko bei adipösen Frauen.

Insgesamt ist die Studienlage jedoch nicht eindeutig, da es durchaus auch Studien gibt, die keinen Zusammenhang zwischen dem Gewicht und einer Depression nachweisen können. So resümiert eine Metaanalyse, die das erhöhte Auftreten von Depressionen während oder nach einer Schwangerschaft bei adipösen Frauen untersucht, dass unter den eingeschlossenen Studien insgesamt 9 Studien eine positive Assoziation zwischen antenataler Depression und Adipositas vor der Schwangerschaft finden konnten, während 4 Studien keinen signifikanten Zusammenhang erkennen ließen. Bezüglich der postpartalen Depression zeigten 3 eingeschlossene Studien einen direkten Zusammenhang zwischen Adipositas und dem verstärkten Auftreten von Depression in der Zeit des Wochenbetts. Nur eine Studie konnte keinen Zusammenhang zwischen Adipositas und postnataler Depression nachweisen.

Der vorstehend beschriebene Zusammenhang zwischen Adipositas und Depression ist nicht auf das Vorliegen einer Schwangerschaft begrenzt, sondern lässt sich auch unabhängig davon feststellen. Jedoch kann gerade durch schwangerschaftsspezifische Änderungen der Zusammenhang zwischen den beiden Erkrankungen weiter begünstigt werden. Dabei zeigt sich in vielen Studien, dass es sich hierbei um einen bidirektionalen Zusammenhang handelt, also eine vorliegende Adipositas eine Depression begünstigt und umgekehrt auch das Vorliegen einer Depression zu Adipositas führen kann. Zum Zusammenhang von Adipositas und Depressionen wurden verschiedene Modelle und Erklärungsansätze entwickelt, welche im Folgenden kurz vorgestellt werden:

So neigen im Rahmen einer bestehenden Depression ein Teil der Erkrankten dazu, deutlich an Gewicht zuzunehmen, zum einen aufgrund schlechter Ernährungsgewohnheiten (bis hin zu Essstörungen zum Beispiel einem Overeating) oder einer geringeren Qualität des Essens, zum anderen auch aufgrund der verringerten körperlichen Aktivität bedingt durch den Antriebsmangel und dem Verlust an Freude bei sportlicher Betätigung.

Das Fettgewebe an sich könnte wiederrum an der Entstehung der Depression beteiligt sein, denn ein höherer Anteil an nicht-funktionalem Fettgewebe ist assoziiert mit dem Auftreten metabolischer Erkrankungen. So ist mit steigendem Fettanteil das Risiko für Diabetes mellitus und die Entwicklung einer Insulinresistenz erhöht. Dies wiederum ruft Änderungen im Gehirn hervor, die mit einer Dysfunktion verschiedener Strukturen im Zentralen Nervensystem einhergehen, welche direkt oder indirekt in die Emotionsregulation und Stimmungsregulation involviert sind und somit Einfluss auf die Entstehung einer Depression haben.

Ein weiterer Zusammenhang findet sich in Änderungen der Hypothalamus-Hypophysen-Nebennieren-Achse (Hypothalamus – Pituitary Gland – Adrenal Cortex – Achse, HPA-Achse). Die 3 Organe der HPA-Achse sind als wichtige neuroendokrine Steuerzentrale beteiligt an der Kontrolle von Stressreaktionen und regulieren viele Körperprozesse unter anderem die Verdauung, das Immunsystem, Stimmung und Emotionen, Sexualität und den Energiehaushalt. Dabei wird im Rahmen eines komplexen Regulationsmechanismus und im Rahmen zirkadianer Schwankungen, die Höhe des ausgeschütteten Cortisols gesteuert. Psychische Prozesse, wie dauerhafter Stress und auch Depressionen, können zu einem tageszeitunabhängig erhöhten Cortisolspiegel führen. Daraus resultieren Änderungen im Zuckerstoffwechsel mit einem erhöhten Risiko für eine Insulinresistenz und die Entwicklung eines Diabetes mellitus, aber auch Änderungen im Fettstoffwechsel mit folgendem Übergewicht, sowie Einflüsse auf das Immunsystem und dem vermehrten Auftreten von Krankheiten und entzündlichen Prozessen. So haben eine Depression und gedrückte Stimmung nicht nur einen Einfluss auf eine verminderte Lebensqualität und das Empfinden von Freude, sondern erhöhen auch das Risiko einer Adipositas bis hin zu kardiovaskulären Erkrankungen. Ursächlich hierfür ist, dass es aufgrund der dauerhaften erhöhten Ausschüttung des Stresshormons Cortisol langfristig auch zu einer vermehrten Fettablagerung in den Gefäßen kommt und zur Arterienverkalkung. Damit steigt für Betroffene, also für depressive Patienten, das Risiko, eine koronare Herzerkrankung zu entwickeln.

Umgekehrt begünstigt auch Übergewicht eine HPA-Achsen-Dysregulation, was wiederum die Entstehung einer Depression fördern kann. Insbesondere die HPA-Achsen-Dysregulation scheint also eine entscheidende Stelle für beide Erkrankungen, sowohl die Depression als auch die Adipositas zu sein, sodass hier eine kritische Stelle der gemeinsamen Krankheitsentstehung vermutet wird. Dazu kommt, dass insbesondere während der Schwangerschaft die HPA-Achse substanziellen Veränderungen unterliegt und nicht selten erst einige Monate nach der Geburt wieder den ursprünglichen, vor der Schwangerschaft vorliegenden Zustand erreicht. Diesbezüglich konnten Studien auch zeigen, dass bei Frauen mit einer perinatalen oder postnatalen Depression deutlich erhöhte Cortisolspiegel im Vergleich zu psychisch gesunden Schwangeren vorlagen.

Als 4. Erklärungsansatz wird eine immunologische Dysregulation diskutiert. Diesbezüglich konnte eine deutliche Gewichtszunahme als Aktivator von proinflammatorischen Signalketten (z. B. Interleukin-6, CRP) nachgewiesen werden, umgekehrt haben entzündliche Prozesse Einfluss auf die Entstehung depressiver Symptome. Die erhöhten Konzentrationen von Zytokinen sind jedoch nicht notwendigerweise als Ausdruck einer chronischen Entzündung zu werten, sondern können auch eine (unspezifische) Folge einer Aktivierung der HPA-Achse sein. Diese Vermutung wird dadurch unterstützt, dass sich durch eine Antibiotikatherapie die Entzündungswerte nicht ausreichend senken lassen.

Nicht zuletzt hat die Unzufriedenheit mit dem Körperbild, der beeinträchtigten Körperleistung und einem geringeren Selbstwertgefühl großen Einfluss auf die Entstehung depressiver Symptome. Insbesondere in Ländern, in denen ein geringes Körpergewicht oder gar Untergewicht ein klassisches Schönheitsideal darstellt und ein wichtiger soziokultureller Faktor (also mitentscheidend für die soziale Akzeptanz) ist, führt ein erhöhtes Körpergewicht zu Unzufriedenheit und einem Verlust an Selbstwertgefühl. Gerade in der Schwangerschaft kommt es bei vielen Frauen zu einer deutlichen Gewichtszunahme und im Verlauf der Schwangerschaft auch zu einer zunehmenden Einschränkung der körperlichen Aktivität. Eine bereits vor der Schwangerschaft bestehende Adipositas kann zu verstärkten Schamgefühlen während der Schwangerschaft führen. Außerdem nehmen auch in

Bezug auf die Gewichtszunahme während der Schwangerschaft und insbesondere auf eine rasche Gewichtsabnahme nach der Geburt der soziokulturelle Druck und die Orientierung an schlanken bis untergewichtigen Schönheitsidealen deutlich zu, was zu einer ausgeprägten Unzufriedenheit der übergewichtigen und adipösen Frauen führen kann. Letztendlich kann auch die Behandlung einer Depression mit Psychopharmaka bedingt durch eine Gewichtszunahme als unerwünschte Arzneimittelwirkung wiederrum zu Übergewicht bis hin zu einer möglichen Adipositas führen.

Neben einer Adipositas gibt es viele bereits bekannte Faktoren, die Einfluss haben auf ein geringeres Wohlfühlen bis hin zu depressiven Symptomen in der Schwangerschaft und somit additiv als Risikofaktoren bedacht werden sollten. Dabei sind insbesondere die nicht-europäische Ethnizität, insuffizienter Schlaf, eine geringe Selbstwirksamkeit, fehlende soziale Unterstützung, schwangerschaftsbedingte Sorgen und die Qualität der Paarbeziehung zu nennen. Weitere, jedoch statistisch nicht signifikante Risikofaktoren sind ein geringer sozioökonomischer Status, Gewalt oder Missbrauch in der Vorgeschichte, psychische Erkrankungen in der Vorgeschichte, eine ungeplante Schwangerschaft, unerwartete oder außergewöhnliche Lebensereignisse, Stress, Rauchen, keine feste Partnerschaft, frühere oder aktuelle Schwangerschaftskomplikationen, der Verlust von früheren Schwangerschaften sowie eine geringe körperliche Aktivität. Umgekehrt kann gerade eine Zunahme der physikalischen Aktivität zu einer Reduktion depressiver Symptome in der Schwangerschaft führen.

Neben dem erhöhten Risiko für eine Depression haben Frauen mit Adipositas auch ein höheres Risiko für spezifische vorgeburtliche Ängste und generalisierte Angsterkrankungen im Vergleich zu normalgewichtigen Frauen sowie für ausgeprägte postpartale Ängste und Essstörungen, insbesondere die Entwicklung einer Binge-Eating-Disorder. Weiterhin kann auch eine bereits bestehende Angsterkrankung oder Depression durch das Gefühl der Stigmatisierung aufgrund des Übergewichts während der Schwangerschaft zu einer Exazerbation der psychiatrischen Symptomatik führen.

Hinzuzufügen ist, dass eine peripartale Depression psychotherapeutisch wie psychopharmakologisch effektiv behandelt werden kann. Die derzeitige Datengrundlage ermöglicht den Einsatz ausgewählter antidepressiver Substanzen in Schwangerschaft wie Stillzeit. Jedoch muss die Depression bei den betroffenen Frauen ausreichend erkannt werden. Hierbei stehen als schnelle und einfache Screeningmöglichkeiten die Edinburgh Postnatal Depression Scale (EPDS) und dem Zwei-Fragen-Test nach Whooley zur Verfügung. So kann bereits mit den beiden Fragen: „Fühlten Sie sich im letzten Monat häufig niedergeschlagen, traurig bedrückt oder hoffnungslos?" sowie „Hatten Sie im letzten Monat deutlich weniger Lust und Freude an Dingen, die Sie sonst gerne tun?" ein erster Eindruck gewonnen werden.

9.2 Fazit für die Praxis

— Zusammenfassend kann man sagen, dass Frauen mit Adipositas besonders vulnerabel sind, eine Depression während oder nach der Schwangerschaft zu erleiden.
— Beide Erkrankungen an sich führen zu einer großen Anzahl negativer Konsequenzen für Mutter und Kind, sowohl während der Schwangerschaft als auch langfristig, und das gleichzeitige Vorliegen beider Erkrankungen konnte mit einem noch höheren Risiko an negativen gesundheitlichen Konsequenzen in Verbindung gebracht werden.
— Somit sollte eine der großen Aufgaben während der Betreuung einer Schwangerschaft und des Wochenbettes also auch darin liegen, mütterliche psychiatrische Erkrankungen frühzeitig zu entdecken und gegebenenfalls zu behandeln, um gesundheitliche Konsequenzen für Mutter und Kind zu vermeiden.

Literatur

Molyneaux E, Poston L, Khondoker M, Howard LM (2016) Obesity, antenatal depression, diet and gestational weight gain in a population cohort study. Arch Womens Ment Health 19:899–907

Peripartal

Inhaltsverzeichnis

Kapitel 10   Adipositas und Geburtskomplikationen Alexander Strauss – 179
Alexander Strauss

Kapitel 11   Adipositas und Sectio caesarea – 211
Alexander Strauss

Kapitel 12   Adipositas und geburtshilfliche Anästhesie – 229
Henning Ohnesorge

Adipositas und Geburtskomplikationen

Alexander Strauss

Inhaltsverzeichnis

10.1 Einleitung – 181

10.2 Grundlagen – 182
10.2.1 Mütterliche Erkrankungen in graviditate – 182
10.2.2 Kindliche Morbidität – Mortalität – 184
10.2.3 Fetale Makrosomie – 187
10.2.4 Gestationshypertonie, Präeklampsie – 189
10.2.5 Peripartale Risiken – 190
10.2.6 Geburtshilfliches Vorgehen bei Adipositas der Mutter – 191

10.3 Klinische Charakteristika mütterlicher Adipositas prä-, intra- und postpartal – 193
10.3.1 Antepartale Auswirkungen Adipositas-bezogener Funktionsstörungen während der Schwangerschaft – 194
10.3.2 Peripartale Risikoerhöhung Adipositas-bezogener Geburtskomplikationen – 195
10.3.3 Postpartale Adipositas-bezogene Morbiditätssteigerung – 195
10.3.4 Risikoerhöhung für die Nachkommen durch Übergewicht/Adipositas – 195

© Springer-Verlag GmbH Deutschland, ein Teil von Springer Nature 2022
A. Strauss, C. Strauss (Hrsg.), *Praxisbuch Adipositas in der Geburtshilfe*,
https://doi.org/10.1007/978-3-662-61906-3_10

10.4 Geburtshilfliche Maßnahmen bei Adipositas – 196
10.4.1 Erfordernisse der Schwangerschaftsüberwachung bei Übergewicht/Adipositas – 196
10.4.2 Peripartale Versorgung adipöser Patientinnen – 200
10.4.3 Geburtseinleitung bei Adipositas – 202
10.4.4 Möglichkeiten der Intervention bei Adipositas – 205

10.5 Ausblick – 206

10.6 Fazit für die Praxis – 206

Literatur – 208

Adipositas und Geburtskomplikationen

Trailer

Adipositas hat als Gesundheitsfaktor wesentliche prognostische Relevanz für die Schwangere. Sowohl die Mutter als auch das Kind hat mit einem gesteigerten Risiko für kurz- wie langfristige Schwangerschafts- und Geburtskomplikationen zu rechnen. Sich sekundär entwickelnde zusätzliche Morbidität (z. B. Diabetes mellitus, GDM) zeichnet sich ebenfalls durch die Belastung des Outcome von Mutter und Kind aus. Konkret bedeutet dies sowohl Einschränkungen der Lebensquantität (Fehl-/Totgeburt, neonataler Tod) wie auch der -qualität. Beginnend mit intrauterinen Gedeihstörungen gefolgt von kindlicher/jugendlicher Adipositas, kindlichem Asthma und kardiovaskulären Erkrankungen im weiteren Lebensverlauf, wirkt der mütterliche Körpergewichtsfaktor dabei besonders beim Nachwuchs lebenslang nach. Prä-, peri- und postpartale mütterliche Gefährdungen fordern daher eine problemorientierte Schwangerschaftsbetreuung in entsprechend personell wie logistisch ausgestatteten Einrichtungen.

10.1 Einleitung

In Deutschland sind jährlich ca. 1% aller Entbindungen (n = 8000) durch einen mütterlichen BMI ≥40,0 kg/m^2 (Adipositas III°) und 0,2% durch einen BMI ≥45,0 kg/m^2 (n = 1600) belastet (Bolz et al. 2014). Patientinnen mit Adipositas erleben stoffwechselbedingt nicht nur gehäuft ungeplante Schwangerschaften, sondern sind mit ihren immanenten Schwangerschafts- und Geburtskomplikationen stets auch als Risikoschwangere anzusehen. In der Gesamtbetrachtung ist das Risiko mit einem Faktor 3 im Vergleich zu normalgewichtigen Frauen anzusetzen. Fettgewebe hat als endokrin aktives Organ über dysregulatorische Effekte Einfluss auf metabolische, vaskuläre und inflammatorische Mechanismen diverser Organsysteme (u. a. das Plazentawachstum und -funktion) und damit auch auf das geburtshilfliche Outcome (Timur et al. 2018). Im Detail bedingt die Zunahme des BMI vor einer Schwangerschaft um 10% eine ca. 15-(30)-prozentige relative Risikosteigerung für Gestationsdiabetes mellitus – GDM (ß-Zelldysfunktion: Reduktion der Insulinsensitivität), Präeklampsie, beziehungsweise die Wahrscheinlichkeit einer Aufnahme der (werdenden) Mutter auf eine Intensivstation. Stärker ausgeprägte mütterliche Körpergewichtsveränderungen (+20–25%) verursachen einen Anstieg der Frühgeburtswahrscheinlichkeit sowie der eiligen Kaiserschnittgeburtenrate um jeweils 10% (Masturzo et al. 2019). Dabei wirkt sich das Fettverteilungsmuster der Schwangeren verglichen mit der für sich betrachteten Höhe des Körpergewichts prognostisch aussagekräftiger aus. So präjudiziert der Taille-Hüft-Quotient vor der 9. SSW bzw. ein Taillenumfang >80 cm vor der 16. SSW das Gestationshypertonie- (OR 1,8) bzw. Präeklampsierisiko (OR 2,7) besser als der BMI. Zudem kommt auch der Dynamik der Körpergewichtszunahme unmittelbar vor Beginn der Schwangerschaft Bedeutung zu. Eine besonders ausgeprägte und vor allem rasch verlaufende präkonzeptionelle BMI-Erhöhung ist mit einem additiv negativen Effekt auf die Outcome-Parameter der Schwangerschaft verbunden.

Langfristig haben Mütter mit hohem BMI mit einem erhöhten Risiko für das Metabolische Syndrom, Diabetes mellitus Typ 2 und kardiovaskuläre Spätfolgen zu rechnen. Über diese gesteigerte Erkrankungshäufigkeit hinaus erhöht sich mit dem Körpergewicht auch die Wahrscheinlichkeit mütterlicher Todesfälle. So waren 30% aller zwischen 2003 und 2005 in Großbritannien peripartal verstorbenen Mütter adipös und 22% übergewichtig (Keck 2018; Denison et al. 2019).

Auf der kindlichen Seite ist mit präkonzeptionell adipösen mütterlichen BMI-Werten eine erhöhte Rate an angeborenen Fehlbildungen zu erwarten. Dieses Risiko verwirklicht sich dabei unabhängig der, durch die Leibesfülle der Mutter schwerer erkennbarer und damit (zu) spät/nicht diagnostizierten fetalen Anomalien. Nach einer britischen Kohortenstudie an 287.213 Schwangerschaften steigt das Risiko für eine Totgeburt von 0,4% bei normalem BMI auf 0,7% bei einem BMI >30,0 kg/m², selbst nach Korrektur für Diabetes mellitus, Präeklampsie, Alter der Mütter, Parität und Nikotinabusus (Keck 2018). Am deutlichsten fällt der Anstieg pränataler Sterblichkeit bei der Kombination von intrauteriner Wachstumsrestriktion (IUGR) mit mütterlichem Übergewicht (BMI >25,0 kg/m²) aus. Außerdem steigen die (iatrogene) Frühgeburtenrate und bei eingetretener fetaler Makrosomie das Risiko von neonatalen Geburtsverletzungen und Hypoglykämie der Neugeborenen (Bundesinstitut für Bevölkerungsforschung 2021; Statistisches Bundesamt 2021; Schäfer-Graf et al. 2019).

> Adipositas – kein anderes Schwangerschaftsrisiko geht mit einer so hohen Fehl- und Totgeburtenrate einher: Pro präkonzeptioneller Körpergewichtserhöhung um 5 BMI-Punkte steigt das Risiko für Totgeburt – RR 1,24 – und für perinatale Mortalität – RR 1,16 – (Referenz: BMI 20 kg/m²) (Aune et al. 2014).

10.2 Grundlagen

Ätiologisch ist Adipositas als die Folge einer Dysbalance zwischen Energieaufnahme und dem Energieverbrauch zu verstehen. Nicht genutzte Energien werden dabei langfristig in Form von Fett gespeichert.

Der kontinuierliche Quantitätsanstieg übergewichtiger und adipöser Mütter hat seine Wurzeln in einem Anstieg des Körpergewichts bereits im Kindes- und Jugendalter. 15,4% (95%KI (13,7–17,4) aller in Deutschland lebenden 3 bis 17-jährigen sind übergewichtig und 5,9% (95%KI (5,0–7,0) adipös (Schienkiewitz 2018). Daraus folgen für die Gruppe der künftig schwangeren jungen Frauen (Delisle 2018):

— Endokrine Störungen (früherer Pubertätsbeginn, Menstruationsstörungen, PCOS – davon >50% mit Metabolischem Syndrom inkl. Insulinresistenz, Hypercholesterinämie).

— Gehäuft ungeplante Schwangerschaften: nicht bedingt durch das Versagen hormoneller Verhütungsmittel. Die antikonzeptive Sicherheit ist vergleichbar zu normalgewichtigen Anwenderinnen (auch für Mikropille, Hormonring und östrogenfreie orale Kontrazeptiva). Erhöhte Versagerquoten bestehen bei Verhütungspflastern ab 90 kg.

— Vermehrt Risikoschwangerschaften (Schwangerschaftskomplikationen und Geburtskomplikationen): das mütterliche Körpergewicht steht dabei in direkter, aber auch indirekter Kausalbeziehung zur Gefährdungswahrscheinlichkeit. Diese negative Beziehung ist nicht nur an der absoluten Zahl aufgetretener Ereignisse abzulesen, sondern weist darüber hinaus auch in ihrem Ausprägungsgrad Gewichtsabhängigkeit auf (Witkop 2014b).

> **Tipp**
>
> Der Zeitraum vor Eintritt der Schwangerschaft = einmalige Chance zur Prävention

10.2.1 Mütterliche Erkrankungen in graviditate

Das maternale Morbiditätsrisiko (u. a. Gestationshypertonie, Präeklampsie, Eklampsie, Diabetes mellitus, GDM, geburtsmechanische Komplikationen, Ver-

Adipositas und Geburtskomplikationen

Tab. 10.1 Gewichtsabhängigkeit der Risiken mütterlicher Erkrankungen während der Schwangerschaft (Stubert et al. 2018)

Erkrankungen	BMI 18,5–24,9 kg/m² Häufigkeit [%]	BMI ≥40,0 kg/m² Häufigkeit [%]	Adjustierte OR/RR*	95%KI
Gestationsdiabetes	0,9	9,3	11,0	10,3–11,8
Hypertensive Schwangerschaftserkrankungen	5,0	17,3	3,6*	3,3–3,9
Präeklampsie	3,1	10,6	4,4	4,2–4,7
Eklampsie	0,04	0,1	2,3	1,4–3,7
Thrombembolische Ereignisse	0,04	0,1	2,2	1,5–3,2
Kardiale Morbidität	0,04	0,1	3,5	2,5–5,0
Respiratorische Morbidität	0,1	0,3	2,8	2,2–3,6
Zerebrovaskuläre Morbidität	0,1	0,1	2,0	1,4–2,8
Schwere transfusionspflichtige postpartale Blutung	0,4	0,3	0,7	0,6–0,9
Sepsis	0,3	0,4	1,4	1,2–1,7
Geburtshilflicher Schock	0,02	0,02	1,5	0,7–3,3
Aufnahme auf die Intensivstation	0,1	0,2	2,4	1,8–3,3
Kombinierte schwere Morbidität oder Mortalität	1,4	2	1,4	1,3–1,5

OR – odds ratio; *RR – relative risk

letzungen, Blutungen, Lumboischialgie) ist bei Übergewicht (10%) und Adipositas (14%) im Vergleich zu normalgewichtigen Müttern erhöht. Daraus erwachsen nicht nur Konsequenzen für die Mutter (u. a. Dauer des Klinikaufenthalts, Intensivbehandlungserfordernis), sondern es ergeben sich auch Auswirkungen auf das kindliche Schicksal (Makrosomie, Schulterdystokie, Kaiserschnittentbindung, neonatale metabolische Veränderungen, Aspiration Mekonium-haltigen Fruchtwassers, Aufnahme auf Intensivstation, IUFT).

Darüber hinaus sind auch schwangerschaftsunabhängige Langzeitfolgen eines chronisch zu hohen BMI mit kardiovaskulären Folgen, Diabetes mellitus Typ 2, Osteoarthritis/-arthrose, Gicht, Karpaltunnelsyndrom, peripherer arterieller Verschlusskrankheit, Depression, bösartigen Erkrankungen und Schlafapnoe in eine Risikobewertung aufzunehmen (Schummers et al. 2015) (Tab. 10.1).

Während einer Schwangerschaft haben a priori adipöse Frauen ein gesteigertes Risiko (weiterhin) unverhältnismäßig an Körpergewicht zuzunehmen. Diese übermäßige Gewichtszunahme in graviditate (>9 kg über der Leitlinienempfehlung, IOM (CDC 2019)) bedingt vor allem im Verbund mit chronischer Hypertonie eine Risikosteigerung für Präeklampsie um den Faktor 1,93 (95%KI 1,54–2,42), fetale Makrosomie um 2,41 (95%KI 2,27–2,56), Sectio caesarea um 1,60 (95%KI 1,50–1,70) und negative Parameter der neonatalen Frühmorbidität (APGAR-Score <7 nach 5 Minuten) um 1,29 (95%KI 1,13–1,47) (Yee et al. 2017).

10.2.2 Kindliche Morbidität – Mortalität

Gesteigerte mütterliche Körperfülle weist einen direkten Zusammenhang mit Einschränkungen des fetalen Outcomes auf. Eine erhöhte frühe Frühgeburtenrate, <28 + 0 SSW (spontan, iatrogen), steht dabei sowohl mit dem präkonzeptionellen Ausgangs-BMI, als auch dem Ausmaß der Gewichtszunahme während der Schwangerschaft (OR 1,54, 95%KI 1,09–2,16), und einer postpartalen Gewichtszunahme bis zu einer Folgeschwangerschaft im Verhältnis. Auch späte Frühgeburten (32–36 SSW) kommen ab einer BMI-Steigerung ≥4 kg/m^2 um 18% häufiger als bei normalgewichtigen Schwangeren vor. Ursächlich wirkt sich u. a. ein chronischer Entzündungsprozess durch im Fettgewebe produzierte Adipokine (↑ proinflammatorischer Zytokine → Zervixreifung/vorzeitiger Wehentätigkeit) aus.

Peripartale kindliche Hypoxiezustände (pathologische CTG-Befunde) spiegeln sich langfristig auch in einem Anstieg der Rate infantiler Zerebralparesen wider.

Kindliche Sterblichkeitsrisiken während der Schwangerschaft, aber auch nach der Entbindung, weisen eine Abhängigkeit vom mütterlichen Körpergewicht, signifikant deutlicher als dies für das maternale Alter oder Nikotinabusus der Fall ist, auf. Dieser Effekt prägt sich mit besonderer Deutlichkeit für die Schwangerschaftsperiode nach dem errechneten Termin aus (◘ Abb. 10.1) (Nohr et al. 2005). Dabei ist das Risiko eines

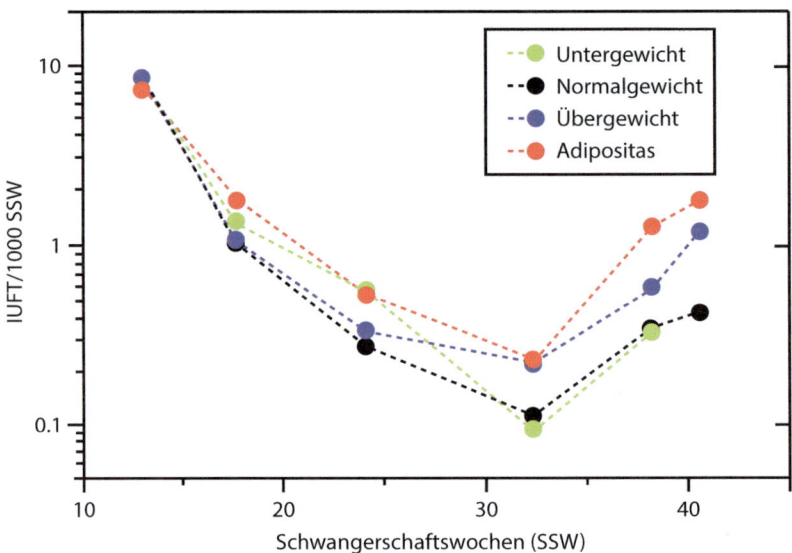

◘ **Abb. 10.1** IUFT-Raten in Abhängigkeit von mütterlichem Gewicht und Gestationsalter: Übergewicht und Adipositas bedingen im Verlauf der fortgeschrittenen Schwangerschaft und bei Terminüberschreitung eine im Vergleich (Normalgewicht) überproportionale Steigerung der Risiken für einen intrauterinen Fruchttod (modifiziert nach Nohr et al. 2005)

Adipositas und Geburtskomplikationen

Tab. 10.2 Ursächliche Klassifikation eines intrauterinen Fruchttodes in Abhängigkeit des perikonzeptionellen mütterlichen Körpergewichts (Referenz: Normalgewicht, BMI 18,5–24,9 kg/m^2) (modifiziert nach Nohr 2012)

IUFT	BMI 25,0–29,9 kg/m^2 OR (95%KI)	BMI ≥35,0 kg/m^2 OR (95%KI)
Gesamt	1,9 (1,3–2,9)	3,3 (2,1–5,2)
Ätiologisch ungeklärt	1,9 (1,0–3,7)	3,6 (1,8–7,6)
Plazentainsuffizienz	2,1 (1,0–4,4)	5,2 (2,5–10,9)
Nabelschnurkomplikationen	1,6 (0,4–5,1)	1,7 (0,2–7,9)
Kongenitale Anomalien	1,4 (0,3–5,0)	keine Angabe
Unklassifiziert (u. a. Infektionen, individuelle Ursachen)	2,9 (0,6–13,3)	3,8 (0,4–23,1)
Intrapartal	0,4 (0,0–2,5)	1,9 (0,2–8,8)

intrauterinen Fruchttodes (IUFT) gegenüber normalgewichtigen Frauen bei einem Anstieg des BMI um 5 kg/m^2 und dies unabhängig von der genetischen Disposition oder familiären Einflussfaktoren um 24% erhöht (BMI 25,0–29,9 kg/m^2: OR 1,4; BMI ≥35,0 kg/m^2: OR 1,7; BMI ≥40,0 kg/m^2: OR 2,2). Ursächlich sind hierfür am häufigsten Kombinationen aus Plazentafunktionsstörung mit einer exazerbierenden arteriellen Hypertonie verantwortlich (Tab. 10.2).

Eine analoge Beziehung des maternalen BMI ist zur neonatalen Frühsterblichkeit (1. –7. Lebenstag), neonatale Spätsterblichkeit (8. –27. Lebenstag) und Postneonatalsterblichkeit (28. –364. Lebenstag, subsumiert auch plötzliche Kindstode) gegeben. Dabei ist der Effekt bei Reifgeborenen stärker ausgeprägt als bei Frühgeburten (Abb. 10.2). Diese Beobachtung bleibt auch nach statistischem Ausschluss der Auswirkungen hypertensiver und diabetischer Schwangerschaftskomorbidität der Mütter bestehen. 11% aller Todesfälle sind somit mit den Folgen von mütterlichem Übergewicht und Adipositas assoziiert. Auch die Körpergewichtszunahme zwischen 2 Schwangerschaften von ≥2 kg/m^2 ist, selbst bei initialem Normalgewicht, mit einer Risikoerhöhung für einen IUFT bzw. postnatale Mortalität verbunden. Dagegen verringert eine zeitentsprechende Gewichtsreduktion von übergewichtigen Müttern die Wahrscheinlichkeit für das Eintreten neonataler kindlicher Todesfälle (Stubert et al. 2018). Weitere potenzielle Pathways eines ungünstigen Schwangerschaftsausgangs sind in veränderten kardiometabolischen Profilen (u. a. Endotheldysfunktion), plazentaren, ggf. inflammationsvermittelten Funktionseinbußen und Lebensstilfaktoren (u. a. körperliche Fitness, Schlafpraktiken → kardiozirkulatorische Risikosteigerung) zu sehen. Auch die bei mütterlichem Übergewicht und Adipositas erhöhten fetalen Fehlbildungsraten tragen ihren Teil bei (Tab. 10.3).

Ein Zusammenhang hinsichtlich der Entstehungsmechanismen ist dabei nicht durchgängig bekannt. Auch nach Korrektur für weitere Variable wie Diabetes mellitus (Hyperinsulinismus) verbleibt z. B. ein knapp doppelt so hohes Risiko für Neuralrohrdefekte OR 1,87 (95%KI 1,62–2,15) allein durch mütterliche Adipositas. Für andere kongenitale Anomalien ist der Einfluss einer Glukosestoffwechselstörung weniger ausgeprägt/fehlend (Persson et al. 2017).

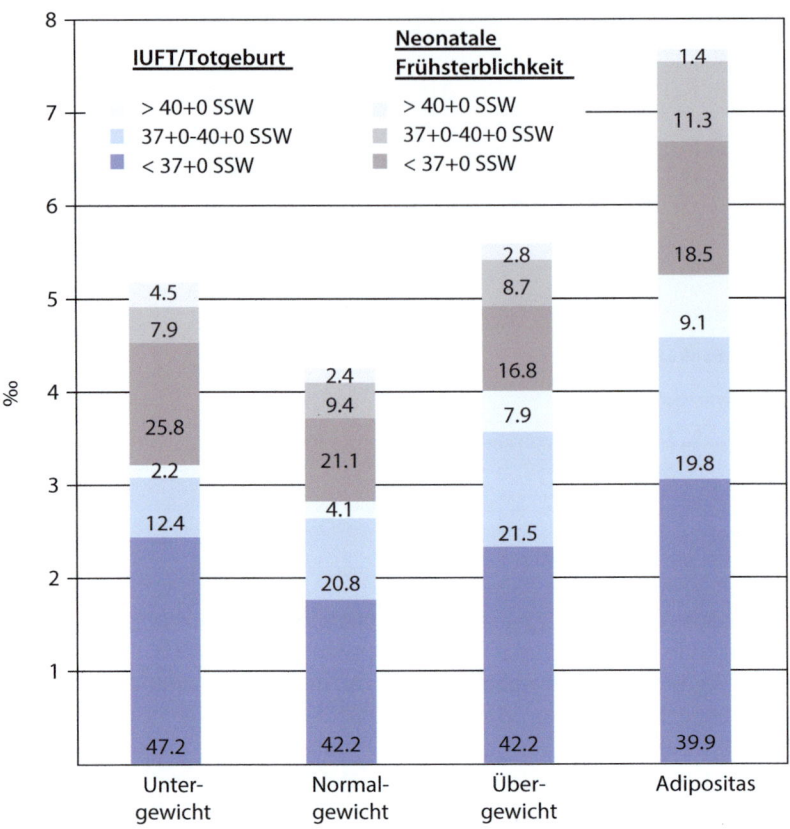

Abb. 10.2 IUFT/Totgeburt und perinatale Mortalität (‰) in Abhängigkeit des mütterlichen BMI (Dänische Geburtsregisterstudie 2004–2010) (modifiziert nach Nohr 2012)

Tab. 10.3 Inzidenz kongenitaler Fehlbildungen (kardial, urogenital, skeletal, okulofazial, gastrointestinal, zentralnervös) in Abhängigkeit des mütterlichen Körpergewichts (Persson et al. 2017)

	Fehlbildungsrisiko
Normal-/Untergewicht (BMI <25,0 kg/m^2)	3,4%
Übergewicht (BMI 25,0–29,9 kg/m^2)	3,5%
Adipositas I° (BMI 30,0–34,9 kg/m^2)	3,8%
Adipositas II° (BMI 35,0–39,9 kg/m^2)	4,2%
Adipositas III° (BMI ≥40,0 kg/m^2)	4,7%

Auch angeborene strukturelle Herzfehler der Feten sind bei Adipositas II° (BMI 35,0–39, 9 kg/m^2) bzw. III° (BMI ≥40,0 kg/m^2) gegenüber normalgewichtigen Müttern um den Faktor 1,15 (95%KI 1,11–1,20) respektive 1,39 (95%KI 1,31–1,47) häufiger zu erwarten (Cai et al. 2014). Im Einzelnen kann für die Fallot'sche Tetralogie ein Risiko von OR 1,94 (95%KI 1,49–2,51) und für das Hypoplastische Linksherzsyndrom (HLHS) von OR 1,30 (95%KI 1,12–1,50) beobachtet werden. Auch Bauchwanddefekte, orofaziale Spaltbildungen (LKG-Spalte) OR 1,20 (95%KI 1,03–1,40), Hydrozephalus OR 1,68 (95%KI 1,19–2,36), Limb-reduction-defects OR 1,34 (95%KI 1,03–1,73) und anorektale Malformationen OR 1,48 (95%KI 1,12–1,97) weisen eine häufigkeitsgesteigerte Assoziation

Adipositas und Geburtskomplikationen

Tab. 10.4 Gewichtsabhängigkeit der Risiken embryonaler/fetaler/neonataler Morbiditäts- und Mortalitätsparameter (Stubert et al. 2018)

Parameter	BMI 18,5–24,9 kg/m² Häufigkeit [%]	BMI ≥40,0 kg/m² Häufigkeit [%]	Adjustierte OR/ RR/HR	95%KI
Abort (≤20 SSW)	7,8	14,3	2,5	1,5–4,3
Intrauteriner Fruchttod (>22 SSW)	0,3	0,6	1,9	1,4–2,5
Postnatale Mortalität (1. Lebensjahr)	0,2	0,6	2,4	1,9–3,2
Frühe Frühgeburt (22–27 SSW)	0,2	0,5	2,9	2,2–3,8
Geburtsgewicht >4500 g	2,4	6,4	2,7	2,6–3
5 min APGAR-Score <7	0,5	1,0	1,9	1,6–2,3
10 min APGAR-Score 0–3 bei Reifgeborenen	0,1	0,1	3,4	1,9–6,1
Mekoniumaspiration	0,5	0,9	1,8*	1,2–2,7
Aufnahme auf die neonatologische Intensivstation	8,9	14,5	1,4*	1,3–1,5
Neonatale Sepsis	2,1	3,8	1,6*	1,3–1,9
Infantile Cerebralparese	0,2	0,4	2,0**	1,5–2,8

OR – odds ratio; *RR – relative risk; **HR – hazard ratio

mit einem hohen Körpergewicht der Schwangeren auf (Stothard et al. 2009). Langfristig sind die Folgen mütterlicher Adipositas in einem gesteigerten Risiko für kindliche Adipositas, kindliches Asthma bronchiale und „späte" kardiovaskuläre Erkrankungen des Nachwuchses zu suchen (Denison et al. 2019) (Tab. 10.4).

10.2.3 Fetale Makrosomie

Neugeborene mit einem auf das jeweilige kindliche Reifealter bezogenen Geburtsgewicht >95 Perzentile der zugehörigen Nomogramme (entsprechend 4350 g zum ET) erfüllen die Kriterien der Makrosomie. In diesem Zusammenhang ist eine Akzeleration des durchschnittlichen Geburtsgewichts der Neugeborenen in den vergangenen beiden Dekaden in der Größenordnung von durchschnittlich 95–150 g zu beobachten. Bei adipösen Schwangeren verdoppelt sich das Risiko der kindlichen Makrosomie (18,8% versus 7,6% bei Normalgewicht, p <0,001) (Abb. 10.3) (Timur et al. 2018). Für die zusätzliche Verknüpfung mit GDM (betroffen sind 13% aller Schwangeren, jedoch 20% aller adipösen Schwangeren) wächst das fetale Makrosomierisiko weiter an. Quantitativ ergibt sich im Rahmen der HAPO-Studie eine Wahrscheinlichkeitssteigerung fetaler Makrosomie bei Adipositas + GDM (OR 3,62) gegenüber GMD allein (OR 2,19) oder Adipositas allein (OR 1,73) (HAPO 2002). Daneben kommt, im Zusammenhang mit diesen hypertrophen Kindsentwicklungen, auch schwangerschaftsunabhängig koinzidenten Zuckerstoffwechselstörungen (8% aller Erwachsenen leiden an Diabetes mel-

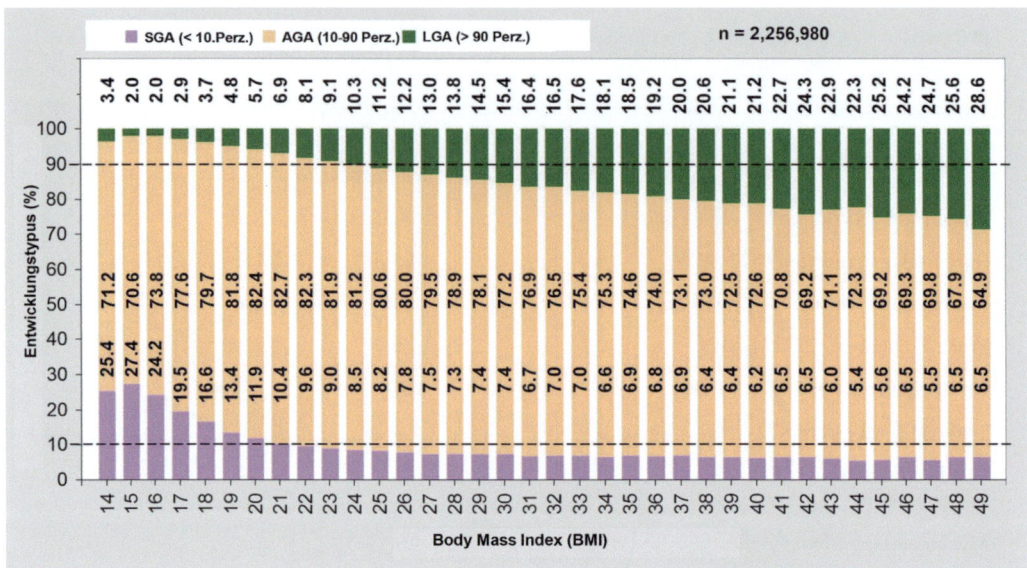

◘ **Abb. 10.3** Hypotrophie- (SGA – small for gestational age) , Eutrophie- (AGA – appropriate for gestational age) und Hypertrophieraten (LGA – large for gestational age) von Neugeborenen in Abhängigkeit des mütterlichen BMI (modifiziert nach Voigt et al. 2010)

litus) Bedeutung zu (Melchior et al. 2017; Voigt et al. 2010, 2011).

> **Tipp**
>
> Trias: Adipositas, Diabetes mellitus/GDM und Terminüberschreitung → Makrosomierate: 5–14%

Neben mütterlicher Adipositas augmentiert auch die Körpergewichtszunahme während der Schwangerschaft die negativen prä- und perinatalen Effekte der Makrosomieentstehung. Bezogen auf die Körperzusammensetzung der betroffenen Neugeborenen ist ein erhöhter Fettgewebeanteil zu beobachten. Unter dem Interventionsaspekt zeigen Programme zur Ernährungsberatung in Kombination mit Lebensstilveränderungen (körperliche Aktivität) nur begrenzten Einfluss sowohl auf die GDM-Prävalenz als auch auf die Inzidenz fetaler Makrosomie. Trotz Verminderung der physiologischen Abnahme der Insulinsensitivität, misslingt die Verhinderung eines GDM (25% gegenüber 26%) (◘ Tab. 10.5).

Die Genese der fetalen Makrosomie ist komplex. Einerseits erweist sich diese als Folge einer erhöhten Blutglukosekonzentration der Mutter (OR 4,4), u. a. bedingt durch Insulinresistenz bereits auch schon unterhalb der Diagnoseschwelle eines Gestationsdiabetes. Dabei besteht eine enge Korrelation zwischen dem maternalen Nüchternblutzuckerwert und dem fetalen Gewicht. Weniger im Vordergrund stehend lässt sich die Zunahme des neonatalen Fettgewebeanteils durch die Menge der direkten Substratzufuhr erklären. Adipositas der Mutter und/oder übermäßige Körpergewichtszunahme während der Schwangerschaft, mündend in fetaler Makrosomie (inkl. Korrelation zum Körperfettanteil), sind längerfristig auch mit einem kindlichen Adipositasrisiko im Kindes- und Jugendalter assoziiert. Der Nachwuchs adipöser Mütter weist somit bereits im 6. Lebensjahr in 22,4% (bei normalgewichtigen Müttern 8,3%) ein entsprechendes kardiometabolisches Risiko-

Tab. 10.5 Fetale Makrosomieraten in Abhängigkeit des mütterlichen BMI

	BMI <25,0 kg/m²	BMI ≥40,0 kg/m²	RR (95%KI)	
Makrosomie	8,0%	17,0%	2,32 (2,14–2,52)	p <0,001
Makrosomie nach Ausschluss von Gestationshypertonie und GDM	7,9%	14,7%	2,04 (1,83–2,26)	p <0,001

RR – relative risk

profil auf (OR 3,0, 95%KI 2,09–4,34; p <0,01). Die beobachteten Assoziationen zu einem androiden Fettverteilungsmuster, Blutdruckerhöhung, gesteigerten Blutfettwerten, auffälligen Insulin- und C-Peptid- Konzentrationen im Serum bleiben auch im weiteren Kindes- und Jugendalter nachweisbar.

Der Zusammenhang mütterlicher Adipositas und überdurchschnittlicher Körpergewichtszunahme in graviditate bedingt bereits im Alter von 10 bzw. 16 Jahren Adipositasraten beim Nachwuchs von 20% respektive 22%. Daneben führt auch die überdurchschnittliche Körpergewichtszunahme in graviditate normalgewichtiger Mütter zu einer 1,5-fachen bzw. mehr als 2-fachen relativen Risikosteigerung für Adipositas der Kinder im Alter von 10 bzw. 16 Jahren. Ein exklusiver Kausalitätszusammenhang ist den beobachteten Ergebnissen allerdings nicht eindeutig zuzuordnen, da neben intrauterinen Prägungsvorgängen (Epigenetik) auch Umweltfaktoren zum Ergebnis der pathologischen Körpergewichtssteigerung im Kindes- und Jugendlichenalter führen können (Diesel et al. 2015).

10.2.4 Gestationshypertonie, Präeklampsie

Mütterliche Adipositas ist mit der Wahrscheinlichkeit des Auftretens einer Gestationshypertonie bzw. einer Präeklampsie in signifikanter Weise assoziiert. Die HAPO-Studiendaten weisen für die Kombination von Adipositas und GDM eine Risikosteigerung für Gestationshypertonie mit einer OR 5,98 auf (HAPO 2020; Schäfer-Graf et al. 2017). Gewichtsreduktionen werdender Mütter erniedrigen daher generell die Wahrscheinlichkeit für Gestationshypertonie (8,5%). Im Detail ist neben weiteren Risikofaktoren wie Nulliparität und niedrigem Ausbildungsgrad innerhalb eines adjustierten Modells zwischen verschiedenen Ernährungsmustern und dem Hypertonierisiko zu unterscheiden. Der Vergleich von „fettreicher Ernährung mit Fleisch und Zucker", „Ernährung mit Früchten und fettarmen Milchprodukten" und „Ernährung mit gekochtem Gemüse" versus (vs.) „mediterraner Ernährung mit Gemüse, Hülsenfrüchten, Nüssen, Tofu, Reis, Nudeln, Roggenbrot, Rotwein und Fisch" ergibt ein inverses und dosisabhängiges Risikoverhältnis zugunsten des mediterrane Ernährungstypus (RR 0,58) (Schoenaker et al. 2015).

> **Tipp**
>
> Eine frühzeitige individuelle Risikokalkulation für Präeklampsie ist übergewichtigen/adipösen Schwangeren zwischen der 12.–14. SSW anzubieten.

Auf dem Boden der individuellen anamnestischen Belastung ist die Kombination sonografischer Faktoren (Dopplersonografie der Aa. uterinae) kombiniert mit dem mittleren arteriellen Blutdruck sowie biochemischen Risikomarkern (placental growth factor – PlGF, soluble fms-like tyrosine kinase-1 – sFlt1, pregnancy associated plasma protein A – PAPP-A) besonders geeignet, Early-onset-Verlaufsformen vorherzusagen. Ein kalkuliertes Präeklampsierisiko von mehr als 1:100 wird als Indikation zur medikamentösen Prophylaxe angesehen. Erkrankungen des Gestationshypertonie-Formenkreises können dadurch um 80% (<37 SSW) bzw. 90% (<32 SSW) und eine IUGR-Entwicklung um 40% (<37 SSW) vermindert werden.

> **Tipp**
>
> Ab einem BMI von 35,0 kg/m² ist eine risikomindernde Einnahme von Acetylsalicylsäure 150 mg/Tag während des Schwangerschaftsverlaufs bis zur 37. SSW angezeigt.

10.2.5 Peripartale Risiken

Peripartale Risikosituationen, welche sich zum Zeitpunkt des Entbindungstermins aus gesteigerten anthropometrischen Parametern das mütterliche Körpergewicht betreffend ergeben, sind je nach Ausprägungsgrad für die Mutter, aber auch für den Fetus/das Neugeborene zu beachten. Die Chance auf eine vaginale Entbindung weist u. a. eine Abhängigkeit vom mütterlichen Körpergewicht auf und nimmt mit zunehmender Adipositas ab. Wenngleich die Rate an Kaiserschnitten positiv mit dem BMI korreliert (Indikationen: mütterliche Erkrankungen wie Präklampsie, drohende kindliche Hypoxie, cephalopelvines Missverhältnis oder Geburtsstillstand), gelingt auch bei Adipositas ein vaginaler Entbindungsversuch bei 73% der Erst- und bei 94% der Mehrgebärenden. Gerade unter diesem Aspekt ist das vermehrte Auftreten der, mit einer Schnittentbindung bei Adipositas assoziierten Komplikationen abzuwägen:

– Erschwerte/verzögerte postoperative Mobilisierung
– Postpartale Hämorrhagie (PPH, Uterusatonie)
– Wundinfektion (dies aber auch bei Dammverletzung im Z. n. nach vaginaler Geburt)
– Thrombose/Thromboembolie
– Geringere Stillraten (mechanische Probleme der korrekten Positionierung des Säuglings besonders durch übergroße Mammae mit kleinen Brustwarzen, inadäquate Prolaktinausschüttung im Rahmen des Saugvorgangs, endokrinologisch verspäteter Milcheinschuss, psychologische Ursachen – Deprivation, negativer Einfluss der hohen Sectiorate) (Keck 2018) (◘ Tab. 10.6)

Prospektive geburtshilfliche Interventionen, wie eine frühzeitig erwogene Leitungsanästhesie (am geeignetsten in Form der kombinierten Spinal-Peridural-Anästhesie – CSE), tragen nicht nur zur Vermeidung der durch Adipositas gesteigerten Risiken einer Sectio in Intubationsnarkose,

◘ Tab. 10.6 Mütterliche Thrombosen in Abhängigkeit des mütterlichen BMI (Blondon et al. 2016)

	BMI <25,0 kg/m²	BMI 25,0–29,9 kg/m²	BMI 30,0–34,9 kg/m²	BMI 35,0–39,9 kg/m²	BMI ≥40,0 kg/m²
Thromboserisiko OR (95%KI)	1,0	1,5 (1,3–1,7)	2,5 (1,8–3,5)	2,9 (2,1–3,9)	4,6 (3,0–7,2)

Adipositas und Geburtskomplikationen

Tab. 10.7 Ungünstiger geburtshilflicher Outcome: Körpergewichtsabhängigkeit der Wahrscheinlichkeit geburtshilflicher Risiken und Interventionen (Stubert et al. 2018)

Parameter	BMI 18,5–24,9 kg/m² Häufigkeit [%]	BMI ≥40,0 kg/m² Häufigkeit [%]	Adjustierte OR/RR*	95%KI
Geburtseinleitung	38,9	48,6	1,4*	1,3–1,5
Sectio caesarea (gesamt)	22,4	46,9	2,0*	1,9–2,1
Elektive (primäre) Sectio caesarea (vor Einsetzen muttermundswirksamer Wehentätigkeit)	8,0	19,3	2,0*	1,9–2,2
Cito-Sectio caesarea	9,9	17,2	2,1	2–2,2
Komplikationen bei Anästhesie und geburtshilflichen Interventionen (u. a. „schwieriger Atemweg", Reflux-/Aspirationsrisiko)	0,2	0,3 (8,4 bei BMI ≥50,0 kg/m²) (Vricella et al. 2010)	1,5	1,2–2
Vorzeitige Plazentalösung	1,4	1,6	0,8*	0,6–1,1
Dammriss III°/IV°	3,4	1,6	0,7*	0,5–1
Fieber im Wochenbett	1,7	2,7	1,4*	1,1–1,7
Schwerwiegende Wochenbettinfektion	0,4	0,7	1,8*	1,2–2,7
Postoperative Wundheilungsstörung	0,3	0,6	2,2*	1,3–3,5
Schwere transfusionspflichtige postpartale Blutung	0,4	0,3	0,7	0,6–0,9
Sepsis	0,3	0,4	1,4	1,2–1,7
Geburtshilflicher Schock	0,02	0,02	1,5	0,7–3,3
Aufnahme auf Intensivstation	0,1	0,2	2,4	1,8–3,3
Kombinierte schwere Morbidität oder Mortalität der Mutter	1,4	2,0	1,4	1,3–1,5

OR – odds ratio; *RR – *relative risk*

besonders unter zeitkritischen Anlagebedingungen, bei. Darüber hinaus wirkt die frühzeitige Einbindung anästhesiologischer Mitbetreuung in ihrer Förderung des vaginalen Geburtsfortschritts auf eine generelle Sectiovermeidung hin (Tab. 10.7).

Dagegen kommt es mit Zunahme der Leibesfülle der Gebärenden zur Abnahme von, zur Schädellage abweichenden Poleinstellungen (Beckenendlage, Querlage): 5% (≤70 kg KG) vs. 4% (>95 kg KG) (Voigt et al. 2019).

10.2.6 Geburtshilfliches Vorgehen bei Adipositas der Mutter

Das Geburtsmanagement für den Fall mütterlicher Adipositas ± Komplikationen (z. B. GDM, Diabetes mellitus, Makrosomie) ist in den gängigen Empfehlungen (u. a. DGGG, RCOG, ACOG, Cochrane Collaboration) nicht gänzlich einheitlich. Für ein gesteigertes fetales Gewicht 4500 g + Diabetes mellitus oder 5000 g ohne zusätzliche Komplikationen wird zur Risikominimierung die Kaiserschnittentbindung als angezeigt propagiert. Dagegen berücksichtigen die Einleitungsempfehlungen bei diabetischer Stoffwechsellage bisher das mütterliche Körpergewicht nicht als eigenständigen Risikofaktor. Studiendaten aus Israel an knapp 25.000 Geburten (6000 Erstgebärende) messen den Kopfmaßen (Kopfumfang >95. Perzentile) im Zusammenhang mit Geburtskomplikationen (vaginal-operative Geburt, sekundäre Sectio) größere Bedeutung als dem hohen Geburtsgewicht zu. Das relative Risiko für eine sekundäre Sectio beträgt bei hohem Geburtsgewicht + großem Kopfumfang 1,9. Dabei ist nur bei 24% der makrosomen Neugeborenen dieser Kopfumfangsgrenzwert auch tatsächlich gleichzeitig überschritten (Lipschuetz et al. 2015).

Die gesteigerte Prävalenz von Kaiserschnittgeburten bei adipösen Patientinnen zieht in Folgeschwangerschaften konsekutiv gehäuft die Frage nach der Geburtsleitung im Z. n. Sectio nach sich. Neben einer durch das noch immer hohe Körpergewicht (Gewichtsreduktionen zwischen 2 Schwangerschaften sind in ihrem Ausmaß deutlich begrenzt/nicht vorhanden) bedingten Geneigtheit zur Re-Sectio, ist auch der alternative Geburtsmodus (VBAC, vaginal birth after cesarean section) BMI abhängig ($\geq$30 kg/m^2: 13% vs. <30 kg/m^2: 68%) weniger erfolgversprechend. Darüber hinaus ist der gehäuft frustrane Verlauf von Geburtseinleitungen (Prostaglandine) bei Adipositas als weiterer Steigerungsfaktor der Kaiserschnittrate zu beachten (Keck 2018). Zusätzlich wirkt sich fetale Makrosomie ($\pm$ Diabetes mellitus oder GDM) gemeinsam mit der Unsicherheit der sonografischen Biometrieeinschätzung steigernd auf die Sectiorate aus. Adipositas-bedingte elektive, aber auch sekundäre Kaiserschnittindikationen (fetal distress, Geburtsstillstand in der Eröffnungsperiode) ergänzen sich somit additiv.

Zu den unterschiedlichen Varianten von vaginalen Geburtsverläufen liegen bei übergewichtigen und adipösen Gebärenden uneinheitliche wissenschaftliche Ergebnisse vor. Allerdings lässt sich erkennen, dass neben dem mütterlichen Ausgangskörpergewicht, der Gewichtszunahme in graviditate eine prognostisch maßgebliche Rolle zukommt. Norwegische Kohortenstudiedaten (n = 50.416) konnten zeigen, dass sowohl Übergewicht als auch Adipositas nicht nur die Wahrscheinlichkeit einer Kaiserschnittentbindung, sondern auch das Erfordernis einer vaginal-operativen Geburtsbeendigung erhöhen. Am deutlichsten fällt der Effekt bei Adipositas III° aus. In gleicher Weise wirkt sich auch die übermäßige Körpergewichtszunahme in graviditate ($\geq$16,0 kg) aus. Dieser gewichtsdynamische Zusammenhang trifft dabei für werdende Mütter aller Ausgangsgewichtsklassen zu. Diese Tatsache gewinnt insofern zahlenmäßige Bedeutung, als das Risiko der Überschreitung des Rahmens der empfohlenen Körpergewichtszunahme im Segment normalgewichtiger Schwangerer größer ist als jenes bei Adipositas (45% vs. 26%) (Morken et al. 2013) (◘ Tab. 10.8).

Abseits ihrer Inzidenzsteigerung sind bei der Betrachtung der geburtshilflichen Erfolgsraten von Saugglocken- und Zangenentbindungen die Ergebnisse mit jenen normalgewichtiger Gebärenden vergleichbar. Und dies, obwohl die palpatorische Einschätzung des Höhenstands sub partu bei Adipositas mit einem größeren Unsicherheitsfaktor behaftet ist. Transperineale Ultraschalluntersuchungen mit Feststellung des „angle of progression" können ggf. zur Unterstützung der Einschätzung des Geburtsverlaufs herangezogen werden. Darüber hinaus wirkt sich der intrapartale Sonografieeinsatz mitunter indikationsgebend bezüglich einer vaginal-operativen Entbindung aus.

Die Prävalenz einer Schulterdystokie beträgt allgemein 0,2–2,3% aller Schwangerschaften. Hinsichtlich einer individualisierten Wahrscheinlichkeitsbewertung spielen Cofaktoren wie fetale Makrosomie (klinisch-pragmatischer Grenzwert zum er-

Tab. 10.8 Entbindungsmodus in Abhängigkeit gesteigerter mütterlichen Körpergewichtsparameter (im Vergleich zu normalgewichtigen Frauen) (Morken et al. 2013)

	Adipositas III° (BMI ≥40 kg/m^2) adjustiertes RR (95%KI)	Gewichtszunahme ≥16 kg adjustiertes RR (95%KI)
Vakuumextraktion	1,50 (1,04–2,20)	1,20 (1,10–1,23)
Forceps	1,10 (0,40–3,50)	1,20 (1,03–1,40)
Sectio caesarea	3,40 (2,80–4,10)	1,30 (1,26–1,40)

rechneten Entbindungstermin: 4500 g) und mütterlicher Diabetes mellitus/GDM die führende Rolle. Als weitere Risikofaktoren wirken sich ein protrahierter Geburtsverlauf/Geburtseinleitung/medikamentöse Wehenstimulation, die vaginal-operative Geburt, der Z. n. Schulterdystokie (Risiko bis 25%), Terminüberschreitung/Übertragung, fortgeschrittenes mütterliches Lebensalter und männliches Geschlecht des Nasciturus aus. Durch mütterliche Adipositas (→ erhöhter Fettanteil des Weichteilgewebes auch im Geburtskanal) wird die Rate an Schulterdystokien dagegen weniger ausgeprägt erhöht (Hopp et al. 2016). Die in diesem Zusammenhang größte wissenschaftliche Untersuchung zeigte als signifikanten Zusammenhang zwischen BMI ≥35,0 kg/m^2 und der Schulterdystokiehäufigkeit 0,9%, (OR 2,0, 95%KI 1,73–2,37) verglichen mit 0,4% (0,1–1,7) bei Normalgewichtigen. Nach Adjustierung bezüglich des Geburtsgewichts, eines Gestationsdiabetes und des Schwangerschaftsalters erreichte dieser Zusammenhang allerdings nicht mehr das Signifikanzniveau (adjustierte OR 1,20, 95%KI 0,98–1,37) (Ovesen et al. 2011). Zur Prävention einer Schulterdystokie ist die Vermeidung einer protrahierten Pressperiode (vorzeitiges Pressen) und konsekutiver vaginal-operativer Entbindungen aus Beckenmitte ebenso hilfreich, wie die frühzeitige Entscheidung zur sekundären Sectio bei prolongiertem Geburtsverlauf. Leitlinienkonforme Empfehlungen zur primären Sectio werden aus einem sonografisch geschätzten Kindsgewicht ≥4500 g oder im Falle einer diabetischen Stoffwechsellage ≥4000 g abgeleitet. Ebenso wird ein mütterlicher BMI ≥50 kg/m^2 als indiktionsgebend für die elektive Risikovermeidung einer Schulterdystokie durch Schnittentbindung angesehen (Homer et al. 2011). Trotz Risikostratifizierung betrifft der überwiegende Teil an Schulterdystokien die vaginale Geburt eutropher Neugeborener von normalgewichtigen Müttern. Daher greifen allgemeingültige Präventionsstrategien im Sinne prophylaktischer Schnittentbindungen bei maternaler Adipositas nur bedingt und die Risikogeburtshilfe ist derzeit auf individualisierte Entscheidungen angewiesen. Zukünftige wissenschaftliche Arbeit zu offenen Fragen ist diesbezüglich erforderlich.

10.3 Klinische Charakteristika mütterlicher Adipositas prä-, intra- und postpartal

Die Schwangere, die Kreißende bzw. in der Folge auch die Wöchnerin steht durch ihre Adipositas einer zum jeweiligen (peripartalen) Zeitpunkt spezifischen Kombinationen en direkter und indirekter geburtshilflicher Risiken gegenüber (Kühnert 2018). Diese negative Korrelation wirkt sich nicht nur numerisch, sondern auch graduell (Gewichtsabhängigkeit des Ausprägungsgrads) aus (Witkop 2014b).

10.3.1 Antepartale Auswirkungen Adipositas-bezogener Funktionsstörungen während der Schwangerschaft

- Fehlgeburten, IUFT
- Mehrlingsschwangerschaften (dizygot)
- Kongenitale fetale Anomalien (v. a. Neuralrohrdefekte, orofaziale Defekte, Herzfehler, Gliedmaßendefekte): Absolute Risikosteigerung durch Adipositas unabhängig der, mit dem hohen Körpergewicht assoziierten diagnostischen Einschränkungen
- Pränataldiagnostik (Ashoor et al. 2013):
  - Verminderte sonografische Detektionsrate um ca. 20% durch mangelnde Schalltransparenz der Bauchdecken (Schichtdickenabhängigkeit der Ultraschall-Vorlaufstrecke) und durch Eindringtiefenbegrenzung der B-Bild- wie auch Dopplersonografie (z. B. gelingt NT-Darstellung: BMI ≥40 → OR 0,78) (◘ Tab. 10.9).
  - Biochemische Risikoeinschätzungen im Rahmen des Ersttrimesterscreenings (PAPP-A, AFP, ß-hCG, uE3, Inhibin, PlGF) sind durch einen BMI-abhängigen Verdünnungseffekt mit einer erhöhten Falsch-negativ-Rate verbunden (Diabetes mellitus mit gleichsinnigem Effekt).
  - Geringere Treffsicherheit von NIPT (non-invasive prenatal testing): Es kommt mit zunehmendem BMI zur Abnahme der Fraktion zellfreier fetaler DNS (cff-DNS) im mütterlichen Blut. Ursächlich wirken ein BMI-abhängiger Verdünnungseffekt und die Tatsache, dass adipöse Schwangere kleinere Plazenten ausbilden. Der diagnostisch minimal erforderliche cffDNS-Anteil = 2% (<4% eingeschränkte Aussagekraft). In der 10. SSW beträgt cffDNS-Anteil bei Normalgewichtigen 11,7% (3–13%). Bei Adipositas III° sinkt dieser auf (diagnosekritisch niedrige) 3,9%.
- (Okkulter) Diabetes mellitus Typ 2 und GDM (Risikosteigerung: 0,9% pro BMI-Punkt)
- Gestationshypertonie/Präeklampsie: Risikoverdopplung alle 5–7 BMI-Punkte kombiniert mit kardiovaskulären Risiken (Insulinresistenz, Hyperlipidämie)
- Frühgeburt: abhängig vom Ausmaß der Adipositas sowohl für spontane wie iatrogene Frühgeburten (besonders in Kombination mit Hypertonie, Präeklampsie, Diabetes mellitus) (◘ Tab. 10.10)
- Obstruktive Schlafapnoe
- Karpaltunnelsyndrom

◘ **Tab. 10.9** Sonografische Entdeckungsraten prognostisch schwerwiegender kongenitaler fetaler Anomalien (Dashe et al. 2009)

	BMI <25,0 kg/m²	BMI 25,0–29,9 kg/m²	BMI 30,0–34,9 kg/m²	BMI 35,0–39,9 kg/m²	BMI ≥40,0 kg/m²
Pränataldiagnostische Detektionsrate (%)	66	49	48	42	25

◘ **Tab. 10.10** Adipositas und Frühgeburt (US, Schweden), OR – Odds Ratio (95% Konfidenzintervall) (Gould et al. 2014)

	22–27 SSW	28–31 SSW	32–36 SSW
BMI <25,0 kg/m²	1,00 (Referenz)	1,00 (Referenz)	1,00 (Referenz)
BMI 25,0–29,9 kg/m²	1,30 (1,17–1,44)	1,12 (1,04–1,20)	1,06 (1,03–1,08)
BMI 30,0–34,9 kg/m²	1,73 (1,49–2,01)	1,42 (1,28–1,58)	1,20 (1,16–1,24)
BMI 35,0–39,9 kg/m²	1,98 (1,57–2,51)	1,85 (1,58–2,17)	1,35 (1,27–1,43)
BMI ≥40,0 kg/m²	2,73 (1,96–3,80)	2,29 (1,80–2,90)	1,49 (1,36–1,64)

10.3.2 Peripartale Risikoerhöhung Adipositas-bezogener Geburtskomplikationen

- Fetale Gewichtszunahme → Makrosomie
- Terminüberschreitung
- Geburtseinleitung (allerdings kombiniert mit Risikosteigerung für frustrane Einleitung)
- Wehendystokie (Wehenschwäche, Wehenkoordinations- und -tempostörung) → protrahierte Eröffnungsperiode/protrahierter Geburtsverlauf
- Vaginal-operative Entbindung
- Schulterdystokie (Plexusparese, Knochenbrüche)
- Sectio caesarea (v. a. durch fetale Makrosomie, Terminüberschreitung, Z. n. Kaiserschnitt) → vermehrt intra- und postoperative Komplikationen (u. a. erschwerte Kindsentwicklung, fetale Hypoxie, Frakturen, mütterliche Organverletzung, Wundheilungsstörung)
- Anästhesiologische Komplikationen (u. a. Punktionsfehlversuche bei Regionalanästhesie, hypotone Kreislaufalterationen (sub partu 2–8%), höhere Rate an Allgemeinnarkosen bei allerdings gleichzeitig bestehenden Intubationserschwernissen – „der schwierige Atemweg", pharmakologische Veränderungen/Unsicherheiten, Lagerungskomplikationen)
- Fetale Geburtshypoxie/Cerebralparese (CP) /perinatale Mortalität (◘ Tab. 10.11)

10.3.3 Postpartale Adipositas-bezogene Morbiditätssteigerung

- (Höhergradigere) Geburtsverletzungen (fetale Makrosomie, operative Interventionen, intraoperative Verletzungen)
- PPH (protrahierte Plazentarperiode, Uterusatonie, Plazentaretention)
- Infektion (Wundheilungsstörung – Häufigkeitsverdoppelung), Serom, Hämatom, Endometritis (Inzidenzverdreifachung), Mastitis (Duvekot 2005)
- Venöse Thromboembolie
- Erschwerte/verzögerte Mobilisierung im Wochenbett
- Postpartale Depression

10.3.4 Risikoerhöhung für die Nachkommen durch Übergewicht/Adipositas

- Asthma bronchiale
- Plötzlicher Kindstod (Sudden Infant Death Syndrome – SIDS)

Tab. 10.11 BMI (erhoben in der Frühschwangerschaft) und Risiko der neonatalen Cerebralparese (Villamor et al. 2017)

	Übergewicht (BMI 25,0–29,9 kg/m²)	Adipositas I° (BMI 30,0–34,9 kg/m²)	Adipositas II° (BMI 35,0–39,9 kg/m²)	Adipositas III° (BMI ≥40,0 kg/m²)
Nicht-adjustiertes Risiko – HR (95%KI)	1,23 (1,13–1,35)	1,30 (1,14–1,49)	1,62 (1,31–2,01)	2,05 (1,49–2,83)
Adjustiertes Risiko – HR (95%KI)	1,22 (1,11–1,33)	1,28 (1,11–1,47)	1,54 (1,24–1,93)	2,02 (1,46–2,79)

HR – hazard ratio

- Adipositas des Nachwuchses (Risikoerhöhung bei mütterlicher Adipositas – BMI 25,0–29,9: OR 1,95, BMI ≥30,0 OR 3,96, bei Adipositas beider Elternteile – OR 15,0) (Schäfer-Graf et al. 2017)
- Diabetes mellitus, Hypertonie, kardiovaskuläre Erkrankung (nicht-übertragbare Erkrankungen - Barker Hypothese)
- Neurologische und psychiatrische Entwicklungsstörungen (Kognitionsstörungen, Autismus, AHDS, Angstzustände, Depression, Schizophrenie, Essstörung)

10.4 Geburtshilfliche Maßnahmen bei Adipositas

10.4.1 Erfordernisse der Schwangerschaftsüberwachung bei Übergewicht/ Adipositas

- Adipöse Schwangere bedürfen der risikoadaptierten Schwangerschaftsbetreuung (**Abb. 10.4**) (Kühnert 2018):

- **Präkonzeptionell**
- Körpergewichtsbestimmung inkl. prospektiver Risikodiagnostik
- Aufklärung über die Risiken und Komplikationen, wie auch den Vorteil einer präkonzeptionellen Körpergewichtsreduktion (deutlich wirksamer als während (zu Beginn) der Schwangerschaft)
- oGTT bei Adipositas + Risikofaktoren (Familienanamnese für Diabetes mellitus Typ 2 oder GDM, gestörter Glukosemetabolismus, Glukosurie, Z. n. fetaler Makrosomie). Bei negativem Testausfall: Wiederholung im 1. Trimenon

- **1. Trimenon**
- Aufklärung über die Risiken und Komplikationen im Zusammenhang mit der eingetretenen Schwangerschaft
- Regelmäßige Körpergewichtskontrolle (gewichtsadaptierte Messtechnik, ggf. Sitzwaage)
- Blutdruck (gewichtsadaptierte Messtechnik: breite Blutdruckmanschette, 18 × 36 cm)
- Laborwertbestimmung:
  - Blutbild
  - Leberwerte
  - Nierenparameter
  - BMI 30,0–39,9 kg/m²: Ausgangswertbestimmung als Referenz der Nierenfunktionsbeurteilung in der Spätschwangerschaft
  BMI ≥40,0 kg/m²: Nierenfunktionstestung (Protein, Kreatinin, Harnstoff) und Leberwertbestimmung zur Differenzierung einer chronischer Nierendysfunktionen bei chronischer

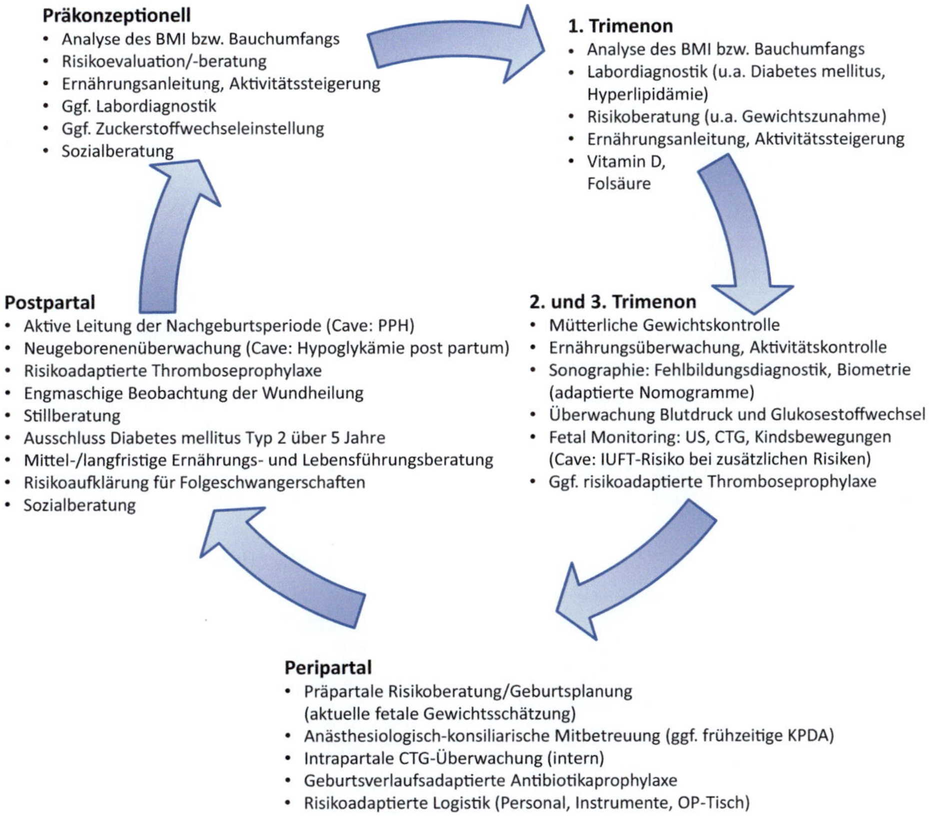

Adipositas und Geburtskomplikationen

Präkonzeptionell
- Analyse des BMI bzw. Bauchumfangs
- Risikoevaluation/-beratung
- Ernährungsanleitung, Aktivitätssteigerung
- Ggf. Labordiagnostik
- Ggf. Zuckerstoffwechseleinstellung
- Sozialberatung

1. Trimenon
- Analyse des BMI bzw. Bauchumfangs
- Labordiagnostik (u.a. Diabetes mellitus, Hyperlipidämie)
- Risikoberatung (u.a. Gewichtszunahme)
- Ernährungsanleitung, Aktivitätssteigerung
- Vitamin D, Folsäure

Postpartal
- Aktive Leitung der Nachgeburtsperiode (Cave: PPH)
- Neugeborenenüberwachung (Cave: Hypoglykämie post partum)
- Risikoadaptierte Thromboseprophylaxe
- Engmaschige Beobachtung der Wundheilung
- Stillberatung
- Ausschluss Diabetes mellitus Typ 2 über 5 Jahre
- Mittel-/langfristige Ernährungs- und Lebensführungsberatung
- Risikoaufklärung für Folgeschwangerschaften
- Sozialberatung

2. und 3. Trimenon
- Mütterliche Gewichtskontrolle
- Ernährungsüberwachung, Aktivitätskontrolle
- Sonographie: Fehlbildungsdiagnostik, Biometrie (adaptierte Nomogramme)
- Überwachung Blutdruck und Glukosestoffwechsel
- Fetal Monitoring: US, CTG, Kindsbewegungen (Cave: IUFT-Risiko bei zusätzlichen Risiken)
- Ggf. risikoadaptierte Thromboseprophylaxe

Peripartal
- Präpartale Risikoberatung/Geburtsplanung (aktuelle fetale Gewichtsschätzung)
- Anästhesiologisch-konsiliarische Mitbetreuung (ggf. frühzeitige KPDA)
- Intrapartale CTG-Überwachung (intern)
- Geburtsverlaufsadaptierte Antibiotikaprophylaxe
- Risikoadaptierte Logistik (Personal, Instrumente, OP-Tisch)

◘ **Abb. 10.4** Geburtshilfliches Management bei mütterlicher Adipositas (modifiziert nach Arabin und Stupin 2016)

Hypertonie/Diabetes mellitus von Veränderungen bei Gestationshypertonie/Präeklampsie.
— Ultraschall (Ersttrimester-Screening, Cave: Interpretation der Laborwerte unter Berücksichtigung des Körpergewichts)
— Medikamentenanamnese (ggf. Dosisanpassung, gewichtsadaptierte Supplementation von Nahrungsergänzungsmitteln)
— Diabetes-Screening (oGTT früh im 1. Trimenon) bei Risikokonstellation (siehe präkonzeptionelle Kriterien zur Überprüfung des Glukosestoffwechsels) und fehlender Abklärung vor dem Eintritt der Schwangerschaft. Bei negativem Testausfall: Wiederholung im 2. Trimenon (24.–28. SSW)
— Aufklärung u. a. über körpergewichtsabhängige gesteigerte Schwangerschafts- und Geburtsrisiken und reduzierte pränataldiagnostische Diagnose- und Überwachungsmöglichkeiten (insbesondere vor dem Hintergrund gesteigerter Fehlbildungsraten)
— Ernährungs- und Lebensstilberatung (limitierte Gewichtszunahme, Bewegung → Reduktion des GDM-Risikos)
— Nahrungsmittelergänzung (Modder und Fitzsimons 2010):
  – Adipositas-assoziiert gesteigertes Neuralrohrdefektrisiko → prophylaktischen Folsäuresupplementa-

tion (800 μg/Tag). Dosissteigerung nur bei belasteter Anamnese (5 mg/ Tag). Die Einnahme soll ≥1 Monat präkonzeptionell beginnen (Schäfer-Graf et al. 2019).
- Adipöse Schwangere sind einem erhöhten Risiko eines Vitamin-D-Mangels ausgesetzt. Eine Vitamin-D-Einnahme (sichere Höchstmenge [upper intake level]: 200–600 IE/Tag) während der Schwangerschaft und der Laktationsperiode ist daher zum Ausgleich des Serumspiegels empfohlen. Inwiefern sich daraus positive mütterliche wie fetale Auswirkungen ergeben, ist nicht einheitlich evidenzbasiert.

> **Tipp**
>
> Adipöse Schwangere kommen Empfehlungen zur Nahrungsmittelergänzung weniger häufig nach als dies bei normal- bzw. übergewichtigen Frauen in graviditate der Fall ist.

- Ggf. risikoadaptierte Thromboseprophylaxe unter Beachtung additiver Risikofaktoren (bei Dauerhaftigkeit ggf. Ca^{++}-Substitution)
- Acetylsalicylsäure (150 mg/Tag) bei BMI ≥35,0 kg/m² (ohne weitere Risikofaktoren)
- Ggf. Acetylsalicylsäure (150 mg/Tag) bei einem individuell kalkulierten Präeklampsierisiko >1:100. Klinisch bestehen in diesen Fällen zusätzliche Risikofaktoren für Präeklampsie: Nulliparität, mütterliches Alter >40 Jahre, Z. n. Präeklampsie, Mehrlingsschwangerschaft, Familienanamnese für Präeklampsie
- Ggf. fachspezifische Konsiliarvorstellung besonders bei BMI ≥40,0 kg/m² und zusätzlichen Risikofaktoren (Rauchen, Diabetes mellitus Typ 2) z. B. Kardiologie, Pulmologie, Ernährungsberatung, Schlaflabor

- **2. Trimenon**
- Regelmäßige Körpergewichtskontrolle (gewichtsadaptierte Messtechnik, ggf. Sitzwaage)
- Blutdruck (gewichtsadaptierte Messtechnik: breite Blutdruckmanschette, 18 × 36 cm)
- Laborwertkontrollen in Abhängigkeit der Befunde aus dem 1. Trimenon
- Ggf. Low-dose-Acetylsalicylsäure (bei Präeklampsie und multiplen Risikofaktoren)
- Ggf. risikoadaptierte Thromboseprophylaxe
- Ultraschall (Fehlbildungsscreening)
- oGTT (oraler Glukosetoleranztest, 24–28 SSW): Cave im Z. n. bariatrischer Chirurgie – Dumping-Syndrom (krankhaft beschleunigte Magenentleerung → Blutglukosediagnostik = relevant beeinflusst/unverwertbar), ggf. HbA1c-Bestimmung

- **3. Trimenon**
- Regelmäßige Körpergewichtskontrolle (gewichtsadaptierte Messtechnik, ggf. Sitzwaage)
- Blutdruck (gewichtsadaptierte Messtechnik: breite Blutdruckmanschette, 18 × 36 cm)
- Laborwertkontrollen in Abhängigkeit der Befunde aus dem 2. Trimenon (ab 36 + 0 SSW wöchentlich) (Schäfer-Graf et al. 2019)
- Ggf. risikoadaptierte Thromboseprophylaxe
- Ggf. Low-dose-Acetylsalicylsäure bis zur 37. SSW (bei Präeklampsie und multiplen Risikofaktoren)

- Ultraschall (Poleinstellung, Biometrie, Plazentafunktionsdiagnostik)
- Rechtzeitige Planung des Entbindungsortes/-modus/-zeitpunkts (Vorstellung in Geburtsklinik), u. a. auf dem Boden der Anamnese, einer aktuellen Sonografie und der klinischen Befundkonstellation (institutionelle Voraussetzungen/entsprechend geschultes Personal, risikoadaptiertes Geburtsmanagement, prospektive Beratung/Behandlungsplanung zur mütterlichen und kindlichen Überwachung und Geburtsleitung) inkl. Planungsvisite zum anästhesiologischen Vorgehen

> **Tipp**
>
> Eine intensivierte antepartale CTG-Überwachung ist aufgrund einer bestehenden Adipositas alleine nicht indiziert (Schäfer-Graf et al. 2019).

- **Peripartal**
- Bereitstellung situationsangemessenen Equipments/Instrumentariums (u. a. Retraktoren) und entsprechend erfahrenen perinatologischen Personals (kontinuierliche 1:1-Hebammenbetreuung, erfahrener Geburtshelfer und anästhesiologischer Facharzt anwesend oder in unmittelbarer Abrufbarkeit, Information an Operationspersonal und Neonatologie über die erfolgte Kreißsaalaufnahme der adipösen Patientin) (Modder und Fitzsimons 2010)
- Frühzeitig (großvolumigen) Venenzugang etablieren
- Herstellung einer körpergewichtsadaptierten logistischen Bereitschaft zum Kaiserschnitt unter den Kriterien ggf. ausgeprägter mütterlicher Adipositas
- Anpassung des fetalen Monitoring (ggf. interne fetale Herztonregistrierung/Tokometrie über Skalpelektrode und intrauterine Drucksonde): Die Steigerung des mütterlichen Körpergewichts ist mit einer Erhöhung des Risikos der intrapartalen Hypoxie/Asphyxie, aber auch mit apparativen Limitationen einer externen CTG-Überwachung und technischen Schwierigkeiten einer ggf. angezeigten Fetalblutanalyse belastet. Bei BMI $\geq 30{,}0$ kg/m^2 und Signalverlustraten der fetalen Herzfrequenzaufzeichnung $>15\%$ ist der Einsatz einer Kopfschwartenelektrode, nicht zuletzt auch zur Diskrimination zwischen mütterlicher und fetaler Herzfrequenz, empfohlen (außer bei Kontraindikationen: Blutungsneigung, Infektion) (Schäfer-Graf et al. 2019).
- Frühzeitige anästhesiologische Mitbetreuung (u. a. Regionalanästhesieverfahren in Abhängigkeit des BMI häufiger erforderlich). Bereitstellung eines vorbereiteten Ablaufplans zur anästhesiologischen Betreuung (Checkliste) und Vorhalt persönlicher Expertise (Information eines anästhesiologisch erfahrenen Anästhesisten bereits ab dem Zeitpunkt der Kreißsaalaufnahme, um u. a. erschwerte Intubationsverhältnisse antizipierend zu bewältigen)
- Risikoadaptierung des vaginalen wie auch operativen Geburtsmanagements: adäquate Thrombose-/Antibiotikaprophylaxe (Rechtzeitigkeit der Antibiotikaprophylaxe: unmittelbar nach Abnabelung des Neugeborenen, Gewichtsadaptierung: z. B. 3 g Cephalosporin bei BMI $\geq 40{,}0$ kg/m^2, NMH 0,5 mg/kg KG >120 kg KG), längere Eingriffszeiten, höhere Komplikationsraten
- Ggf. frühzeitige (je nach Geburtsverlauf antizipatorische) Hinzuziehung neonatologischer Expertise

> **Tipp**
>
> Entbindungsort bei Adipositas (Schäfer-Graf et al. 2019):
> - BMI 30,0–35,0 kg/m² → individuelle risikoadaptierte Entscheidung
> - BMI ≥35,0 kg/m² → Entbindung im Perinatalzentrum
> - BMI ≥30,0 kg/m² + Z.n. Sectio caesarea → Entbindung im Perinatalzentrum

- **Postpartal**
- Engmaschiges festgelegtes Überwachungskonzept der mütterlichen kardiorespiratorischen Funktionen (u. a. Blutdruck, Puls, Atemfrequenz) während der Nachgeburtsperiode (insbesondere unter dem [noch] bestehenden Einfluss von Narkotika/Sedativa/Analgetika) im Hinblick auf die Risiken obstruktiver Apnoephasen, Aspiration, Atelektase oder Herzkreislaufalterationen
- Aktive Leitung der Plazentarperiode (uterine Kontraktionsförderung) aufgrund eines 1,6-fachen Risikos einer postpartalen Hämorrhagie (Blutverlust >500 ml, nach Sectio >1000 ml), einer postpartalen Anämie mit ggf. Bluttransfusionsbedarf: 3–5 IE Oxytocin langsam i.v., Sicherstellung eines adäquaten Venenzugangs, Bereitstellung weiterer Uterotonika, Logistik von Notfalllabormöglichkeiten, zeitnahe Verfügbarkeit von Blutprodukten (Schäfer-Graf et al. 2019)
- Frühzeitige Aufmerksamkeit/Prophylaxe/Aufklärung zur Vermeidung/Reduktion von gewichtsassoziierten Komplikationen im Wochenbett (z. B. Dekubitalveränderung, Thrombose, Atelektase, Wundinfektion/Fieber, Rückbildungsstörung, Mastitis)
- Frühmobilisation, ggf. Physiotherapie (explizit postoperativ)
- Stillförderung/situationsangemessene Stillanleitung (Körpergewichts-/Körpergefühl-adaptiertes Vorgehen)
- Postpartale gewichtsadaptierte Thromboseprophylaxe (z. B. NMH 0,5 mg/kg ab einem KG von 120 kg) für 7–10 Tage bei Adipositas und dem Vorliegen eines weiteren Risikofaktors (z. B. Z. n. Sectio caesarea) bzw. bei BMI ≥40,0 kg/m². Antikoagulation für ≥6 Wochen bei ≥2 weiteren Risikofaktoren unabhängig des Entbindungsmodus. Nach Kaiserschnitt ist eine postpartale Prophylaxe auch in Abwesenheit weiterer Indikationsfaktoren angezeigt.
- Bei GDM: erneuter oGTT 6–12 Wochen post partum
- Intrauterine Kontrazeption (sicherer/effektiver)
- Strukturierte (Langzeit-)Körpergewichtsreduktion
- Jährliche Screeninguntersuchungen auf Diabetes mellitus Typ 2 und kardiometabolische Risiken (Cave: langfristige Risikokonstellation)

10.4.2 Peripartale Versorgung adipöser Patientinnen

Ein erfolgreiches Management adipöser Patientinnen im Rahmen der klinischen wie apparativen Schwangerenbetreuung vor allem aber peripartal, ist an angepasste strukturelle, instrumentelle, aber auch personelle Rahmenbedingungen geknüpft. Darüber hinaus sind sowohl Routineprozessabläufe als auch Komplikationsszenarien in Form institutionsspezifisch-standardisierter Handlungsalgorithmen zu fassen und in regelmäßigen Teamschulungen praktisch zu vertiefen (CRM, Simulationstraining) (◘ Tab. 10.12).

Für eine im Vergleich zu normalgewichtigen Schwangeren intensivierte CTG-Überwachung finden sich weder für

Adipositas und Geburtskomplikationen

◘ Tab. 10.12 Checkliste zur Standardisierung der peripartalen Versorgung adipöser Schwangerer

Angepasste Zugangsmöglichkeiten zur medizinischen Versorgungseinrichtung (Verkehrsanbindung, Parkplatzentfernung, Türweiten, Treppen, Schwellen, Treppenlifter, Aufzüge)
Patientinnen-/Gebärbett (Tragfähigkeit: 270–400 kg, Breite: 100–140 cm) mit Bettaufrichter inklusive Haltegriff, verbreiterte und verstärkte Beinhalter
Aufblasbare Matratze (Luftbett)
Geeigneter Patientinnenstuhl ohne Armlehnen (Tragfähigkeit: 270–400 kg)
Gewichtsadaptierte Messtechnik (ggf. Sitzwaage)
Gewichtsangepasste Untersuchungsstühle, Untersuchungsliegen (Tragfähigkeit: 270–400 kg, Breite: ≥100 cm, Aufstiegsmöglichkeit)
Hydraulisch bedienbarer Operationstisch (Tragfähigkeit: 270–400 kg), verbreiterte und verstärkte Beinhalter (elektrisch bedienbar)
Breitere Haltegurte für Beinhalter
Gewichtsadaptierte Transportlogistik (Liegen, Personal, Umlagerung: Hebe- und Seittransportequipment)
Bariatrisches Operationsbesteck (überlange Instrumente, größenadaptierte Operationsrahmen, Rückhaltesysteme – Retraktoren, extralange Spinal-/Epiduralnadeln)
Ausreichend zusätzliches, situationstrainiertes Personal bei der vaginalen, wie auch abdominal-operativen Entbindung (Komplikationsantizipation)
Extra belastbarer, breiter Rollstuhl (Tragfähigkeit: 180–320 kg, Breite: 50–76 cm)
Gewichtsadaptierte Toilettenkapazität
Breite, gewichtsadaptierte Blutdruckmanschette (Pickering et al. 2005)

Oberarmumfang	Manschettenmaße
22–26 cm	12 × 22 cm
27–34 cm	16 × 30 cm
35–44 cm	16 × 36 cm
45–52 cm	16 × 42 cm

Permanente fachliche/logistische Fähigkeit zur Anlage eines zentralen Venenzugang (bei Versagen peripherer Venenwege)
Allzeitige Fähigkeit der Etablierung eines arteriellen Gefäßzugangs
Adäquater Zugang zu Blutprodukten
Ausreichende Kleidergröße der Krankenhausbekleidung

die antepartale Schwangerschaftsperiode noch für die einzelnen Geburtsphasen eine Evidenzbasierung. Grundlage der kardiotokografischen Schwangerschafts- und Geburtsbegleitung bleiben damit auch bei der übergewichtigen/adipösen Schwangeren die allgemeinen Vorgaben zum CTG-Einsatz (Schäfer-Graf et al. 2019). Insgesamt ist allerdings anhand der in Abhängigkeit des Körpergewichts vermehrt auftretenden Zusatzrisiken häufig eine Ausweitung der CTG-Überwachung indiziert. In Abhängig-

◘ **Tab. 10.13** Erfordernis der internen Herztonregistrierung (aufgrund Signalausfallsraten >10% bei externer CTG-Ableitung) (Rauf et al. 2011)

	Kopfschwartenelektrode (%)
BMI ≤ 29,9 kg/m²	2
BMI 30,0–34,9 kg/m²	23
BMI 35,0–39,9 kg/m²	32
BMI ≥40 kg/m²	45

keit des Ausprägungsgrads von Adipositas gerät die fetale Herztonüberwachung mittels transabdominalem Dopplerultraschall (externe Herzfrequenzableitung) dabei gehäuft an ihre technischen Grenzen. In diesen Fällen ist auf interne (transvaginale, intrauterine) Überwachungstechnik mittels Kopfschwartenelektrode (KSE) zurückzugreifen (◘ Tab. 10.13).

Vergleichbare Erfahrungen bestehen auch für die Wehenschreibung bei steigendem BMI. Die extern zum Einsatz kommenden Federdruckmesser sind im Falle mangelnder Signalqualität durch intrauterine Tokometrie (transvaginale intrakavitäre Drucksonde) zu ersetzen.

10.4.3 Geburtseinleitung bei Adipositas

Hohes mütterliches Körpergewicht wie auch eine übermäßige Gewichtszunahme während der Schwangerschaft geben in Abwesenheit anderer geburtshilflicher Indikationen keine alleinige Veranlassung zur Geburtseinleitung. Allerdings ist eben diese Verknüpfung von Adipositas und weiterer mütterlicher und/oder fetaler Gefährdungszustände (z. B. Terminüberschreitung/Übertragung mit gesteigerten fetalen Risiken) gehäuft. Diese Konstellationen treten dabei sowohl in kausalitätsstiftendem als auch koinzidentem Zusammenhang auf. Mütterliche Adipositas geht mit einer Steigerung des Risikos für diverse Formen der Wehendystokie (hypokinetische Wehenschwäche, Wehenkoordinations- und -tempostörungen) einher. Die Geschwindigkeit der intrapartalen Zervixdilatation verhält sich somit invers proportional zum mütterlichen Körpergewicht. Dieser Zusammenhang bleibt auch nach Adjustierung für mögliche weitere Einflussfaktoren wie Geburtseinleitung, Wehenstimulation, Regionalanästhesie, Ausmaß der Gewichtszunahme während der Schwangerschaft und das Kindsgewicht bestehen. Der quantitative Vergleich weist eine mittlere Dauer der Eröffnungsperiode von 7,9 Stunden (Std) für adipöse, 7,5 Std. für übergewichtige und 6,2 Std. für normalgewichtige Kreißende auf. Die Ätiologie dieses Effekts ist, obwohl nicht gänzlich geklärt, durch eine Einschränkung der uterinen Kontraktionsstärke (intramuskuläre Cholesterindepots mit negativem Effekt auf den myometrane Tonisierungspotenz) zumindest mitbedingt (Schäfer-Graf et al. 2017). Einer intrauterinen Druckbestimmung entgeht diese, den Uterus weniger tonisierende Differenz allerdings. Wehenaugmentation durch Uterotonika (Oxytocin) ist daher bei Adipositas häufiger erforderlich. Der Vorstellung einer (additiven) Behinderung der Geburtsmechanik durch vermehrte intrapelvine Fettansammlungen fehlt dagegen bisher die belastbare wissenschaftliche Evidenz (Keck 2018).

Die Bewertung der Wehentätigkeit und des Geburtsfortschritts stellen bei Adipositas darüber hinaus auch eine klinische Herausforderung dar. Aus dem generellen Zusammenhang von Verzögerungen des Geburtsverlaufs und Adipositas lassen sich trotz der numerischen Kenntnis der Wahrscheinlichkeitssteigerung eines Geburtsstillstands, OR 2,3 (95%KI 1,8–2,8) bei BMI ≥30,0 kg/m², allerdings keine klinisch wie apparativ klaren Interventionsgrenzen ableiten.

Individualisierte Entscheidungsfindung bleibt zur Vermeidung unnötiger geburtshilflicher Interventionen/Operationen und ggf. Komplikationen Mittel der Wahl. Situationsabhängig können Skalp-Elektroden bzw. die intrauterine Druckmessung zum Einsatz kommen. Dies umso mehr, als das mütterliche Körpergewicht eine Abhängigkeit zu gehäuft komplizierten Geburtsverläufen zeigt und damit das Risiko eines ungünstigen kindlichen Outcome (z. B. fetale Hypoxie/Asphyxie, Hypoglykämie, stationäre Behandlungsdauer >5 Tage, ungünstiger neonataler Composite-Morbidity-Score) erhöht.

Gemeinsam mit einem allgemeinen Anstieg der Sectiofrequenz ist in den vergangenen Jahren auch eine generelle Häufigkeitssteigerung an Geburtseinleitungen zu beobachten. Die iatrogene Reifung der Cervix uteri und/oder Weheninduktion nahe dem errechneten Entbindungstermin wird dabei aus medizinischen Indikationen, aber auch aufgrund nicht medizinischer Beweggründe (z. B. psychologisch, sozioökonomisch, partnerschaftlich) gehäuft erwogen und in Form einer proaktiven Geburtshilfe eingesetzt (◘ Tab. 10.14).

Dabei ist die zugrundeliegende Nutzen-Risiko-Abwägung, besonders auch im Segment der Frauen mit stark erhöhtem Körpergewicht, stets kritisch zu hinterfragen. Zur Beurteilung der Zweckmäßigkeit von Geburtseinleitungen kommt bei Adipositas neben den medizinischen Beweggründen sowohl den erzielbaren Erfolgsraten wie auch den Komplikationen entscheidungsrelevanter Stellenwert zu. Studiendaten zum Einsatz von Prostaglandinen zeigen in Abhängigkeit des Körpergewichts der Schwangeren signifikante Unterschiede. Nach Zervixreifung mit unterschiedlichen Dosen von Dinoproston (10 mg) und Misoprostol (50 μg bzw. 100 μg) ist auch der Gebrauch von Oxytocin zur Wehenstimulation in Dosis und Dauer vom Ausmaß des mütterlichen Körpergewichts abhängig. Im Vergleich zu Schwangeren mit einem BMI <30kg/m² (2,6 Einheiten über 6,5 Std.) war in Studien bei Adipositas mit 3,5 Einheiten über 7,7 Std. und bei extremer Adipositas mit 5,0 Einheiten über 8,5 Std. eine intensivere medikamentöse Wehenstimulation erforderlich. Ferner kann die im Median verlängerte Einleitungsdauer bei steigendem mütterlichem

◘ **Tab. 10.14** Mütterlich-medizinische Indikationen für eine elektiv terminierte Geburt bei Adipositas

Indikationen	Additive Risikofaktoren
Schwere Präeklampsie/Eklampsie	Hyperlipidämie (Cholesterin, Triglyzeride)
Niereninsuffizienz	Störung des Glukosestoffwechsels/GMD
Disseminierte intravasale Koagulopathie (DIC)	Blutdruckerhöhung
Dyspnoe	Rauchen
Akutes Lungenödem	Z. n. Thromboembolie
Progressive Cholestase (Transaminasenanstieg >10fach)	Anamnestische Herzerkrankung (Eigen-/Familienanamnese)
Persistierende Oberbauchschmerzen	Erhöhtes mütterliches Alter
Ausgeprägte Ödemzunahme (wöchentliche Gewichtszunahme >1 kg)	
ZNS-Symptomatik (neu auftretend)	
Pulmonale Hypertonie	

Tab. 10.15 Geburtshilfliche Rahmendaten bei Geburtseinleitung am errechneten Termin

	Geburtseinleitungszeit (Einleitung → Geburt)	Sectio caesarea	Vaginale Geburt innerhalb von 48 Std.
Normal-/Übergewicht (BMI <30,0 kg/m^2)	25 Std. 50 min	21,8%	84%
Adipositas I° (BMI 30,0–34,9 kg/m^2)	27 Std. 49 min (p = 0,0406)	30,8% (p <0,001)	78% (p = 0,0186)
Adipositas II° (BMI 35,0–39,9 kg/m^2)	29 Std. 5 min (p = 0,0294)	30,5% (p <0,0067)	75% (p = 0,0049)
Adipositas III° (BMI ≥40,0 kg/m^2)	31 Std. 39 min (p = 0,0008)	42,5% (p <0,0001)	75% (p = 0,0329)

Körpergewicht als Indiz für die Erschwernis einer erfolgreichen Geburtseinleitung gelten (Pevzner et al. 2009) (◘ Tab. 10.15).

> **Tipp**
>
> Widerspruchsfreie Evidenz zur Methodik einer Geburtseinleitung bei Adipositas (≥III°) liegt derzeit nicht vor.

Der Zusammenhang von mütterlicher Adipositas und IUFT spät im 3. Trimenon und bei Terminüberschreitung ist im Zusammenhang mit Risikominimierung in der Spätschwangerschaft zu beachten (◘ Abb. 10.1). Als geburtshilfliche Konsequenz ist bei maternalem Übergewicht/Adipositas eine Geburtseinleitung spätestens zum errechneten Termin zu erwägen. Dabei profitieren von diesem Ansatz gehäuft Frauen in den hohen/höchsten Adipositasgraden besonders in Kombination mit Komorbiditätsfaktoren (Diabetes mellitus, Präeklampsie). Dieser Strategie steht allerdings ein, bei Adipositas schlechteres Ansprechen auf Geburtseinleitung und der per se protrahierte Geburtsverlauf gegenüber. Ein hoher BMI wirkt sich somit nicht nur prolongierend auf den Entbindungsverlauf nach Geburtseinleitung, sondern auch negativ auf den Interventionserfolg aus. Besonders ausgeprägt sind diese Effekte im Kollektiv der adipösen Erstgebärenden zum Zeitpunkt des errechneten Termins zu beobachten. Diese Befunde können u. a. als Rationale für Überlegungen einer früheren Geburtseinleitung bei Adipositas dienen. Allerdings sind konkrete Schwellenwerte aus den vorliegenden Daten bisher nicht abzuleiten.

> **Tipp**
>
> Die sequenzielle Kombination einer Ballonkatheter-Zervixdilatation gefolgt von medikamentösen Interventionen führt bei der adipösen Patientin zur Halbierung der frustran verlaufenden Geburtseinleitungen (Schäfer-Graf et al. 2019).

Die peripartale Beratung ist daher auf eine individualisierte multifaktorielle Entscheidungsfindung zu den Chancen (u. a. Vermeidung/Verminderung Makrosomiebedingter Folgezustände) und Risiken (kindliche und mütterliche Komplikationen, frustrane Geburtseinleitung, Erhöhung der sekundären Sectiorate) zurückgeworfen. Zu einer generellen Empfehlung der Geburtseinleitung in Abhängigkeit des maternalen Körpergewichts fehlt derzeit allerdings die wissenschaftliche Evidenz.

10.4.4 Möglichkeiten der Intervention bei Adipositas

Lebensstil-Interventionen umfassen diätetische Maßnahmen sowie körperliche Aktivität. Im günstigsten Fall ist so eine Körpergewichtsreduktion von 10–15% innerhalb eines Jahres zu erreichen. Am wirkungsvollsten erfolgt diese vor Beginn einer Schwangerschaft. Eine präkonzeptionelle Gewichtsabnahme von 10% bedeutet konkret die Risikoverminderung diverser Schwangerschaftsrisiken (bis 30% für GDM und Präklampsie). Die Raten mütterlicher Aufnahmen auf Intensivstation, fetale Makrosomie, APGAR-Score <6 (nach 5 Minuten) und kindliche Aufnahmen auf Neugeborenenintensivstation sinken um ≥15%. Erst höhere Körpergewichtsreduktionen (20–25%) bewirken dagegen auch einen günstigen Effekt auf die Frühgeburten- und Cito-Sectioraten. Dagegen bleibt die Wahrscheinlichkeit des Auftretens einer Schulterdystokie oder Totgeburt in der populationsbasierten italienischen Kohortenstudie von Masturzo et al. unverändert (Masturzo et al. 2019).

Sowohl diätetische als auch medikamentöse Ansätze zur Gewichtsreduktion sind während der Schwangerschaft kontraindiziert. Die Ernährungssteuerung in graviditate folgt vielmehr dem Ziel einer gesundheitsorientierten Versorgung von Mutter und Fetus.

Nach bariatrischer Chirurgie können dagegen Gewichtsabnahmerfolge bis zu 30–40% innerhalb von Jahresfrist beschrieben werden. Die reduzierte Nahrungsaufnahmekapazität und in der Folge die Gewichtsverminderung verbessern die Fertilität und vermindert die Adipositastypischen Schwangerschafts- und Geburtsrisiken (u. a. Präeklampsie, Hypertonus, GDM, fetale Makrosomie). In einer der größten hierzu vorliegenden Fall-Kontroll-Studien stieg aber auch die Wahrscheinlichkeit einer IUGR (15,6% vs. 7,6%; adjustierte OR 2,2, 95%KI 1,64–2,95; p <0,001), eines IUFT oder neonatalen Todes (1,7% vs. 0,7%) ebenso wie das Risiko einer Frühgeburt >32 SSW (7,3% vs. 5,7%; adjustierte OR 1,30 95%KI 1,05–1,60; p = 0,01) signifikant an (Johansson et al. 2015; Legro 2016; Stephansson et al. 2016). Was dieser Beobachtung ursächlich zugrunde liegt, bleibt unklar, wobei nutritive Beeinträchtigungen infolge der Malassimilation sowie metabolisch-endokrine Umstellungen aufgrund der Veränderung des Fettverteilungsmusters infrage kommen können.

Die Körpergewichtsabnahme während einer Schwangerschaft ist mit einem erhöhten Risiko für eine Neugeborenenhypotrophie (Plazentainsuffizienz) verbunden und daher nicht empfohlen. Anders ist dagegen eine Steigerung der Fitness auch während der Schwangerschaft gerade bei adipösen Frauen zu begrüßen. Durch körperliche Ertüchtigung lassen sich eine Verringerung der Geburtsdauer (Austreibungsperiode), von Lumbalgien, Kaiserschnitten und Geburtskomplikationen (Reduktion von Angst/Stress) ebenso wie die raschere postpartale Regeneration und eine gesteigerte Lebensqualität (weniger Fatigue, Stimmungsschwankungen, Depression) erreichen (Price et al. 2012). Sport wird so nicht nur direkt, sondern auch über die aufgezeigten indirekten Effekte zur Voraussetzung des zeitnahen Erreichens eines günstigen Ausgangsgewichts vor der Schwangerschaft bzw. zum Bestandteil der Körpergewichtsstabilisierung prä- wie postpartal (Ferrari und Graf 2017).

Die mütterliche Bereitschaft, post partum aktiv das Körpergewicht zu verändern, ist generell nicht sehr hoch – obwohl sich Körpergewichtsverlust bis zur Folgeschwangerschaft positiv auf das neonatale Outcome auswirkt. Der medikamentöse Therapieansatz mit Metformin während der Schwangerschaft wurde in zwei randomisierten kontrollierten Studien untersucht und reduzierte zwar die Körpergewichtszunahme in graviditate, ließ allerdings eine Risikoreduktion für GDM oder fetale Makrosomie vermissen. Gleiches bewirken früh in der Schwangerschaft (1. Trimenon) begonnene Lifestyle-Interventionen wobei die Ergebnisse letztlich nicht in einen relevanten Rückgang der maternalen oder fetalen Morbidität münden (Stubert et al. 2018).

10.5 Ausblick

Klinische Forschungsergebnisse zu den noch vorhandenen Lücken in unserem Verständnis um die effektivsten Methoden der Geburtsleitung, wie auch der angemessenen postpartalen Betreuung adipöser Frauen, halten derzeit nicht Schritt mit den wachsenden Herausforderungen, welche dieses kontinuierlich wachsende Segment der modernen Risikogeburtshilfe abverlangt. Um dem wesentlichen Ziel gerade bei fortgeschritten adipösen Gebärenden auf morbiditätsträchtige Entbindungen durch Kaiserschnitt verzichten zu können werden prospektive Daten zum Detailverständnis von Wehentätigkeit und Geburtseinleitung (Einsatz von Zervix-reifenden Behandlungen, Amniotomie und Wehen-verstärkenden Pharmaka) in Abwägung zu einem abwartenden geburtshilflichen Vorgehen dringlich erwartet. Die noch offenen wissenschaftlichen Fragen sind dabei auch auf die Kombination von Adipositas und GDM bzw. weiterer assoziierter Geburtsrisiken auszudehnen. Auch dem intra- (z. B. Dosis eines indizierten Antibiotikaeinsatzes, Art und Intensität einer Thromboseprophylaxe, geburtshilfliche Anästhesie) und postpartalen Komplikationsmanagement (u. a. PPH) ist hier wissenschaftlich noch weiterer Raum zu geben. Konkret könnte unter dem Aspekt der Primärprävention adipösen Frauen im reproduktiven Alter so ein breit aufgestelltes präkonzeptionelles Screening mit Beratung angetragen werden. Mit Bezug auf ihr Körpergewicht (BMI) und den damit verbundenen Risiken (GDM, HbA1c <6,1%, Hyperlipidämie) kann die erforderliche Beeinflussung des Lebensstils auf diese Weise frühzeitig (genug) implementiert werden (Witkop 2014a).

10.6 Fazit für die Praxis

> Wegweisend prospektive Evidenz zum geeigneten Geburtsmodus bei (hochgradiger) Adipositas liegt nicht vor. Den internationalen Empfehlungen folgend, sollen Entscheidungen zur Entbindungsart auf dem Boden individueller Kriterien getroffen werden.

- Eine Adipositas-bedingte Morbiditätssteigerung für Mutter und Kind während der Schwangerschaft ist gut belegt. Dabei wirkt sich Adipositas als unabhängiger Risikofaktor additiv zu ebenfalls gehäuften Komorbiditäten wie Diabetes mellitus aus.
- Vergleichbares gilt für übermäßige Körpergewichtszunahme während der Schwangerschaft.
- Mütterliche Adipositas und gesteigerte Körpergewichtszunahme in graviditate bedingen eine Häufung von
  - Wehenfunktionsstörungen
  - Protrahierten Geburtsverläufe
  - Reduziertem Ansprechen auf Geburtseinleitungen: frustraner Einleitungsverlauf OR 18,06 (95%KI 8,85–36,84); p <0,0001 (Ramonienė et al. 2017)
  - Gesteigertem, protrahiertem Wehenmittelbedarf
  - Erhöhter Wahrscheinlichkeit und Risiko vaginal-operativer Interventionen

- Gesteigerten Kaiserschnittraten (individualisierte Indikationsstellung, komplizierte Eingriffstechnik, intra- und postoperatives Risiko)
 - Erhöhter perinataler Morbidität und Mortalität von Mutter und Kind
 - Erfordernis einer engmaschigen fetalen Überwachung in Terminnähe
 - Erfordernis der Vermeidung von Terminüberschreitungen (IUFT-Risiko)
- Geburtseinleitungen, vaginal-operative Geburten, VBAC sind mit steigendem BMI zunehmend risikobehaftet (sinkende Erfolgsraten, steigende Komplikationswahrscheinlichkeiten).
- Inwiefern eine generelle Geburtseinleitungsempfehlung spätestens mit dem Erreichen des errechneten Termins zur Verminderung der Kaiserschnittrate, ohne Anstieg ungünstiger Outcomeparameter der Neugeborenen führt, ist nicht abschließend geklärt und bleibt eine Individualentscheidung.

Tipp

Bei einem BMI $\geq 30{,}0$ kg/m^2 hat eine Aufklärung zur erfolgen, dass eine Terminüberschreitung mit erhöhten IUFT-Risiken verbunden ist. Bei zusätzlichen Risikofaktoren ist die Geburtseinleitung mit 39 + 0 SSW sorgfältig abzuwägen (Schäfer-Graf et al. 2019).

- Der Zusammenhang höherer Sectioraten mit steigendem Körpergewicht lässt sich sowohl durch die vermehrte Indikationsstellung zur primären als auch eine größere Bereitschaft zur sekundären Sectio caesarea (kausal u. a. prolongierte Geburtsverläufe/Geburtsstillstände bei Adipositas) zurückführen.
- Ab einem Adipositasgrad III (BMI $\geq 40{,}0$ kg/m^2) ist peripartal eine frühzeitige Regionalanästhesieanlage zu empfehlen (Fehlanlagerate 42%) (Modder und Fitzsimons 2010)
- Der Einsatz apparativer peripartaler Monitoringmethoden ist an die Überwachungserschwernisse bei Adipositas anzupassen (z. B. interne CTG-Ableitung).
- Institutionsspezifische Behandlungspfade (Checklisten) erleichtern und standardisieren die Betreuung übergewichtiger und adipöser Schwangerer (Modder und Fitzsimons 2010; Denison et al. 2019) (in Großbritannien z. B. aber nur in weniger als 40% der Abteilungen vorhanden (Myers und Maresh 2012)):

 - Klinikspezifische Annahmekriterien
 - Versorgungslevel und personelle wie apparative Struktur der geburtshilflichen und neonatologischen Abteilung
 - Geburtshilfliche (Kreißsaal) und neonatologische Ausstattung
 - Einweisung und Training des betreuenden medizinischen Personals (u. a. Kenntnisse zur Ernährungsberatung, technisches Handling von adipösen Patientinnen im klinischen Umfeld, geübter Umgang mit speziellem Instrumentarium)
 - Peripartale Ablaufplanung
 - Logistik der anästhesiologischen und ggf. neonatologischen Mitbetreuung
 - Managementplanung prä- und peripartaler Notfälle
 - Postpartale Betreuungsressourcen

Literatur

Arabin B, Stupin JH (2016) Übergewicht und Adipositas: Risiken und Interventionen. Die Hebamme 29:47–54

Ashoor G, Syngelaki A, Poon LCY, Rezende JC, Nicolaides KH (2013) Fetal fraction in maternal plasma cell-free DNA at 11-13 weeks' gestation: relation to maternal and fetal characteristics. Ultrasound Obstet Gynecol 41:26–32

Aune D, Saugstad OD, Henriksen T, Tonstad S (2014) Maternal body mass index and the risk of fetal death, stillbirth, and infant death: a systematic review and meta-analysis. J Am Med Assoc 311(15):1536–1546

Blondon M, Harrington LB, Boehlen F, Robert-Ebadi H, Righini M, Smith NL (2016) Pre-pregnancy BMI, delivery BMI, gestational weight gain and the risk of postpartum venous thrombosis. Thromb Res 145:151–156

Bolz M, Koenen DJ, Körber S, Briese V (2014) Adipositas und Schwangerschaft. Walter de Gruyter, Berlin/Boston

Bundesinstitut für Bevölkerungsforschung BIB (Hrsg.): Lebendgeburt, Totgeburt und Fehlgeburt; http://www.bib-demografie.de/SharedDocs/Glossareintraege/DE/L/lebendgeburt.htm. Zugegriffen am 01.07.2021

Cai GJ, Sun XX, Zhang L, Hong Q (2014) Association between maternal body mass index and congenital heart defects in offspring: a systematic review. Am J Obstet Gynecol 211(2):91–117

CDC (2019) IOM-recommendations: weight gain during pregnancy. https://www.cdc.gov/reproductivehealth/maternalinfanthealth/pregnancy-weight-gain.htm. Zugegriffen am 01.07.2021

Dashe JS, McIntire DD, Twickler DM (2009) Effect of maternal obesity on the ultrasound detection of anomalous fetuses. Obstet Gynecol 113:1001–1007

Delisle B (2018) Adipositas im Kindes- und Jugendalter und ihre Bedeutung für die Kinder- und Jugendgynäkologie. Korasion – Gyne 8:25–29

Denison FC, Aedla NR, Keag O, Hor K, Reynolds RM, Milne A, Diamond A, on behalf of the Royal College of Obstetricians and Gynaecologists (2019) Care of Women with obesity in pregnancy. Green-top guideline no. 72. Br J Obstet Gynaecol 126(3):e62–e106

Diesel JC, Eckhardt CL, Day NL, Brooks MM, Arslanian SA, Bodnar LM (2015) Gestational weight gain and the risk of offspring obesity at 10 and 16 years: a prospective cohort study in low-income women. Br J Obstet Gynaecol 122:1395–1402

Duvekot J (2005) Pregnancy and obesity: practical implications. Eur Clin Obstet Gynaecol 1:74–88

Ferrari N, Graf C (2017) Körperliche Aktivität und Schwangerschaft. Frauenarzt 9:736–739

Gould JB, Mayo J, Shaw GM, Stevenson DK, March of Dimes Prematurity Research Center at Stanford University School of Medicine (2014) Swedish and American studies show that initiatives to decrease maternal obesity could play a key role in reducing preterm birth. Acta Paediatr 103(6):586–591

HAPO Study Cooperative Research Group. (2002) The Hyperglycemia and Adverse Pregnancy Outcome (HAPO) Study. International Journal of Gynaecology and Obstetrics 78(1): 69–77

Homer C, Kurinczuk JJ, Spark P, Brocklehurst P, Knight M (2011) Planned vaginal delivery or planned caesarean delivery in women with extreme obesity. Br J Obstet Gynaecol 118:480–487

Hopp H, Kainer F, Krause M (2016) Operative Geburtshilfe. In: Kainer F (Hrsg) Facharztwissen Geburtsmedizin. Elsevier, München

Johansson K, Cnattingius S, Naslund I, Roos N, Trolle Lagerros Y, Granath F, Stephansson O, Neovius M (2015) Outcomes of pregnancy after bariatric surgery. N Engl J Med 372:814–824

Keck C (2018) Adipositas – ein „zunehmendes" Problem. Frauenarzt 59(10):774–781

Kühnert M (2018) Über- und Untergewicht als Schwangerschaftsrisiken. Gynäkologische Praxis 43(4):559–570

Legro RS (2016) Mr. Fertility Authority, tear down that weight wall. Hum Reprod 31:2662–2664

Lipschuetz M, Cohen SM, Ein-Mor E, Sapir H, Hochner-Celnikier D, Porat S, Amsalem H, Valsky DV, Ezra Y, Elami-Suzin M, Paltiel O, Yagel S (2015) A large head circumference is more strongly associated with unplanned cesarean or instrumental delivery and neonatal complications than high birthweight. Am J Obstet Gynecol 213(833):e1–e12

Masturzo B, Franzè V, Germano C, Attini R, Gennarelli G, Lezo A, Rolf A, Plazzotta C, Brunelli E, Youssef A, Todros T, Farina A (2019) Risk of adverse pregnancy outcomes by pre-pregnancy Body Mass Index among Italian population: a retrospective population-based cohort study on 27,807 deliveries. Arch Gynecol Obstet 299(4):983–991

Melchior H, Kurch-Bek D, Mund J (2017) The prevalence of gestational diabetes. Dtsch Arztebl Int 114:412–418

Modder J, Fitzsimons KJ (2010) Management of women with obesity in pregnancy. Joint Guideline of Centre for Maternal and Child Enquiries (CMAE) and Royal College of Obstetricians and Gynaecologists (RCOG). https://www.rcog.org.uk/globalassets/documents/guidelines/cmacercogjointguidelinemanagementwomenobesitypregnancya.pdf. Zugegriffen am 01.07.2021

Morken NH, Klungsøyr K, Magnus P, Skjærven R (2013) Pre-pregnant body mass index, gestational weight gain and the risk of operative delivery. Acta Obstet Gynecol Scand 92(7):809–815

Myers J, Maresh M (2012) Clinical management. In: Ovesen PG, Møller Jensen D (Hrsg) Maternal obesity and pregnancy. Springer, Heidelberg

Nohr EA (2012) Stillbirth and infant mortality. In: Ovesen PG, Møller Jensen D (Hrsg) Maternal obesity and pregnancy. Springer, Heidelberg

Nohr EA, Bech BH, Davies MJ, Frydenberg M, Henriksen TB, Olsen J (2005) Prepregnancy obesity and fetal death: a study within the Danish National Birth Cohort. Obstet Gynecol 106(2):250–259

Ovesen P, Rasmussen S, Kesmodel U (2011) Effect of prepregnancy maternal overweight and obesity on pregnancy outcome. Obstet Gynecol 118:305–212

Persson M, Cnattingius S, Villamor E, Söderling J, Pasternak B, Stephansson O, Neovius M (2017) Risk of major congenital malformations in relation to maternal overweight and obesity severity: cohort study of 1.2 million singletons. Br Med J 357:j2563

Pevzner L, Powers BL, Rayburn WF, Rumney P, Wing DA (2009) Effects of maternal obesity on duration and outcomes of prostaglandin cervical ripening and labor induction. Obstet Gynecol 114(6):1315–1321

Pickering TG, Hall JE, Appel LJ, Falkner BE, Graves J, Hill MN, Jones DW, Kurtz T, Sheps SG, Roccella EJ (2005) Subcommittee of Professional and Public Education of the American Heart Association Council on High Blood Pressure Research. Recommendations for blood pressure measurement in humans and experimental animals: part 1: blood pressure measurement in humans: a statement for professionals from the Subcommittee of Professional and Public Education of the American Heart Association Council on High Blood Pressure Research. Hypertension 45:142–161

Price BB, Amini SB, Kappeler K (2012) Exercise in pregnancy: effect on fitness and obstetric outcomes – a randomized trial. Med Sci Sports Exerc 44(12):2263–2269

Ramonienė G, Maleckienė L, Nadišauskienė RJ, Bartusevičienė E, Railaitė DR, Mačiulevičienė R, Maleckas A (2017) Maternal obesity and obstetric outcomes in a tertiary referral center. Medicina 53(2):109–113

Rauf Z, Ommani S, Payne B, Brown R, Hassan S, Hayes-Gill BR, Cohen W, Alfirevic Z (2011) Intrapartum external fetal monitoring in obese women. Arch Dis Child Fetal Neonatal Edition 96 (Suppl1):Fa9

Schäfer-Graf U, Gembruch U, Louwen F, Schmidt M (2017) Adipositas und Schwangerschaft. Frauenarzt 58(1):22–28

Schäfer-Graf U, Schmidt M für die Leitliniengruppe (2019) Adipositas und Schwangerschaft. Deutsche Gesellschaft für Gynäkologie und Geburtshilfe (DGGG). AWMF S3-Leitlinie 015/081

Schienkiewitz A, Brettschneider AK, Damerow S, Schaffrath Rosario A (2018) Übergewicht und Adipositas im Kindes- und Jugendalter in Deutschland – Querschnittergebnisse aus KiGGS Welle 2 und Trends. Journal of Health Monitoring 3(1):16–23

Schoenaker DA, Soedamah-Muthu SS, Callaway LK, Mishra GD (2015) Prepregnancy dietary patterns and risk of developing hypertensive disorders of pregnancy: results from the Australian Longitudinal Study on Women's Health. Am J Clin Nutr 102(1):94–101

Schummers L, Hutcheon JA, Bodnar LM, Lieberman E, Himes KP (2015) Risk of adverse pregnancy outcomes by prepregnancy body mass index: a population-based study to inform prepregnancy weight loss counseling. Obstet Gynecol 125(1):133–143

Statistisches Bundesamt: Lebendgeborene, Totgeborene, Gestorbene und Saldo der Lebendgeborenen und Gestorbenen; http://www.gbe-bund.de/oowa921-install/servlet/oowa/aw92/dboowasys921.xwdevkit/xwd_init?gbe.isgbetol/xs_start_neu/&p_aid=3&p_aid=18458411&nummer=187&p_sprache=D&p_indsp=99999999&p_aid=64436103. Zugegriffen am 01.07.2021

Stephansson O, Johansson K, Naslund I, Neovius M (2016) Bariatric surgery and preterm birth. N Engl J Med 375:805–806

Stothard KJ, Tennant PW, Bell R, Rankin J (2009) Maternal overweight and obesity and the risk of congenital anomalies: a systematic review and meta-analysis. J Am Med Assoc 301(6):636–650

Stubert J, Reister F, Hartmann S, Janni W (2018) The risks associated with obesity in pregnancy. Dtsch Arztebl Int 115:276–283

Timur BB, Timur H, Tokmak A, Isik H, Eyi EGY (2018) Influence of maternal obesity on pregnancy complications and neonatal outcomes in diabetic and nondiabetic women. Geburtshilfe Frauenheilkd 78(4):400–406

Villamor E, Tedroff K, Peterson M, Johansson S, Neovius M, Petersson G, Cnattingius S (2017) Association between maternal body mass index in early pregnancy and incidence of cerebral palsy. J Am Med Assoc 317(9):925–936

Voigt M, Rochow N, Jährig K, Straube S, Hufnagel S, Jorch G (2010) Dependence of neonatal small and large for gestational age rates on maternal height and weight – an analysis of the German Perinatal Survey. J Perinat Med 38:425–430

Voigt M, Zels K, Guthmann F, Hesse V, Görlich Y, Straube S (2011) Somatic classification of neonates based on birth weight, length, and head circumference: quantification of the effects of maternal BMI and smoking. J Perinat Med 39:291–297

Voigt M, Hagenah H-P, Jackson T, Kunze M, Wittwer-Backofen U, Olbertz DM, Straube S (2019) Birth risks according to maternal height and weight – an analysis of the German Perinatal Survey. J Perinat Med 47(1):50–60

Vricella LK, Louis JM, Mercer BM, Bolden N (2010) Anesthesia complications during scheduled cesarean delivery for morbidly obese women. Am J Obstet Gynecol 203(3):276.e1–276.e5

Witkop CT (2014a) Preconception and pregnancy care in overweight or obese woman. In: Nicholson W, Baptiste-Roberts K (Hrsg) Obesity during pregnancy in clinical practice. Springer, Heidelberg

Witkop CT (2014b) Shared decision making and labor management in parturients. In: Nicholson W, Baptiste-Roberts K (Hrsg) Obesity during pregnancy in clinical practice. Springer, Heidelberg

Yee LM, Caughey AB, Cheng YW (2017) Association between gestational weight gain and perinatal outcomes in women with chronic hypertension. Am J Obstet Gynecol 217(3):348

Adipositas und Sectio caesarea

Alexander Strauss

Inhaltsverzeichnis

11.1 Einleitung – 212

11.2 Grundlagen – 212
11.2.1 Indikationen und komplizierende Diagnosen – 213
11.2.2 Prädiktion des Geburtsmodus – 215

11.3 Klinisches Vorgehen – 216
11.3.1 Geburtsvorbereitung – 217
11.3.2 Anästhesie – 218
11.3.3 Operationstechnik – 218
11.3.4 Komplikationen – 221
11.3.5 Postoperative Betreuung – 222
11.3.6 Entlassung in ambulante Betreuung – 223

11.4 Operative Interventionsspezifika – 223
11.4.1 Entbindungsmodus bei höchstgradiger Adipositas – 223
11.4.2 Spezielle Behandlungsmaßnahmen – 224

11.5 Prävention – 224
11.5.1 Primärprävention – 224
11.5.2 Sekundärprävention – 225

11.6 Ausblick – 225

11.7 Fazit für die Praxis – 225

Literatur – 226

© Springer-Verlag GmbH Deutschland, ein Teil von Springer Nature 2022
A. Strauss, C. Strauss (Hrsg.), *Praxisbuch Adipositas in der Geburtshilfe*,
https://doi.org/10.1007/978-3-662-61906-3_11

Trailer

Adipositas geht im Zusammenhang mit der menschlichen Reproduktion mit einer erhöhten Morbidität und Mortalität für Mutter und Kind einher. Nicht zuletzt die unmittelbar peripartalen Risiken, welchen sich Schwangere in Abhängigkeit ihres hohen Körpergewichts gegenübersehen, machen die Wahl des geeignetsten Geburtsmodus zur Herausforderung. Die Nutzen-Risiken Abwägung zwischen der vaginalen Geburt gegenüber einem Kaiserschnitt hat dabei auch die strukturellen, wie personellen Erfordernisse der Geburtsleitung nicht aus dem Auge zu lassen. Bei auch zukünftig weiter steigenden Zahlen an Schwangeren mit Übergewicht und Adipositas, wird eine stetig wachsende Zahl an geburtshilflichen Institutionen spezifische Vorbereitung für die praktische Betreuung derartiger Risikogeburten treffen müssen.

11.1 Einleitung

Adipositas geht mit einer deutlich erhöhten mütterlichen Morbidität und Mortalität einher. Im Einzelnen sind Schwangerschaftskomplikationen wie Gestationshypertonie/Präeklampsie, Frühgeburtsbestrebungen, vorzeitiger Blasensprung, Poly-/Oligo-/Anhydramnion, IUGR, vorzeitige Plazentalösung oder IUFT mit einer gewichtsabhängigen Wahrscheinlichkeitssteigerung auf 45,5% versus 28,5% bei Normalgewicht (OR 1,77 [95%KI 1,28–2,45], p = 0,001) verbunden (Timur et al. 2018). Dieses Risiko manifestiert sich u. a. auch am Zusammenhang zwischen Müttersterblichkeit und dem maternalen BMI ≥40,0 kg/m² von 30% verglichen mit einer Rate an Adipositas von 16–19% unter allen Schwangeren (Vereinigte Staaten, Großbritannien) (Machado 2012; Denison et al. 2019). Mütterliche Adipositas erhöht dagegen als isolierter Parameter das Risiko für einen ungünstigen kindlichen Schwangerschaftsausgang 18,3% (adipöse Mütter) verglichen mit 12,4% (Normal-

Tab. 11.1 Kindliche Mortalitätsrisiken in Abhängigkeit des mütterlichen Körpergewichts (Aune et al. 2014; Bundesinstitut für Bevölkerungsforschung, 2020; Statistisches Bundesamt 2020)

	RR/5 zusätzlichen BMI-Einheiten (95%KI)
IUFT/Totgeburt	1,24 (1,18–1,30)
Neonatale Mortalität (erste 28 Lebenstage)	1,15 (1,07–1,23)
Postneonatalsterblichkeit (2.-12. Lebensmonat)	1,18 (1,09–1,28)

gewicht) nicht (OR 1,07 [95%KI 0,68–1,67], p = 0,773). Einzig übermäßige Gewichtszunahme *in graviditate* steigert die Rate von beidem, Schwangerschaftskomplikationen (OR 1,37, 95%KI 1,09–1,80) und neonataler Morbidität (OR 1,69, 95%KI 1,18–2,42) (Timur et al. 2018).

> **Tipp**
>
> Jedes Kilo zählt – nahezu lineare Dosis-Risiko-Beziehung zum prä-/perinatalen Gefährdungspotenzial.

Eine vergleichbare Gefährdung, den fetalen Outcome betreffend, erwächst sowohl direkt aus dem Grad an mütterlicher Adipositas (geburtskomplikationsabhängige Hypoxie, peripartal verursachte Zerebralparese [CP], operative Gefährdung) als auch durch die gehäuft abzuleitende Komorbidität (u. a. diabetische Fetopathie, Makrosomie, Plazentainsuffizienz, Fehlbildungshäufung) (◘ Tab. 11.1).

11.2 Grundlagen

Die primäre Sectio caesarea unterscheidet sich in ihrer Form als erstmaliger elektiver Eingriff im Hinblick auf unmittelbar bedrohliche mütterliche und kindliche Komplikationen nicht signifikant von der unkomplizierten vaginalen Geburt. Anders verhält sich dieser Zusammenhang in Bezug auf sekundäre Kaiserschnitte und die Kombination mit zusätzlichen Schwangerschafts- und Geburtsrisiken. Ein derartig risikosteigernder Zusammenhang ist darüber hinaus auch durch das Ausmaß an Adipositas und der damit verbundenen Wahrscheinlichkeit der Entbindung durch Kaiserschnitt gegeben. Die Sectiorate ist dabei durch erhöhte mütterliche (z. B. Präeklampsie, Diabetes, kardiorespiratorische/rheologische/renale Morbidität) und kindliche Morbidität (u. a. fetale Makrosomie, kongenitale Anomalien), Gewichtsauswirkungen auf Geburtsverlauf/Geburtsmechanik (relatives/absolutes cephalopelvines Missverhältnis, Risiko der Schulterdystokie) und operativ-anamnestische Vorbelastung (u. a. Z. n. Sectio caesarea) gesteigert (Schäfer-Graf et al. 2019). Die statistische Größe dieser Wahrscheinlichkeit ist mit OR 2,19, 95% KI 1,73–2,78 anzugeben (74,6% gegenüber 44,5% bei Normalgewicht). Als Mechanismen werden proinflammatorische Effekte in den zahlreichen Adipozyten, Fettgewebsobstruktion im Geburtskanals und fetale Makrosomie diskutiert (Timur et al. 2018).

> Mehr Sicherheit durch Kaiserschnitt?

Andererseits korreliert die Rate an „komplizierten" vaginalen Geburtsverläufen positiv mit dem steigenden BMI der werdenden Mutter: u. a. münden fetale Makrosomie, gewichtsbedingte Veränderungen der Geburtswege, Erschwernisse der peripartalen Überwachung, BMI-abhängige mütterliche und fetale Komorbidität, eine Häufung protrahierter Geburtsverläufe, der vermehrte Einsatz von Wehenstimulation, erhöhte Einleitungsraten mit signifikant gesteigerter Wahrscheinlichkeit des frustranen Verlaufs, Terminüberschreitungen in häufigeren vaginal-operativen bzw. letztlich abdominal-operativen Entbindungen.

11.2.1 Indikationen und komplizierende Diagnosen

Ein Kaiserschnitt ist in Abhängigkeit des Ausprägungsgrades der mütterlichen Adipositas mit wachsendem operationstechnischen, aber auch anästhesiologischen Risikopotenzial verbunden. Die mütterlichen und kindlichen perioperativen Morbiditätsfolgen sind dabei abseits des mütterlichen Körpergewichtsfaktors von der Art und Dringlichkeit der Kaiserschnittindikation abhängig. Diese, auch von Eingriffen an normalgewichtigen Patientinnen bekannte Korrelation ist im Fall zunehmender Adipositas überdurchschnittlich verstärkt. Ganz besonders kommt der Effekt bei Notfalleingriffen zum Tragen. Darüber hinaus gewinnt maternale Adipositas auch unter dem Aspekt Körpergewicht bei vaginaler Geburtsleitung im Z. n. Kaiserschnitt gefährdungsmodulierende Bedeutung. Als eigenständiger Risikofaktor von Uterusruptur und fetalen Verletzungen, darf der Aspekt in einer ergebnisoffenen prospektiven Beratung der Schwangeren bei der Geburtsplanung nicht fehlen.

- **Primäre/elektive Sectio caesarea:**
Fetale Makrosomie (± Diabetes mellitus oder GDM) führt unter dem Präventionsaspekt (geburtsmechanischer Komplikationen) zu Indikationsstellungen elektiver Kaiserschnittentbindungen. Entbindungsentscheidungen anhand eines vermuteten feto-maternalen Missverhältnisses unterliegen diversen Variablen und gestalten sich daher komplex. Den erschwerten Ultraschalluntersuchungsbedingungen, methodischen Messgenauigkeiten und unterschiedlichen Berechnungsalgorithmen auf der fetalen Seite wird dabei häufig mehr Bedeutung als den mütterlichen Einflussfaktoren (Anamnese, Anthropometrie) zugemessen (Timur et al. 2018). Über die Sorge um die kindliche Prognose hinaus, verstärkt Adipositas aus weite-

ren Erwägungen den Hang zur geplanten Sectio caesarea als Entbindungsmodus. Dabei ist nicht nur das Ausgangsgewicht vor/in der Schwangerschaft maßgebend, sondern auch eine Gewichtszunahme während der Schwangerschaft jenseits der Leitlinienempfehlung (>9 kg). Besonders im Verbund mit weiteren Schwangerschaftskomplikationen (z. B. Hypertonie, häufigere Terminüberschreitungen, fetale Makrosomie/Schulterdystokiekonstellationen), steigert sich die Kaiserschnittwahrscheinlichkeit um 60% (OR 1,60, 95%KI 1,50–1,70) (Yee et al. 2017) (◘ Tab. 11.2).

- **Sekundäre Sectio caesarea:**
Protrahierte Geburtsverläufe und/oder -stillstände und daraus resultierend gehäufte Zustände von fetal distress bedingen eine Häufigkeitssteigerung von sekundären Indikationen zum Kaiserschnitt. Dieser Zusammenhang weist eine direkte Abhängigkeit von der mütterlichen Körpergewichtsklasse (und mittelbar auch zur fetalen Gewichtseinschätzung) auf. Neben der Gewichtsbedingtheit elektiver Kaiserschnittindikationen, lassen sich so auch die vergleichsweise höheren Raten an sekundären Sectiones erklären. Dabei führen BMI-abhängige Hemmnisse der Geburtsmechanik (protrahierter Verlauf, cephalopelvines Missverhältnis, Schulterdystokie) nicht nur zu frustranen vaginalen Geburtsverläufen/-einleitungen, sondern erhöhen damit direkt auch die Wahrscheinlichkeit einer sekundären Sectio bzw. im Extremfall sogar eines Notfallkaiserschnitts. Folgt man dabei im Einzelnen der Kausalkette, fußen die verringerten Chancen einer erfolgreichen vaginalen Geburt nicht nur auf (sekundären) fetalen Faktoren, sondern lassen sich auch auf die unmittelbaren geburtshilflichen Folgen des gesteigerten mütterlichen Körpergewichts (z. B. erschwerte/unmögliche fetale Überwachung, verengte Geburtswege) zurückführen.

◘ **Tab. 11.2** Häufigkeitsverteilung elektiver Entbindungen durch primäre Sectio caesarea in Abhängigkeit mütterlicher Körpergewichtsparameter

	BMI (kg/m^2)	Elektive Sectiorate (%)
Normal-/Untergewicht	≤ 19,9	14,3
Normalgewicht	20,0–24,9	26,5
Übergewicht	25,0–29,9	32,8
Präadipositas/Adipositas I°	≥30,0	33,8–38,7 (Witkop 2014)
Adipositas II°	≥40,0	36,2 (El-Chaar et al. 2013)
Adipositas III°	≥45,0	47,4 (Witkop 2014)
Super-Adipositas	≥50,0	49,1 (Marshall et al. 2012; Witkop 2014)
Z.n. bariatrischer Chirurgie (Adipositas III°)		30,4 (Abodeely et al. 2008)
Z.n. bariatrischer Chirurgie + erfolgreiche Gewichtsreduktion		<20,0 (Han et al. 2013)

- **Notfallkaiserschnitt (eilige Sectio caesarea, Cito-Sectio):**
Gewichtsabhängige logistische Herausforderungen an die personelle wie instrumentelle Infrastruktur einer Kaiserschnittentbindung werden zusätzlich von der Dringlichkeit des Eingriffs aggraviert. Eine entsprechende Operationslogistik unter der 3-fachen Belastung
  1. mütterliche Adipositas,
  2. erhöhte Schwangerschaftskomplikationsraten und
  3. absolute Eile durch akute mütterliche und/oder fetale Gefährdung
  steigern die peripartale Risikosituation in additiver Weise. Dabei sind Zeitverlust bzgl. der indikationsgebenden Diagnostik, des Transportes/der Lagerung, aber auch der Anästhesie, gefolgt von erschwerte operationstechnische Bedingungen mit unübersichtlichen Operationsverhältnissen/mütterlichen wie fetalen Verletzungsgefahr, erschwerte Kindsentwicklung/kindliche Morbidität und verlängerte Operationszeiten mit ihren intra- und postoperativen Komplikationen zu erwarten.
- **Kaiserschnitt nach bariatrischer Chirurgie:**
Da neben dem Körpergewicht auch das Alter der Schwangeren Einfluss auf den Geburtsmodus gewinnt, wirken auch auf die Sectiorate nach bariatrischer Chirurgie mehrere Faktoren ein. Ausgehend von einem 30%tigen postbariatrischen Kaiserschnittanteil bei einem BMI $\geq 40{,}0$ kg/m^2, steigt dieser pro weitere 5 BMI-Einheiten um 7%.

> **Tipp**
>
> Im Zuge einer erfolgreich ausgetragenen Schwangerschaft nach bariatrischer Chirurgie ergibt sich keine zwingende Sectioindikation.

- **Re-Sectio caesarea:**
Der Zustand nach Sectio erhöht die Komplikationswahrscheinlichkeit bei Folgeschwangerschaften/-geburten. Die Auswahl des individuell geeignetsten Geburtsmodus stellt damit eine wesentliche Herausforderung in der geburtshilflichen Betreuung derartiger Patientinnen dar. Geburtsrisiken betreffen dabei, wenngleich in unterschiedlicher Ausprägung sowohl ein Trial of labor/VBAC (vaginal birth after cesarean section) als auch die Durchführung einer Re-Sectio. Neben den, die aktuelle Schwangerschaft betreffenden subjektiven Erwägungen der Patientin wie auch des Arztes (perinatale Risikoabwägung des Geburtserfolgs, Logistik zur raschen ggf. notfallmäßigen sekundären Re-Sectio auch bei hohem und sehr hohem mütterlichen Körpergewicht) spielen bei der Indiktionsstellung voroperationsbedingter Risiken (u. a. Plazentationsstörung, Narbenruptur) eine entscheidende Rolle. Insgesamt besteht bei hohem/steigendem mütterlichen Körpergewicht eine zunehmend geringere Geneigtheit zur VBAC: 15–42% bei BMI $\geq 30{,}0$ kg/m^2 versus (vs.) 60–82% bei BMI $<30{,}0$ kg/m^2.

11.2.2 Prädiktion des Geburtsmodus

Den Erfolg eines Geburtsmodus vorherzusagen gelingt auch unabhängig des mütterlichen Körpergewichts nur unzureichend. Dies gilt auch für schwergewichtige Schwangere.

> **Tipp**
>
> Mütterliche Adipositas → dysfunktionale Wehentätigkeit → erhöhte Kaiserschnittrate

Tab. 11.3 Vorhersage eines erfolgreichen vaginalen Geburtsverlaufs bei Adipositas ≥III° (BMI ≥30,0 kg/m²) im Z.n. Sectio caesarea

Günstige prädiktive Faktoren	Ungünstige prädiktive Faktoren
Endogener Geburtsbeginn (Wehen, geburtsbereiter Muttermundsbefund – Bishop-Score ≥6, spontaner Blasensprung)	Adipositas (lineare Zunahme mit dem BMI) insbesondere in Kombination mit geringer Körperhöhe (<160 cm)
Geschätztes fetales Gewicht (<4000 g)	Diabetes mellitus, GDM
Vaginale Geburt in der Anamnese, am günstigsten in der Abfolge des vorangehenden Kaiserschnitts	Terminüberschreitung/Übertragung (RR 1,6–1,8)
Indiktion der vorangehenden Sectio caesarea nicht geburtsmechanisch bedingt	Z. n. mehrfachen Kaiserschnitten (oder Uterusoperationen)
Schwangerschaftsabstand >24 Monate	Geburtseinleitung (+ Z.n. frustraner Einleitung)
	Mehrlingsschwangerschaft
	Mütterliches Alter >35 Jahre (RR 1,4–1,8), >40 Jahre (RR 2,0)

Wenngleich die Rate an Kaiserschnitten mit erhöhtem Körpergewicht ansteigt, sind gerade in den hohen Gewichtsklassen die Risiken der Schnittentbindung zu einem spürbaren Häufigkeits- und Schweregradproblem angewachsen. Technisch zunehmend anspruchsvoll und im postoperativen Verlauf komplikationsbehaftet ist der Nutzen der Sectio caesarea im Verhältnis zur häufig ebenfalls erschwerten vaginalen Geburt nicht abschließend zu beurteilen. Eine klare Empfehlung zum individuell geeigneten Geburtsmodus ist daher weder anhand der Körpergewichtsausgangssituation noch der Gewichtszunahme während der Schwangerschaft alleine zu geben. Eine partizipative Entscheidungsfindung gemeinsam mit der Patientin bleibt im Rahmen einer individualisierten Risikobearbeitung bei Vorstellungsterminen zur Geburtsplanung unumgänglich (◘ Tab. 11.3).

11.3 Klinisches Vorgehen

Im Zusammenhang mit medizinisch indizierten Schnittentbindungen gelten prinzipiell für alle Gewichtsklassen die gleichen Überlegungen. Dennoch sind die zusätzlichen Besonderheiten eines Kaiserschnitts bei adipösen Patientinnen vielschichtig, wobei sich die speziellen Bedürfnisse der Narkoseleitung von jenen der Geburtshilfe nicht trennscharf separieren lassen.

> **Cave**
> Die Vorlaufzeit zum Notfallkaiserschnitt (Erkennungs-Entscheidungs-Entwicklungs-Zeit [EEE-Zeit]) ist bei Adipositas gewichtsabhängig verlängert.

Neben den Hemmnissen der Anästhesiedurchführung, welche mit dem Ausmaß der Adipositas in Zusammenhang stehen, ist es die Dringlichkeit der Indikation (elektive/primäre gegenüber sekundäre Sectio caesarea), die eine maßgebliche Rolle spielt. Wenn schon unter geplanten Bedingungen die höhergradig adipöse Patientin aufgrund ihrer Risikostruktur, aber auch des erschwerten Handlings von Routineprozeduren eine Herausforderung darstellt, können sich mütterlich bedrohliche Zustandsbilder ebenso wie perinatologisch kindliche Gefahrensituationen, insbesondere in Situationen medizinischer Dringlichkeit entwickeln. Dies beginnt bereits bei der Etablierung von Venenwegen, der Lagerung der Patientin (Cave: Flachlagerung, kardio-respiratorische Verdrängungserscheinungen bis hin zum „obesity-supine-death-syndrome", Vena-cava-Kompressionssyndrom).

> **Tipp**
>
> Katheterperiduralanästhesie bei höhergradiger mütterlicher Adipositas – *„eher früher als später".*

11.3.1 Geburtsvorbereitung

- Frühzeitige prospektive Beratung/Behandlungsplanung (risikoadaptiertes Geburtsmanagement, angemessener Entbindungsmodus/-zeitpunkt, geeignete Klinikauswahl)
- Ausführliche/ergebnisoffene Aufklärung über alternative Entbindungsverfahren (u. a. auf dem Boden der mütterlichen und fetalen Zustandsdiagnostik, einer aktuellen Sonografie)
- Frühzeitige, ambulante anästhesiologische Mitbetreuung/Aufklärung/individuelle Ablaufplanung (z. B. Etablierung von Venenzugängen bei zu erwartend schwierigen peripheren Gefäßverhältnissen)
- Frühzeitige Anlage einer Regionalanästhesie bei intendierter vaginaler Geburt hilft protrahierte Geburtsverläufe zu vermeiden
- Katheterperiduralanästhesie (KPDA): mehrfache Punktionsversuche in 50% bei Adipositas, 75% bei Adipositas III°. Bei BMI >50,0 kg/m² misslingt die Leitungsanästhesieanlage gänzlich in 25%, auch bei wiederholten Punktionsversuchen (ggf. Ultraschallführung)

- Methodische Ergänzung findet das anästhesiologische Konzept der peripartalen Betreuung (vaginale Geburt und Sectio caesarea) durch alternative Regionalanästhesieverfahren wie Spinalanästhesie (SPA) oder kombinierte Spinal-Epidural-Anästhesie (CSE)
- Bei sekundärer Sectio caesarea/Cito-Sectio Fortführung einer ggf. bereits etablierten Leitungsanästhesie u. U. als CSE
- Lagerung der Patientin: eindeutige Empfehlungen zur optimalen Positionierung der Patientin existieren nicht. Besondere Aufmerksamkeit ist den Druckpunkten zu widmen, um muskuloskelettale Nekrosen (Dekubitus) zu vermeiden (Cave: verlängerte Operationszeiten)
- Perioperative Antibiotikaprophylaxe:
  - Gewichtsadaptation: Für Cephalosporine der ersten Generation (z. B. Cefazolin, 2 g) lässt sich im subkutanen Gewebe am Hautschnitt ein inverses Verhältnis des Wirkstoffspiegelniveaus mit dem mütterlichen BMI feststellen. Dieses unterschreitet bei Adipositas (BMI $\geq$30,0 kg/m²) die minimale antibiotische Hemmkonzentration im Unterhautfettgewebe zum Zeitpunkt der Hautinzision, wie auch des Hautverschlusses jeweils um 20%. Für einen BMI $\geq$45,0 kg/m² beträgt die Rate zu Beginn der Operation 33,3% und zum Zeitpunkt des Wundverschlusses 44,4% (Pevzner et al. 2011). Daraus resultiert das Erfordernis einer Individualisierung der Medikamentendosierung (z. B. 3 g Cephalosporin bei BMI $\geq$40,0 kg/m² bzw. Körpergewicht >120 kg). Allerdings stehen konkrete Dosisfindungsdaten bzw. Informationen zur ggf. erforderlichen Kombinationsmedikation in diesem Segment der Risikogeburtshilfe noch aus. Dies schließt auch die Frage einer möglichen postoperativ vorteilhaften Prolongation der antiinfektiösen Prophylaxe mit ein.

– Rechtzeitigkeit: 60 Minuten vor Hautschnitt, falls der Eingriff zu diesem Zeitpunkt bereits indiziert wurde. Wenngleich ein Zusammenhang zwischen frühkindlicher Antibiotikaexposition und der Zusammensetzung des Mikrobioms bekannt ist, fehlen systematische Daten zum geeignetsten Zeitpunkt der antibiotischen Prophylaxe bei Sectio caesarea auch und besonders bei adipösen Patientinnen (Schäfer-Graf et al. 2019).

11.3.2 Anästhesie

Hohes Körpergewicht ist durch proinflammatorische Pathways (Leptin) mit einem verstärkten Schmerzempfinden vergesellschaftet (Younger et al. 2016). So steigt mit dem BMI auch das Erfordernis an schmerzlindernden peripartalen Interventionen. Dies betrifft sowohl den systemischen Einsatz von Analgetika (Dosisanpassung erforderlich), aber auch, und dies vornehmlich, den Einsatz von Regionalanästhesieverfahren. Die Nutzung der geburtshilflichen Effekte einer Katheterperiduralanästhesie (KPDA, Epiduralanästhesie – EDA) oder Spinalanästhesie (SPA) bzw. am günstigsten einer Kombination von beiden (CSE), gehen dabei über alleinige subjektive Schmerzlinderung auf Seiten der Gebärenden hinaus. Zu ihrem häufig „frühzeitig" empfohlenen Einsatz bei Adipositas tragen neben der Erwartung einer muskelrelaxierenden Beförderung des Geburtsfortschritts, auch ein strategischer Ansatz der prozessualen Komplikationsvermeidung bei. Gerade im Falle des Erfordernisses einer sekundären Sectio, soll so rasch und unkompliziert die Durchführung des Eingriffes in Regionalanästhesie ermöglicht werden. Diesem antizipatorischen Ansatz steht allerdings, wenn ein Kaiserschnitt nicht als schon indizierter bzw. absehbarer Entbindungsmodus gelten kann, die summarische Komplikationsrate einer geburtshilflichen Anästhesie bei BMI ≥50,0 kg/m² von 8,4% gegenüber (Vricella et al. 2010).

> **Tipp**
>
> Peripartale Anästhesieverfahren bei adipösen Schwangeren
> 1. Wahl: Kombinierte Spinal-Epidural-Anästhesie (CSE) bzw. Katheterperiduralanästhesie (KPDA)
> 2. Wahl: Spinalanästhesie (SPA)
> 3. Wahl: Allgemeinanästhesie (Intubationsnarkose – ITN)

Unabhängig des Körpergewichts der Patientin, haben rückenmarknahe Leitungsanästhesieverfahren in den vergangenen zwei Jahrzehnten die Allgemeinanästhesie als primäre Anästhesieform in der Geburtshilfe abgelöst. Dies umso mehr, als sich die Vorteile eines Intubationsverzichts besonders bei mit gesteigertem Körpergewicht verbundenen präoperativen Risiken manifestieren. Nichtsdestotrotz beeinflusst der Ausprägungsgrad von Übergewicht/Adipositas auch die Durchführung anästhesiologischer Regionalverfahren. Unterschiede in der prozessualen Dauer, den Komplikationsrisiken und den praktischen Limitationen der Technik machen die prospektive Auswahl des geeignetsten Verfahrens mitunter höchst komplex und nicht immer widerspruchsfrei (◘ Tab. 11.4).

11.3.3 Operationstechnik

Die Kaiserschnittoperationstechnik hat in Abhängigkeit steigenden Körpergewichts verschiedene Anpassungen zu erfahren (Machado, 2012):
– Vorhalten einer gewichtsangepassten Lagerungsmöglichkeit für die Patientin: Tragfähigkeit der Tische, Transportlogistik/-personal, geeignete Umlagerungstechnik der eingeschränkt beweglichen Schwangeren (siehe auch ◘ Tab. 11.1)

Adipositas und Sectio caesarea

▣ Tab. 11.4 Anästhesieverfahren bei Adipositas – geburtshilfliche Charakteristika

Rückenmarksnahe Leitungsanästhesie		Allgemeinanästhesie
Bei adipösen Gebärenden spielen die frühzeitige Implementierung kontrollierter Anlagebedingungen, der Erhalt von Schutzreflexe, der Schutz des Neugeborenen u. a. vor unerwünschten Medikamenteneinwirkungen (bei Adipositas häufiger, da Operationsprozeduren häufig im Vergleich zu Patientinnen geringerer Gewichtsstruktur langwieriger), der prospektive Entscheidungsansatz und die gute Kontrollierbarkeit durch Titration der Dosierung (Langfristigkeit des Effekts) eine wichtige Rolle		In Abhängigkeit des Ausprägungsgrades der Adipositas kommt es zu einem erschwerten Atemwegsmanagement (u. a. schwierige Intubation, Reflux-/Aspirationsgefahr), einer Neigung zu Atelektasenbildung (basal) und damit zu verminderter Apnoetoleranz. Zur konsequenten Risikominimierung erweist sich die Intubation unter laryngoskopischer Kontrolle und Narkoseeinleitung in 30° Oberkörperhochlagerung als geeignete anästhesiologische Präventionsstrategien. ITN erschwert/verzögert bei ausgeprägt adipösen Bauchdecken u. U. den chirurgischen Teil des Eingriffs. Damit steigt die Gefahr einer Anästhetika-bedingten Neugeborenen-Atemdepression (Opioid-Verabreichung erst nach der Abnabelung des Neugeborenen). Die Postponierung dieser Medikation führt schon bei Normalgewichtigen, darüber hinaus aber gesteigert mit dem Körpergewicht, zum Risiko der Wachheit während der Narkose. Konsekutiv sind damit hypertensive Belastungen (ggf. → Hirnblutung) und dies insbesondere bei vorbestehender Gestationshypertonie/Präeklampsie assoziiert
KPDA	**SPA**	
Erhöhte Versagerquote und verlängerten Anlagezeiten im Vergleich zur SPA. Vorteilhaft lässt sich der Analgesieeffekt langfristig – präoperativ/intrapartal wie auch postoperativ – nutzbringend in den Geburtsverlauf einbringen	Technisch einfacher. Intervall bis zur OP-Freigabe kürzer. Fehlpunktionen/ ungenügender Anästhesieerfolg seltener	

- Vermeidung eines Vena-Cava-Kompressionssyndroms:
  - Seitenlagerung gewinnt bei Adipösen aufgrund der Schwere des auf den zentralen prävertebralen Gefäßen lastenden Gewichts (Uterus, zentrales Fettgewebe, subkutane Bauchwandschicht) im Verhältnis zu normalgewichtigen Schwangeren größere Bedeutung
  - Sichere Lagerung der Patientin (u. a. Seitenlagerungssicherung)
- Anpassung des perioperativen fetalen Monitoring (Adipositas-abhängiges Risiko der intrapartalen Hypoxie/Asphyxie bei gewichtsbedingt gesteigerten apparativen Limitationen)
- Hautdesinfektion mit nicht unerheblichen Schwierigkeiten (Fläche, Bauchschürze)
- Bauchschürzenverlagerung nach kranial (ggf. Montgomery Straps) CAVE: Hypotension, fetal distress und beeinträchtigte Zwerchfellatmung durch Verschiebung des Panniculusgewichts
- Ausreichend zusätzliches Personal (Operateure, Assistenz, Lagerungs-/Pflegepersonal)
- Überlanges Operationsinstrumentarium
- Zugang – Hautschnitt (Schäfer-Graf et al. 2019):
  - Pfannenstielinzision (= erste Wahl) unterhalb der abdominalen Fettgewebsschürze (upward displacement des Panniculus: Cave: respiratorische Komplikationen durch Thoraxkompression, Hypotension und fetale Versorgungsalteration)
  - Unterbauchlängsschnitt (paraumbilikal) im Bereich des Panniculus (downward displacement)

  Zur Hautschnittführung (vertikal oder horizontal) liegen keine eindeutigen Empfehlungen vor. Die Pfannenstiel-Inzision kombiniert die Vorteile der kosmetisch dezenten Narbenführung (parallel der Hautspaltlinien) mit dem geringsten Trauma der Bauchwandschichten. Auch bei ausgeprägtem Panniculus und einem BMI ≥40,0 kg/m^2 ist die lokale Schichtdicke des Unterhautfettgewebe 2 Querfinger oberhalb der Symphyse am geringsten. Nachteilig an dieser tiefen Querschnittführung kann sich dagegen die reduzierte Möglichkeit der Exposition der intraabdominalen Strukturen und damit verbunden das mechanische Erschwernis/Unmöglichkeit der atraumatischen Entwicklung des (ggf. makrosomen) Neugeborenen auswirken. Höhere Querschnittvarianten, infra- oder supraumbilikal unterscheiden sich hiervon nicht wesentlich (ggf. downward displacement des Panniculus). Daneben ist das postoperative Wundmanagement durch die intertriginöse Lage unter der Bauchfettschürze belastet. Unterbauchlängsschnittinzisionen (14–23% der Kaiserschnitte bei BMI ≥40 kg/m^2) wirken diesen Nachteilen zwar entgegen und ermöglichen unter zeitkritischer Erfordernis einen rascheren Zugang zum Fetus, sind allerdings mit der Schaffung wesentlich ausgedehnterer subkutaner Wundflächen behaftet. Dies führt u. a. zu hohen Wunddehiszenzraten von bis zu 35% gegenüber 9% bzw. Wundinfektionswahrscheinlichkeiten von 23% vs. 6% jeweils im Vergleich zu Unterbauchquerschnitten. Zusätzlich ist der vertikale Hautlängsschnitt, mit deutlich gesteigerten Narbenhernienraten, postoperativen Schmerzen und einer Häufung von Endometritis wie auch postpartaler Transfusionserfordernis belastet (Wall et al. 2003).

- Ggf. Raumgewinn durch Längsspaltung der Faszie der Musculi rectales
- Raumgewinn durch den Einsatz operationsangemessener Retraktionssysteme/Operationsrahmen
- Aus Übersichts-/Platzgründen ggf. isthmokorporaler uteriner Längsschnitt
- Unabhängig des Zugangs ist die Bereitstellung einer Saugglocke zur Entwicklung des kindlichen Köpfchens bei sehr beengter Platzsituation auch im Operationssaal bei Eingriffen an adipösen Patientinnen (steigendes Risiko mit steigendem BMI) vorzuhalten.
- Chirurgische Bauchwandverschlusstechniken zielen neben einem kosmetisch ansprechenden Ergebnis, auf die Vermeidung postoperativer Komplikationen (Wunddehiszenz, Wundinfektion) ab. Dabei kommt der Frage des schichtweisen bzw. der Allschichtverschlusstechnik, der Materialfrage, aber auch der Stich- und Knüpftechnik Bedeutung zu. Nach Faszienverschluss mit fortlaufender, monofilamentärer Schlingennahttechnik (vertikal-chirurgischer Zugang) oder in Einzelknopfnahttechnik stellt sich stets die Frage nach der Approximation der subkutanen Wundräume. Ab einer Schichtdicke >2 cm des Unterhautfettgewebes sind adaptierenden Einzelknopfsubkutannähte mit Blick auf eine signifikante Reduktion postoperativer Wundheilungsstörungen (durch Reduktion von Wundseromen) empfohlen. Dieser protektive Effekt nimmt mit zunehmender Stärke der Subkutis (OR 0,66 bei BMI ≥30,0 kg/m^2) kontinuierlich zu. Unabhängig ihrer Nahttechnik, verlängert die chirurgische Versorgung der Bauchwandfettgewebsschicht allerdings in jedem Fall die Operationszeit.
- Die Einlage von Drainagen verfehlte bisher den Nachweis ihres eindeutigen therapeutischen Nutzens in Bezug auf die Vermeidung von Wundinfektionen bzw. ihres Indikatornutzens von Nach-

blutungen. Andererseits hält auch das häufig apostrophierte Infektionsrisiko durch die Fremdkörperplatzierung im Wundgebiet einer kritischen wissenschaftlichen Prüfung nicht stand. Individualisierte Entscheidungskorridore zur Platzierung geschlossener Wunddrainagesysteme sind daher auch bei maternaler Adipositas gegeben.
– Unterschiedliche Techniken des Hautverschlusses liefern, ohne klare Überlegenheit einer speziellen Methode, vergleichbare Ergebnisse (fortlaufende Intrakutannaht, Einzelknopfnaht, Hautklammern).
– Sectio caesarea bei Adipositas ist mit einer gesteigerten Schnitt-Naht-Zeit, erhöhten Anästhesiezeiten und einer längeren Gesamtoperationsdauer verbunden.

11.3.4 Komplikationen

Die Entbindung adipöser Mütter ist durch deutlich gesteigerte Raten unmittelbar intra- und postoperativer Risiken belastet. Zeitlich kommt es dabei zum Teil zu erheblichen Überschneidungen von Gefahrensituationen, welche im Sectio-Operationssaal beginnen sich in die postoperative Überwachungszeit im Kreißsaal/Aufwachraum/Intensivstation/Wochenbettstation erstrecken und z. T. auch noch die poststationäre Periode betreffen (Tan und Sia 2011; Kühnert 2018).

- **Intraoperative Komplikationen**
– Anästhesiologische Komplikationen (u. a. erschwerte Intubation, Hypotonie, inadäquates Niveau der Schmerzausschaltung bei Regionalverfahren, verlängerte Narkosezeit)
– Respiratorische Komplikation, Hypoxämie, Herzkreislaufbelastung/-dekompensation (erhöhter Sauerstoffverbrauch in Abhängigkeit des Körpergewichts)
– Verlängerte Eingriffszeit (Zugangserschwernis, intraabdominelle Übersicht und adäquater Platzbedarf u. U. nur unzureichend zu erreichen)
– Erschwerte Kindsentwicklung (Zunahme des abdominellen Fettgewebes, central obesity) → Verletzungen des Neugeborenen (3,4% vs. 1,1% bei normalgewichtigen Kaiserschnittpatientinnen): Hautschnitt, Schürfung, Cephalhämatom, Clavicula-/Röhrenknochen-Fraktur, Plexus-brachialis-Parese, Schädelfraktur, Facialisparese Einflussfaktoren (Alexander et al. 2006; Dessole et al. 2004):
  – Schnittführung der Uterotomie: Risikosteigerung besonders bei T-Schnitt
  – Schnitt-Entwicklungszeit (<3 Minuten): sekundäre Sectio caesarea, eilige/Cito-Sectio
– Erhöhter intraoperativer Blutverlust (>1000 ml, 34,9% versus 9,3% bei Normalgewicht) (Duvekot 2005)
– Verletzung von Nachbarstrukturen (v. a. Harnblase, Parametrien, Darmschlingen)

- **Postoperative Komplikationen**
– Anästhesiologische Komplikationen (u. a. Extubation, reduzierte respiratorische Reservekapazität, erhöhter Sauerstoffbedarf, verminderter Zwerchfellbewegungsumfang, Immobilisation)
– Postoperative (chirurgische) Nachblutung
– Atonierisiko in Abhängigkeit des Ausmaßes der Adipositas erhöht (70% bei BMI ≥40,0 kg/m^2) → aktive Leitung der Plazentarperiode erforderlich (Baeten et al. 2001)
– Thrombose und Thromboembolie (Kombination BMI ≥35,0 kg/m^2 + Immobilisation) (Modder und Fitzsimons 2010):
  – Vorgeburtliches Thromboserisiko: OR 62,3 (95%KI 11,5–337,6)
  – Nachgeburtliches Thromboserisiko: OR 40,1 (95%KI 8,0–201,5)

Dagegen haben adipöse Schwangere ohne Immobilisation mit einem deutlich geringeren antepartalen, OR 1,8 (95% KI 1,3–2,4), wie auch postpartalen Thromboserisiko, OR 2,4 (95%KI 1,7–3,3) zu rechnen.
- Endometritis 32,6% bei BMI ≥35,0 kg/m^2 trotz gewichtsangepasster Antibiotikaprophylaxe verglichen mit 4,9% bei Normalgewicht (Duvekot 2005)
- Fieber im Frühwochenbett: 20–30%
- Wundinfektion/Wundheilungsstörung: Wundrevisionseingriffe in 6–20% (Verdoppelung des Risikos pro 5 BMI-Einheiten)
- Perioperative Harnwegsinfektion
- Anämie: OR 2,8 (95%KI 1,7–4,7) (Duvekot 2005)

> Zur wissenschaftsbasierten Anpassung der Kaiserschnitttechnik an die speziellen Bedürfnisse von adipösen Schwangeren sind weitere Forschungsergebnisse erforderlich.

11.3.5 Postoperative Betreuung

- Kontinuierliche postoperative Überwachung im Kreißsaal bzw. Aufwachraum. Dies inkludiert ein engmaschiges kardiorespiratorisches Monitoring, insbesondere unter dem noch bestehenden Einfluss von Narkotika/Sedativa/Analgetika. Eine intensivmedizinische Überwachung mit der Option einer non-invasiven Atemunterstützung (CPAP) wird bei BMI ≥50,0 kg/m^2 4–5-fach häufiger erforderlich als bei normalgewichtigen Patientinnen (Schäfer-Graf et al. 2019).
- Während des Narkoseausleitung-/Aufwachprozesses → 45°-Oberkörperhochlagerung
- Aktive Leitung der Plazentarperiode (uterine Kontraktionsförderung bei gewichtsdeterminiert deutlich gesteigertem Atonierisiko)
- Gewichtsadjustierte Thromboseprophylaxe (z. B. NMH 0,5 mg/kg KG >120 kg KG) für 7–10 Tage bei Adipositas und dem Vorliegen eines weiteren Risikofaktors bzw. bei BMI ≥40,0 kg/m^2. Eine Fortführung der Antikoagulation für ≥6 Wochen ist für High-risk-Konstellationen (≥2 Risikofaktoren) vorzusehen. Alternative Präparate: unfraktioniertes Heparin, Acetylsalicylsäure

> **Tipp**
>
> Eine BMI-abhängige Entscheidung zur postpartalen Thromboseprophylaxe erfolgt unabhängig des Entbindungsmodus.

- Frühzeitige Mobilisierung/physiotherapeutische Unterstützung/intensives Atemtraining
- Lagerungsschaden-/Dekubitusprophylaxe durch Mobilisation (frühzeitige Diagnose durch regelmäßige [Haut-]Inspektion)
- Engmaschiges klinisches Monitoring (inkl. Wundheilungsüberwachung) und Temperaturkontrollen
- Postinterventionelle Schmerztherapie: Die Situation der adipösen (Früh-)Wöchnerinnen nach Sectio caesarea ist einerseits gekennzeichnet durch den Widerstreit zwischen einem Wunsch nach rascher Mobilisation zur Vermeidung thromboembolischer und respiratorischer Komplikationen und andererseits einem erhöhten Risiko der Beeinträchtigung der Atmung, durch den Einsatz von (zu viel) Opioiden (Ansatz: Ersatz der Opioide durch Nicht-Opioid-Analgetika und der vermehrte Einsatz von rückenmarksnah applizierten Analgetika). Auch die Aufrechterhaltung der Analgesie durch eine KPDA birgt das Risiko motorischer Blockaden, welche eine morbiditäts-

reduzierende Mobilisation der Patientin beeinträchtigen können.
- Bei Bedarf (kalkulierte) Antibiotikatherapie (u. a. bei Wund-/Harnwegsinfektion)
- Die Dauer der stationären Betreuung ist bei Adipositas (aufgrund des risiko-/komplikationsbehafteten Verlaufs) verglichen mit normalgewichtigen Wöchnerinnen unabhängig des Geburtsmodus verlängert (Duvekot 2005).

11.3.6 Entlassung in ambulante Betreuung

- Sicherstellung ausführlichen Informationstransfers: Geburts- und Wochenbettbericht inkl. Entlassungsuntersuchung mit risikoadaptierten Empfehlungen/Aufklärung zum poststationären Betreuungsplan
- Fortführung körperlicher Ertüchtigungsprogramme und Sicherstellung einer langfristigen Ernährungsberatung zur Gewichtskontrolle (ggf. Aufklärung über alternative Methoden zur Gewichtsreduktion und/oder Umgang mit den anhaltenden gewichtsbedingten Gesundheitsrisiken)
- Ggf. gewünschte Antikonzeption unter Berücksichtigung der methodischen Versagerquoten/Einnahmeprobleme, aber auch der gesundheitlichen Langzeitrisiken der Präparate selbst, planen und aufklären

11.4 Operative Interventionsspezifika

11.4.1 Entbindungsmodus bei höchstgradiger Adipositas

Patientinnen mit besonders hohem BMI (Super-Adipositas) erfordern ein, auf vielfältige Weise angepasstes geburtshilfliches Betreuungsregime. In Großbritannien beträgt die Prävalenz dieser exzessiven Adipositasform bei Schwangeren bereits 0,19% (Wuppalapati et al. 2016). Insbesondere peripartal stellen Schwangere mit einem BMI $\geq 50{,}0$ kg/m^2 das geburtshilfliche Team vor außergewöhnliche Herausforderungen. Die Risikokonstellationen sind einerseits durch mütterliche und fetale Spezifika/Risikofaktoren bzw. andererseits durch Hemmnisse für das in der jeweiligen perinatologischen Situation angemessene diagnostische/therapeutische Vorgehen bedingt:

- Komorbidität: 41% der Patientinnen leiden unter mütterlichen Erkrankungen (Hypertonie, Diabetes mellitus). Dabei spielt neben dem Ausgangsgewicht, auch die erhöhte Gewichtszunahme während der Schwangerschaft mit einer erhöhten Wahrscheinlichkeit u. a. für transiente Hypertonien eine additive Rolle.
- Vaginale Entbindung (= wünschenswerter Entbindungsmodus, falls keine Kontraindikationen): 58% unternehmen einen vaginalen Entbindungsversuch
  - Erfolgsrate: 55% (39% bei Erstgebärenden, 79% bei Mehrgebärenden)
  - Vordergründige Ursachen der sekundären Sectio caesarea: Geburtsstillstand, drohende kindliche Hypoxie (pathologisches CTG-Muster)
- Geburtseinleitung: 24%
- Anästhesie: Mit steigendem Körpergewicht nimmt der Schwierigkeitsgrad und die Wahrscheinlichkeit des Misslingens epiduraler Leitungsanästhesien zu. Ursächlich wirken sich dabei Probleme der Identifikation von Landmarken, der Platzierung einer Regionalanästhesie und Probleme bei der Ausbreitung des Lokalanästhetikums aus. Dies bedingt das Erfordernis einer frühzeitigen Entscheidung und Anlage einer KPDA/SPA/CSE. Zu medikamentös schweren/nicht zu beeinflussenden Hypotonien (Flüssigkeit, Vasopressoren) kommt es im Gefolge der Regionalanästhesie bei adipösen Pa-

tientinnen in 2–8%. Im Gegenzug ist das allgemeinanästhesiologische Risikoprofil (Intubation) gegenüberzustellen. Bei hochgradiger Adipositas ist daher die Frühzeitigkeit der anästhesiologischen Betreuungsplanung erforderlich.

- Primäre Sectio caesarea: 42–46% Indikationen: 69% Re-Sectio caesarea, 8% V.a. fetale Makrosomie, 7% fetale Lageanomalie
- Sekundäre Sectio caesarea: 30%
- Maternale und neonatale Morbidität:
    - Vaginale Geburt vs. Sectio caesarea: OR 0,42 (95%KI 0,24–0,75), wobei sich dieser Unterschied nicht für schwere mütterliche Komplikationen nachweisen lässt
    - Primäre vs. sekundäre Sectio caesarea: kein signifikanter Unterschied
    - Erfolgloser vaginaler Geburtsversuch gefolgt von sekundärer Sectio caesarea vs. primäre Sectio caesarea: OR 4,2 (95%KI 1,14–15,4) für schwere mütterliche Komplikationen (8,8% vs. 2,1%) Wundinfektionen OR 2,32 (95%KI 1,01–5,37)

Für sich betrachtet stellt selbst eine höchstgradige Adipositas keine eigenständige, unabhängige Indikation zur Kaiserschnittentbindung dar. Im Gegenteil, morbid adipöse Frauen profitieren hinsichtlich der maternalen Risiken von einer unkomplizierten vaginalen Geburt, ohne dass neonatale Gefahrensituationen vermehrt in Kauf zu nehmen wären. Im Rahmen der sekundären Sectio caesarea ist allerdings, verglichen mit einer elektiven Schnittentbindung, mit einer höheren perioperativen mütterlichen Morbidität inkl. Wundinfektionen zu rechnen (Grasch et al. 2017).

11.4.2 Spezielle Behandlungsmaßnahmen

Adipöse Schwangere (BMI $\geq$40,0 kg/m^2) haben nach einer Kaiserschnittentbindung ein BMI-abhängig steigendes Risiko für Wundheilungsstörungen. Im Rahmen derartiger Laparotomienarben kann eine Unterdruckwundtherapie (negative pressure wound therapy, NPWT) zur Anwendung kommen. Dabei erbrachte die zum Zeitpunkt des primären Wundverschlusses angebrachte NWPT verglichen mit einer sterilen Standard-Wundabdeckung hinsichtlich der Rate an Wundkomplikationen (kombiniertes Outcome aus Infektion im Wund- und Operationsgebiet, Erysipel/Phlegmone, Wundserom oder -hämatom sowie Wunddehiszenz) statistisch keinen signifikanten Vorteil: RR 0,97 (95%KI 0,63–1,49): 16% gegenüber 17,8% (Schmid et al. 2017). Aus diesem Grund ist die individuell indizierte, nicht aber eine generelle Anwendung von NPWT zur Verbesserung der Wundheilung bei adipösen Bauchdecken nach Sectio caesarea angezeigt (Schäfer-Graf et al. 2019).

11.5 Prävention

11.5.1 Primärprävention

- Aufklärung hinsichtlich präkonzeptioneller Maßnahmen vor geplanter weiterer Schwangerschaft (Möglichkeiten der Körpergewichtsreduktion inkl. Komorbiditätsvermeidung/-verminderung)
- Bei bestehender Adipositas fällt eine Gewichtsreduktion schwer und bleibt häufig wenig substanziell
- Ideale Gewichtsreduktion: 10% innerhalb eines halben Jahres vor Realisierung des Kinderwunsches (Vorteile: gesundheitliche Unbedenklichkeit der Gewichtsabnahme, Langfristigkeit des Abnehmerfolgs)
- Bei hochgradiger/langfristiger Adipositas: nachhaltige Strategieentwicklung zur Körpergewichtskontrolle (Lebensstilmodifikation, diätetische Intervention, ggf. bariatrische Chirurgie)
- Durch eine Gewichtsreduktion von mehr als 4,5 kg zwischen konsekutiven

Schwangerschaften, gelingt eine Reduktion der Wahrscheinlichkeit eines GDM um nahezu 40%

11.5.2 Sekundärprävention

- Bewegung und eine dadurch bedingte Steigerung der körperlichen Fitness sind neben weiteren günstigen Effekten auf die Schwangerschaft, Geburt und die postpartale Erholung, auch mit einer geringeren Rate an Kaiserschnitten verbunden (Price et al. 2012; Ferrari und Graf 2017).

11.6 Ausblick

Ein zunehmender Anteil der Bevölkerung ist übergewichtig oder adipös. Dies bedingt bei Schwangeren erhöhte Morbiditäts- und Mortalitätsrisiken für Mutter und Kind. Im Gefolge eines steigenden mütterlichen BMI wächst zusätzlich auch das Risiko einer erheblichen Anzahl weiterer langfristiger Gesundheitsstörungen kontinuierlich an. Daher sind Ursachen und Entstehung von Adipositas von maßgeblichem, nicht zuletzt von präventivem Interesse. Unter einer Vielzahl weiterer Parameter deuten Daten aus prospektiven Erhebungen auf die Einwirkung auch des Geburtsmodus auf die Adipositasentstehung im Kindes- und Jugendlichenalter hin. Betrachtet man die Kinder jener Mütter, die während der Schwangerschaft adipös sind, führt ein Kaiserschnitt zu einer 2,2–2,8-fachen Wahrscheinlichkeit für Adipositas (in den ersten 5 Lebensjahren: OR 1,59; 95%KI 1,33-1,90, Lebensjahr 6-15: OR 1,45; 95%KI 1,15-1,83, Lebensjahr 20-28: OR 1,34; 95%KI 1,25-1,44), während sich der Nachwuchs nach vaginaler Geburt nur einer Risikoerhöhung um den Faktor 1,7–1,8 gegenübersieht (Louwen et al. 2020). Als ursächlich für diese Diskrepanz wird die unterschiedliche Exposition des Nasciturus gegenüber dem Mikrobiom in den Geburtswegen angenommen (Mueller et al. 2017).

11.7 Fazit für die Praxis

- Bei adipösen Schwangeren können bei fachgerechter fetaler Überwachung und nach Ausschluss von fetalen Stresszuständen, längere Geburtsdauern mit dem Ziel der, für die Mutter vorteilhaften vaginalen Geburt toleriert werden.
- Ein Kausalitätszusammenhang zwischen Adipositas und Kaiserschnittgeburt zur Risikoprävention ist nicht nachgewiesen.

> Der ideale Geburtsmodus bei Adipositas, besonders bei ihren ausgeprägten Manifestationsformen, ist bisher nicht zweifelsfrei bekannt: Adipositas per se bedingt keine absolute Sectioindikation.

- Die Datenlage zum operativen Zugangsweg bei Kaiserschnitt (Bauchdeckeneröffnung) ist als uneinheitlich anzusehen. Nichtsdestotrotz wird klinisch häufig ein tiefer, flacher Querschnitt präferiert.
- Da die Entwicklung des Fetus bei schwergewichtiger Mutter auch bei Sectio caesarea mitunter deutlich erschwert sein kann, ist auf ausreichend Platz (Ausdehnung und Verlauf der Inzisionen) zu achten.
- Subkutane Adaptationsnähte wirken sich bei adipösen Bauchdeckenverhältnissen günstig auf die zu erwartenden Hämatom- oder Seromraten aus.
- Die Höhe postoperativer Wundinfektionsraten steigt in Abhängigkeit des zunehmenden Körpergewichts an. Ab einem BMI $\geq 50{,}0$ kg/m^2 ist mit postoperativen Komplikationen der Wundheilung in 30–50% zu rechnen.

– Im Z. n. Sectio ist mit der Patientin (Aufklärung) in Abhängigkeit ihres Körpergewichts/ihrer Gewichtszunahme in graviditate zu den Erfolgschancen und Gefahren einer VBAC als auch den Risiken einer primären und insbesondere einer sekundären Sectio caesarea eine individuelle, partizipative Entscheidung herbeizuführen.

Literatur

Abodeely A, Roye GD, Harrington DT, Cioffi WG (2008) Pregnancy outcomes after bariatric surgery: maternal, fetal, and infant implications. Surg Obes Relat Dis 4(3):464–471

Alexander JM, Leveno KJ, Hauth J, Landon MB, Thom E, Spong CY, Varner MW, Moawad AH, Caritis SN, Harper M, Wapner RJ, Sorokin Y, Miodovnik M, O'Sullivan MJ, Sibai BM, Langer O, Gabbe SG, National Institute of Child Health and Human Development Maternal-Fetal Medicine Units Network (2006) Fetal injury associated with cesarean delivery. Obstet Gynecol 108(4):885–890

Aune D, Saugstad OD, Henriksen T, Tonstad S (2014) Maternal body mass index and the risk of fetal death, stillbirth, and infant death: a systematic review and meta-analysis. J Am Med Assoc 311(15):1536–1546

Baeten JM, Bukusi EA, Lambe M (2001) Pregnancy complications and outcomes among overweight and obese nulliparous women. Am J Public Health 91(3):436–440

Bundesinstitut für Bevölkerungsforschung BIB (Hrsg) Lebendgeburt, Totgeburt und Fehlgeburt. http://www.bib-demografie.de/SharedDocs/Glossareintraege/DE/L/lebendgeburt.html. Zugegriffen am 01.07.2021

Denison FC, Aedla NR, Keag O, Hor K, Reynolds RM, Milne A, Diamond A, on behalf of the Royal College of Obstetricians and Gynaecologists (2019) Care of women with obesity in pregnancy. Green-top guideline no. 72. Br J Obstet Gynaecol 126(3):e62–e106

Dessole S, Cosmi E, Balata A, Uras L, Caserta D, Capobianco G, Ambrosini G (2004) Accidental fetal lacerations during cesarean delivery: experience in an Italian level III university hospital. Am J Obstet Gynecol 191(5):1673–1677

Duvekot J (2005) Pregnancy and obesity: practical implications. Eur Clin Obstet Gynaecol 1:74–88

El-Chaar D, Finkelstein SA, Tu X, Fell DB, Gaudet L, Sylvain J, Tawagi G, Wu Wen S, Walker M (2013) The impact of increasing obesity class on obstetrical outcomes. J Obstet Gynaecol Can 35(3):224–233

Ferrari N, Graf C (2017) Körperliche Aktivität und Schwangerschaft. Frauenarzt 9:736–739

Grasch JL, Thompson JL, Newton JM, Zhai AW, Osmundson SS (2017) Trial of labor compared with cesarean delivery in superobese women. Obstet Gynecol 130(5):994–1000

Han SM, Kim WW, Moon R, Rosenthal RJ (2013) Pregnancy outcomes after laparoscopic sleeve gastrectomy in morbidly obese Korean patients. Obes Surg 23(6):756–759

Kühnert M (2018) Über- und Untergewicht als Schwangerschaftsrisiken. Gynäkologische Praxis 43(4):589–596

Louwen F, Wagner U für die Leitliniengruppe (2020) Die Sectio caesarea. Deutsche Gesellschaft für Gynäkologie und Geburtshilfe (DGGG). AWMF S3-Leitlinie 015/084

Machado LS (2012) Cesarean section in morbidly obese parturients: practical implications and complications. N Am J Med Sci 4:13–18

Marshall NE, Guild C, Cheng YW, Caughey AB, Halloran DR (2012) Maternal superobesity and perinatal outcomes. Am J Obstet Gynecol 206(5):417

Modder J, Fitzsimons KJ (2010) Management of women with obesity in pregnancy. Joint Guideline of Centre for Maternal and Child Enquiries (CMAE) and Royal College of Obstetricians and Gynaecologists (RCOG). https://www.rcog.org.uk/globalassets/documents/guidelines/cmacercogjointguidelinemanagementwomenobesitypregnancya.pdf. Zugegriffen am 01.07.2021

Mueller NT, Mao G, Bennet WL, Hourigan SK, Dominguez-Bello MG, Appel LJ, Wang X (2017) Does vaginal delivery mitigate or strengthen the intergenerational association of overweight and obesity? Findings from the Boston Birth Cohort. Int J Obes 41(4):497–501

Pevzner L, Swank M, Krepel C, Wing DA, Chan K, Edmiston CE Jr (2011) Effects of maternal obesity on tissue concentrations of prophylactic cefazolin during cesarean delivery. Obstet Gynecol 117(4):877–882

Price BB, Amini SB, Kappeler K (2012) Exercise in pregnancy: effect on fitness and obstetric outcomes-a randomized trial. Med Sci Sports Exerc 44(12):2263–2269

Schäfer-Graf U, Schmidt M, für die Leitliniengruppe (2019) Adipositas und Schwangerschaft. Deutsche Gesellschaft für Gynäkologie und Geburtshilfe (DGGG). AWMF S3-Leitlinie 015/081

Schmid MC, Dotters-Katz SK, Grace M, Wright ST, Villers MS, Hardy-Fairbanks A, Stamilio DM

(2017) Prophylactic negative pressure wound therapy for obese women after cesarean delivery: a systematic review and meta-analysis. Obstet Gynecol 130(5):969–978

Statistisches Bundesamt: Lebendgeborene, Totgeborene, Gestorbene und Saldo der Lebendgeborenen und Gestorbenen. http://www.gbe-bund.de/oowa921-install/servlet/oowa/aw92/dboowasys921.xwdevkit/xwd_init?gbe.isgbetol/xs_start_neu/&p_aid=3&p_aid=18458411&nummer=187&p_sprache=D&p_indsp=99999999&p_aid=64436103. Zugegriffen am 01.07.2021

Tan T, Sia AT (2011) Anesthesia considerations in the obese gravida. Semin Perinatol 35(6):350–355

Timur BB, Timur H, Tokmak A, Isik H, Eyi EGY (2018) Influence of maternal obesity on pregnancy complications and neonatal outcomes in diabetic and nondiabetic women. Geburtshilfe Frauenheilkd 78(4):400–406

Vricella LK, Louis JM, Mercer BM, Bolden N (2010) Anesthesia complications during scheduled cesarean delivery for morbidly obese women. Am J Obstet Gynecol 203(3):276.e1–276.e5

Wall PD, Deucy EE, Glantz JC, Pressman EK (2003) Vertical skin incisions and wound complications in the obese parturient. Obstet Gynecol 102(5):952–956

Witkop CT (2014) Shared decision making and labor management in parturients. In: Nicholson W, Baptiste-Roberts K (Hrsg) Obesity during pregnancy in clinical practice. Springer, Heidelberg

Wuppalapati P, Finch C, Shelleh A, Mulbagal K (2016) Should super-morbid obese women with a BMI of ≥ 50 kg/m^2 be delivered by an elective caesarean section? Eur J Obstet Gynecol Reprod Biol 206:e128–e193

Yee LM, Caughey AB, Cheng YW (2017) Association between gestational weight gain and perinatal outcomes in women with chronic hypertension. Am J Obstet Gynecol 217(3):348

Younger J, Kapphahn K, Brennan K, Sullivan SD, Stefanick ML (2016) Association of leptin to pain. J Womens Health 25:752–760

Adipositas und geburtshilfliche Anästhesie

Henning Ohnesorge

Inhaltsverzeichnis

12.1 Einleitung – 230

12.2 Anästhesierelevante Veränderungen in der Physiologie und Pharmakokinetik – 230
12.2.1 Respiratorisches System – 231
12.2.2 Kardiovaskuläres System – 233
12.2.3 Oberer Gastrointestinaltrakt – 234
12.2.4 Spinalkanal – 234
12.2.5 Pharmakokinetik – 235

12.3 Analgesieverfahren zur vaginalen Entbindung – 235
12.3.1 Periduralanalgesie (PDA) – 236
12.3.2 Systemische Opioide – 236
12.3.3 Lachgas – 237

12.4 Anästhesie zur Sectio caesarea – 238
12.4.1 Rückenmarknahe Anästhesieverfahren – 239
12.4.2 Allgemeinanästhesie – 240
12.4.3 Postoperative Überwachung – 240
12.4.4 Postoperative Schmerztherapie – 241

12.5 Fazit für die Praxis – 241

Literatur – 241

© Springer-Verlag GmbH Deutschland, ein Teil von Springer Nature 2022
A. Strauss, C. Strauss (Hrsg.), *Praxisbuch Adipositas in der Geburtshilfe*,
https://doi.org/10.1007/978-3-662-61906-3_12

Trailer

Die Durchführung von Analgesie- und Anästhesieverfahren in der Geburtshilfe stellt bereits grundsätzlich eine besondere Herausforderung dar. Die physiologischen Veränderungen der Schwangerschaft und die anästhesiologischen Herausforderungen, die übergewichtige Patientinnen an sich mit sich bringen, haben darüber hinaus einen überadditiven Effekt auf die Probleme und Risiken der geburtshilflichen Anästhesie. Gleichzeitig ist Übergewicht ein nicht unerheblicher Risikofaktor für das Auftreten von schwangerschaftsbegleitenden Erkrankungen und von komplizierten Geburtsverläufen, sodass im Vergleich zu einem Normalkollektiv häufiger anästhesiologische Leistungen im Geburtsverlauf notwendig werden. Um diesen Umständen gerecht zu werden, sollte daher in geburtshilflichen Behandlungskonzepten von Übergewichtigen ein besonderes Augenmerk auf die interdisziplinäre Absprache mit der Anästhesie gelegt werden.

12.1 Einleitung

Bereits die physiologischen Veränderungen, die während der Schwangerschaft auftreten, beeinflussen das Anästhesierisiko relevant, sodass schwangere Frauen per se aus anästhesiologischer Sicht als Risikopatienten eingeschätzt werden. Diese Veränderungen betreffen nahezu alle für die Durchführung von Anästhesieverfahren relevanten Organsysteme, vom ZNS über die Kreislauf- und Atemphysiologie, den Gastrointestinaltrakt bis hin zu Veränderungen der Pharmakokinetik und -dynamik von Anästhetika. Gleichzeitig muss bei der Durchführung von Anästhesieverfahren auch immer die Beeinflussung des Feten berücksichtigt werden, sei es sei es durch direkte Einflüsse von plazentagängigen Pharmaka oder auch indirekt z. B. durch Veränderungen der uteroplazentaren Perfusion.

Auch Übergewicht gilt als unabhängiger Risikofaktor in der Anästhesie. Ebenso wie in der Schwangerschaft verändert sich durch die Adipositas die Physiologie nahezu aller Organsysteme und insbesondere die Pharmakokinetik von Anästhetika. Gleichzeitig steigt die Inzidenz von Anästhesierelevanten Vorerkrankungen bei übergewichtigen Patienten (Übersicht bei [Bein et al. 2009]). In der Schwangerschaft aggravieren sich eine Vielzahl der Probleme übergewichtiger Patientinnen häufig im Sinne eines überadditiven Effektes. Gleichzeitig ist die Adipositas mit einer gesteigerten Inzidenz von Schwangerschaftserkrankungen und komplizierten Geburtsverläufen assoziiert. Somit stellt die übergewichtige Schwangere eine besondere Herausforderung für die Durchführung von Analgesie- und Anästhesieverfahren dar. Daher ist es wünschenswert, dass überwichtige Schwangere im Rahmen der Geburtsvorbereitung auch durch einen erfahrenen Anästhesisten gesehen werden. Hier sollte nicht nur eine Risikoaufklärung erfolgen, sondern in enger Absprache mit dem Geburtshelfer auch die Möglichkeiten und Grenzen der anästhesiologischen Betreuung während der Geburt oder einer Sectio caesarea geklärt werden.

> **Wichtig**
> Einbeziehung der Anästhesie bereist während der Geburtsplanung.

12.2 Anästhesierelevante Veränderungen in der Physiologie und Pharmakokinetik

In der Folge sollen die Veränderungen der Physiologie der verschiedenen Organsysteme zunächst kurz getrennt für Adipositas und Schwangerschaft und anschließend die Folgen der Kombination beider Bilder dargestellt werden.

12.2.1 Respiratorisches System

Die veränderte Physiologie der Atemwege und der Lunge während der Schwangerschaft hat einen entscheidenden Einfluss auf das anästhesiologische Management und ist ein gutes Beispiel für die überadditiven Effekte im Zusammentreffen von Adipositas und Gravidität.

12.2.1.1 Nasen-Rachenraum

- *Schwangerschaft*

In der Schwangerschaft führt eine Schwellung der Schleimhäute im Nasen-Rachen-Raum zu einer Behinderung der Nasenatmung und zu einer erhöhten Vulnerabilität der Schleimhaut mit einer erhöhten Inzidenz von Nasenbluten. Gleichzeitig verengt sich der obere Atemweg, was sich klinisch häufig in einer Veränderung der Stimmlage oder dem Auftreten von Heiserkeit bemerkbar macht. Diese Veränderungen führen zu einer deutlich höheren Inzidenz von Intubationsproblemen im Vergleich zu einem Normalkollektiv. So wird auch in der aktuellen Literatur eine Rate von Fehlintubationen in der Schwangerschaft beschrieben, die mit ca. 1:400 Allgemeinanästhesie seit etwa 45 Jahren gleichbleibend hoch ist (Kinsella et al. 2015). Allerdings ist die Mortalität bei schwierigen Atemwegen in der Geburtshilfe in den letzten Jahren deutlich gesunken, sodass in den letzten Erhebungen zur mütterlichen Mortalität keine Todesfälle durch Fehlintubationen mehr erfasst wurden.

- *Adipositas*

Aufgrund der Veränderung im oberen Atemweg ist die Adipositas der Hauptrisikofaktor für das Auftreten eines Obstruktiven Schlaf-Apnoe Syndroms (OSAS) (Bein et al. 2009). Pathophysiologisch liegt dem OSAS wahrscheinlich ein verminderter Atemwegsdurchmesser bei einer Imbalance zwischen den knöchernen Strukturen im Kopf-Hals-Bereich und dem Volumen der Zunge und der pharyngealen Weichteile zugrunde. Die Folge ist eine Instabilität der oberen Atemwege, die mit einer Kollapsneigung im Schlaf aber auch in Narkose einhergeht. Durch den Kollaps der oberen Atemwege ist die Maskenbeatmung häufig erschwert, zur Inzidenz der schwierigen Intubation gibt es unterschiedliche Daten, zumindest scheint aber eine Tendenz zur gesteigerten Inzidenz zu bestehen.

Durch eine erhöhte Lagerung des Oberkörpers und des Kopfes (sog. „ramped position") lassen sich die Intubationsbedingungen bei Adipösen deutlich verbessern.

- *Adipositas und Schwangerschaft*

Adipositas gilt als Hauptrisikofaktor für den schwierigen Atemweg in der Schwangerschaft. So waren 46% der Patientinnen der im „Confidential Enquiry into Maternal Deaths" (CEMD) erfassten Todesfälle durch Atemwegskomplikationen adipös. Das in den letzten Jahren keine Todesfälle mehr durch Atemwegskomplikationen erfasst worden sind, betont die Bedeutung moderner Algorithmen im Management des schwierigen Atemweges.

> **Wichtig**
> Adipositas ist der Hauptrisikofaktor für den schwierigen Atemweg in der Schwangerschaft.

12.2.1.2 Lunge

- *Schwangerschaft*

Die Veränderungen der Lungenphysiologie in der Schwangerschaft sind einerseits durch die mechanischen Einflüsse des höher tretenden Uterus, anderseits durch die Veränderungen der Atmung, die dem erhöhten Sauerstoffbedarf während der Schwangerschaft Rechnung tragen und zur Sicherstellung der fetalen Sauerstoffversorgung notwendig sind, bedingt. Die wesentlichen Veränderungen der respiratorischen Parameter in der Schwangerschaft sind in ◘ Tab. 12.1 zusammengefasst.

Tab. 12.1 Veränderung respiratorischer Parameter während der Schwangerschaft. (Nach Aust 2018)

Parameter	Veränderung
Ventilation	
Atemminutenvolumen	↑↑↑50%
Atemzugvolumen	↑↑40%
Atemfrequenz	↑10%
Alveoläre Ventilation	↑↑↑50%
Lungenvolumina	
Totale Lungenkapazität (TLC)	↔ (↓)(5%)
Vitalkapazität (VC)	↔ unverändert
Inspiratorische Kapazität (IC)	↑5%
Funktionelle Residualkapazität (FRC)	↓↓20%
Exspiratorisches Reservevolumen (ERV)	↓↓20%
Residualvolumen (RV)	↓↓20%
„Closing capacity" (CC)	↔ unverändert
Atemwegswiderstand	↓↓↓50%
Atemgase	
Sauerstoffverbrauch	↑↑20%
paO2	↑10%
paCO2	↓↓20%

■ *Adipositas*

Die Diskrepanz zwischen gesteigerten Gesamtkörpergewicht und der nicht mitgewachsenen Lunge bedingt bei Adipositas erhebliche Veränderungen des respiratorischen Systems. Der äußere Druck auf die Lunge nimmt durch die Massenzunahme der Thoraxwand aber auch durch den erhöhten intraabdominellen Druck zu. Dies führt zu einer Verminderung der Compliance (Dehnbarkeit) der Lunge und gleichzeitig zu einer Abnahme des Lungenvolumens in Atemruhelage (funktionelle Residualkapazität, FRC). Dabei bleibt das Volumen, bei dem ein Kollaps der Alveolen auftritt („closing capacity"), unverändert, sodass die Gefahr einer Atelektasenbildung in Atemruhelage zunimmt. Die dadurch entstehenden Ventilations-Perfusions-Störungen führen zu einer vermehrten Shuntbildung mit einer arteriellen Hypoxämie und Hyperkapnie.

> **Tipp**
>
> **Durch eine 30° Oberkörperhochlagerung kann die Apnoetoleranz von adipösen Patienten signifikant verbessert werden.**

■ *Adipositas und Schwangerschaft*

Zunächst erscheint zwangsläufig, dass sich die Folgen von Schwangerschaft und Übergewicht auf die Lungenfunktion addieren und insbesondere die funktionellen Residualkapazität deutlich sinkt. In aufrechter Position scheint dies jedoch nicht der Fall zu sein, sodass der Verlauf der Schwangerschaft nicht wesentlich beeinflusst wird. Anders sieht dies jedoch in liegender oder Steinschnitt-Position aus: Hier steigert sich die Gefahr der Atelektasenbildung im Vergleich zu nicht-adipösen Schwangeren erheblich. Zusammen mit der gesteigerten Atemarbeit und dem erhöhten Sauerstoffverbrauch kann dies zu einer rasch und stark ausgeprägten Hypoxämie, insbesondere in der perioperativen Phase, führen (Tan und Sia 2011).

> **Wichtig**
>
> **Gesteigerte Gefahr der respiratorischen Dekompensation in Rückenlage!**

12.2.2 Kardiovaskuläres System

- *Schwangerschaft*

Die Veränderungen der Herz-Kreislauf-Funktionen in der Schwangerschaft setzen bereits ab der 6. SSW ein und sind Folge der veränderten Hormonlage und der Notwendigkeit der Perfusion der rasch wachsenden utero-plazentaren Einheit. Zusammenfassend kommt es zu
— einer Steigerung des Herzzeitvolumens,
— einer Reduktion des systemvaskulären Widerstandes mit der Folge eines reduzierten diastolischen Blutdruckes bei weitgehend unverändertem systolischen Blutdruck.

Vor allem in den unteren Körperabschnitten steigt der periphere Venendruck, dies führt neben der Veränderung der Blutzusammensetzung zu der Entwicklung von Ödemen. Durch die zunehmende Belastung des Herzens kommt es zu einer moderaten Hypertrophie beider Ventrikel mit einer Dilatation der Herzhöhlen und häufig zu einer leichten Mitral- und Trikuspidalinsuffizienz. Unter der Geburt steigt die kardiale Belastung zunächst durch die schmerzbedingte Katecholaminausschüttung, einer starken Volumenbelastung, da unter Wehen etwa 400–500 ml in Richtung Herz verlagert werden. Unmittelbar postpartal steigt der periphere Widerstand durch die Kontraktion des Uterus an, auch dies ist mit einer Autotransfusion von fast 1000 ml Blut verbunden. Ein gesundes Herz-Kreislauf-System kann diese Anpassungen problemlos leisten. Liegen jedoch vorbestehende funktionelle oder strukturelle Beeinträchtigungen vor, können diese zusätzlich zu einer Dekompensation führen. Darüber hinaus muss bedacht werden, dass spätestens ab der 24 SSW ein klinisch relevantes Cava-Kompressions-Syndrom in Rückenlage auftreten kann.

- *Adipositas*

Übergewicht ist bereits ab einem BMI von >23 kg/m^2 mit einem erhöhten Risiko für kardiovaskuläre Erkrankungen assoziiert (Iliodromiti et al. 2018). Ursächliche Faktoren können die kardiale Belastung durch die Notwendigkeit eines gesteigerte HZV bei gesteigerten peripheren Widerstand, die Rechtsherzbelastung durch die pulmonalen Veränderungen (Vasan 2003) und die hohe Inzidenz eines Metabolischen Syndroms mit arterieller Hypertonie, Hypertriglyzeridämie und Insulinresistenz bzw. Diabetes mellitus sein.

- *Schwangerschaft und Adipositas*

In der Schwangerschaft ist die kardiale Belastung bei übergewichtigen Patienten u. a. deshalb stärker ausgeprägt als in einem Normalkollektiv, weil die physiologische Nachlastsenkung geringer ausfällt oder ausbleibt. Die notwendige Kraft, um das gesteigerte Herzzeitvolumen aufbringen zu können, ist somit ungleich höher, was sich in einer deutlich ausgeprägteren Muskelhypertrophie niederschlägt (Tan und Sia 2011). Somit ist der Ventrikel auf bessere Füllungsdrucke angewiesen. Dies kann v. a. beim Auftreten eine Cava-Kompressions-Syndrom fatal sein, das zudem aufgrund der größeren abdominellen Fettmasse stärker ausgeprägt sein kann als in einem Normalkollektiv. Weiterhin muss berücksichtigt werden, dass Übergewicht ein Risikofaktor für das Auftreten von hypertensiven Schwangerschaftserkrankungen ist, die zu einer weiteren kardialen Belastung beitragen können.

> **Wichtig**
> Erhöhtes Risiko der kardialen Dekompensation bei adipösen Schwangeren!

12.2.3 Oberer Gastrointestinaltrakt

■ *Schwangerschaft*
Die hormonellen Veränderungen während der Schwangerschaft führen zu einer Relaxation des unteren Ösophagus-Sphinkters mit der Folge einer verstärken Refluxsymptomatik. Dies führt dazu, dass Schwangere spätestens ab der 18.–20. SSW unabhängig von der letzten Nahrungs- oder Flüssigkeitsaufnahme als nicht nüchtern zu betrachten sind. Aufgrund des gesteigerten intraabdominellen Druckes und der Verlagerung der Magenachse nimmt das Reflux-Risiko im Verlauf der Schwangerschaft bis zu Entbindungstermin weiter zu. Allerdings sinkt im Verlauf die Azidität des Mageninhaltes. Während der Schwangerschaft bleibt die Magenentleerung unbeeinträchtigt, unter der Geburt ist die Magenentleerung allerdings Schmerz- und Stress-bedingt verzögert.

■ *Adipositas*
Auch bei Adipositas tritt gehäuft eine Refluxsymptomatik auf, hier v. a. bedingt durch die hohe Inzidenz von Hiatushernien. Obwohl Übergewicht mit einem erhöhten Mageninhalt und einer verstärkten Azidität des Mageninhalts assoziiert ist, bleibt strittig, ob Adipositas einen unabhängigen Risikofaktor für die Aspiration darstellt.

■ *Schwangerschaft und Adipositas*
Auch wenn die Datenlage nicht eindeutig ist, erscheint es aufgrund der Pathophysiologie sehr wahrscheinlich, dass bei adipösen Schwangen von einem erhöhten Refluxrisiko mit einem gesteigerten Aspirationsrisiko auszugehen ist.

> **Wichtig**
> Gesteigertes Aspirationsrisiko wahrscheinlich!

12.2.4 Spinalkanal

■ *Schwangerschaft*
Durch eine verstärkte Füllung des epiduralen Venenplexus, den erhöhten intraabdomienllen Druck und das Gewebsödem nimmt das Volumen des Epiduralraumes im Verlauf der Schwangerschaft zu. Dies führt zu einer Kompression des Durasackes und einer Verminderung des spinalen Liquorvolumens. Dies führt zu einer veränderten Dosis-Wirkungs-Beziehung von Pharmaka, die rückenmarknah appliziert werden. Während epidural applizierter Medikamente in der Schwangerschaft eher höher dosiert werden müssen, um eine vergleichbare Ausbreitung zu erzielen, muss die Dosis bei subarachnoidaler Gabe in der Schwangerschaft reduziert werden.

■ *Adipositas*
Auch bei übergewichtigen Patienten kann eine Verschiebung des Verhältnisses zwischen epiduralen Fettgewebe und dem Volumen des spinalen Liquorvolumens auftreten. Allerdings scheint hier weniger der BMI, sondern mehr die Verteilung des Fettgewebes eine entscheidende Rolle zu spielen. Insbesondere bei Patientinnen mit einer starken Zunahme des abdominellen Fettgewebes („central obesity") führt die gleiche Menge eines subarachnoidal applizierten Medikaments zu einer höheren Ausbreitung der Regionalanästhesie als bei einer gleichmäßigen Fettverteilung (Chang et al. 2017).

■ *Schwangerschaft und Adipositas*
Zumindest in der Gruppe der stark übergewichtigen Frauen scheinen sich in der Schwangerschaft die o. g. Veränderungen des Verhältnisses zwischen Epidural- und Subarachnoidalraum zu verstärken. So ist

das Risiko für eine hohe Spinalanästhesie bei Schwangeren mit einem BMI >50 im Vergleich zu einer Kontrollgruppe mit einem BMI <30 um den Faktor 6 erhöht (Lamon et al. 2017).

> **Wichtig**
> Gesteigertes Risiko einer hohen Spinalanästhesie!

12.2.5 Pharmakokinetik

- *Schwangerschaft*

In der Schwangerschaft ändern sich einige relevante Aspekte der Pharmakokinetik und -dynamik. Einerseits verändert sich durch die Zunahme des Plasmavolumens, des Körperwassers und des Körperfettes bei gleichzeitiger Abnahme der Albuminkonzentration das Verteilungsvolumen von Pharmaka. Andererseits verändert sich der Metabolismus und die Ausscheidung von Pharmaka, sowohl durch eine vermehrte renale Elimination als auch eine Aktivitätssteigerung v. a. des oxydativen Metabolismus über das Cytochrom-p450-System. Aus Sicht des Anästhesisten kommt darüber hinaus dem gesteigerten HZV und der vermehrten alveolären Ventilation eine besondere Rolle zu, da sie die Wirksamkeit von Injektionshypnotika und volatilen Anästhestika direkt beeinflussen.

- *Adipositas*

Auch bei Adipositas verändert sich die Pharmakokinetik durch die veränderte Körperzusammensetzung erheblich. Grundsätzlich gilt, dass Medikamente, die eher hydrophilen Charakter aufweisen und sich eher in fettfreiem Gewebe verteilen, entsprechend dem Idealen Körpergewicht (IBW) dosiert werden sollten, während die Dosierung lipophiler Substanzen sich am Totalen Körpergewicht (TBW) orientieren sollte. Die Berechnung des IBW kann sich vereinfacht an der allgemein gültigen Körpergewichtsformel nach Peterson (Peterson et al. 2016) orientieren:

Gewicht (kg) = $2{,}2 \times$ BMI + [$3{,}5 \times$ BMI $\times$ (Körpergröße – 1,5 m)]

> **Tipp**
>
> *Bei einen idealen BMI von 22 ergibt sich daraus gerundet:*
> *IBW (kg) = 50 + 80 x (Körpergröße – 1,5 m).*

- *Adipositas und Schwangerschaft*

Bisher gibt es keine verlässlichen Daten, inwieweit Schwangerschaft bei Übergewicht die Pharmakokinetik beeinflussen. In der klinischen Routine der Anästhesie bleibt daher nur, die Erfahrungen der Adipositas auch bei einer Schwangerschaft anzuwenden und streng nach Wirkung zu dosieren.

12.3 Analgesieverfahren zur vaginalen Entbindung

Die vaginale Entbindung gehört zu den schmerzhaftesten Erfahrungen im Leben einer Frau. Ob Übergewicht die Schmerzempfindung der Frau unter der Geburt beeinflusst, ist nicht bekannt. Allerdings steigt mit dem Maß der Übergewichtigkeit die Inzidenz von schmerzlindernden Interventionen, insbesondere der PDA, an (Abenhaim und Benjamin 2011). Die Ursache hierfür kann jedoch vielschichtig sein, beginnend mit der Empfehlung übergewichtigen Gebärenden frühzeitig eine PDA zu empfehlen, um im Falle einer sekundären Sectio rasch und unkompliziert eine Durchführung des Eingriffes in Regionalanästhesie zu ermöglichen.

12.3.1 Periduralanalgesie (PDA)

Die PDA gilt als Goldstandard zur Behandlung von Geburtsschmerzen. Grundsätzlich gilt auch für adipöse Patientinnen, dass der Zeitpunkt der Anlage eines EDK weder für die Analgesiequalität noch für den Geburtsverlauf von entscheidender Bedeutung zu sein scheint, sodass der Wunsch der werdenden Mutter über die Anlage eines EDK entscheiden sollte (Sng et al. 2014). Gerade in dieser Patientengruppe sollte die Entscheidung für eine PDA allerdings eher früher als später getroffen werden, um dem Risiko einer schwierigeren Anlage der PDA Rechnung zu tragen. Aufgrund schlecht tastbarer Landmarken ist Anlage einer PDA bei adipösen Patientinnen häufig erschwert. Zur Identifikation der Mittellinie, des Punktionsortes und auch der zu erwartenden Punktionstiefe kann die Sonografie hilfreich sein (s. ◘ Abb. 12.1).

> **Tipp**
>
> Frühzeitige Anlage einer PDA!

Grundsätzlich empfiehlt sich auch bei adipösen Patientinnen eine Supplementierung des Lokalanästhetikums durch ein Opioid (bevorzugt Sufentanil) und die Anwendung einer Patienten-kontrollierten Analgesie (PCEA), um die Gefahr einer motorischen Blockade zu reduzieren. In dieser Kombination sollte allerdings die Indikation für eine kontinuierliche Überwachung der Patientin großzügig gestellt werden, da bei einem OSAS die Gefahr von maternalen Apnoe-Episoden auch bei rückenmarknaher Opioidgabe nicht ausgeschlossen werden kann.

Durch die Injektion eines Opioids (z. B. 5 µg Sufentanil) in den lumbalen Subarachnoidalraum lässt sich eine in wenigen Minuten einsetzende Analgesie erzeugen, ohne dass die Gefahr einer motorischen Einschränkung besteht. Dieses Verfahren sollte in der geburtshilflichen Analgesie bei adipösen Patientinnen allerdings nur sehr zurückhaltend eingesetzt werden, da die Möglichkeit eines „Aufspritzens" für eine sekundäre Sectio entfällt.

12.3.2 Systemische Opioide

Die Wirksamkeit systemisch applizierter Opioide in der Geburtshilfe ist durch Gefahr einer Atemdepression des Neugeborenen begrenzt, dessen Atemzentrum erheblich sensibler auf atemdepressive Einflüsse reagiert. Auch ist die stark schwankende Schmerzintensität, die einen natürlichen Geburtsverlauf auszeichnet, schwer mit langwirksamen Opioiden zu behandeln, da Wirkspiegel, die eine ausreichende Analgesie in der Wehenakme bewirken, in der Wehenpause zu einer relativen Überdosierung führen. So ist die Wirksamkeit von langwirksamen Opioiden unter der Geburt umstritten, ließ sich bisher in klinischen Studien nicht nachweisen (Jones et al. 2012). Dennoch ist die Anwendung insbesondere von Meptazinol, Tramadol und Pethidin in der Geburtshilfe weit verbreitet. Bei adipösen Gebärenden mit einen OSAS muss bei Anwendung dieser Substanzen immer auch die erhöhte In-

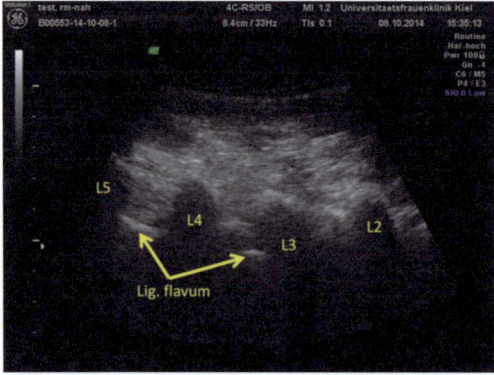

◘ **Abb. 12.1** Sonografie der lumbalen Wirbelsäule bei Adipositas (BMI 34) im sagittalen Medianschnitt: Zu erkennen sind die Dornfortsätze L2-L5 sowie das Ligamentum flavum, als äußere Begrenzung des Epiduralraumes

zidenz von maternalen Apnoephasen unter systemischen Opioiden bedacht werden. Von der Anwendung von Pethidin in der geburtshilflichen Analgesie muss aufgrund neurotoxischer Metabolite und der erhöhten Inzidenz von Neugeborenen-Depressionen grundsätzlich abgeraten werden.

In den letzten Jahren hat sich der Einsatz einer Patienten-kontrollierten Analgesie (PCA) mit Remifentanil in der Geburtshilfe weit verbreitet. Remifentanil ist ein Opioid, dass sich durch eine schnelle Anschlagszeit und sehr kurze Wirkdauer auszeichnet. Bei Anwendung mittels einer PCA lässt sich somit die Dynamik des Wehenschmerzes besser abbilden als durch die Gabe von langwirksamen Opioiden. Durch die hohe Clearance auch im fetalen Kreislauf ist auch eine postpartale Neugeborenendepression unwahrscheinlich. Der analgetische Effekt einer Remifentanil-PCA scheint der Gabe von anderen Opioiden überlegen, der Wirksamkeit einer EDA allerdings deutlich unterlegen zu sein. Gleichzeitig besteht auch bei nicht-adipösen Schwangeren die Gefahr einer maternalen Atemdepression bei der Gabe des für diese Indikation nicht zugelassenen Medikamentes. Da bereits Fallberichte von klinisch relevanten maternalen Hypoxien bis hin zur Reanimation vorliegen, sollte die Anwendung von Remifentanil bei Patientinnen mit einem erhöhten Risiko für eine Opioid-induzierte Atemdepression unterbleiben.

> **Wichtig**
> **Cave Remifentanil-PCA bei Verdacht auf ein OSAS!**

12.3.3 Lachgas

Die Anwendung von Lachgas zur Schmerzlinderung in der Geburtshilfe hat v. a. in den angloamerikanischen und skandinavischen Ländern eine lange Tradition. Seit der Einführung von Fertigmischungen, die die Gefahr der Applikation einer hypoxischen Gasmischung ausschließen, hat die Anwendung von Lachgas auch in Deutschlands Kreißsälen eine Renaissance erlebt. Lachgas (N_2O) ist ein farbloses, leicht süßlich riechendes Gas, das sich durch eine niedrige Löslichkeit und einen geringen Metabolismus auszeichnet. Die niedrige (Fett-) Löslichkeit führt zu einer raschen An- und Abflutung nach inhalativer Applikation auch bei adipösen Patientinnen. In hohen Dosierungen hat Lachgas einen schwach analgetischen und anästhetischen Effekt. In den klinisch angewendeten Dosierungen wirkt es eher anxiolytisch/sedierend. Diese Wirkung und damit auch die Gefahr einer Atemdepression kann durch die gleichzeitige Behandlung mit zentral dämpfenden Substanzen v. a. Opioiden oder Benzodiazepinen verstärkt werden. Daher sollte bei adipösen Patientinnen die Indikation zur kontinuierliche Pulsoximetrie bei Lachgasapplikation großzügig gestellt werden.

Bisher konnte in systematischen Untersuchungen kein analgetischer Effekt von Lachgas in der Geburtshilfe nachgewiesen werden. Auch scheint das Angebot einer Applikation von Lachgas keinen Einfluss auf die Häufigkeit der Anforderungen von rückenmarknahen Analgesieverfahren zu haben. Dennoch geben viele Gebärende eine hohe Zufriedenheit mit dem Verfahren an. Diese Diskrepanz wird durch die anxiolytische Wirkung und der Möglichkeit der Selbstapplikation erklärt, die dem Wunsch der Selbstbestimmtheit vieler Gebärender entgegenkommt.

Akute maternale Nebenwirkung einer Lachgasapplikation sind nicht selten, insbesondere Übelkeit und Erbrechen aber auch Schwindel und Halluzinationen wurden beschreiben. Dabei muss berücksichtigt werden, dass eine Vigilanzminderung unter Lachgasapplikation zu einer Einschränkung der Schutzreflexe führen kann und damit bei Erbrechen ein erhöhtes Aspirationsrisiko besteht. Ob die Lachgasapplikation für den Feten Nachteile Effekte haben kann, ist bisher nicht abschließend geklärt.

Zumindest tierexperimentell kann die Lachgasexposition in der vulnerablen Phase der ZNS-Entwicklung negative Effekte auf die neurologische Entwicklung haben. Weiterhin muss geeignete Absaugeinrichtungen der Einhaltung der Arbeitsplatzgrenzwerte Rechnung getragen werden, um eine Belastung des Personals zu vermeiden. Bei chronischer Lachgasexposition könnte eine Beeinflussung des Vitamin B12 und Methionin-Stoffwechsels neurologische Symptome und Fertilitätsstörungen auslösen.

In einer gemeinsamen Stellungnahme der Deutschen Gesellschaft für Gynäkologie und Geburtshilfe (DGGG) und der Deutschen Gesellschaft für Anästhesiologie und Intensivmedizin (DGAI) wird daher gefolgert, dass „Die Anwendung von Lachgas unter der Geburt vor oder anstatt einer Periduralanästhesie … angesichts seines bislang nicht hinreichend belegten analgetischen Nutzens sowie des bestehenden Nebenwirkungspotentials einer sehr kritischen Nutzen-Risikoabwägung" bedarf (Wenk und Louwen 2014). Die Rahmenbedingen unter denen eine Lachgas-Applikation erfolgen darf, sind in ◘ Tab. 12.2 dargestellt.

12.4 Anästhesie zur Sectio caesarea

Das Management der Sectio bei adipösen Patientinnen ist häufig von divergierenden Interessen der Anästhesie und der Geburtshilfe geprägt. Dies betrifft sowohl die primäre Sectio als auch in noch ausgeprägterem Maße den sekundären Kaiserschnitt.

Die Durchführung einer Anästhesie in diesem besonderen Setting stellt unabhängig von dem geplanten Verfahren eine besondere Herausforderung dar, angefangen von Etablieren eines sicheren Venenzugangs über die Probleme einer adäquaten Blutdruckmessung. Da nicht-invasive Verfahren zu Blutdruckmessung (bei sehr adipösen Armen bevorzugt am Unterarm) zum Teil keine verlässlichen Werte ergeben, muss ggf. eine invasive Blutdruckmessung etabliert werden (Eley et al. 2018). Dies gilt insbesondere, da die Gefahr von ausgeprägten Hypotensionen bereits während der Lagerung besteht, die aufgrund der physiologischen Veränderungen des Herz-Kreislauf-Systems zu einer kardiovaskulären Dekompensation führen können. Bei morbider Adipositas kann bereits die Flachlagerung von der Patientin nicht toleriert werden, da die respiratorischen Reserven bereits in Oberkörperhochlage vollständig ausgeschöpft werden. Im Extremfall kann die kardiorespiratorische Dekompensation alleine durch die Folgen der Flachlagerung zum sog. „obesity supine death syndrome" führen.

> **Wichtig**
> **Bei der Leitung einer angestrebten Spontangeburt muss der Geburtshelfer berücksichtigen, dass im Fall der Notwendigkeit einer sekundären Sectio die Entscheidungs-Entbindungs- (EE-)Zeit mit zunehmendem Körpergewicht verlängert sein kann (Vaananen et al. 2017).**

Grundsätzlich gelten für das anästhesiologische Management der Sectio bei adipösen Patientinnen die gleichen Überlegungen, wie im normalgewichtigen Kollektiv. Dabei gilt für alle Gewichtsklassen, dass das veränderte anästhesiologische Management der Sectio caesarea in den letzten Dekaden zu einer erheblichen Reduktion der Anästhesie-bedingten peripartalen Morbidität und Mortalität beigetragen hat. Einen wesentlichen Anteil daran hat vor allem die Durchführung einer Sectio in rückenmarksnaher Regionalanästhesie, die in den letzten Jahrzehnten die Allgemeinanästhesie als Goldstandard abgelöst hat. Allerdings stoßen die Spinal- oder Periduralanästhesie v. a. bei morbider Adipositas an die Grenzen der Durchführbarkeit. Daher bleibt in diesem Fall die Allgemeinanästhesie als

Adipositas und geburtshilfliche Anästhesie

Tab. 12.2 Rahmenbedingen, die für eine Lachgasapplikation in der Geburtshilfe gefordert werden. (Nach Wenk und Louwen 2014)

Apparative Voraussetzungen	Praktische Kompetenzen/theoretisches Wissen des für die Lachgas-Applikation Verantwortlichen
Beatmungsmöglichkeit	Reanimation
Materialien zur Atemwegssicherung	Pharmakologie
Verfügbarkeit von 100% Sauerstoff	Kenntnisse des Applikationssystems und der sicheren Anwendung
Pulsoximetrie	Möglichkeiten zur Messung der Schmerzintensität
Absaugung (Sekrete, etc.)	Einschätzung von Sedierungstiefen und klinische Überwachung
	Erkennen von Komplikationen und deren Behandlung

jederzeit und vor allem schnell durchführbares Verfahren eine Variante vor allem bei der Notfallsectio und bei Kontraindikation für oder fehlender Durchführbarkeit von rückenmarknahe Anästhesieverfahren.

12.4.1 Rückenmarknahe Anästhesieverfahren

Gerade bei Adipositas sind die Vorteile einer rückenmarknahen Anästhesie im Vergleich zu einer Allgemeinanästhesie besonders augenscheinlich. Hier muss einerseits die fehlende Beeinflussung des Neugeborenen durch systemisch applizierte Anästhetika genannt werden. Bei adipösen Patientinnen spielt dies eine besondere Rolle, da durch die abdominellen Fettmasse die operative Entbindung häufig zeitraubender ist und somit die Gefahr einer Neugeborenendepression steigt. Ein weiterer Vorteil sind die erhaltene Spontanatmung und die erhaltenen respiratorischen Schutzreflexe der Patientin. Somit lassen sich die Probleme der Intubation adipöser Schwangerer (s. ▶ Abschn. 12.2.1) als auch einer ausgeprägten Hypoxämie in der Apnoephase zwischen Einleitung und der Intubation vermeiden. Gleichzeitig ist auch die Gefahr postoperativer maternaler Apnoephasen geringer. Allerdings muss berücksichtig werden, dass v. a. bei morbider Adipositas eine Flachlagerung von der Patientin ohne eine Atemunterstützung im Sinne einer Überdruckbeatmung zum Teil nicht toleriert wird.

> **Tipp**
>
> Bereits bei der Geburtsplanung sollte ein Lagerungsversuch erfolgen, um die Gefahr einer kardiopulmonalen Dekompensation i. R. einer möglichen Sectio in Regionalanästhesie abschätzen zu können.

Bei fehlenden palpablen Landmarken kann die Anlage einer rückenmarknahen Regionalanästhesie erheblich mehr Zeit in Anspruch nehmen, als in einem normalgewichtigen Vergleichskollektiv und ist mit einem höherem Risiko für eine nicht erfolgreiche Regionalanästhesie vergesellschaftet (Toledo 2012). Aus diesen Überlegungen heraus stammt die Empfehlung, bei adipösen Gebärenden frühzeitig die Indikation zur Anlage eines Epiduralkatheters zu stellen, um im Falle einer Sectio rasch eine suffiziente Regionalanästhesie etablieren zu können. Gleichzeitig bietet das Aufspritzen einer PDA den Vorteil, dass durch eine fraktionierte Gabe des Lokalanästhetikums die Ausbreitung der Anästhesie gut titriert werden kann. Eine Neuanlage eines Periduralkatheters zur Etablierung einer Anästhesie für eine Sectio ist im deutschen Sprachraum allerdings die Ausnahme, da aufgrund der etwas komplexeren Punktionstechnik die Versagerquote im Vergleich zu einer Spinalanästhesie etwas höher und die Dauer bis zu OP-Freigabe meist verlängert ist.

12.4.2 Allgemeinanästhesie

Die Allgemeinanästhesie zur Sectio caesarea bei maternaler Adipositas ist mit einer Vielzahl von Problemen assoziiert. Auf der einen Seite steht die Sicherung des Atemweges im Vordergrund. Hier führt vor allem die Kombination verschiedener Aspekte, wie die erhöhte Inzidenz schwieriger Intubationen und die erhöhte Aspirationsgefahr, zu einer Risikoerhöhung im Vergleich zu einer Vollnarkose in einem anderen Patientenkollektiv. Gleichzeitig führt die ausgeprägte Atelektasenbildung in den basalen Lungenabschnitten zu einer stark verminderten Apnoetoleranz, d. h. der Zeit zwischen Einstellung der Atmung und einem Sättigungsabfall. Um die Apnoetoleranz zu verbessern, sollte gerade bei adipösen Patienten die Narkoseeinleitung in einer 30° Oberkörperhochlagerung durchgeführt werden. Andererseits kann in einer Oberkörperhochlagerung gerade bei adipösen Bauchdecken ein Kaiserschnitt nicht oder nur unter sehr erschwerten Bedingungen durchgeführt werden. Die dadurch notwendige Aufhebung der Lagerung nach Intubation führt somit zu einer weiteren Verzögerung der Zeit bis zu Entbindung des Feten, die aufgrund der Adipositas schon per se verlängert ist. Somit steigt die Gefahr eine Anästhetika-bedingten Neugeborenendepression. Eine weitere Möglichkeit, die Hypoxiegefahr zu reduzieren, ist die Präoxygenierung der Mutter mit einem positiven endexpiratorischen Atemwegsdruck. Diese Option sollte immer so lange wie möglich ausgeschöpft werden, kann aber zu einer Verzögerung der Narkoseeinleitung bei einem Notfallkaiserschnitt führen. Zuletzt bedarf es eines auf die besondere Situation angepassten Algorithmus für das Management des schwierigen Atemweges. Um unnötige Intubationsversuche zu vermeiden, empfiehlt sich dabei die Nutzung eines Videolaryngoskopes bereits als primäres Intubationsinstrument.

Aufgrund der Gefahr der Neugeborenendepression erfolgt im Rahmen einer Allgemeinanästhesie die Gabe eines Opioids erst nach der Abnabelung des Neugeborenen. Dieses Vorgehen ist bereits in einem Normalkollektiv mit einer erhöhten Gefahr von Wachheit in Narkose und einer kardiovaskulären Belastung im Sinne einer hypertensiven Entgleisung assoziiert. Aufgrund der Gefahr einer hypertensiven Hirnblutung wird daher für Risikopatientinnen mit einem schlecht eingestellten Hypertonus (Präeklampsie!) empfohlen, bereits zur Intubation eine suffiziente Analgesie mit einem kurzwirksamen Opioid (Remifentanil) auch unter Inkaufnahme einer möglichen Neugeborenen Depression sicher zu stellen. Angesichts der Veränderungen der Herz-Kreislauf-Physiologie und der erhöhten Inzidenz von hypertensiven Schwangerschaftserkrankungen sollte die Indikation für ein solches Vorgehen bei adipösen Patientinnen großzügig gestellt werden.

12.4.3 Postoperative Überwachung

Morbid adipöse Wöchnerinnen haben ein deutlich erhöhtes postoperatives Risiko. Dies umfasst u. a. postpartale Blutungen, Endometritis und Wundinfektionen, Thrombosen und Thrombembolien, respiratorische Komplikationen und Hypoxamie sowie kardiovaskuläre Dekompensationen (Tan und Sia 2011). Durch ein adäquates postoperatives Monitoring und interdisziplinär erarbeitete Therapiekonzepte können diese Komplikationen z. T. vermieden oder frühzeitig erkannt und therapiert werden. Hierzu gehört v. a. eine suffiziente Schmerztherapie, eine dem Körpergewicht angepasste Thromboseprophylaxe und eine frühzeitige Mobilisierung. Zur Vermeidung postoperativer respiratorischer Komplikationen gehört ein intensives Atemtraining, z. T. ist aber gerade in der frühen postoperativen Phase auch eine nicht invasive Beatmung mittels CPAP Maske notwendig. Daher sollte frühzeitig ein interdisziplinärer Konsens über das optimale Setting der postoperativen Überwachung erzielt werden, und ggf. eine Intensivmedizinische Behandlung erwogen werden.

> **Wichtig**
> Frühzeitige Planung der postoperativen Überwachung, ggf. auf einer Intensivstation mit der Option der nicht-invasiven Beatmung.

12.4.4 Postoperative Schmerztherapie

Die postoperative Schmerztherapie adipöser Wöchnerinnen nach Sectio ist gekennzeichnet von dem Widerspruch zwischen dem Wunsch einer raschen Mobilisation zur Vermeidung von Thrombosen und respiratorischer Komplikationen einerseits und dem erhöhten Risiko für eine Beeinträchtigung der Atmung durch den Einsatz von Opioiden. Auch die Aufrechterhaltung der Analgesie durch eine PDA birgt das Risiko motorischer Blockaden, die eine Mobilisation beeinträchtigen können.

Um den postoperativen Opioidbedarf zu reduzieren, sollte der konsequente Einsatz von Nicht-Opioid-Analgetika erfolgen. Auch scheinen rückenmarknah applizierte Opioide ein günstigeres Nutzen-Nebenwirkungs-Verhältnis aufzuweisen als systemische Opioide. Hier bietet sich v. a. die Gabe von niedrig dosiertem Morphin bereits im Rahmen der Etablierung einer Spinalanästhesie an. Alternativ kann auch ein Transversus abdominis plane (TAP)-Block durchgeführt werden, allerdings ist die sonografische Identifikation des Fascienspaltes zwischen dem M. obliquus internus und M. tranversus abdominalis bei adipösen Bauchdecken häufig erschwert.

12.5 Fazit für die Praxis

Die geburtshilfe Anästhesie ist gundsätzlich ein hohes Maß an interdisziplinärer Zusammenarbeit notwendig, um eine optimale Patientenversorgung zu gewährleisten. Dies gilt insbesondere dann, wenn zusätzliche Risikofaktoren zur Schwangerschaft, die aus anästhesiologischer Sicht per se zu zu eine Risikoerhöhung führt, hinzutreten. Der häufigste Faktor, der zu einer weiteren Risikosteigerung führt, ist Übergewicht der Schwangeren. Durch Kenntnis der (patho-)physiologischen Veränderungen zu der diese Konstellation führt, kann durch ein angepasstes Management die Versorgung optimiert werden.

Literatur

Abenhaim HA, Benjamin A (2011) Higher caesarean section rates in women with higher body mass index: are we managing labour differently? J Obstet Gynaecol Can 33:443–448

Aust H (2018) Physiologische Veränderungen in der Schwangerschaft. In: Kranke P (Hrsg) Die geburtshilfliche Anästhesie. Springer, Berlin, S 77–101

Bein B, Höcker J, Fudickar u A, Scholz J (2009) Begleiterkrankungen und perioperatives Management bei adipösen Erwachsenen. Anästhesiol Intensivmed Notfallmed Schmerzther 44(600):610

Chang JE, Kim H, Ryu JH, Lee JM, Hwang JY (2017) Relationship between central obesity and spread of spinal anesthesia in female patients. Anesth Analg 124:1670–1673

Eley VA, Christensen R, Kumar S, Callaway LK (2018) A review of blood pressure measurement in obese pregnant women. Int J Obstet Anesth 35:64–74

Iliodromiti S, Celis-Morales CA, Lyall DM, Anderson J, Gray SR, Mackay DF, Nelson SM, Welsh P, Pell JP, Gill JMR, Sattar N (2018) The impact of confounding on the associations of different adiposity measures with the incidence of cardiovascular disease: a cohort study of 296 535 adults of white European descent. Eur Heart J 39:1514–1520

Jones L, Othman M, Dowswell T, Alfirevic Z, Gates S, Newburn M, Jordan S, Lavender T, Neilson JP (2012) Pain management for women in labour: an overview of systematic reviews. Cochrane Database Syst Rev, Cd009234. https://doi.org/10.1002/14651858.CD009234.pub2

Kinsella SM, Winton AL, Mushambi MC, Ramaswamy K, Swales H, Quinn AC, Popat M (2015) Failed tracheal intubation during obstetric general anaesthesia: a literature review. Int J Obstet Anesth 24:356–374

Lamon AM, Einhorn LM, Cooter M, Habib AS (2017) The impact of body mass index on the risk of high spinal block in parturients undergoing cesarean delivery: a retrospective cohort study. J Anesth 31:552–558

Peterson CM, Thomas DM, Blackburn GL, Heymsfield SB (2016) Universal equation for estimating ideal body weight and body weight at any BMI. Am J Clin Nutr 103:1197–1203

Sng BL, Leong WL, Zeng Y, Siddiqui FJ, Assam PN, Lim Y, Chan ES, Sia AT (2014) Early versus late initiation of epidural analgesia for labour. Cochrane Database Syst Rev, Cd007238. https://doi.org/10.1002/14651858.CD007238.pub2

Tan T, Sia AT (2011) Anesthesia considerations in the obese gravida. Semin Perinatol 35:350–355

Toledo P (2012) What's new in obstetric anesthesia: the 2011 Gerard W. Ostheimer lecture. Int J Obstet Anesth 21:68–74

Vaananen AJ, Kainu JP, Eriksson H, Lang M, Tekay A, Sarvela J (2017) Does obesity complicate regional anesthesia and result in longer decision to delivery time for emergency cesarean section? Acta Anaesthesiol Scand 61:609–618

Vasan RS (2003) Cardiac function and obesity. Heart 89:1127–1129

Wenk M, Louwen F (2014) Einsatz von Lachgas zur Schmerztherapie unter der Geburt. Gemeinsame Stellungnahme der Deutschen Gesellschaft für Anästhesiologie und Intensivmedizin (DGAI) und der Deutschen Gesellschaft für Gynäkologie und Geburtshilfe (DGGG) A&I 55:679–682

Postpartal

Inhaltsverzeichnis

Kapitel 13 Adipositas im Wochenbett und während der Laktation – 245
Carolin Strauss

Kapitel 14 Der Einfluss von maternaler Adipositas auf Gewichtsentwicklung und kardiometabolisches Risiko der Nachkommen – alles eine Frage der Gene? – 261
Christoph Reichetzeder und Anke Hinney

Kapitel 15 Mütterliche Adipositas und langfristige Auswirkungen auf die Nachkommen – 277
Regina Ensenauer, Sarah Perschbacher, Nathalie Eckel und Delphina Gomes

Kapitel 16 Management der postpartalen Gewichtsentwicklung – 297
Carolin Strauss

Adipositas im Wochenbett und während der Laktation

Carolin Strauss

Inhaltsverzeichnis

13.1 Einleitung – 246

13.2 Grundlagen – 246

13.3 Klinische Konsequenzen von Adipositas während des Wochenbetts und der Laktation – 247
13.3.1 Postpartale Blutungen – 247
13.3.2 Postpartale Infektionsmorbidität – 248
13.3.3 Thromboembolische Erkrankungen – 248
13.3.4 Laktation und Stillen – 248
13.3.5 Peripartale Depression – 251
13.3.6 Postpartale Kontrazeption – 253

13.4 Postpartales Vorgehen bei Adipositas der Wöchnerin – 254

13.5 Prävention – 255
13.5.1 Primärprävention – 255
13.5.2 Sekundärprävention – 256
13.5.3 Tertiärprävention – 256

13.6 Ausblick – 257

13.7 Fazit für die Praxis – 257

Literatur – 258

© Springer-Verlag GmbH Deutschland, ein Teil von Springer Nature 2022
A. Strauss, C. Strauss (Hrsg.), *Praxisbuch Adipositas in der Geburtshilfe*,
https://doi.org/10.1007/978-3-662-61906-3_13

Trailer

Adipositas hat während der Schwangerschaft, unter der Geburt sowie im Wochenbett eine erhebliche klinische Bedeutung. Erhöhtes Körpergewicht in graviditate hat seinen Ursprung maßgeblich in der Zeit vor der Schwangerschaft. Gewichtszunahmen im Laufe der Schwangerschaft spielen unter dem Risikoaspekt zwar quantitativ, zumeist aber nicht qualitativ eine entscheidende Rolle. Schwangere sind ab einem BMI ≥30kg/m^2 als Risikopatientinnen anzusehen. Nach diversen Komplikationen während Schwangerschaft und Geburt, sind mit dem derart erhöhten Körpergewicht aber auch spezielle Herausforderungen im Wochenbett verbunden. Hierbei spielt u. a. auch der Geburtsmodus eine wegweisende Rolle. Erfolgreiches und nachhaltiges Stillen erfordert eine frühzeitige Stillberatung. Die gewichtsassoziierte Morbiditätsvermeidung/-behandlung endet bei der adipösen Mutter daher nicht mit der Entbindung. Neben der Bewältigung der mit dem Körpergewicht gesteigerten mütterlichen Frühmorbidität ist gehäuft auch längerfristige medizinische Begleitung erforderlich. Nicht zuletzt beginnt im Wochenbett ein (neuer) Anlauf zur Gewichtsreduktion.

13.1 Einleitung

Das Wochenbett beginnt mit der Geburt der Plazenta und umfasst die folgenden 6 Wochen. Auf der Basis hormoneller Veränderungen ist das Puerperium dabei durch Rückbildungsvorgänge des nun nicht mehr schwangeren Körpers der Wöchnerin gekennzeichnet. Blutungen (Lochien), Wundheilungsvorgänge, Infektionen (Puerperalsepsis) und thromboembolische Ereignisse bestimmen die mütterliche Morbidität in den Wochen nach der Entbindung maßgeblich. Die anwachsende Prävalenz erhöhten Körpergewichts bei geburtshilflichen Patientinnen, aber auch eine Zunahme im Adipositasausprägungsgrad bei Wöchnerinnen wirken sich in diesem Zusammenhang jeweils risikosteigernd aus (Baur Cavegn und Todesco Bernasconi 2015). Diesen Veränderungen ist im Rahmen einer situationsangemessenen Würdigung entsprechende Berücksichtigung in der Betreuung und Beratung der Mütter zuzumessen.

> **Wichtig**
> Das Wochenbett, eine Zeit nicht nur für Geburtsanzeigen!

Schwangerschaftsrisiken mit Auswirkungen auch auf das Wochenbett (u. a. Gestationshypertonie/Präeklampsie, Diabetes mellitus/GDM, Frühgeburt, fetale Hypertrophie) kommen bei adipösen Schwangeren signifikant häufiger vor als dies bei normalgewichtigen Müttern der Fall ist. Auch eine erhöhte Inzidenz komplizierter Entbindungen (Sectio caesarea, vaginal-operative Geburt, Geburtsverletzungen, Schulterdystokie) ist zu erwarten (Hänseroth et al. 2006). Dagegen konnte eine genuine, statistisch signifikante, Abhängigkeit der neonatalen Frühmorbidität (u. a. Aufnahme auf die Neugeborenenintensivstation, längere stationäre Betreuungserfordernis) vom Adipositasgrad der Mutter nicht gezeigt und eine solche nur für eine übermäßige Gewichtszunahme in graviditate nachgewiesen werden (Timur et al. 2018).

13.2 Grundlagen

Steigende Raten an adipösen Schwangeren nehmen nicht nur Einfluss auf die Risiko- und Inzidenzsteigerung von Schwangerschafts- und Geburtskomplikationen, sondern wirken auch über die Niederkunft hinaus auf das mütterliche Risiko im Wochenbett (u. a. Rückbildungsstörungen, Wundheilungsstörungen, peripartale/perioperative Morbidität, Stimmungsveränderungen, Stillprobleme) weiter. Mittelbar sind auch kindliche Auswirkungen aus dem Adipositasgrad der Mutter über die Generationsgrenze hinaus abzuleiten (Baur Cavegn und Todesco Bernasconi 2015). Konsequenterweise erwächst aus der Bekämpfung maternalen Übergewichts und noch mehr mütterlicher Adipositas eine Schlüsselstrategie zur Gesundheitsvorsorge von Mutter und Kind. Dabei erweist sich die Zeit präkonzeptionell als geeigneter denn eine Intervention in graviditate. Wenngleich die internationale Konsistenz von Empfehlungen zur Lebensstilbeeinflussung vor Eintritt einer Schwangerschaft begrenzt ist, sind die Erkenntnisse zu den positiven Effekten einer Begrenzung der Gewichtszunahme im Verlauf der Gravidität unzweifelhaft (i-WIP 2017). Die Translation und breite Implementierung dieses, auch den Müttern durchaus bekannte Wissen bleibt bisher allerdings rudimentär (Hill et al. 2020).

> **Cave**
> Gewicht dauerhaft reduzieren zu wollen, stößt an Hemmnisse eines multifaktoriellen Entstehungsprozesses in Kombination mit komplex-interagierenden, vermeintlich zur „Lebensart" gewordenen Bewältigungsstrategien.

13.3 Klinische Konsequenzen von Adipositas während des Wochenbetts und der Laktation

Mütterliche Adipositas ist assoziiert mit höheren Raten an Geburtseinleitungen und damit verbunden mit einem gesteigerten Verbrauch an Prostaglandinen und Oxytocin. Zusätzlich kommt es über protrahierte Geburtsverläufe nicht nur zu einer Steigerung der Rate frustraner Einleitungsverläufe, sondern auch zu einem Anstieg vaginal-operativer und transabdominal-operativer Entbindungen. Durch Übergewicht oder Adipositas beschwerte Schwangerschafts-/Geburtsverläufe führen aus sich heraus, aber auch infolge der Fortwirkung des Adipositas-assoziierten Risikos zur Belastung der Zeit nach der Entbindung. Das postpartale Vorliegen von Übergewicht und Adipositas kann dabei unterschiedlichen Ursprung haben. Ein Teil der Frauen tritt bereits mit einem erhöhten Gewicht in die Schwangerschaft ein, ein anderer entwickelt dieses erst in im Laufe der Gravidität.

13.3.1 Postpartale Blutungen

Adipöse Frauen haben ein erhöhtes Risiko für peripartale Blutungen (PPH). Durch engmaschige Überwachung lassen sich die Komplikationen einer uterinen Atonie allerdings frühzeitig diagnostizieren. So sind durch Anämie bedingte Folgeschäden wie Infektionen im Wochenbett (Endomyometritis), Involutionsstörungen, thromboembolische Ereignisse und damit u. a. verlängerte Krankenhausaufenthalte zu vermeiden. Die aktive Leitung der Plazentarperiode (medikamentös, physikalisch, mechanisch unterstützt) und im Erfordernisfall die operative Intervention sind hierzu als geeignete Instrumente vorzuhalten (Myers 2012). Ergänzt durch ein engmaschiges Überwachungskonzept der mütterlichen kardiorespiratorischen Funktionen (u. a. Blutdruck, Puls, Atemfrequenz) während des Frühwochenbetts, wird speziell auch Augenmerk auf die respiratorischen Risiken obstruktiver Apnoephasen, Aspiration und Atelektasen gelegt. Hinzu kommt die stringente uterine Kontraktionsüberwachung und ggf. -förderung (Venenzugang, Oxytocin i.v., ggf. Prostaglandine, ggf. zeitnahe Verfügbarkeit von Blutprodukten und gerinnungsfördernden Präparaten).

13.3.2 Postpartale Infektionsmorbidität

Für postpartale Wundinfektionen/Wunddehiszenzen/Endomyometritis/Infektion des Urogenitaltrakts ist eine positive Korrelation mit dem Ausprägungsgrad von Adipositas der Mutter gegeben. Diese erhöhten Inzidenzen sind dabei unabhängig von weiteren Risikofaktoren (u. a. Geburtsmodus, Sectionarbe, Geburtsverletzung, Anämie, Hospitalismus) zu beobachten. Hier greift, besonders mit Blick auf Wundinfektionsmorbidität die Empfehlung zur gewichtsadaptierten perioperativen Antibiotikaprophylaxe. Gesteigerte Inflammationsraten des Urogenitaltrakts (u. a. Endomyometritis, Zystitis, Pyelonephritis) machen eine großzügige Indikationsstellung zur prophylaktischen antimikrobiellen Therapie besonders bei protrahierten und komplizierten vaginalen Geburtsverläufen erwägenswert (Myers 2012).

> **Tipp**
>
> Adipositas erhöht das peripartale Wundinfektions- (OR 1,7) wie auch das Wunddehiszenzrisiko (OR 1,8) (Robinson et al. 2005).

13.3.3 Thromboembolische Erkrankungen

40–60% aller schwangerschaftsassoziierten Lungenembolien betreffen die Periode des Wochenbetts. Die Empfehlungen zur postpartalen/postoperativen Thromboseprophylaxe haben in den letzten Jahren durch frühe Mobilisation der Patientinnen (ggf. unter analgetischer Unterstützung) und die Vermeidung von passageren Flüssigkeitsmangelzuständen Modifikationen erfahren. Dabei ist, aufgrund der generell kürzer werdenden postpartalen Verweildauer der Wöchnerinnen (im Mittel und unabhängig des BMI <4 Tage) stationäre und ambulante Medizin zu verzahnen (Bolz et al. 2014).

Die aktuellen Empfehlungen sehen ab einem BMI ≥40,0 kg/m^2 eine (niedermolekulare) Heparinisierung in der Schwangerschaft (z. B. NMH 0,5 mg/kg bei einem KG >120 kg) und eine Fortsetzung derselben im Wochenbett für weitere 6 Wochen (bei ≥2 weiteren Risikofaktoren unabhängig des Entbindungsmodus) als indiziert an. Bei einem BMI zwischen 30,0 und 39,9 kg/m^2 ist das Vorliegen mindestens eines weiteren thrombogenen Risikofaktors wie Immobilisierung, Kaiserschnittentbindung, erschwerter und/oder prolongierter Geburtsverlauf, Wochenbettinfektion zur Indikationsstellung einer postpartalen Thromboseprophylaxe erforderlich. Als minimale Dauer sind 7 Tage vorgesehen. In Abhängigkeit des Risikoprofils der Wöchnerin bzw. des Mobilisierungsgrad ist diese medikamentöse Vorsorgemaßnahmen entsprechend (z. B. bis 6 Wochen) zu verlängern (Myers 2012; Dennedy und Dunne 2012).

> **Cave**
>
> „Stumme" tiefe Beinvenenthrombosen sind bei adipösen Müttern gehäuft.

13.3.4 Laktation und Stillen

Die Schwangerschaft und frühe postpartale Periode sind die beiden kritischen Zeitfenster, welche die zukünftige Entwicklung des (Über-)Gewichtes mitbestimmen und potenziell die Weichen für langfristige kardiovaskuläre und metabolische Komplikationen von Mutter und Kind stellen.

Das Zusammenspiel diverser Mikro- und Makronährstoffe (z. B. Proteine, Fette) wie auch weiterer bioaktiver Substanzen in der Muttermilch beeinflussen die postnatale metabolische Prägung des Neugeborenen und regulieren in vorteilhafter Weise sein Wachstum und die Fettverteilung (body composition). Diese komplexen Präventivleistungen der Muttermilch erbringt industriell gefertigte (Kuhmilch-basierte) Muttermilchersatznahrung nicht. Hohe Insulinwerte und niedrige Leptinanteile bestimmen dabei das zukünftige Stoffwechselprofil der Kinder. Durch die (akzelerierte) Förderung des Muskel-, Knochen- und Bindegewebsaufbau werden peripher ansetzende, anabole Stoffwechselwege und so die Gewichtszunahme begünstigt. Diesbezüglich unterscheidet sich die Muttermilch in wesentlichen Komponenten und fördert primär die Entwicklung des Gehirns und weniger das Längenwachstum und die Gewichtsentwicklung.

Neben der Ernährungsfunktion wird mit dem Stillvorgang der einzigartige Körperkontakt zwischen Mutter und Kind und damit der Aufbau einer lebenslang wichtigen Verbundenheit etabliert. Mit diesem Prozess wird bereits früh ein Grundbaustein für menschliche Bindungsfähigkeit und eine auf Nähe aufgebaute psychosoziale Entwicklung gelegt (◘ Tab. 13.1).

Physiologische Gegebenheiten bereiten adipösen Wöchnerinnen Schwierigkeiten beim Stillvorgang. Dabei ist das Laktationsergebnis u. a. durch ganz handfeste mechanische Probleme z. B. im Sinne des korrekten Anlegens des Neugeborenen bis hin zu psychosozialen Konflikten belastet. Stillversuche sind in dieser Population daher signifikant seltener erfolgreich und werden nach dem Auftreten erster Hemmnisse durch die Überforderung der Mutter mit weiteren, gewichtsaggravierten Problemen des Wochenbetts gehäuft nicht fortgeführt.

> **Wichtig**
> Stillen = fundamentales bidirektional sicherheitsgebendes Bindungsinstrument

Stillschwierigkeiten und ggf. initiale Hypogalaktämie führen bei Adipositas der Mutter zu frühem Abstillen und dies, obwohl neben dem kindlichen Nutzen epidemiologische Analysen zeigen, dass Stillen hilft die postpartale Gewichtsretention der Frauen signifikant zu vermindern. Dabei ergibt sich eine direkte negative Korrelation des Ausmaßes der präkonzeptionellen Übergewichts-/Adipositas-Ausgangssituation mit der Rate des Stillbeginns im Frühwochenbett (80% versus 88%, p <0,0001) (Schäfer-Graf et al. 2019) wie auch mit der Stilldauer ≥4 Monaten (73% versus 81%, p <0,001) (Ekström et al. 2015). Dies geschieht im Bewusstsein und trotz Aufklärung über protektive Effekte des Stillens (Modder und Fitzsimons 2010). Die Stilldauer-Wirkungs-Beziehung, untersucht über einen 6 Monatszeitraum, verhält sich dabei über alle BMI-Gruppen spiegelbildlich zur postpartalen Gewichtsentwicklung und ist am höchsten, wenn „voll gestillt" wird. (Vinter 2012) Die amerikanische Gesellschaft für Pädiatrie (AAP) und die Weltgesundheitsorganisation (WHO) empfehlen daher ein „reines Stillintervall" von 6 Monaten und erwarten dabei für die adipöse Wöchnerin „doppelten" Benefit. In der klinischen Praxis ist allerdings eine Kombination mit Milchersatznahrung üblich und die geringere präventive Effektivität dieser Kombinationsstrategie (Zufüttern) wird, bezogen auf das Körpergewicht, aber auch auf die mit Adipositas verbundene Langzeitmorbidität in Kauf genommen. Neben dem mütterlichen Gewichtseffekt durch die Laktation, sind auch Auswirkungen der Stillparameter auf die Kindsentwicklung zu beobachten. Nachuntersuchungen an 2–6-jährigen Kindern können keinen Unterschied der Adipositasraten bei Zufüttern verglichen mit reiner Muttermilchersatzernährung zeigen. Die Kombination Stillen + Milchersatznahrung verfehlt somit ihr Ziel, den protektiven Effekt des Stillens in der Säuglingsernährung zum Tragen zu bringen.

Das Ernährungsverhalten in der frühen postnatalen Periode bestimmt maßgeblich die zukünftige Gewichtsentwicklung und das Risiko für Adipositas wie auch die Entwicklung von chronischen, nicht übertragbaren Erkrankungen des Nachwuchses (Crume 2012). Dies trifft bevorzugt auf Kinder zu, welche sich intrauterin einem

Tab. 13.1 Vorteile des Stillens für den Säugling und für die Mutter

Auswirkungen für den Säugling	Auswirkungen für die Mutter
Bonding (Aufbau einer emotionalen Bindung zur Mutter)	Bonding (Aufbau einer emotionalen Bindung zum Säugling)
Unterstützung des Energie- und Wasserhaushalts (Muttermilch ist fettreich und wasserhaltig)	Stillen ist kostenlos und zu jeder Zeit an nahezu jedem Ort möglich
Der Eiweißgehalt der Muttermilch fördert das Wachstum und ist leichter verdaulich als beispielsweise Kuhmilch	Die Zubereitung von Flaschennahrung unter entsprechend hygienischen Anforderungen entfällt.
	Der maternale Schlafrhythmus wird durch Stillen weniger beeinträchtigt
Vorteilhafte Zusammensetzung der Muttermilch: – Omega-3-Fettsäuren (Förderung der ZNS-Entwicklung) – Fettsäuren (Linolsäure) und Kohlenhydrate (Begünstigung der Darmfloraentwicklung und Aufbau eines Infektionsschutzes) – Laktoferrin (Infektionsschutz und verbesserte Eisenresorption) – Diverse Mehrfachzucker (enteraler Infektionsschutz, Förderung des Mikrobioms)	Brustwarzenstimulation → Oxytocinausschüttung: – Milchspendereflex – Rückbildungseffekt beugt Anämie und Eisenmangel vor – Reduktion des Infektionsrisikos
Reduktion der Infektionsmorbidität bzgl. Magen-Darm-Trakt und Mittelohr	Das Saugen an der Brust führt zu einer verstärkten Ausschüttung von Prolaktin (psychoorganischer Benefit)
	Verringerung der Ausschüttung von Stresshormonen und Bindungsförderung zwischen Mutter und Kind
Risikoreduktion für Übergewicht, Herz-Kreislauf-Erkrankungen, Hypertonie, Diabetes mellitus, plötzlichen Kindstod	Risikoreduktion für Herz-Kreislauf-Erkrankungen, Diabetes mellitus Typ 2, Endometriose, Osteoporose, rheumatoide Arthritis und diverse onkologische Erkrankungen
Direkter Antikörpertransfer → mütterliche Leihimmunität	Reduktion von Körpergewicht (zusätzlicher Energieverbrauch)
Allergieprävention (Stilldauer mindestens 4 Monate)	
Die Gaumen- und Kieferentwicklung wird positiv beeinflusst und spätere Fehlstellungen sind geringer ausgeprägt, die Kopf- und Halsmuskulatur wird gekräftigt	
Prävention von Verhaltensauffälligkeiten und Lernschwierigkeiten im Zuge der weiteren psychosozialen wie kognitiven Entwicklungsprozesse	
Förderung der Stressresistenz	

Überangebot an Nährstoffen durch mütterliche Adipositas und/oder einer diabetischen Stoffwechsellage ausgesetzt sahen.

> **Tipp**
>
> Die 6-monatige Stilldauerempfehlung bei Übergewicht/Adipositas wird nur von der Hälfte der Wöchnerinnen, verglichen mit normalgewichtigen Müttern, erfüllt.

Unabhängig von Alter, Einstellung zum Stillen, Noxen oder Stimmungslage beeinflusst das mütterliche Körpergewicht die Stillbereitschaft nicht nur hinsichtlich ihrer Dauer, auch die relative Anzahl stillender Mütter verhält sich umgekehrt proportional zu ihrem präkonzeptionellen Körpergewicht. Als mögliche Stillhemmnisse wirken sich in jeweils multifaktoriell-individueller Kombination aus (Crume 2012; Bonet 2012; Bolz et al. 2014):

- Mütterliches Alter
- Sozioökonomischer Status
- Rauchen
- Ethnie
- Anatomische (mechanische) mütterliche Stillhemmnisse:
  - Voluminöse Brüste lasten in Rückenlage auf dem weiblichen Thorax → ggf. respiratorische Einschränkung
  - Überdurchschnittliche Gewichtszunahme der laktierenden Mammae → Destabilisierung der weiblichen Statik
  - Breiter Areolakomplex in Kombination mit kleiner Mamille → Erfassen der Brustwarze durch den Säugling erschwert
- Gewicht der laktierenden Mammae kann den Brustkorb des Säuglings komprimieren → Saughemmung
- Erhöhte Progesteronspiegel (Produktion in Fettzellen) → negativer Einfluss auf die Laktogenese
- Vermindertes Ansprechen des Brustdrüsengewebes auf Prolaktin
- Mamillenstimulation führt bei Adipositas zur geringeren Prolaktinausschüttung (Milchspendereflex) (Rasmussen und Kjolhede 2004)
- Adipositas-bedingte Komorbiditäten (Polyzystisches Ovarsyndrom – PCOS, Diabetes mellitus) → negativer Einfluss auf die Milchproduktion/den Milcheinschuss
- Verzögerte Laktogenese durch protrahierte Geburtsverläufe, vermehrten Wehenstress und erhöhte Kaiserschnittraten
- Psychische Komponenten (u. a. postpartale Depression)
- Psychologische Einflussgrößen (geringere Stillbereitschaft)

Neben dem primären Ziel, peripartales Übergewicht und Adipositas zu vermeiden bzw. zu reduzieren, bedarf es zukünftig weiterer Ansätze, dem Wissen um die Ursachen für die geringe Stillbereitschaft und -dauer adipöser Wöchnerinnen näherzukommen. Daraus abgeleitete therapeutische Ansatzpunkte (anatomische Stillbarrieren überwinden, Vermittlung eines angemessen selbstbewussten Körperbildes) umfassen die persönliche Beratung und gezielte Begleitung. So wird der protektive Aspekt nachhaltigen Stillens für die mütterliche und kindliche Gesundheit bei Adipositas im Wochenbett nicht nur bekräftigt sondern auch konkret und nachhaltig etabliert (Bonet 2012).

13.3.5 Peripartale Depression

Bei 20–25% aller Mütter sind im ersten Jahr post partum Stimmungsschwankungen zu beobachten. 10–15% entwickeln eine peri-/postpartale Depression. Diese nicht nur für die Mutter, sondern auch für das Neugeborene und die ganze Familie folgenschwere Erkrankung kompliziert die menschliche Reproduktion damit häufiger als Diabetes mellitus oder Gestationshypertonie. In ihrer Tragweite variabel, können diese psychischen Veränderungen des Wochenbetts bis zum Selbst- oder Kindsmord eskalieren. Entsprechende Hilfen werden von betroffenen Frauen allerdings nur unregelmäßig in Anspruch genommen. Vielmehr findet zumeist eine Flucht in einen ungesunden Lebensstil, mit Nikotin-/Substanzenabusus und unvorteilhafter Ernährung statt. Der Aufbau einer beidseits funktionstüchtigen Mutter-Kind-Beziehung unterbleibt oder ist zumindest auf längere Sicht gestört. Dabei können regelmäßige körperliche Aktivität bzw. sportliches Training unter dem prophylaktischen, wie auch therapeutischen Ansatz Verbesserungen mit sich bringen (Pedersen 2012).

Depressive Stimmungslagen sind nicht nur mit einer ungünstigen Lebensführung, inklusive eines unzuträglichen Ernährungsstils (fettreiche Ernährung, Rauchen) verbunden, sondern können u.a. über eine Fehlregulation des Stress-Systems auch zur Gewichtszunahme führen. Eine Änderung des Appetitniveaus, die sich in einer Zunahme der Nahrungsaufnahme („Esssucht" bis zum Exzess) äußert, gehört zu den spezifischen diagnostischen Kriterien einer Depression. Hierzu gesellt sich gehäuft ein verminderter Energieverbrauch durch Antriebslosigkeit/Bewegungsmangel und eine Gewichtszunahme als Nebenwirkung einer antidepressiven Medikation.

Eine Fehlfunktion der Hypothalamus-Hypophysen-Nebennieren-Achse ist beiden Krankheitsbildern, Adipositas und Depression, immanent. Körpergewichtsabhängige proinflammatorische Prozesse, endokrine Faktoren wie auch Alterationen des Zuckerstoffwechsels (u. a. Insulinresistenz) sind über zerebrale Ansatzpunkte in die Genese von Depressionen eingebunden. Dies verdeutlicht zunehmend die bidirektionale Beziehung zwischen der peri-/postnatalen Depressionsentstehung (besonders vulnerable Lebensphase) und der Entwicklung/Persistenz von Übergewicht und Adipositas, in der jede für sich als eigenständige Erkrankung auf die andere ihren Einfluss nehmen kann.

Psychologische Einflüsse (wenig selbstbewusstes Körperbild), veränderte Ess- (Gelüste, Stressessen, fehlende Diät, Kontrollverlust) und Lebensgewohnheiten (Schlaf-/Bewegungsmangel) sind weniger die Ursachen für die Entstehung, denn Faktoren für die Aggravierung (Gewichtszunahme in graviditate) und Persistenz des gesteigerten Körpergewichts von Schwangeren, aber auch von Wöchnerinnen. Das Essverhalten und die damit verbundene Körpergewichtsveränderung, werden insbesondere in der Schwangerschaft vermindert wahrgenommen oder besorgnisvermeidend verdrängt bzw. mit vermeintlicher Schwangerschaftsphysiologie bemäntelt.

> **Tipp**
>
> Kognitive Dissonanz:
> „essen für zwei" = Situative Optimierung der Versorgung des Ungeborenen

Die Annahme, das zusätzliche Gewicht im Wochenbett, z. B. durch Stillen oder den „Stress mit dem Neugeborenen" leicht wieder verlieren zu können, führt dazu, akute oder langfristige körperliche Einschränkungen oder gesundheitliche Bedenken bezüglich einer wenig geregelten Nahrungsaufnahme zu negieren. Nach Erkennen dieses Irrtums kann gerade dies zur Entwicklung einer depressiven Gemütslage im Wochenbett beitragen.

Die gegenseitige Beziehung zwischen Adipositas und Depression steht wissenschaftlich in zum Teil kontroverser Diskussion. Schwache Evidenz legt zwar einen sowohl psychologischen als auch biologischen Zusammenhang zwischen Adipositas und postpartalen depressiven Verstimmungszuständen nahe, im Gegenzug besteht aber auch das Risiko der Adipositasentstehung durch eine bestehende Depression. Für das Kollektiv mit einem BMI ≥25,0–29,9 kg/m² können metaanalytische Studienergebnisse die Signifikanz dieser Korrelation jedoch nicht zeigen (Pedersen 2012). Ebenso gelingt der Nachweis einer Assoziation zwischen Gewichtszunahme während der Schwangerschaft und depressiver Stimmungslage post partum zwar nicht, aber eine Verbindung zwischen hoher postpartaler Gewichtsretention und Depression bzw. depressiver/ängstlicher Gemütslage kann hergestellt werden. Aufgrund dieser, noch uneinheitlichen Datenlage sind zur Aufdeckung/Bestätigung schlüssiger Zusammenhänge weitere wissenschaftliche Untersuchungsergebnisse abzuwarten (Dennedy und Dunne 2012).

13.3.6 Postpartale Kontrazeption

Die Beratung zur nachgeburtlichen Lebensplanung umfasst bei jungen Frauen im Wochenbett auch das Thema einer möglichen Kontrazeption. Dabei sind neben den individuellen Interessen der Patientin, fachübergreifenden medizinischen Erwägungen auch perinatologische Argumente in ein Gesamtkonzept miteinzubeziehen. Dies umso mehr, als bei adipösen Müttern die Körpergewichtsregulation per se, aber auch die zeitliche Steuerung potenziell weiterbestehenden bzw. nicht mehr bestehenden Kinderwunsches Beachtung zu erfahren hat. Unbedingt zu thematisieren ist im Rahmen dieser Erwägungen zu Adipositas auch die beobachtete erhöhte ungewollte Schwangerschaftsrate unter vermeintlich sicherer Antikonzeption. Das Verhütungsverhalten erfährt in Abhängigkeit eines gesteigerten Körpergewichts insofern Unsicherheiten, als es aus Sorge vor einer weiteren Gewichtszunahme im Zusammenhang mit dem Kontrazeptivum gehäuft zu Einnahmeunregelmäßigkeiten kommt (Delisle 2018).

Die Vermeidung (zu) rascher Schwangerschaftsfolgen verbunden mit einem Anstieg von Schwangerschafts- und Geburtsrisiken in der Folgeschwangerschaft ist gerade bei Übergewichtigen und adipösen Frauen mit dem zusätzlichen Vorteil versehen, Zeit für eine Gewichtsreduktion zu gewinnen. Barrieremethoden für die Frau sind bei Adipositas häufig schwierig zu platzieren. Dieses Problem ergibt sich bei der Kondomanwendung nicht. Kombinierte östrogenhaltige Kontrazeptiva (oral, Vaginalring) und Depot-Gestagene (Dreimonatsspritze) sind als Verhütungsmethode ab einem BMI ≥30,0 kg/m² aufgrund ihres Adipositas-abhängig potenzierten Thromboserisikos generell nicht geeignet (relative Kontraindikation) (Mantha et al. 2012). Diese Präparate sollten daneben auch aus endokrinologischen Gründen in den ersten 6 Wochen post partum keine Anwendung finden. Reine orale Gestagene sind dagegen prinzipiell auch bei gesteigertem Körpergewicht geeignet. Unsicher bleibt jedoch, ob das gesteigerte Verteilungsvolumen der adipösen Wöchnerin Wirkstoffspiegel für eine ausreichende kontrazeptive Sicherheit zulässt. Die früher präferierte Verdoppelung der Einnahmedosis wird heute nicht mehr empfohlen. Vielmehr sind aufgrund der Gewichtsunabhängigkeit ihres Effekts Desogestrelhaltige Präparate zu bevorzugen. Auch Gestagen-haltige Intrauterinpessare oder Kupferspiralen zeigen sich bei Adipositas als äquieffektiv zur normalgewichtigen Frau und müssen daher weder früher entfernt noch gehäuft gewechselt werden. Die Einlage der Spiralen kann sich bei der einen oder anderen Patientin allerdings als technisch schwieriger erweisen. Nach erfolgreicher Anlage ist aber ein Kontrazeptionsschutz ohne spezifische Nebenwirkungen auch im beschriebenen Risikokollektiv erreicht. Beim Einsatz von Verhütungspflastern ist ab einem Körpergewicht von 90 kg eine erhöhte Versagerquote zu befürchten, sodass ihre Anwendungsempfehlung hier als entsprechend eingeschränkt zu gelten hat.

> **Tipp**
>
> Die adipöse Mutter mit Kontrazeptionswunsch:
> Hormonspirale = Verhütungsmethode der 1. Wahl

Eine Sterilisation, bevorzugt laparoskopisch, bietet zwar permanente (endgültige) Schwangerschaftsverhütung, birgt jedoch die Risiken des operativen Eingriffs, die für den intra- und postoperativen Aspekt durch die bestehende Adipositas zusätzlich erhöht sind. Unter diesem Gesichtspunkt kommt alternativ stets auch die Vasektomie des Partners, mit all ihren methodenimmanenten Einschränkungen, infrage.

Postpartale Kontrazeption bei adipösen Müttern nach vorangehender bariatrischer Operation:

Prinzipiell unterscheidet sich die Anwendung von Verhütungsmethoden nicht von der Situation der adipösen Wöchnerin ohne vorangegangene metabolische Chirurgie. Die Datenlage zur Frage einer möglichen Beeinträchtigung der Resorption oral angewandter Kontrazeptionspräparate durch eine „zu" rasche Passage im Magen und Duodenum (postoperativ gehäufte Episoden von Durchfall und Erbrechen) ist bisher nicht sehr umfangreich. Für Desogestrel-haltige Gestagenpräparate konnte nach oraler Anwendung keine Verminderung der Serumspiegel gefunden werden (Ginstman et al. 2019).

13.4 Postpartales Vorgehen bei Adipositas der Wöchnerin

- Adipöse Wöchnerinnen stehen auch nach einer unkomplizierten Geburt erhöhten kardiovaskulären, respiratorischen, infektiologischen, thromboembolischen und hämorrhagischen Komplikationen gegenüber. Unmittelbar implementierte präventive und therapeutische Maßnahmen der postpartalen Rekonvaleszenz wirken diesen Risiken entgegen (Pedersen 2012):
    - Gewichts- und risikoadaptierte (verlängerte) Thromboseprophylaxe
    - Suffiziente postoperative Schmerztherapie
    - Ggf. temporäre Prolongation einer Regionalanästhesie
    - Zurückhaltung bei parenteralen Opiaten (Cave: Atemdepression)
    - Verzicht auf NSAID bei Patientinnen im Z. n. nach bariatrischer Chirurgie (Magenschleimhautläsion)
    - Vermeidung einer intramuskulären oder subkutanen Medikamentenverabreichung (unklare Resorptionsraten) zugunsten der intravenösen Applikationsform
- Uterine Rückbildungskontrolle
- Vermeidung/Reduktion von gewichtsassoziierten Komplikationen im Wochenbett (z. B. Dekubitalveränderung)
- Vermeidung von dauerhafter Rückenlage (u. a. Respirationsverbesserung)
- Gewichtsangepasstes Patientinnenbett (Tragfähigkeit: 270–400 kg, Breite: 100–140 cm) mit Bettaufrichter inklusive Haltegriff
- Zustellbares Neugeborenenbettchen zur Vermeidung der Lagerung des Neugeborenen im mütterlichen Bett
- Frühzeitige und konsequente Mobilisation ± Atemgymnastik, ggf. Physiotherapie (explizit postoperativ), ggf. Sauerstoffunterstützung
- Stillen in zurückgelehnter Position (Cave: Mastitis)
- Strukturierte (Langzeit-)Körpergewichtsreduktion (ggf. Planung von metabolischer Chirurgie)

- Konsequente engmaschige postpartale Nachsorge von Gewicht und Blutdruckwerten
- Postpartale Kontrazeption (situationsadaptiert/sicher/effektiv)
- Zuckerstoffwechselprüfung (oGTT) 6(-12) Wochen post partum
- Adipositas + GDM = RR 7,43, (95% KI 4,79–11,51) innerhalb von 10 Jahren für die Entwicklung eines Diabetes mellitus Typ 2 → jährliches Glukosescreening und Untersuchung kardiometabolischer Risiken (Modder und Fitzsimons 2010).
- Adipositas und depressive Verstimmungszustände bedingen sich mitunter gegenseitig. Der arithmetische Zusammenhang der Inzidenz von postpartaler Depression und dem Körpergewicht ist zwar weniger ausgeprägt als bei GDM (Verdoppelung), allerdings als spezifischer Risikozusammenhang in die Betreuung aufzunehmen. Als Suchinstrument für das Vorliegen einer Wochenbettdepression eignet sich der Edinburgh-Postnatal-Depression-Scale-Befindlichkeitsbogen (Verdachtsdiagnose gegeben bei EPDS-Score ≥10). Zur Abklärung bietet sich der Zeitraum der Zuckerstoffwechselprüfung (6–12 Wochen post partum) an (Schäfer-Graf 2018).

13.5 Prävention

Unter Prävention im Zusammenhang mit Geburt und Wochenbett sind zielgerichtete Maßnahmen und Aktivitäten zu verstehen, welche Krankheiten oder gesundheitliche Schädigungen vermeiden, das Risiko von Erkrankungen verringern oder ihr Auftreten verzögern sollen. Präventive Maßnahmen lassen sich dabei nach dem Zeitpunkt zu dem sie eingesetzt werden der primären, der sekundären oder der tertiären Prävention zuordnen. Des Weiteren unterscheiden sich Vorbeugung im Hinblick darauf, ob sie sich die Veränderung des individuellen Verhaltens (Verhaltensprävention) oder die Adaptation der Lebensverhältnisse (Verhältnisprävention) zur Aufgabe macht.

> **Tipp**
>
> Wochenbett = eminentes Zeitfenster der Prävention

Die postpartale diagnostische und therapeutische Betreuung umfasst u. a. wichtige und notwendige Präventivaufgaben. Trotz zahlreicher Initiativen werden adipöse Wöchnerinnen dabei zum Teil zahlenmäßig, zum Teil aber auch inhaltlich nur unzureichend erreicht. Systematische Ansätze, um die häufig auch nur unbewusste Stigmatisierung dieser Frauen zu vermeiden, fehlen dabei weitgehend (Baur Cavegn und Todesco Bernasconi 2015).

13.5.1 Primärprävention

Stillen, insbesondere wenn es über (4-)6 Monate beibehalten wird, befördert den Gewichtsverlust im Wochenbett und senkt, und dies auch langfristig das Körpergewicht, das Risiko für einen Diabetes mellitus Typ 2, myokardiale Ereignisse und die Entwicklung eines Metabolischen Syndroms. Bei stillenden Müttern finden sich niedrigere Plasmaglukosespiegel, veränderte Insulinwerte und atherogene Risikoprofile im Vergleich zur „Nicht-Stillenden". Die Laktation kann den mütterlichen Energiestoffwechsel um geschätzt 15–25% steigern. Diese Ergebnisse sollten in der Beratung der Wöchnerinnen jedoch nicht dazu führen, eine Gewichtsabnahme ausschließlich dem Stillen zuzuschreiben. Dies umso mehr als falsche Erwartungen der übergewichtigen Mütter durch fehlende Erfolgserlebnisse häufig zur frühzeitigen (<6 Monate) Beendigung des

Stillens führen können. Der gesundheitliche Vorteil für das Neugeborene und die emotionale Bindung zwischen Mutter und Kind haben, neben dem eigenen Nutzen, als wichtigster Ansporn für eine erfolgreiche und nachhaltige Laktation im Vordergrund zu bleiben (Crume 2012).

13.5.2 Sekundärprävention

Muttermilch stellt für das Neugeborene die optimale Ernährung da und bringt auch für die Mutter nachhaltige Vorteile mit sich. Förderung des Stillens über einen gewissen Zeitpunkt ist eine vielversprechende Möglichkeit, die Bürde der Gewichtsprobleme über Generationen hinweg zu überwinden. Das (international) zunehmende Übergewicht und die erfolglosen Therapieansätze Übergewicht und Adipositas im Kindesalter zu beherrschen macht es erforderlich, den transgenerationalen „circulus vitiosus" präventiv zu unterbrechen. Epidemiologische Untersuchungen sehen im Stillen die erfolgreichste sekundärpräventive Option, das Risiko für erhöhte BMI-Werte unter Kindern und Jugendlichen zu reduzieren (Crume 2012).

13.5.3 Tertiärprävention

Bereits während der Schwangerschaft ist es sowohl die Quantität als auch die Qualität an Nährstoffen, welche den Fetus erreichen, die zu wichtigen Determinanten seiner metabolischen Entwicklung werden. Dabei finden sich zwar keine einschlägigen Studienergebnisse für die adipogene Auswirkung einer präkonzeptionellen mütterlichen Adipositas auf Gewicht und Fettmasse des Kindes in den ersten beiden Lebensjahren, allerdings ist ein solcher Zusammenhang für die spätere Kindheit belegt. So ist mit einem höheren Risiko der Nachkommen für Übergewicht und Adipositas ab einem Alter von 4–5 Jahren bis in das späte Jugendlichen-/junge Erwachsenenalter zu rechnen (Schäfer-Graf et al. 2019). Die damit gehäuft verbundene Manifestation eines GDM sowie die Präsenz einer Hyperinsulinämie während der Schwangerschaft sind eng mit Übergewicht und Adipositas der Nachkommen sowie mit deren gestörter Glukosetoleranz und Veränderungen im Sinne eines Metabolischen Syndroms im Erwachsenenalter assoziiert. Darüber hinaus erlaubt die vorhandene metaanalytische Datenlage belastbare Rückschlüsse auf einen Zusammenhang kindlicher Asthmaerkrankungen (14 Monate bis 16 Jahre) und mütterlicher Adipositas (Forno et al. 2014). Vereinzelte wissenschaftliche Hinweise deuten auf eine verringerte grobmotorische Leistungsfähigkeit im Alter von 18 Monaten und eine erhöhte Wahrscheinlichkeit für Autismus-Spektrum-Störungen (1–17 Lebensjahr), sowie die Tendenz zu aggressivem Verhalten im Vorschulalter hin (Schäfer-Graf et al. 2019).

Basierend auf der FOAD-Hypothese (fetal origins of adult disease) kann durch die Modifikation von Umgebungsfaktoren epigenetischen Veränderungen am fetalen Genom entgegengewirkt werden. Das metabolische und endokrine Milieu des Ungeborenen in utero wird so zur Zielgröße von Präventionsstrategien (Barker 1990). Kinder von Müttern mit einem präkonzeptionellen BMI $\geq 25{,}0$ kg/m^2 sind daher im Rahmen der (früh-)kindlichen Vorsorgeuntersuchungen auf Auffälligkeiten der Körpergewichtsentwicklung, ihrer Stoffwechselfunktionen und respiratorischer wie entwicklungspsychologischer Auffälligkeiten überwacht und die Sorgeberechtigten frühzeitig zu beraten.

13.6 Ausblick

Maßnahmen zur Begünstigung eines positiven Stillergebnisses haben auch Auswirkungen auf die mütterliche Gewichtsentwicklung. Die Vorteile des Stillens für die eigene, aber auch für die zukünftige kindliche Gewichtsentwicklung sind der Schwangeren bereits vor der Geburt nahezubringen. Diese Aufklärung wie auch eine stillbegleitende postpartale Unterstützung ist gerade an adipöse Frauen heranzutragen (Myers 2012; Vinter 2012).

13.7 Fazit für die Praxis

Cave
Reduktionsdiäten sind direkt präkonzeptionell, während der Schwangerschaft und in der Stillperiode zu vermeiden.

- Das Körpergewicht der Schwangeren hat u. a. Bedeutung auf die kurz- und langfristige Gewichtsentwicklung ihres Nachwuchses.
- Adipöse Wöchnerinnen beenden im Vergleich zu normalgewichtigen Müttern das Stillen aus medizinischen Gründen im Mittel mehr als 3 x so häufig (Brown et al. 2014).
- Die Verminderung von Stillraten (Initiation und Dauer) bei maternaler Adipositas ist multifaktoriell bedingt:
  - Mütterliche Perzeption des Stillens
  - Schwierigkeiten der geeigneten Positionierung von Mutter und Kind
  - Ungenügende Prolaktinantwort auf das kindliche Saugen
- Stillen erhöht den Energieverbrauch adipöser Wöchnerinnen im Mittel auf 2800 kcal/Tag (2000–4000 kcal/Tag). Während einer Stillperiode (6 Monate) werden 0,5–1 kg Körpergewicht pro Monat (-100–300 kcal/Tag) abgebaut (Blumfield et al. 2012; Thomas et al. 2012).
- Stillen beeinflusst die Entwicklung des kindlichen Verdauungssystems und wirkt sich so positiv auf die Ausbildung von Ernährungsgewohnheiten und den Geschmack des Kindes aus.
- Stillen kann Übergewicht beim Nachwuchs bereits in der Kindheit und im weiteren Leben wirkungsvoll verhindern: Risikoreduktion 12–24% (Woo und Martin 2015).
- Die Dauer der stationären Betreuung ist bei Adipositas (aufgrund des risiko-/komplikationsbehafteten Verlaufs) verglichen mit normalgewichtigen Wöchnerinnen unabhängig des Geburtsmodus verlängert (Duvekot 2005).
- Im Wochenbett ist die Dauer der körperlichen Aktivität im Vergleich zur Zeit vor und während der Schwangerschaft deutlich reduziert (unzureichende Bewegung 22% versus 13%) (Pereira et al. 2007).
- Die Übergewichts- und Adipositasentstehung im Erwachsenenalter sind allerdings zu komplexe Phänomene, um allein darauf zurückgeführt zu werden, welche Neugeborenennahrung die Betroffenen als Säugling erhalten hatten (Woo und Martin 2015).
- Adipöse Wöchnerinnen benötigen mit Blick auf eine mögliche Gewichtsreduktion fortdauernde professionelle Ernährungs-, Lebensstil- und Stillberatung.
- Bei Wöchnerinnen mit einem BMI ≥30,0 kg/m² ist mit einer Risikosteigerung für Zuckerstoffwechselstörungen zu rechnen → oGTT 6–12 Wochen post partum
- Das Risiko der Entwicklung eines Diabetes mellitus Typ 2 zeigt bei adipösen Müttern mit GDM einen steilen Anstieg

in den ersten beiden Jahren post partum und erreicht nach 5 Jahren ein Plateau → jährliche Screeninguntersuchungen auf Diabetes mellitus Typ 2 und kardiometabolische Risiken.
- Zur postpartalen reversiblen Kontrazeption sind bei der adipösen Patientin Intrauterinpessare oder orale Gestagenmonopräparate angezeigt.

Literatur

Barker DJ (1990) The fetal and infant origins of adult disease. Br Med J 301(6761):1111

Baur Cavegn B, Todesco Bernasconi M (2015) Schwangerschaftsbetreuung und Geburt bei adipösen Frauen. Schweiz Z Gynäkol 1:24–28

Blumfield M, Hure AJ, MacDonald W, Smith R, Simpson SJ, Giles WB, Raubenheimer D, Collins CE (2012) Dietary balance during pregnancy is associated with fetal adiposity and fat distribution. Am J Clin Nutr 96:1032–1041

Bolz M, Koenen DJ, Körber S, Briese V (2014) Adipositas und Schwangerschaft. Walter de Gruyter, Berlin/Boston

Bonet B (2012) Macrosomia and neonatology. In: Ovesen PG, Møller Jensen D (Hrsg) Maternal obesity and pregnancy. Springer, Heidelberg

Brown CR, Dodds L, Legge A, Bryanton J, Semenic S (2014) Factors influencing the reasons why mothers stop breastfeeding. Can J Public Health 105(3):e179–e185

Crume T (2012) Breastfeeding and obesity: impact on women and their children. In: Ovesen PG, Møller Jensen D (Hrsg) Maternal obesity and pregnancy. Springer, Heidelberg

Delisle B (2018) Adipositas im Kindes- und Jugendalter und ihre Bedeutung für die Kinder- und Jugendgynäkologie. Korasion 33(4):25–29

Dennedy MC, Dunne F (2012) Maternal obesity and pregnancy. In: Ovesen PG, Møller Jensen D (Hrsg) Maternal obesity and pregnancy. Springer, Heidelberg

Duvekot J (2005) Pregnancy and obesity: practical implications. Eur Clin Obstet Gynaecol 1:74–88

Ekström S, Magnusson J, Kull I, Lind T, Almqvist C, Melén E, Bergström A (2015) Maternal body mass index in early pregnancy and offspring asthma, rhinitis and eczema up to 16 years of age. Clin Exp Allergy 45(1):283–291

Forno E, Young OM, Kumar R, Simhan H, Celedón JC (2014) Maternal obesity in pregnancy, gestational weight gain, and risk of childhood asthma. Pediatrics 134(2):e535–e546

Ginstman C, Frisk J, Carlsson B, Ärlemalm A, Hägg S, Brynhildsen J (2019) Plasma concentrations of etonogestrel in women using oral desogestrel before and after Roux-en-Y gastric bypass surgery: a pharmacokinetic study. Br J Obstet Gynaecol 126(4):486–492

Hänseroth K, Distler W, Kamin G, Nitzsche K (2006) Geburtshilfe bei Adipositas permagna. Gynakologe 39(12):953–958

Hill B, Skouteris H, Boyle JA, Bailey C, Walker R, Thangaratinam S, Sundseth H, Stephenson J, Steegers E, Redman LM, Montanaro C, Lim S, Jorgensen L, Jack B, Borges ALV, Bergmeier HJ, Baxter JB, Harrison CL, Teede HJ (2020) Health in preconception, pregnancy and postpartum global alliance: international network pregnancy priorities for the prevention of maternal obesity and related pregnancy and long-term complications. J Clin Med 9(3):E822. https://doi.org/10.3390/jcm9030822. Zugegriffen am 01.07.2021

Mantha S, Karp R, Raghavan V, Terrin N, Bauer KA, Zwicker JI (2012) Assessing the risk of venous thromboembolic events in women taking progestin-only contraception: a meta-analysis. BMJ 345:e4944

Modder J, Fitzsimons KJ (2010) Management of women with obesity in pregnancy. Joint Guideline of Centre for Maternal and Child Enquiries (CMAE) and Royal College of Obstetricians and Gynaecologists (RCOG). https://www.rcog.org.uk/globalassets/documents/guidelines/cmacercogjointguidelinemanagementwomenobesitypregnancya.pdf. Zugegriffen am 01.07.2021

Myers J (2012) Clinical management. In: Ovesen PG, Møller Jensen D (Hrsg) Maternal Obesity and pregnancy. Springer, Heidelberg

Pedersen BK (2012) Physical activity and pregnancy. In: Ovesen PG, Møller Jensen D (Hrsg) Maternal obesity and pregnancy. Springer, Heidelberg

Pereira MA, Rifas-Shiman SL, Kleinman KP, Rich-Edwards JW, Peterson KE, Gillman MW (2007) Predictors of change in physical activity during and after pregnancy: Project Viva. Am J Prev Med 32(4):312–319

Rasmussen KM, Kjolhede CL (2004) Prepregnant overweight and obesity diminish the prolactin response to suckling in the first week postpartum. Pediatrics 113(5):e465–e471

Robinson HE, O'Connell CM, Joseph KS, McLeod NL (2005) Maternal outcomes in pregnancies complicated by obesity. Obstet Gynecol 106(6):1357–1364

Schäfer-Graf U für die Leitliniengruppe (2018) Gestationsdiabetes mellitus (GDM), Diagnostik,

Therapie und Nachsorge. Deutsche Gesellschaft für Gynäkologie und Geburtshilfe (DGGG). AWMF S3-Leitlinie 057/008

Schäfer-Graf U, Schmidt M für die Leitliniengruppe (2019) Adipositas und Schwangerschaft. Deutsche Gesellschaft für Gynäkologie und Geburtshilfe (DGGG). AWMF S3-Leitlinie 015/081

The International Weight Management in Pregnancy (i-WIP) Collaborative Group (2017) Effect of diet and physical activity based interventions in pregnancy on gestational weight gain and pregnancy outcomes: meta-analysis of individual participant data from randomised trials. Br Med J 119:358

Thomas DM, Navarro-Barrientos JE, Rivera DE, Heymsfield SB, Bredlau C, Redman LM, Martin CK, Lederman SA, Collins L, Butte NF (2012) Dynamic energy-balance model predicting gestational weight gain. Am J Clin Nutr 95:115–122

Timur BB, Timur H, Tokmak A, Isik H, Eyi EGY (2018) Influence of maternal obesity on pregnancy complications and neonatal outcomes in diabetic and nondiabetic women. Geburtshilfe Frauenheilkd 78(4):400–406

Vinter CA. (2012) Gestational weight gain. In Ovesen PG, Møller Jensen D. Maternal obesity and pregnancy. Springer, Heidelberg

Woo JG, Martin LJ (2015) Does breastfeeding protect against childhood obesity? Moving beyond observational evidence. Curr Obes Rep 4:207–216

Der Einfluss von maternaler Adipositas auf Gewichtsentwicklung und kardiometabolisches Risiko der Nachkommen – alles eine Frage der Gene?

Christoph Reichetzeder und Anke Hinney

Inhaltsverzeichnis

14.1 Adipositas während der Schwangerschaft – 262

14.2 Unmittelbare und langfristige Auswirkungen maternaler Adipositas auf die Nachkommenschaft – 262
14.2.1 Frühgeburtlichkeit – 262
14.2.2 Geburtsgewicht – 263
14.2.3 Übergewicht, Adipositas und kardiometabolisches Risiko – 265

14.3 Fetale Programmierung durch maternale Adipositas – 267

Literatur – 272

Trailer

In den letzten Jahrzehnten hat die Prävalenz der Adipositas weltweit epidemische Ausmaße angenommen. Auf den ersten Blick erscheint die Zunahme der weltweiten Adipositasraten als einfach erklärbares Resultat unseres heutzutage von geringer körperlicher Aktivität geprägten Lebensstils gepaart mit einem übermäßigen Konsum energiereicher Lebensmittel. Genauer betrachtet stellt sich die Ätiologie der Adipositas jedoch um einiges komplexer dar. Neben extragenetischen Faktoren, wie z. B. Lebensstil, sozioökonomischer Status und kulturelle oder familiäre Essgewohnheiten, prägen genetische Faktoren das Adipositasrisiko. Darüber hinaus deuten Studienergebnisse darauf hin, dass die maternale Adipositas einen Einflussfaktor im Sinne der Hypothese der fetalen Programmierung darstellt. Man nimmt an, dass die Exposition gegenüber einem durch die maternale Adipositas veränderten intrauterinen Milieu zu permanenten, epigenetisch mediierten Veränderungen im Phänotyp der Nachkommen führt und so Einfluss auf das spätere Adipositas- und kardiometabolische Risiko nimmt.

14.1 Adipositas während der Schwangerschaft

In Deutschland sind circa 1/3 aller Frauen im reproduktiven Alter übergewichtig oder adipös (Mensink et al. 2013). Übergewicht und Adipositas sind die am häufigsten während der Schwangerschaft vorliegenden Gesundheitsrisiken, deren Prävalenz weiterhin am Steigen ist (Norman et al. 2011; Poston et al. 2016). Es ist bekannt, dass maternale Adipositas mit einem erhöhten Risiko für unterschiedliche schwangerschaftsassoziierte Komplikationen, wie hypertensive Störungen, Gestationsdiabetes und Frühgeburtlichkeit verbunden ist (Marchi et al. 2015; Poston et al. 2016). Adipöse Mütter weisen eine erhöhte Totgeburtenrate und ein erhöhtes Risiko für kongenitale Fehlbildungen der Nachkommen auf (Norman et al. 2011; Stubert et al. 2018). Weitere unmittelbare Folgen maternaler Adipositas sind Makrosomie (Geburtsgewicht >4500g) des Neugeborenen und „large for gestational age" Geburten (LGA; auf das Gestationsalter bezogenes Geburtsgewicht >90. Perzentile), welche mit einer generell erhöhten neonatalen Morbidität und Mortalität assoziiert sind (Yu et al. 2013a; Wankhade et al. 2016; Beta et al. 2019a; Doty et al. 2019). Rezentere Daten deuten darauf hin, dass maternale Adipositas während der Schwangerschaft auch langfristige Effekte auf den Nachwuchs ausübt und einen Einflussfaktor im Sinne der Hypothese der fetalen Programmierung darstellt (Godfrey et al. 2017).

> **Wichtig**
>
> Ein Drittel aller im reproduktiven Alter befindlichen Frauen in Deutschland ist übergewichtig oder adipös. Übergewicht und Adipositas stellen die am häufigsten während der Schwangerschaft vorliegenden Gesundheitsrisiken dar.

14.2 Unmittelbare und langfristige Auswirkungen maternaler Adipositas auf die Nachkommenschaft

14.2.1 Frühgeburtlichkeit

Frühgeburtlichkeit, definiert als die Geburt eines Lebendgeborenen vor Vollendigung der 37. Schwangerschaftswoche, ist die häufigste Ursache neonataler Morbidität und Mortalität. Die Datenlage bezüglich einer Assoziation zwischen maternaler Adipositas und Frühgeburtlichkeit war bis vor einigen Jahren noch widersprüchlich, mittlerweile konnte in vielen Studien ein Zusammenhang bestätigt werden (Kanadys et al. 2012; Cnattingius et al. 2013). Eine rezentere Arbeit, in der eine zusammenfassende Analyse von existenten Übersichtsarbeiten und Metaanalysen durchgeführt wurde, konnte einen unabhängigen Zusammenhang zwischen maternaler Adipositas und spontaner Frühgeburtlichkeit darstellen (Marchi et al. 2015). In ähnlicher Weise zeigten Daten von 2, insgesamt 3,5 Millionen Geburten umfassenden Kohorten eine unabhängige Assoziation zwischen maternaler Adipositas und einer erhöhten Rate an medizinisch indizierter und spontan auftretender Frühgeburtlichkeit (Gould et al. 2014). Die Autoren konnten 2 potenzielle Mechanismen der beobachteten Assoziationen identifizieren. Erstens war das Frühgeburtlichkeits-Risiko bei adipösen Müttern durch eine erhöhte Rate an mit Frühgeburtlichkeit assoziierten Begleiterkrankungen, wie Diabetes und Bluthochdruck, bedingt. Zweitens konnte man nach Ausschluss aller Frauen mit solchen Begleiterkrankungen einen unabhängigen Einfluss der Adipositas selbst auf die Frühgeburtlichkeitsrate festmachen (Gould et al. 2014). Hierbei wird vermutet, dass die bei Adipositas erhöhte systemische Inflammation die Ursache für eine verfrühte Geburt darstellen könnte (Fain 2006; Jarvie et al. 2010).

Eine Assoziation zwischen maternaler Adipositas und Frühgeburtlichkeit ist interessant, da Frühgeburtlichkeit einen unabhängigen Risikofaktor für verschiedene Erkrankungen im Erwachsenenalter darstellt und auch mit dem Metabolischen Syndrom in Verbindung gebracht wird (Abitbol and Rodriguez 2012; Roggero et al. 2013). Eine Übersichtsarbeit und Metaanalyse aus dem Jahr 2013, in welcher der Zusammenhang zwischen Frühgeburtlichkeit und dem Metabolischen Syndrom untersucht wurde, zeigte, dass Frühgeborene im Erwachsenenalter signifikant höhere systolische und diastolische Blutdruckwerte und erhöhte LDL-Werte aufweisen. In dieser Arbeit konnten jedoch keine Zusammenhänge zwischen Frühgeburtlichkeit und dem BMI, dem Taille-Hüft-Verhältnis oder der Fettmasse im Erwachsenenalter hergestellt werden (Parkinson et al. 2013). In einer ähnlich umfangreichen rezenteren Metaanalyse konnten im Gegensatz zu der vorhergehenden Arbeit jedoch starke Zusammenhänge zwischen Frühgeburtlichkeit und unterschiedlichen Parametern des Metabolischen Syndroms (Fettmasse, Nüchtern-Blutzucker, Insulin, HOMA-Index, Cholesterol) festgestellt werden (Markopoulou et al. 2019). Um existente divergente Resultate besser einordnen zu können, bedarf es in Zukunft noch weiterer Studien, die Assoziationen zwischen Frühgeburtlichkeit und metabolischen Erkrankungen untersuchen, insbesondere in Kohorten von Individuen mit fortgeschrittenem Lebensalter. Darüber hinaus existieren bis dato erst sehr wenige Studien, die sich mit der Bedeutung der Adipositas assoziierten Frühgeburtlichkeit als unabhängigen Risikofaktor für metabolische Erkrankungen der Nachkommen auseinandergesetzt haben (Mathai et al. 2013).

> **Wichtig**
> Maternale Adipositas ist mit einem erhöhten Risiko für Frühgeburtlichkeit assoziiert. Frühgeburtlichkeit gilt als unabhängiger Risikofaktor für verschiedene Erkrankungen im Erwachsenenalter, wobei in Metaanalysen auch Assoziationen zu dem Metabolischen Syndrom beobachtet werden konnten.

14.2.2 Geburtsgewicht

Das Geburtsgewicht ist ein wichtiger anthropometrischen Parameter, der mit der Morbidität und Mortalität des Neugeborenen korreliert ist (McCormick 1985). In epidemiologischen Studien der fetalen Programmierung stellt das Geburtsgewicht einen relevanten, das intrauterine Milieu während der Schwangerschaft widerspiegelnden Parameter dar. Es konnte gezeigt werden, dass sowohl ein vermindertes als auch ein erhöhtes Geburtsgewicht mit unterschiedlichen Erkrankungen im Erwachsenenalter assoziiert sind (Hanson and Gluckman 2014). Ein vermindertes Geburtsgewicht ist mit <2500 g definiert, von einem erhöhten Geburtsgewicht (Makrosomie) spricht man je nach Definition ab >4000 g bzw. >4500 g (Cutland et al. 2017; Beta et al. 2019). Da das Geburtsgewicht nicht das Gestationsalter zum Zeitpunkt der Geburt berücksichtigt, ist es gebräuchlicher, das auf das Gestationsalter bezogene Geburtsgewicht zu bestimmen. Hierbei wird in „small for gestational age" (SGA; <10. Perzentile der bevölkerungsbezogenen Wachstumskurve), „appropriate for gestational age" (AGA; 10.–90. Perzentile der bevölkerungsbezogenen Wachstumskurve) und „large for gestational age" (LGA; >90. Perzentile der bevölkerungsbezogenen Wachstumskurve) differenziert (Ding et al. 2013).

Ein erhöhtes Geburtsgewicht der Nachkommen bzw. LGA-Geburten sind klassischerweise mit diabetischen Erkrankungen der Mutter verbunden. Im Vergleich zu normalgewichtigen Frauen treten LGA-Geburten aber auch signifikant häufiger bei Schwangerschaften adipöser Frauen auf (Frederick et al. 2008; Marchi et al. 2015; Kong et al. 2019). Verglichen mit Normalgewicht ist maternales Übergewicht mit einem mehr als doppelt so hohen Risiko für eine LGA-Geburt verbunden (Yu et al. 2013). Ultraschall basierte Analysen der fetalen Gewichtsentwicklung konnten eine Assoziation zwischen einem höheren prägestationalen BMI der Mutter und einem höheren fetalen Gewicht ab dem 2. Trimester darstellen, die mit zunehmendem Gestationsalter stärker wurde (Ay et al. 2009). In einer Studie an 112.309 Frauen ohne vorbestehende chronische Erkrankungen (einschließlich Diabetes) konnte gezeigt werden, dass eine maternale Adipositas Grad 1 im Vergleich zu Normalgewicht mit einem 30% erhöhten Risiko für LGA-Nachkommen verbunden ist (Kim et al. 2016). Auch in einer sehr rezenten, 649.043 Mutter-Kind Paare umfassenden Register-gestützten Kohortenstudie konnte ein positiver Zusammenhang zwischen einem erhöhten maternalen BMI vor der Schwangerschaft und einem erhöhten Risiko für LGA-Geburten dargestellt werden. Dieses Risiko verstärkte sich drastisch bei gleichzeitigem Vorhandensein von Gestationsdiabetes (GDM) oder Typ-2-Diabetes-mellitus (T2DM) (Kong et al. 2019). Systematische Übersichtsarbeiten und Metaanalysen bekräftigen die beobachteten Assoziationen. In einer Metaanalyse von mehr als 20 Studien konnte ein eindeutiger Zusammenhang zwischen einem erhöhten maternalen BMI und einer signifikant erhöhten Rate an LGA-Geburten demonstriert werden (Marchi et al. 2015).

Eine zunehmende Anzahl an Studien deutet darauf hin, dass ein erhöhtes Geburtsgewicht bzw. eine LGA-Geburt einen unabhängigen Risikofaktor für Adipositas der Nachkommen darstellt (Poston 2012). Dies könnte auch bedeuten, dass der Zusammenhang zwischen maternaler Adipositas und Adipositas der Nachkommen durch das Geburtsgewicht modifiziert wird. Systematische Übersichtsarbeiten und Metaanalysen belegen eine starke Assoziation zwischen einem hohem Geburtsgewicht und dem späteren Risiko für Adipositas. So konnte gezeigt werden, dass ein erhöhtes Geburtsgewicht (>4000 g) mit einem doppelt so hohen Adipositasrisiko verbunden ist (Schellong et al. 2012; Yu et al. 2013). Manche Autoren stellten deshalb die Hypothese auf, dass die Assoziation zwischen erhöhtem Geburtsgewicht und Adipositas im späteren Leben zu einem Teufelskreis führen könnte: weibliche Nachkommen mit erhöhtem Geburtsgewicht wachsen zu adipösen Müttern heran, die wiederum Nachkommen mit erhöhtem Geburtsgewicht auf die Welt bringen (Catalano 2003). Diese Hypothese wurde an 162.676 Mutter-Kind-Paaren einer schwedischen Geburtsregister-Kohorte getestet. Mütter, die LGA geboren worden waren, wiesen ein erhöhtes Adipositasrisiko auf und hatten mit höherer Wahrscheinlichkeit selbst LGA-Nachkommen. Dieser Zusammenhang war auch nach Korrektur für verschiedene Störfaktoren, wie Geburtsjahr,

Bildung, Rauchverhalten und Körpergröße im Erwachsenenalter noch signifikant. Die Rate an LGA-Geburten war darüber hinaus am höchsten bei adipösen Frauen, die selbst LGA geboren worden waren (Cnattingius et al. 2012). Diese Daten passen auch zu Beobachtungen einer dänischen Studie an 43.561 Neugeborenen, in der im Zeitraum von 1990 bis 1999 eine Zunahme des durchschnittlichen Geburtsgewicht um 62 g und der Rate an Neugeborenen mit einem Geburtsgewicht von >4000 g um 3,3% beobachtet wurde (Ørskou et al. 2001). Aktuellere Daten aus England zeigen ein ähnliches Bild, mit einer Zunahme des durchschnittlichen Geburtsgewichtes um 40 g über einen Zeitraum von 27 Jahren (Ghosh et al. 2018). Faktoren, die für diesen Zuwachs verantwortlich sein könnten, waren neben dem maternalen BMI auch Veränderungen im Rauchverhalten und das maternale Alter (Ghosh et al. 2018). Ergebnisse dieser Studie passen zu Daten weiterer Studien, die auf eine weltweite Zunahme des durchschnittlichen Geburtsgewichtes hindeuten (Ghosh et al. 2018). In den nächsten Dekaden existiert demnach eine Population an jungen Individuen, die ein größeres Risiko aufweist, an Adipositas zu erkranken (◘ Abb. 14.1).

> **Wichtig**
> Maternale Adipositas während der Schwangerschaft ist mit einem doppelt so hohen Risiko für LGA-Nachkommen verbunden. Ein erhöhtes Geburtsgewicht (>4000 g) verdoppelt das Risiko im späteren Leben selbst übergewichtig bzw. adipös zu werden.

14.2.3 Übergewicht, Adipositas und kardiometabolisches Risiko

Viele Studienergebnisse zeigen, dass maternale Adipositas vor der Schwangerschaft mit einem erhöhten Risiko der Nachkommen, im Kindesalter eine Adipositas zu entwickeln, assoziiert ist (Yu et al. 2013; Gaillard 2015; Godfrey et al. 2017). Nachdem initial vor allem extreme Ausprägungen maternaler Adipositas untersucht wurden, konnte mittlerweile gezeigt werden, dass auch leichtere Erhöhungen des BMIs vor der Schwangerschaft mit kindlicher Adipositas und einem ungünstigen Fettverteilungsmuster in den Nachkommen verbunden sind (Lawlor et al. 2008; Gaillard et al. 2014; Godfrey et al. 2017). Eine rezente Übersichtsarbeit, in der Metaanalysen von 79 Studien durchgeführt wurden, bestätigt die bisherigen Beobachtungen. Ergebnisse der Arbeit zeigten eine signifikante Zunahme des Risikos für kindliche Adipositas mit steigendem maternalem BMI. Maternale Adipositas vor der Schwangerschaft war mit einem um 264% erhöhten Risiko der Nachkommen verbunden, im Kindesalter eine Adipositas zu entwickeln (Heslehurst et al. 2019). Neben dem Risiko für Adipositas wurde in anderen Studien auch untersucht, ob maternale Adipositas mit einem ungünstigen kardiovaskulären Risikoprofil der Nachkommen verbunden ist. In der „Generation R"-Studie, einer prospektiven niederländischen Kohortenstudie, konnte an 4871 Mutter-Kind-Paaren gezeigt werden, dass Nachkommen von adipösen Frauen bereits im Alter von 6 Jahren signifikant erhöhte kardiovaskuläre Risikofaktoren aufweisen, im Vergleich zu Nachkommen normalgewichtiger Frauen. Nach Korrektur der berechneten Modelle für den kindlichen BMI war dieser Unterschied nicht mehr signifikant – ein Hinweis darauf, dass das beobachtete kardiovaskuläre Risikoprofil durch das erhöhte Risiko einer übermäßigen Gewichtszunahme vermittelt wird (Gaillard et al. 2014). Es existieren auch Studien, die etwaige Zusammenhänge zwischen maternalen Gewichtsparametern während der Schwangerschaft und dem BMI in adulten Nachkommen untersuchten. Auch hier konnten Zusammenhänge zwischen einem erhöhten BMI der Mutter bzw. einer übermäßigen Gewichtszunahme während

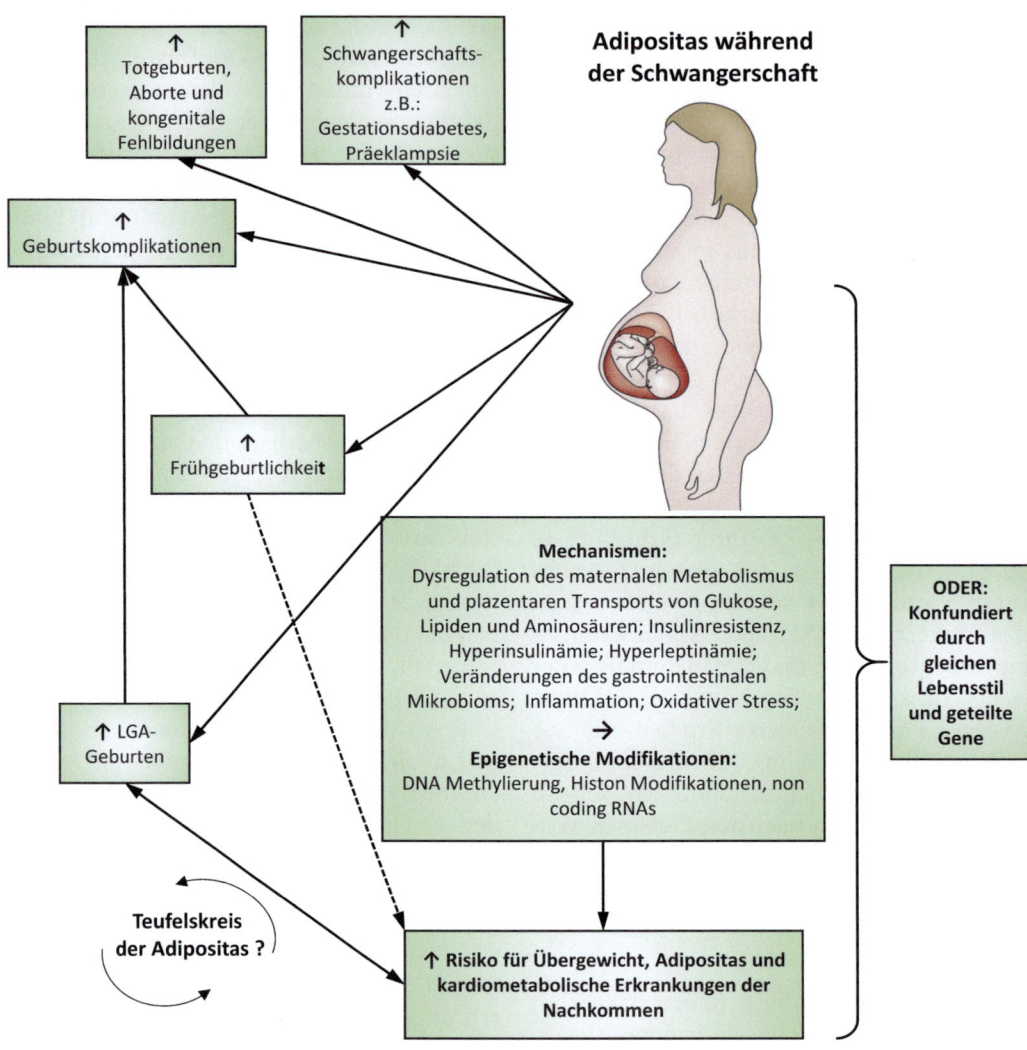

◘ Abb. 14.1 Auswirkungen maternaler Adipositas auf den Nachwuchs. (Adaptiert nach Lawlor et al. [Lawlor et al. 2012] und Bellver/Mariani [Bellver and Mariani 2019])

der Schwangerschaft und einem höheren BMI in adulten Nachkommen hergestellt werden, welche unabhängig von soziodemografischen und Lifestyle-assoziierten Faktoren waren (Tequeanes et al. 2009; Schack-Nielsen et al. 2010; Hochner et al. 2012; Gaillard 2015). In einer kürzlich erschienen schottischen Studie, in der Geburtsregisterdaten von 118.201 Kindern mit dem nationalen Diabetesregister verknüpft wurden, konnte gezeigt werden, dass maternales Übergewicht und maternale Adipositas während der Schwangerschaft mit einem signifikant erhöhten Risiko der Nachkommen an Diabetes mellitus zu erkranken assoziiert sind. In der Studie wurde auch beobachtet, dass der BMI der Mutter während der Schwangerschaft mit dem BMI der Nachkommen im Erwachsenenalter korreliert ist (Lahti-Pulkkinen et al. 2019).

Unabhängig vom maternalen BMI geht auch eine zu starke Gewichtszunahme während der Schwangerschaft mit einem höheren BMI und einer höheren Fettmasse im Kindesalter einher (Catalano et al. 2009; Gaillard et al. 2014; Robinson et al. 2015). Maternales Übergewicht beziehungsweise maternale Adipositas und eine übermäßige Gewichtszunahme während der Schwangerschaft sind mit einem höheren Blutdruck, einem nachteiligen Fettverteilungsmuster, Lipidprofil und Insulinresistenz im Kindesalter korreliert (Gaillard et al. 2014; Oostvogels et al. 2014; Perng et al. 2014). In verschiedenen Studien wurde untersucht, ob kritische Zeitfenster während der Schwangerschaft existieren, in denen der maternale BMI bzw. die Gewichtszunahme während der Schwangerschaft besonders starken Einfluss auf die Nachkommen nehmen. Es konnte gezeigt werden, dass vor allem frühe Phasen der Schwangerschaft kritische Zeiträume darstellen, in denen der Embryo/Fetus sehr vulnerabel gegenüber maternalem Übergewicht ist. Eine Studie in 5154 britischen Mutter-Kind-Paaren zeigte, dass die Gewichtszunahme in den ersten 14 Wochen der Schwangerschaft positiv mit Adipositas der Nachkommen im Alter von 9 Jahren korreliert ist (Fraser et al. 2010). Ähnlich diesen Ergebnissen konnte in einer niederländischen Studie an 5908 Mutter-Kind-Paaren demonstriert werden, dass eine übermäßige Gewichtszunahme in der frühen Schwangerschaft mit einem nachteiligen kardiometabolischen Profil der Nachkommen im Kindesalter verbunden ist. Interessanterweise war diese Beobachtung unabhängig vom prägraviden BMI oder der Gewichtszunahme in späteren Phasen der Schwangerschaft (Gaillard et al. 2015). Ergebnisse dieser Studien legen nahe, dass die gestationale Gewichtszunahme in frühen Phasen der Schwangerschaft, in denen vor allem Fettakkretion die Hauptkomponente der Gewichtszunahme darstellt, eine kritische Phase für ein nachteiliges kardiovaskuläres Risikoprofil im Kindesalter sein kann (Godfrey et al. 2017).

> **Wichtig**
> Maternale Adipositas ist mit einem erhöhten Risiko verbunden, dass der Nachwuchs schon im Kindesalter selbst adipös wird. Es konnte auch gezeigt werden, dass die Assoziation zwischen einem erhöhten BMI der Mutter und einem erhöhten BMI der Nachkommen bis in das Erwachsenenalter bestehen bleibt, unabhängig von soziodemografischen und Lifestyle-assoziierten Faktoren. Auch der Gewichtszunahme während der Schwangerschaft kommt Bedeutung in der Gewichtsdetermination der Nachkommen zu, wobei hier die Gewichtszunahme in frühen Phasen der Schwangerschaft am relevantesten ist.

14.3 Fetale Programmierung durch maternale Adipositas

Wie im ▶ Kap. 4, beschrieben, stellen dem derzeitigen Erkenntnisstand zufolge genetische Effekte das zentrale Bindeglied zwischen maternaler Adipositas und der Gewichtsentwicklung der Nachkommen bzw. dem sich daraus ergebenden Risiko für kardiometabolische Erkrankungen dar. Es existieren jedoch auch Hinweise auf potenzielle Mechanismen abseits der Genetik. Ende der 1980er-Jahre machten die Arbeiten von David Barker und Kollegen eine zuvor schon von anderen Wissenschaftlern aufgestellte Hypothese populär – die sogenannte Hypothese der fetalen Programmierung (Barker et al. 1989). Die Hypothese besagt, dass während der embryonalen, fetalen und auch neonatalen Entwicklung einwirkende Umwelteinflüsse bestimmte persistierende Veränderungen des Phänotyps eines sich entwickelnden Organismus bewirken können. Mittlerweile geht man davon aus, dass die treibenden Mechanismen der fetalen Programmierung epigenetischer Natur sind. Die Ontogenese eines Organismus ist kein starres, präformiertes Ereignis, sondern stellt einen dynamischen auf der Interaktion von Genen beruhendem Prozess dar. Jede Zelle eines Organismus geht durch Zellteilung aus einer einzelnen befruchteten Eizelle hervor und enthält in der Regel auch das gleiche Genom. Bestimmte epigenetisch regulierte Genexpressionsmuster sind für die weitere Differenzierung in unterschiedliche Zelltypen verantwortlich und stellen somit die Grundlage jedes Entwicklungs- und Differenzierungsgeschehens dar. Die Summierung aller epigenetischer Prozesse – das Epigenom – ist von Zelltyp zu Zelltyp verschieden. Darüber hinaus sind epigenetische Mechanismen (z. B. DNA-Methylierung, Histon-Modifikationen, Expression von nicht-kodierenden RNAs) durch Umweltfaktoren beeinflussbar, die zu veränderten Epigenomen und letztendlich Phänotypen eines Gesamtorganismus führen können (Sperling 2008; Armstrong 2013).

Viele der initialen klinischen und präklinischen Studien zur fetalen Programmierung setzten sich mit maternaler Unterernährung während der Schwangerschaft auseinander. Es konnte gezeigt werden, dass maternale Unterernährung zu epigenetisch mediierten Sollwertverschiebungen in unterschiedlichen physiologischen homöostatischen Regelsystemen führt und das kardiometabolische Risiko der Nachkommen erhöht (Hanson and Gluckman 2014). Schon in früheren Arbeiten wurde erkannt, dass zwischen dem das intrauterine Milieu widerspiegelnden Surrogatparameter Geburtsgewicht und dem kardiometabolischen Risiko im späteren Leben ein U-förmiger Zusammenhang besteht, also sowohl ein reduziertes als auch ein erhöhtes Geburtsgewicht mit einem erhöhten Risiko assoziiert ist (Dyck et al. 2001; Harder et al. 2007; Hanson and Gluckman 2014). In Folge setzten sich unterschiedliche Studien auch mit dem Einfluss maternaler Überernährung bzw. maternaler Adipositas während der Schwangerschaft auf die Gesundheit und Entwicklung der Nachkommen auseinander. In Tierversuchen konnte gezeigt werden, dass eine fettreiche Diät bei trächtigen Mäusen die Nahrungsaufnahme, Substratnutzung, Körperzusammensetzung, Glukose- und Lipidstoffwechsel, Leptinspiegel und den plazentaren Nährstofftransport beeinflusst (Hartil et al. 2009; Li et al. 2011; Ashino et al. 2012; Wankhade et al. 2016). Bei Nachkommen von Muttertieren, die während der Trächtigkeit eine fettreiche Ernährung erhielten, konnten Adipositas, Insulin- und Leptinresistenz, Hypertension, Lebersteatose und nicht-alkoholische Fettlebererkrankung beobachtet werden (Bayol et al. 2005; Taylor and Poston 2007; Morris and Chen 2009; Oben et al. 2010). In Ratten führt eine fettreiche Diät der Muttertiere bei den Nachkommen zu einem ähnlichen metabolischen Phänotyp wie bei Mäusen. Ausgewachsene männliche Nachkommen von Muttertieren, die während der Trächtigkeit fettreich ernährt wurden, zeigten klassische Symptome des Metabolischen Syndroms, wie ein erhöhtes Körpergewicht, Hyperinsulinämie, Hyperglykämie und erhöhte Triglyceridspiegel (Kirk et al. 2009). In einem Tiermodell an Sprague-Dawley-Ratten wurden die Muttertiere durch Gabe einer ausschließlich enteral, via Magensonde applizierten Diät ernährt. Hierdurch wurde versucht, etwaige genetisch mediierte Effekte der Sättigungsreaktion der Versuchstiere, die bei Ad-libitum-Fütterung von obsogenen Diäten auftreten können, auszuschließen. Die enterale Fütterung erlaubte darüber hinaus ein „matching" der Gewichtszunahme während der Trächtigkeit (Shankar et al. 2008). Die enteral applizierte obsogene Diät mit einem 15%tigen täglichem kalorischen Überschuss bewirkte über einen Zeitraum von 3 Wochen im Vergleich zur Normaldiät einen erheblichen Anstieg des Körpergewichts, Adipositas, Hyperinsulinämie und eine verstärkte Leptin- und Insulinresistenz. Normalgewichtige oder adipöse weibliche Ratten wurden hierauf mit ad libitum gefütterten männlichen Ratten verpaart. Um sicherzustellen, dass die Exposition gegenüber Adipositas nur auf die Trächtigkeit beschränkt bleibt, wurden die Jungtiere postnatal von normalgewichtigen Ammen aufgezogen. Männliche Nachkommen aus beiden Gruppen wurden nach dem Absetzen entweder auf eine Normaldiät oder auf eine Diät mit hohem Fettgehalt gesetzt. Das Körpergewicht der Nachkommen von adipösen Muttertieren unterschied sich im Alter von 4 Monaten nicht von dem der Nachkommen normalgewichtiger Muttertiere, wenn sie mit einer Normaldiät gefüttert wurden. Die Nachkommen von adipösen Müttern nahmen jedoch bei Fütterung mit einer fettreichen Diät signifikant mehr Körpergewicht zu und wiesen einen erhöhten Körperfettanteil auf (Shankar et al. 2008). Darüber hinaus konnte bei Nachkommen von adipösen Muttertieren schon vor dem Absetzten ein lipogenes Transkriptom in Leber und weißem Fettgewebe, eine Abnahme des Serumadiponectins und Veränderungen in der Insulinsignalkaskade festgestellt werden (Shankar et al. 2010). Ferner wiesen Nachkommen von adipösen Muttertieren einen reduzierten Energieverbrauch, Änderungen in der Expression von mitochondrialen Genen und Genen der Regulation der zirkadianen Rhythmik auf (Borengasser et al. 2014). In einer Reihe von Studien an Ratten wurden die langfristigen gesundheitlichen Auswirkungen maternaler Adipositas auf die Nachkommen untersucht. Weibliche Wistar-Ratten wurden ab 8 Wochen vor der Verpaarung über die Trächtigkeit und Laktation hinweg entweder mit einer Standarddiät oder einer fett- und zuckerreichen Diät gefüttert. Die Nachkommen, die ab dem Absetzten eine Standarddiät erhielten, wurden über einen Zeitraum von 12 Monaten beobachtet. Nachkommen von adipösen, mit einer Hochfettdiät gefütterten Muttertieren waren hyperphagisch, schwerer und hatten größere Fettdepots als Nachkommen von Muttertieren, die mit einer Standarddiät ernährt wurden. Zusätzlich konnte in den Nachkommen von adipösen Muttertieren mittels euglykämisch-hyperinsulinämischen Clamp-Experimenten eine Insulinresistenz dargestellt werden (Nivoit et al. 2009). Ein in unterschiedlichen Studien immer wieder beobachtetes Phänomen stellen Assoziationen maternaler Adipositas mit Veränderungen der Leptinwirkung dar. Es konnte gezeigt werden, dass Nachkommen adipöser Muttertiere einen verstärkten und verlängerten postnatalen Anstieg von Leptin, eine gesteigerte Expression von Leptin in weißem Fettgewebe und eine zentrale Resistenz gegenüber Leptin aufwiesen. Letztere kann mit der Funktion hypothalamischer neuronaler Regelkreise interferieren und so Hyperphagie und die Entwicklung einer Adipositas beeinflussen (Wankhade et al. 2016).

Es existieren verschiedene klinische Studien, die Assoziationen zwischen maternaler Adipositas und epigenetischen Veränderungen in den Nachkommen untersucht haben. Wichtige epigenetische Mechanismen stellen Histonmodifikationen, nicht-kodierende RNAs und die DNA-Methylierung dar. Über epigenetische Mechanismen wird die Zugänglichkeit der DNA für Transkriptionsfaktorkomplexe, die Effizienz der Transkription von Genen und die Stabilität bereits transkribierter messenger RNA (mRNA) reguliert. Die posttranslationale Modifikation von Histonen verändert die Chromatinstruktur, was Einfluss auf die Transkription von Genen nehmen kann. Nicht-kodierende RNAs können durch RNA-Interferenz die Katalyse von bereits transkribierter mRNA beeinflussen (Yamada and Chong 2017). Der bis jetzt am genauesten untersuchte epigenetische Mechanismus ist die DNA-Methylierung. DNA-Methyltransferasen katalysieren hierbei die Addition einer Methylgruppe an die C5-Position der Nukleinbase Cytosin. Methylierte Cytosine finden sich vor allem in Cytosin-Phosphat-Guanin (CpG) Sequenzen der DNA. Die DNA-Methylierung eines CpG-Bereiches führt zu einer Rekrutierung von Methyl-bindenden Proteinen, was eine Kondensierung des Chromatins bewirkt und dadurch den Zugang der Transkriptionsmaschinerie einschränkt. Deshalb sind CpG-Stellen in Promotorregionen von transkribierten Genen in der Regel geringer methyliert als in nicht transkribierten Genen (Yamada and Chong 2017). Bei der Analyse der DNA-Methylierung kann man zwischen Assays differenzieren, die genspezifische, genomweite oder globale DNA-Methylierung bestimmen. Bei der Untersuchung der genspezifischen und genomweiten DNA-Methylierung wird vor allem in Promotor-Regionen von Genen untersucht, die reich an CpG-Stellen sind. Die Analyse der globalen Methylierung bedeutet eine nicht genspezifische Quantifizierung aller methylierten Cytosine im Genom. Die Bedeutung der globalen Methylierung ist bis dato nicht genau verstanden, in einer Vielzahl an Studien konnte jedoch gezeigt werden, dass dieser Parameter sensibel auf Umwelteinflüsse reagiert (Reichetzeder et al. 2016).

Einige Studien konnten Assoziationen zwischen dem maternalen BMI und der genomweiten DNA-Methylierung zu Geburt beobachten (Liu et al. 2014; Sharp et al. 2015). Wie in vielen anderen klinischen epigenetischen Studien wurde die Methylierung von Leukozyten-DNA, welche aus dem Nabelschnurblut isoliert wurde, bestimmt. In der größten Studie dieser Art konnte gezeigt werden, dass der Effekt maternaler Adipositas auf die genomweite Methylierung stärker ausgeprägt ist als der Effekt paternaler Adipositas, was einen intrauterinen Mechanismus vermuten lässt (Sharp et al. 2015). Es soll an dieser Stelle jedoch darauf hingewiesen werden, dass auch dem Vater eine nicht zu vernachlässigende Bedeutung im Hinblick auf epigenetisch mediierte Effekte auf den Phänotyp der Nachkommen zukommt. Die derzeitige Datenlage deutet darauf hin, dass im Rahmen der paternalen fetalen Programmierung non-coding RNAs eine wichtige Rolle ausüben (Fleming et al. 2018; Goyal et al. 2019).

Eine Limitation vieler klinischer Studien, die epigenetische Veränderungen untersuchen, ist die Tatsache, dass von relevanten Zielorganen keine Proben entnommen werden können. Man bedient sich deswegen an minimal invasiv zu sammelnden Gewebeproben. Hierbei handelt es sich um im Blutplasma zirkulierenden Faktoren wie z. B. non-coding/micro RNAs, aus dem Nabelschnurblut isolierte Leukozyten-DNA und Untersuchungen der plazentaren DNA. In vielen epigenetischen Studien werden DNA-Methylierungsmuster bzw. die globale Methylierung der Leukozyten-DNA als Surrogatparameter für epigenetische Veränderungen im Gesamtorganismus gewertet. Die eigentliche Bedeutung von Veränderungen der Leukozyten-DNA-Methylierung ist bis jetzt nicht genau verstanden, es konnte jedoch gezeigt werden, dass es sich um einen brauchbaren Risiko-Biomarker handelt (Terry et al. 2011; Godfrey et al. 2017). So konnte in einer Studie demonstriert werden, dass beobachtete Veränderungen der DNA-Methylierung in Leukozyten über längere Zeiträume persistieren und Assoziationen zwischen dem maternale BMI während der Schwangerschaft und der globalen DNA-Methylierung noch im Alter von 3 Jahren bestehen (Herbstman et al. 2013). Ein weiteres Problem vieler klinischer Studien zu epigenetisch mediierten Effekten maternaler Adipositas ist das Fehlen der Replikation gewonnener Ergebnisse in geeigneten Replikationskohorten (Godfrey et al. 2017). In einer sehr rezenten Studie an 361 Mutter-Kind-Paaren der „Newborn Epigenetics Study (NEST)" wurde die genomweite CpG-Methylierung unter Verwendung des Illumina HumanMethylation450k BeadChip in der DNA aus dem Nabelschnurblut isolierter Leukozyten bestimmt (Martin et al. 2019). In der Studie wurden auch geschlechtsspezifische Effekte maternaler Adipositas auf die Nachkommen untersucht. Eine maternale Adipositas vor der Schwangerschaft war mit der Methylierung von 876 CpGs bei weiblichen und 293 CpGs bei männlichen Nachkommen assoziiert. In den weiblichen

Nachkommen war die Methylierung von 57 CpG-Stellen dem für TAPBP kodierendem Gen zugeordnet. Unterschiede in der CpG-Methylierungs des TAPBP-Gens wurden auch bei männlichen Nachkommen beobachtet. Die beobachtete Hypermethylierung von CpG-Stellen in diesem Gen wurde zuvor in einer anderen Studie mit einem erhöhten kardiometabolischen Risiko bei Kindern in Verbindung gebracht (van Dijk et al. 2018). Somit könnte die Methylierung des TAPBP-Gens einen epigenetischen Mechanismus darstellen, wie maternale Adipositas das kardiometabolische Risiko des Nachwuchses erhöht. Die Replikationsanalyse wurde an 751 Mutter-Kind-Paaren der Avon Longitudinal Study of Parents and Children (ALSPAC)-Kohorte durchgeführt, wobei die initial erhobenen Resultate nicht repliziert werden konnten. Ein Grund hierfür könnten unterschiedliche Ausmaße der Adipositas in den beiden Kohorten gewesen sein. Der durchschnittliche BMI der NEST-Kohorte lag bei 29 kg/m^2 mit einer Prävalenz der Adipositas von 31%, der durchschnittliche BMI von Müttern der ALSPAC-Kohorte lag hingegen bei 22 kg/m^2 und die Prävalenz der Adipositas bei nur 5%. Darüber hinaus existierten Unterschiede in der ethnischen Zusammensetzung beider Kohorten (Martin et al. 2019).

Weitere Hinweise auf potenziell vom Genotyp unabhängige Effekte maternaler Adipositas kommen von Studien, die den Nachwuchs von adipösen Müttern vor und nach bariatrischen chirurgischen Eingriffen untersucht haben. Übersichtsarbeiten zeigen, dass in den meisten Studien zu maternalen bariatrischen Eingriffen ein reduzierender Effekt auf das Geburtsgewicht der Nachkommen beobachtet werden kann. Darüber hinaus konnte in einigen Studien eine signifikante Reduktion von LGA- bzw. makrosomen Nachwuchs reproduziert werden (Al-Nimr et al. 2019). Bis jetzt existieren noch relativ wenige Studien, die Langzeiteffekte bariatrischer Eingriffe auf die Nachkommenschaft untersucht haben. Eine kanadische Studie widmete sich dem Effekt eines maternalen bariatrischen Eingriffes auf das Adipositasrisiko des Nachwuchses. Hierzu wurden 172 Nachkommen (Alter von 2–18 Jahren) von 113 adipösen Müttern (durchschnittlicher BMI: 31 kg/m^2), die nach einer biliopankreatischem Bypassoperation stark an Gewicht verloren hatten, mit 45 gleichalten Geschwistern verglichen, die vor der Operation geboren worden waren (durchschnittlicher maternaler BMI: 48 kg/m^2). Es konnte gezeigt werden, dass Kinder, die nach dem bariatrischen Eingriff geboren wurden, eine um 52% reduzierte Adipositasprävalenz aufwiesen (Kral et al. 2006). In einer weiteren Studie, in der eine genauere Charakterisierung der Nachkommen vorgenommen wurde, konnte ein signifikanter reduzierender Effekt des bariatrischen Eingriffes auf das Geburtsgewicht und das Makrosomierisiko festgestellt werden. Darüber hinaus konnte gezeigt werden, dass Nachwuch, der nach dem bariatrischen Eingriff der Mutter geboren wurde, eine um das 3-fache reduzierte Prävalenz für Adipositas, weniger Insulinresistenz, ein besseres Lipidprofil, niedrigere Entzündungsmarker und reduzierte Leptinspiegel aufwies (Smith et al. 2009). Es wurde auch schon untersucht, ob ein bariatrischer Eingriff bei der Mutter zu epigenetischen Veränderungen der Nachkommen führt. In einer Geschwisterkohorte wurden 25 Geschwisterpaare, die entweder vor oder nach einer biliopankreatischen Diversion mit Duodenal-Switch der Mutter geboren wurden, hinsichtlich Veränderungen des Transkriptoms und der genomweiten DNA-Methylierung untersucht. Es konnte gezeigt werden, dass der maternale bariatrische Eingriff zu Änderungen der Methylierung und Expression von Genen führt, die in immunologischen und inflammatorischen Signalwegen involviert sind (Guénard et al. 2013).

Zusammenfassend lässt sich sagen, dass in der Literatur Hinweise existieren, welche für epigenetisch mediierte Effekte maternaler Adipositas während der Schwangerschaft auf die Gewichtsentwicklung und das kardiometabolische Krankheitsrisiko des Nachwuchses sprechen. Vor allem in tierexperimentellen Studien konnte dies in einer Vielzahl an Arbeiten demonstriert werden. Es bedarf jedoch noch weiterer, groß angelegter klinischer Studien, um Zusammenhänge im Menschen besser einordnen zu können. Wünschenswert wäre hierbei eine Kombination von genomweiten (GWAS) und epigenomweiten Assoziationsstudien (EWAS), damit besser differenziert werden kann, welchen Beitrag der jeweilige Mechanismus leistet.

Fazit für die Praxis
- Maternale Adipositas und eine übermäßige Gewichtszunahme während der Schwangerschaft sind mit einem erhöhten Risiko für Adipositas und kardiometabolischen Erkrankungen des Nachwuchses assoziiert.
- Andere Assoziationen maternaler Adipositas, wie ein erhöhtes Risiko für Frühgeburtlichkeit und LGA-Nachkommen, könnten als unabhängige Faktoren das Adipositas- und kardiometabolische Risiko der Nachkommenschaft beeinflussen.
- Tierexperimentelle Daten deuten auf nicht genetisch mediierte Effekte maternaler Adipositas hin und zeigen, dass maternale Adipositas einen Einflussfaktor im Sinne der Hypothese der fetalen Programmierung darstellt.
- In klinischen Studien konnten Assoziationen zwischen maternaler Adipositas und epigenetischen Veränderungen bei Nachkommen dargestellt werden, die möglicherweise einen Beitrag zu dem spezifischen Phänotyp von Nachkommen adipöser Mütter leisten.
- In zukünftigen klinischen Studien muss jedoch noch der Stellenwert von epigenetischen Mechanismen im Vergleich zu genetischen Mechanismen im Zusammenhang mit dem Einfluss maternaler Adipositas auf die Nachkommen besser untersucht werden.

Literatur

Abitbol CL, Rodriguez MM (2012) The long-term renal and cardiovascular consequences of prematurity. Nat Rev Nephrol 8:265–274. https://doi.org/10.1038/nrneph.2012.38

Al-Nimr RI, Hakeem R, Moreschi JM et al (2019) Effects of bariatric surgery on maternal and infant outcomes of pregnancy-an evidence analysis center systematic review. J Acad Nutr Diet. https://doi.org/10.1016/j.jand.2019.02.008

American College of Obstetricians and Gynecologists (2013) ACOG Committee opinion no. 548: weight gain during pregnancy. Obstet Gynecol 121:210–212. https://doi.org/10.1097/01.AOG.0000425668.87506.4c

Armstrong L (2013) Epigenetics. Garland Science, New York

Ashino NG, Saito KN, Souza FD et al (2012) Maternal high-fat feeding through pregnancy and lactation predisposes mouse offspring to molecular insulin resistance and fatty liver. J Nutr Biochem 23:341–348. https://doi.org/10.1016/j.jnutbio.2010.12.011

Ay L, Kruithof CJ, Bakker R et al (2009) Maternal anthropometrics are associated with fetal size in different periods of pregnancy and at birth. The Generation R Study. BJOG Int J Obstet Gynaecol 116:953–963. https://doi.org/10.1111/j.1471-0528.2009.02143.x

Barker DJ, Osmond C, Golding J et al (1989) Growth in utero, blood pressure in childhood and adult life, and mortality from cardiovascular disease. BMJ 298:564–567

Bayol SA, Simbi BH, Stickland NC (2005) A maternal cafeteria diet during gestation and lactation promotes adiposity and impairs skeletal muscle development and metabolism in rat offspring at weaning. J Physiol 567:951–961. https://doi.org/10.1113/jphysiol.2005.088989

Bellver J, Mariani G (2019) Impact of parental over- and underweight on the health of offspring. Fertil Steril 111:1054–1064. https://doi.org/10.1016/j.fertnstert.2019.02.128

Beta J, Khan N, Khalil A et al (2019) Maternal and neonatal complications of fetal macrosomia: a systematic review and meta-analysis. Ultrasound Obstet Gynecol. https://doi.org/10.1002/uog.20279

Borengasser SJ, Kang P, Faske J et al (2014) High fat diet and in utero exposure to maternal obesity disrupts circadian rhythm and leads to metabolic programming of liver in rat offspring. PLoS One 9:e84209. https://doi.org/10.1371/journal.pone.0084209

Catalano PM (2003) Obesity and pregnancy – the propagation of a viscous cycle? J Clin Endocrinol Metab 88:3505–3506. https://doi.org/10.1210/jc.2003-031046

Catalano PM, Farrell K, Thomas A et al (2009) Perinatal risk factors for childhood obesity and metabolic dysregulation. Am J Clin Nutr 90:1303–1313. https://doi.org/10.3945/ajcn.2008.27416

Cnattingius S, Villamor E, Lagerros YT et al (2012) High birth weight and obesity – a vicious circle across generations. Int J Obes 2005(36):1320–1324. https://doi.org/10.1038/ijo.2011.248

Cnattingius S, Villamor E, Johansson S et al (2013) Maternal obesity and risk of preterm delivery. JAMA 309:2362–2370. https://doi.org/10.1001/jama.2013.6295

Cutland CL, Lackritz EM, Mallett-Moore T et al (2017) Low birth weight: case definition & guidelines for data collection, analysis, and presentation of maternal immunization safety data. Vaccine 35:6492–6500. https://doi.org/10.1016/j.vaccine.2017.01.049

van Dijk SJ, Peters TJ, Buckley M et al (2018) DNA methylation in blood from neonatal screening cards and the association with BMI and insulin sensitivity in early childhood. Int J Obes 42:28–35. https://doi.org/10.1038/ijo.2017.228

Ding G, Tian Y, Zhang Y et al (2013) Application of a global reference for fetal-weight and birthweight percentiles in predicting infant mortality. BJOG Int J Obstet Gynaecol 120:1613–1621. https://doi.org/10.1111/1471-0528.12381

Doty MS, Chen H-Y, Sibai BM, Chauhan SP (2019) Maternal and neonatal morbidity associated with early term delivery of large-for-gestational-age but nonmacrosomic neonates. Obstet Gynecol. https://doi.org/10.1097/AOG.0000000000003285

Dyck RF, Klomp H, Tan L (2001) From „thrifty genotype" to „hefty fetal phenotype": the relationship between high birthweight and diabetes in Saskatchewan Registered Indians. Can J Public Health 92:340–344

Fain JN (2006) Release of interleukins and other inflammatory cytokines by human adipose tissue is enhanced in obesity and primarily due to the nonfat cells. Vitam Horm 74:443–477. https://doi.org/10.1016/S0083-6729(06)74018-3

Fleming TP, Watkins AJ, Velazquez MA et al (2018) Origins of lifetime health around the time of conception: causes and consequences. Lancet 391:1842–1852. https://doi.org/10.1016/S0140-6736(18)30312-X

Fraser A, Tilling K, Macdonald-Wallis C et al (2010) Association of maternal weight gain in pregnancy with offspring obesity and metabolic and vascular traits in childhood. Circulation 121:2557–2564. https://doi.org/10.1161/CIRCULATIONAHA.109.906081

Frederick IO, Williams MA, Sales AE et al (2008) Pre-pregnancy body mass index, gestational weight gain, and other maternal characteristics in relation to infant birth weight. Matern Child Health J 12:557–567. https://doi.org/10.1007/s10995-007-0276-2

Gaillard R (2015) Maternal obesity during pregnancy and cardiovascular development and disease in the offspring. Eur J Epidemiol 30:1141–1152. https://doi.org/10.1007/s10654-015-0085-7

Gaillard R, Steegers EAP, Duijts L et al (2014) Childhood cardiometabolic outcomes of maternal obesity during pregnancy: the Generation R Study. Hypertension 1979(63):683–691. https://doi.org/10.1161/HYPERTENSIONAHA.113.02671

Gaillard R, Steegers EAP, Franco OH et al (2015) Maternal weight gain in different periods of pregnancy and childhood cardio-metabolic outcomes. The Generation R Study. Int J Obes 39:677–685. https://doi.org/10.1038/ijo.2014.175

Ghosh RE, Berild JD, Sterrantino AF et al (2018) Birth weight trends in England and Wales (1986–2012): babies are getting heavier. Arch Dis Child Fetal Neonatal Ed 103:F264–F270. https://doi.org/10.1136/archdischild-2016-311790

Godfrey KM, Reynolds RM, Prescott SL et al (2017) Influence of maternal obesity on the long-term health of offspring. Lancet Diabetes Endocrinol 5:53–64. https://doi.org/10.1016/S2213-8587(16)30107-3

Gould JB, Mayo J, Shaw GM, Stevenson DK (2014) Swedish and American studies show that initiatives to decrease maternal obesity could play a key role in reducing preterm birth. Acta Paediatr 103:586–591. https://doi.org/10.1111/apa.12616

Goyal D, Limesand SW, Goyal R (2019) Epigenetic responses and the developmental origins of health and disease. J Endocrinol 242:T105–T119. https://doi.org/10.1530/JOE-19-0009

Guénard F, Tchernof A, Deshaies Y et al (2013) Methylation and expression of immune and inflammatory genes in the offspring of bariatric bypass surgery patients. J Obes 492170:2013. https://doi.org/10.1155/2013/492170

Hanson MA, Gluckman PD (2014) Early developmental conditioning of later health and disease: physiology or pathophysiology? Physiol Rev 94:1027–1076. https://doi.org/10.1152/physrev.00029.2013

Harder T, Rodekamp E, Schellong K et al (2007) Birth weight and subsequent risk of type 2 diabetes: a meta-analysis. Am J Epidemiol 165:849–857. https://doi.org/10.1093/aje/kwk071

Hartil K, Vuguin PM, Kruse M et al (2009) Maternal substrate utilization programs the development of the metabolic syndrome in male mice exposed to high fat in utero. Pediatr Res 66:368–373. https://doi.org/10.1203/PDR.0b013e3181b33375

Herbstman JB, Wang S, Perera FP et al (2013) Predictors and consequences of global DNA methylation in cord blood and at three years. PLoS ONE

8:e72824. https://doi.org/10.1371/journal.pone.0072824

Heslehurst N, Vieira R, Akhter Z et al (2019) The association between maternal body mass index and child obesity: a systematic review and meta-analysis. PLoS Med 16. https://doi.org/10.1371/journal.pmed.1002817

Hochner H, Friedlander Y, Calderon-Margalit R et al (2012) Associations of maternal pre-pregnancy body mass index and gestational weight gain with adult offspring cardio-metabolic risk factors: the Jerusalem Perinatal Family Follow-up Study. Circulation 125:1381–1389. https://doi.org/10.1161/CIRCULATIONAHA.111.070060

Jarvie E, Hauguel-de-Mouzon S, Nelson SM et al (2010) Lipotoxicity in obese pregnancy and its potential role in adverse pregnancy outcome and obesity in the offspring. Clin Sci (Lond) 1979(119):123–129. https://doi.org/10.1042/CS20090640

Kanadys WM, Leszczyńska-Gorzelak B, Jedrych M, Oleszczuk J (2012) Maternal pre-pregnancy obesity and the risk of preterm birth: a systematic overview of cohort studies with meta-analysis. Ginekol Pol 83:270–279

Kim SS, Zhu Y, Grantz KL et al (2016) Obstetric and neonatal risks among obese women without chronic disease. Obstet Gynecol 128:104–112. https://doi.org/10.1097/AOG.0000000000001465

Kirk SL, Samuelsson A-M, Argenton M et al (2009) Maternal obesity induced by diet in rats permanently influences central processes regulating food intake in offspring. PLoS One 4. https://doi.org/10.1371/journal.pone.0005870

Kong L, Nilsson IAK, Gissler M, Lavebratt C (2019) Associations of maternal diabetes and body mass index with offspring birth weight and prematurity. JAMA Pediatr. https://doi.org/10.1001/jamapediatrics.2018.5541

Kral JG, Biron S, Simard S et al (2006) Large maternal weight loss from obesity surgery prevents transmission of obesity to children who were followed for 2 to 18 years. Pediatrics 118:e1644–e1649. https://doi.org/10.1542/peds.2006-1379

Lahti-Pulkkinen M, Bhattacharya S, Wild SH et al (2019) Consequences of being overweight or obese during pregnancy on diabetes in the offspring: a record linkage study in Aberdeen, Scotland. Diabetologia. https://doi.org/10.1007/s00125-019-4891-4

Lawlor DA, Timpson NJ, Harbord RM et al (2008) Exploring the developmental overnutrition hypothesis using parental-offspring associations and FTO as an instrumental variable. PLoS Med 5:e33. https://doi.org/10.1371/journal.pmed.0050033

Lawlor DA, Relton C, Sattar N, Nelson SM (2012) Maternal adiposity – a determinant of perinatal and offspring outcomes? Nat Rev Endocrinol 8:679–688. https://doi.org/10.1038/nrendo.2012.176

Li M, Sloboda DM, Vickers MH (2011) Maternal obesity and developmental programming of metabolic disorders in offspring: evidence from animal models. J Diabetes Res. https://www.hindawi.com/journals/jdr/2011/592408/. Accessed 1 Jul 2019

Liu X, Chen Q, Tsai H-J et al (2014) Maternal preconception body mass index and offspring cord blood DNA methylation: exploration of early life origins of disease. Environ Mol Mutagen 55:223–230. https://doi.org/10.1002/em.21827

Marchi J, Berg M, Dencker A et al (2015) Risks associated with obesity in pregnancy, for the mother and baby: a systematic review of reviews. Obes Rev 16:621–638. https://doi.org/10.1111/obr.12288

Markopoulou P, Papanikolaou E, Analytis A et al (2019) Preterm birth as a risk factor for metabolic syndrome and cardiovascular disease in adult life: a systematic review and meta-analysis. J Pediatr. https://doi.org/10.1016/j.jpeds.2019.02.041

Martin CL, Jima D, Sharp GC et al (2019) Maternal pre-pregnancy obesity, offspring cord blood DNA methylation, and offspring cardiometabolic health in early childhood: an epigenome-wide association study. Epigenetics 14:325–340. https://doi.org/10.1080/15592294.2019.1581594

Mathai S, Derraik JGB, Cutfield WS et al (2013) Increased adiposity in adults born preterm and their children. PLoS ONE 8:e81840. https://doi.org/10.1371/journal.pone.0081840

McCormick MC (1985) The contribution of low birth weight to infant mortality and childhood morbidity. N Engl J Med 312:82–90. https://doi.org/10.1056/NEJM198501103120204

Mensink G, Schienkiewitz A, Haftenberger M et al (2013) Overweight and obesity in Germany. https://doi.org/10.25646/1440

Morris MJ, Chen H (2009) Established maternal obesity in the rat reprograms hypothalamic appetite regulators and leptin signaling at birth. Int J Obes 2005(33):115–122. https://doi.org/10.1038/ijo.2008.213

Nivoit P, Morens C, Van Assche FA et al (2009) Established diet-induced obesity in female rats leads to offspring hyperphagia, adiposity and insulin resistance. Diabetologia 52:1133–1142. https://doi.org/10.1007/s00125-009-1316-9

Norman JE, Reynolds RM, Reynolds R (2011) The consequences of obesity and excess weight gain in pregnancy. Proc Nutr Soc 70:450–456. https://doi.org/10.1017/S0029665111003077

Oben JA, Mouralidarane A, Samuelsson A-M et al (2010) Maternal obesity during pregnancy and lactation programs the development of offspring non-alcoholic fatty liver disease in mice. J Hepatol

52:913–920. https://doi.org/10.1016/j.jhep.2009.12.042

Oostvogels AJJM, Stronks K, Roseboom TJ et al (2014) Maternal prepregnancy BMI, offspring's early postnatal growth, and metabolic profile at age 5–6 years: the ABCD Study. J Clin Endocrinol Metab 99:3845–3854. https://doi.org/10.1210/jc.2014-1561

Ørskou J, Kesmodel U, Henriksen TB, Secher NJ (2001) An increasing proportion of infants weigh more than 4000 grams at birth. Acta Obstet Gynecol Scand 80:931–936

Parkinson JRC, Hyde MJ, Gale C et al (2013) Preterm birth and the metabolic syndrome in adult life: a systematic review and meta-analysis. Pediatrics 131:e1240–e1263. https://doi.org/10.1542/peds.2012-2177

Perng W, Gillman MW, Mantzoros CS, Oken E (2014) A prospective study of maternal prenatal weight and offspring cardiometabolic health in midchildhood. Ann Epidemiol 24:793–800.e1. https://doi.org/10.1016/j.annepidem.2014.08.002

Poston L (2012) Maternal obesity, gestational weight gain and diet as determinants of offspring long term health. Best Pract Res Clin Endocrinol Metab 26:627–639. https://doi.org/10.1016/j.beem.2012.03.010

Poston L, Caleyachetty R, Cnattingius S et al (2016) Preconceptional and maternal obesity: epidemiology and health consequences. Lancet Diabetes Endocrinol 4:1025–1036. https://doi.org/10.1016/S2213-8587(16)30217-0

Reichetzeder C, Dwi Putra SE, Pfab T et al (2016) Increased global placental DNA methylation levels are associated with gestational diabetes. Clin Epigenetics 8(82). https://doi.org/10.1186/s13148-016-0247-9

Robinson SM, Crozier SR, Harvey NC et al (2015) Modifiable early-life risk factors for childhood adiposity and overweight: an analysis of their combined impact and potential for prevention. Am J Clin Nutr 101:368–375. https://doi.org/10.3945/ajcn.114.094268

Roggero P, Giannì ML, Garbarino F, Mosca F (2013) Consequences of prematurity on adult morbidities. Eur J Intern Med 24:624–626. https://doi.org/10.1016/j.ejim.2013.01.011

Schack-Nielsen L, Michaelsen KF, Gamborg M et al (2010) Gestational weight gain in relation to offspring body mass index and obesity from infancy through adulthood. Int J Obes 2005(34):67–74. https://doi.org/10.1038/ijo.2009.206

Schellong K, Schulz S, Harder T, Plagemann A (2012) Birth weight and long-term overweight risk: systematic review and a meta-analysis including 643,902 persons from 66 Studies and 26 countries globally. PLoS One 7. https://doi.org/10.1371/journal.pone.0047776

Shankar K, Harrell A, Liu X et al (2008) Maternal obesity at conception programs obesity in the offspring. Am J Phys Regul Integr Comp Phys 294:R528–R538. https://doi.org/10.1152/ajpregu.00316.2007

Shankar K, Kang P, Harrell A et al (2010) Maternal overweight programs insulin and adiponectin signaling in the offspring. Endocrinology 151:2577–2589. https://doi.org/10.1210/en.2010-0017

Sharp GC, Lawlor DA, Richmond RC et al (2015) Maternal pre-pregnancy BMI and gestational weight gain, offspring DNA methylation and later offspring adiposity: findings from the Avon Longitudinal Study of Parents and Children. Int J Epidemiol 44:1288–1304. https://doi.org/10.1093/ije/dyv042

Smith J, Cianflone K, Biron S et al (2009) Effects of maternal surgical weight loss in mothers on intergenerational transmission of obesity. J Clin Endocrinol Metab 94:4275–4283. https://doi.org/10.1210/jc.2009-0709

Sperling K (2008) Die Bedeutung der Epigenese für das Verständnis der Pathogenese aus humangenetischer Sicht. J Verbr Lebensm 3:9–17. https://doi.org/10.1007/s00003-007-0312-6

Stubert J, Reister F, Hartmann S, Janni W (2018) The risks associated with obesity in pregnancy. Dtsch Arztebl Int 115:276–283. https://doi.org/10.3238/arztebl.2018.0276

Taylor PD, Poston L (2007) Developmental programming of obesity in mammals. Exp Physiol 92:287–298. https://doi.org/10.1113/expphysiol.2005.032854

Tequeanes ALL, Gigante DP, Assunção MCF et al (2009) Maternal anthropometry is associated with the body mass index and waist:height ratio of offspring at 23 years of age. J Nutr 139:750–754. https://doi.org/10.3945/jn.108.100669

Terry MB, Delgado-Cruzata L, Vin-Raviv N et al (2011) DNA methylation in white blood cells. Epigenetics 6:828–837. https://doi.org/10.4161/epi.6.7.16500

Wankhade UD, Thakali KM, Shankar K (2016) Persistent influence of maternal obesity on offspring health: mechanisms from animal models and clinical studies. Mol Cell Endocrinol 435:7–19. https://doi.org/10.1016/j.mce.2016.07.001

Yamada L, Chong S (2017) Epigenetic studies in developmental origins of health and disease: pitfalls and key considerations for study design and interpretation. J Dev Orig Health Dis 8:30–43. https://doi.org/10.1017/S2040174416000507

Yu Z, Han S, Zhu J et al (2013) Pre-pregnancy body mass index in relation to infant birth weight and offspring overweight/obesity: a systematic review and meta-analysis. PLoS One 8:e61627. https://doi.org/10.1371/journal.pone.0061627

Mütterliche Adipositas und langfristige Auswirkungen auf die Nachkommen

Sarah Perschbacher, Nathalie Eckel, Delphina Gomes und Regina Ensenauer

Inhaltsverzeichnis

15.1 Präkonzeptionelle Adipositas als Risikofaktor für kindliche Langzeitauswirkungen – 278

15.2 Auswirkungen auf die Gewichtsentwicklung bei den Nachkommen – 279
15.2.1 Einfluss pränataler Risikofaktoren bei maternaler Adipositas – 282

15.3 Kardiometabolische Folgen für die Nachkommen – 284
15.3.1 Einfluss pränataler Risikofaktoren bei maternaler Adipositas – 285

15.4 Auswirkungen auf die Entstehung allergischer und atopischer Erkrankungen der Nachkommen – 286
15.4.1 Einfluss pränataler Risikofaktoren bei maternaler Adipositas – 287

15.5 Auswirkungen auf die Entwicklung neurokognitiver und psychischer Veränderungen sowie von Verhaltensstörungen der Nachkommen – 287
15.5.1 Einfluss pränataler Risikofaktoren bei maternaler Adipositas – 288

Literatur – 289

© Springer-Verlag GmbH Deutschland, ein Teil von Springer Nature 2022
A. Strauss, C. Strauss (Hrsg.), *Praxisbuch Adipositas in der Geburtshilfe*,
https://doi.org/10.1007/978-3-662-61906-3_15

Trailer

Innerhalb der letzten Dekade wurde zunehmend deutlich, dass mütterliche Adipositas sich schon pränatal auf die Entwicklung der Nachkommen auswirken kann und über Mechanismen, die als „fetale Programmierung" zusammengefasst werden, zu Langzeitfolgen bei den Nachkommen führt. Diverse Studien haben bereits ein erhöhtes Risiko für kindliches Übergewicht nach intrauteriner Exposition gegenüber maternaler Adipositas belegt. Weitere pränatale Risikofaktoren, die häufig mit maternaler Adipositas einhergehen und ein gesundheitliches Risiko bei den Nachkommen von adipösen Müttern noch zu steigern scheinen, sind u. a. die übermäßig hohe (exzessive) Gewichtszunahme während der Schwangerschaft und der Gestationsdiabetes (GDM). Im Folgenden sind Evidenzen für ungünstige Langzeitfolgen bei den Nachkommen nach Exposition gegenüber präkonzeptionell bestehender Adipositas und assoziierten metabolischen Störungen ausgeführt.

15.1 Präkonzeptionelle Adipositas als Risikofaktor für kindliche Langzeitauswirkungen

Die Prävalenzen von Übergewicht und Adipositas haben sich seit 1980 weltweit nahezu verdoppelt. Während in den USA fast 40% der Mütter bei Konzeption adipös sind (Flegal et al. 2016), sind es in Europa bis zu 25% (Devlieger et al. 2016). Auch in Deutschland ist der Anteil an präadipösen bzw. adipösen Müttern mit 23,5% bzw. 15,7% besorgniserregend hoch (IQTIG 2018). Insbesondere in der Altersgruppe der jungen Erwachsenen ist seit einigen Jahrzehnten ein Anstieg der Adipositasraten zu beobachten (Mensink et al. 2013).

Die präkonzeptionelle maternale Adipositas steht nicht nur im Zusammenhang mit Komplikationen vor und während der Schwangerschaft sowie bei der Geburt, sondern wurde auch als wichtiger Risikofaktor für ungünstige Langzeitauswirkungen auf die Nachkommen identifiziert (Poston et al. 2016).

Wie im ▶ Kap. 14 ausführlich beschrieben, kann sich eine mütterliche Adipositas durch verschiedene Mechanismen auf die kindliche Entwicklung auswirken. Neben dem Einfluss der Gene und der geteilten familiären Lebensumstände, wie z. B. Lebensstil, Ernährung und sozioökonomischer Status, wird zunehmend deutlicher, dass auch das intrauterine Milieu als prägendes Zeitfenster einen großen Einfluss auf die kindliche Entwicklung zu haben scheint. Das zugrundeliegende Konzept der „fetalen Programmierung" besagt, dass ein Organismus sich pränatal an bestimmte Umweltbedingungen anpassen kann (Barker 2007). Diese Anpassungen sind allerdings mit irreversiblen Veränderungen auf struktureller und funktioneller Ebene verbunden, welche den Grundstein für spätere Erkrankungen legen. Während sich erste Forschungsarbeiten auf dem Gebiet der fetalen Programmierung zunächst auf Unterernährung fokussierten, rückte der Fokus in den letzten Jahrzehnten zur maternalen Überernährung als schädliche Exposition *in utero* (Brüll et al. 2016). Zum Verständnis des Einflusses der fetalen Prägung auf kindliche Langzeitauswirkungen können tierexperimentelle Studien und humane Beobachtungsstudien herangezogen werden. Tiermodelle geben die Möglichkeit, streng kontrollierte Ernährungs- und Lebensbedingungen zu schaffen, haben jedoch den Nachteil, dass die fetale Entwicklung nur eingeschränkt mit der des Menschen vergleichbar ist. Im Gegensatz dazu können humane Beobachtungsstudien nicht unter Laborbedingungen durchgeführt werden, was es erschwert, den tatsächlichen Einfluss des intrauterinen Milieus unabhängig von anderen, im weiteren Verlauf des Lebens auftretenden Faktoren aufzuklären.

Neben der präkonzeptionellen maternalen Adipositas gibt es noch weitere pränatale

Risikofaktoren, wie GDM und das Ausmaß der Gewichtszunahme während der Schwangerschaft, die wiederum eng mit mütterlicher Adipositas in Zusammenhang stehen. Adipositas vor Beginn der Schwangerschaft ist gegenüber Normalgewicht mit einem fast 4-fach erhöhten Risiko für die Entwicklung eines GDM assoziiert (Torloni et al. 2009). Jedoch sind auch 20–30% der Frauen, die einen GDM entwickeln, nicht adipös oder präadipös (Agarwal et al. 2018). Die empfohlene Gewichtszunahme in der Schwangerschaft ist abhängig vom präkonzeptionellen BMI der Mutter (Rasmussen et al. 2009). In ◘ Tab. 15.1 (siehe auch Tab. 14.1 in ▶ Kap. 14) sind die Empfehlungen des amerikanischen Institute of Medicine in Abhängigkeit der BMI-Kategorien dargestellt. Bei Frauen mit präkonzeptioneller Adipositas wurde ein 2,5-fach erhöhtes Risiko für eine exzessive Gewichtszunahme während der Schwangerschaft, also einer Gewichtszunahme oberhalb der empfohlenen Grenzen, festgestellt (Restall et al. 2014).

Beobachtungsstudien deuten darauf hin, dass das Risiko für kindliches Übergewicht mit weiteren pränatalen Risikofaktoren zusätzlich zu einer präkonzeptionell bestehenden maternalen Adipositas steigt (Aris et al. 2018). In den folgenden Unterkapiteln wird die Evidenz für ungünstige Langzeitauswirkungen von präkonzeptioneller mütterlicher Adipositas alleine sowie in Kombination mit weiteren pränatalen Risikofaktoren auf die Nachkommen diskutiert.

> **Wichtig**
>
> Aufgrund der hohen Prävalenzen von Übergewicht und Adipositas bei Frauen im gebärfähigen Alter und der damit einhergehenden ungünstigen fetalen Prägungsprozesse sollten Langzeitfolgen für die Nachkommen bedacht werden. Da eine maternale präkonzeptionelle Adipositas eng mit einer exzessiven Gewichtszunahme in der Schwangerschaft

◘ **Tab. 15.1** WHO-Gewichtsklassifikation von erwachsenen Frauen anhand des Body Mass Index (BMI) und empfohlene Gewichtszunahme während der Schwangerschaft laut Institute of Medicine (WHO 2000; Rasmussen et al. 2009)

Kategorie	BMI (kg/m^2)	Gewichtszunahme (kg)
Untergewicht	<18,5	12,5–18,0
Normalgewicht	18,5–24,9	11,5–16,0
Übergewicht	≥25,0	
Präadipositas	25,0–29,9	7,0–11,5
Adipositas Grad 1	30,0–34,9	5,0–9,0
Adipositas Grad 2	35,0–39,9	
Adipositas Grad 3	≥40,0	

und der Entwicklung eines GDM assoziiert ist, finden dabei auch diese 2 pränatalen Risikofaktoren Beachtung.

15.2 Auswirkungen auf die Gewichtsentwicklung bei den Nachkommen

Weltweit hat sich die Zahl der adipösen Kinder und Jugendlichen in den letzten 40 Jahren verzehnfacht (NCD-RisC 2017); besonders hohe Zahlen werden mit ca. 20% u. a. in den USA verzeichnet. Aber auch in Deutschland sind 15% der Kinder und Jugendlichen (3 bis 17 Jahre) von Übergewicht (>90. Perzentil) und davon fast 6% von Adipositas (>97. Perzentil) betroffen (Schienkiewitz et al. 2019). Die Daten der jüngsten bundesweiten Studie zur Gesundheit von Kindern und Jugendlichen in Deutschland (KIGGS Welle 2) zeigen dabei eine mit dem Alter der Kinder ansteigende Prävalenz: Während im Alter zwischen 3 und 6 Jahren 10,8% der Mädchen und 7,3%

der Jungen Übergewicht aufweisen, sind im Alter von 14 bis 17 Jahren schon 16,2% der Mädchen bzw. 18,5% der Jungen betroffen (Schienkiewitz et al. 2019).

Tierexperimentelle Studien haben einen Zusammenhang zwischen mütterlicher Adipositas (induziert durch fettreiche Nahrung vor der Verpaarung) und einem höheren Körpergewicht, höherer Fettmasse und höherem Körperfettanteil bei den Nachkommen gezeigt (Samuelsson et al. 2008; Menting et al. 2019a). Die Evidenz stützt sich dabei auf Nagetiere, Schafe, Schweine und Primaten, wobei der Zusammenhang bei beiden Geschlechtern und sowohl in infantilen als auch in juvenilen und adulten Altersabschnitten der Nachkommen gezeigt wurde (Menting et al. 2019a). Dabei scheinen sich die Auswirkungen auf männliche und weibliche Nachkommen zu unterscheiden: Während bei männlichen adulten Mäusen nach ausschließlich intrauteriner Exposition gegenüber Adipositas u. a. eine Insulinresistenz, Übergewicht und eine Hyperleptinämie auftraten, fanden sich bei weiblichen adulten Mäusen eine gestörte Nüchternglukose sowie eine reduzierte Fettmasse und Adipozytengröße (Dahlhoff et al. 2014). Negative Auswirkungen einer maternalen präkonzeptionellen Adipositas werden am Tiermodell zudem mit Veränderungen im Hypothalamus in Zusammenhang gebracht, die mit erhöhten Glukose-, Insulin- und Leptinwerten sowie einer zentralen Leptinresistenz, Hyperphagie und Adipositas im Erwachsenenalter einhergingen (Penfold und Ozanne 2015).

Auch aktuelle humane Beobachtungsstudien zeigen Zusammenhänge zwischen einer bereits präkonzeptionell bestehenden maternalen Adipositas und adversen Langzeit-Gewichtsoutcomes der Nachkommen im Kindes- und Jugendalter. In einer bereits im ▶ Kap. 14 erwähnten Metaanalyse, die mehr als 181.000 Kinder zwischen 1–16 Jahren aus 22 Studien einschloss, wurde ein fast 3-fach bzw. fast 4-fach erhöhtes Risiko für kindliches Übergewicht einschließlich Adipositas (BMI ≥ 85. Perzentil) bzw. Adipositas (BMI ≥95. Perzentil) gefunden (Heslehurst et al. 2019). Zusätzlich wurde ein „dosisabhängiger" Effekt festgestellt: pro 5 kg/m^2 höherem präkonzeptionellem maternalen BMI fand sich ein im Mittel 55% höheres Übergewichtsrisiko des Kindes (OR 1,55; 95%-KI 1,43–1,69).

Eine weitere Metaanalyse, bei der individuelle Teilnehmerdaten aus 37 Kohortenstudien ausgewertet wurden, bestätigte den Zusammenhang zwischen präkonzeptionell bestehender maternaler Adipositas und dem Übergewichtsrisiko des Kindes und zeigte zudem eine Zunahme des Risikos mit steigendem Alter des Kindes (Voerman et al. 2019). Hier wurde außerdem eindrucksvoll gezeigt, dass 10–20% der Prävalenz von Übergewicht bei Kindern und Jugendlichen im Alter zwischen 2 und 18 Jahren auf präkonzeptionell bestehendes maternales Übergewicht zurückgeführt werden kann.

Längsschnittuntersuchungen der kindlichen Gewichtsentwicklung von Geburt bis 4 Jahre zeigten zudem, dass eine präkonzeptionelle maternale Adipositas mit einem um 77%–96% erhöhten Risiko für eine übermäßige Gewichtszunahme der Nachkommen einhergeht. Hier zeigte sich eine schnelle Gewichtszunahme im 1. Lebensjahr und ein hoher, stabiler BMI im weiteren Verlauf (Montazeri et al. 2018; Hu et al. 2019; Mattsson et al. 2019). Eine kürzliche Metaanalyse belegte, dass eine rasche Gewichtszunahme in den ersten 2 Lebensjahren (definiert als z-Score für das Gewicht im Verhältnis zum Alter von >0,67 (Ong und Loos 2006, Zheng et al. 2018)) zusätzlich als unabhängiger Risikofaktor (OR 3–4) für Übergewicht im Kindes- und Erwachsenenalter gilt (Zheng et al. 2018).

Der 1984 von Rolland-Cachera et al. geprägte Begriff „adiposity rebound" ist ein weiterer wichtiger Faktor innerhalb der frühen kindlichen Gewichtsentwicklung. Der kindliche BMI fällt nach einer starken Wachstumsphase im 1. Lebensjahr ab und steigt zwischen dem Alter von 5 und 7 Jahren erneut, wobei dieser 2. Anstieg als *adiposity rebound* bezeichnet wird (Rolland-Cachera et al. 1984) (◘ Abb. 15.1). Ein früherer Zeitpunkt des *adiposity rebounds* steht in Zusammenhang mit einem erhöhten Risiko für Übergewicht bei Jugendlichen und jungen Erwachsenen (Brisbois et al. 2012). In mehreren Studien zeigte sich, dass eine maternale sowie elterliche präkonzeptionelle Adipositas ein starker, unabhängiger Risikofaktor für einen sehr frühen (<3,5 Jahre) bzw. frühen (<5 Jahre) *adiposity rebound* ist (Dorosty et al. 2000; Hughes et al. 2014; Linares et al. 2016; Ip et al. 2017).

In humanen Kohortenstudien, bei denen Messungen des Körperfetts stattfanden, wurden eine höhere Fettmasse und ein höherer Körperfettanteil bei Nachkommen von Müttern mit präkonzeptioneller Adipositas im Alter von 5–6 Jahren im Vergleich zu Nachkommen von normalgewichtigen (Andres et al. 2015; Castillo et al. 2015) bzw. nicht-adipösen Müttern (Burdette et al. 2006) gefunden. Bei erwachsenen Nachkommen von

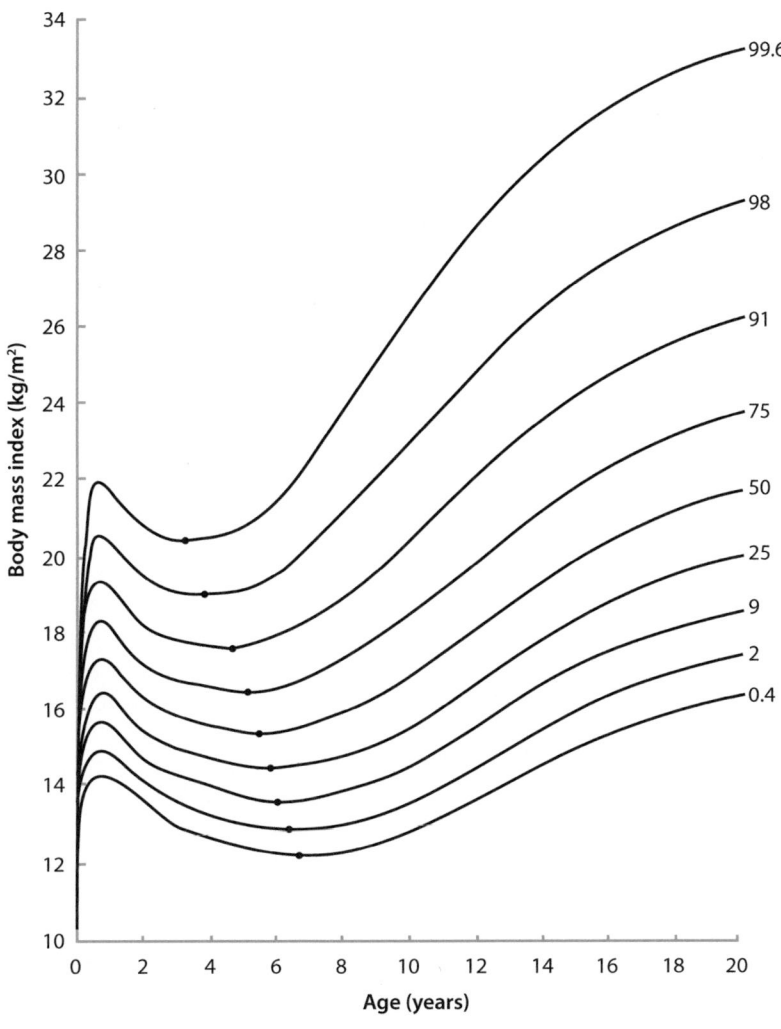

◘ Abb. 15.1 Adiposity rebound (Cole 2004)

präkonzeptionell übergewichtigen Müttern waren sowohl der Taillenumfang größer als auch die Fettmasse und der Körperfettanteil höher als bei Nachkommen von normalgewichtigen Müttern (Kaseva et al. 2018).

Für die Bedeutung des intrauterinen Milieus sprechen bei dem starken und konsistenten Zusammenhang zwischen präkonzeptioneller mütterlicher Adipositas und dem kindlichen Übergewichtsrisiko sowohl die meist stärkeren Einflüsse des maternalen BMIs im Vergleich zum paternalen BMI (Linabery et al. 2013; Patro et al. 2013) als auch Ergebnisse aus der bariatrischen Chirurgie. Bei adipösen Frauen nach adipositaschirurgischen Eingriffen war das Risiko für Übergewicht der nachfolgend geborenen Kinder im Vergleich zu Kindern aus Schwangerschaften vor dem Eingriff reduziert (Smith et al. 2009).

15.2.1 Einfluss pränataler Risikofaktoren bei maternaler Adipositas

15.2.1.1 Exzessive Gewichtszunahme in der Schwangerschaft

In der Metaanalyse von Voerman et al. wurden neben dem jeweils alleinigen Einfluss von maternaler Adipositas und exzessiver Gewichtszunahme während der Schwangerschaft auch deren kombinierte Effekte auf das kindliche Übergewichtsrisiko untersucht (Voerman et al. 2019). Gegenüber Nachkommen von Müttern mit Normalgewicht und adäquater Gewichtszunahme in der Schwangerschaft hatten 10- bis 18-jährige Nachkommen von normalgewichtigen Frauen mit exzessiver Gewichtszunahme ein leicht, aber signifikant erhöhtes Risiko (OR 1,30; 95%-KI 1,14–1,49), während das Risiko bei Nachkommen von adipösen Müttern mit adäquater Gewichtszunahme fast um das 5-fache durchschnittlich erhöht war (OR 4,64; 95%-KI 3,39–6,34). Das Risiko stieg auf ein 6-faches im Mittel an, wenn zu der maternalen Adipositas noch eine exzessive Gewichtszunahme während der Schwangerschaft dazukam (OR 6,02; 95%-KI 4,79–7,56). Auch eine inadäquate Gewichtszunahme während der Schwangerschaft, d. h. unterhalb der empfohlenen Grenzen (◘ Tab. 15.1), war bei den 10- bis 18-jährigen Nachkommen von adipösen Müttern mit einem höheren Übergewichtsrisiko assoziiert als eine adäquate Gewichtszunahme (OR 5,62; 95%-KI 3,94–8,02). Außerdem wurde in einer großen retrospektiven Kohortenstudie bei Kindern im Schuleingangsalter ein Einfluss der Gewichtszunahme bei adipösen schwangeren Frauen gezeigt: Pro kg Gewichtszunahme während der Schwangerschaft war das Risiko für Übergewicht bei den Nachkommen um 4% erhöht (OR 1,04; 95%-KI 1,01–1,07) (Ensenauer et al. 2013).

Darüber hinaus legen Daten einer US-amerikanischen Geburtskohorte nahe, dass Assoziationen zwischen einem höheren mütterlichen präkonzeptionellen BMI und erhöhten anthropometrischen Maßen bei den 6- bis 13-jährigen Nachkommen – BMI, Taillenumfang und subkutane Fettmasse – durch eine exzessive Gewichtszunahme in der Schwangerschaft verstärkt werden könnten (Kaar et al. 2014). Auch eine übermäßige kindliche Gewichtszunahme im ersten Jahr gefolgt von einem konstant hohen BMI bis zum Alter von 4 Jahren war unabhängig und additiv mit maternaler präkonzeptioneller Adipositas und einer exzessiven Gewichtszunahme in der Schwangerschaft assoziiert (Hu et al. 2019).

Zusammenfassend verdeutlichen die Ergebnisse, dass eine präkonzeptionell bestehende maternale Adipositas zwar den größeren Risikofaktor darstellt, eine zusätzliche exzessive Gewichtszunahme während der Schwangerschaft das Risiko für ein späteres kindliches Übergewicht aber noch additiv steigern kann.

15.2.1.2 Gestationsdiabetes

In großen Kohortenstudien und Metaanalysen wurden Assoziationen zwischen einem GDM und dem Übergewichtsrisiko der Nachkommen beobachtet. Diese wurden unter Berücksichtigung des maternalen präkonzeptionellen BMIs allerdings stark abgeschwächt (Kawasaki et al. 2018; Lowe et al. 2018; Patro Golab et al. 2018). Dennoch zeigten sich in einigen Kohortenstudien auch unabhängige oder leichte additive Effekte (Nehring et al. 2013; Zhu et al. 2016; Lowe et al. 2019; Wang et al. 2020). In einer dänischen longitudinalen Kohortenstudie (Danish National Birth Cohort) wurde das kindliche Risiko für Übergewicht von Geburt bis 7 Jahre in Zusammenhang mit maternaler Hyperglykämie in der Schwangerschaft und präkonzeptioneller Adipositas untersucht (Zhu et al. 2016). Die Kombination von maternalen Nüchternglukosewerten im höchsten Terzil mit maternaler Adipositas resultierte dabei in die höchsten BMI-z-Scores im Alter von 7 Jahren, wobei die maternale Adipositas den größeren Einflussfaktor auf das kindliche Übergewichtsrisiko darstellte.

Weiterhin wurde in einer großen finnischen Kohortenstudie ein höheres Risiko für Übergewicht und abdominale Adipositas (Taille-Größe-Verhältnis >0,5) bei 16-jährigen Kindern von Müttern mit präkonzeptionellem Übergewicht nach zusätzlicher *in utero*-Exposition gegenüber einem GDM festgestellt. Dies war jedoch nicht der Fall bei Kindern von normalgewichtigen Müttern, bei denen eine *in utero*-Exposition gegenüber einem GDM vorlag (Pirkola et al. 2010). Dies könnte darauf hindeuten, dass der maternale BMI einen Effektmodifikator für die Risikobeziehung zwischen GDM und späterem kindlichen Übergewicht darstellt.

In großen Kohortenstudien, wie der Hyperglycemia and Adverse Pregnancy Outcome (HAPO)-Studie, wurde außerdem gezeigt, dass der GDM auch unter Berücksichtigung des präkonzeptionellen maternalen BMIs mit einem erhöhten kindlichen BMI, Taillenumfang und Körperfettanteil einhergeht (Lowe et al. 2018, 2019). Auch hier zeichnet sich der präkonzeptionelle maternale BMI als Effektmodifikator ab, jedoch ergeben sich bezüglich der Richtung inkonsistente Ergebnisse: Daten von 2 finnischen Kohortenstudien deuten an, dass ein GDM nur bei gleichzeitigem Vorliegen von maternalem Übergewicht mit einem erhöhten BMI, Taillenumfang und Körperfett sowie einer erhöhten Fettmasse bei jungen erwachsenen Nachkommen einhergeht (Kaseva et al. 2018). Ebenso wurde in einer brasilianischen Kohortenstudie nur bei den jugendlichen Nachkommen von Frauen mit maternalem Übergewicht ein erhöhter BMI-z-Score nach *in utero*-Exposition gegenüber einem GDM beobachtet, nicht bei Nachkommen von normalgewichtigen Frauen mit GDM (Buffarini et al. 2019). Im Gegensatz dazu implizierten Daten aus Dänemark, dass ein GDM nur bei den Nachkommen von normalgewichtigen Müttern zu einem erhöhten BMI, Taillenumfang und Körperfettanteil führt (Grunnet et al. 2017).

Möglicherweise spielen auch Therapieeffekte, die sich durch eine GDM-Diagnose ergeben und in der Folge einen positiven Effekt auf das intrauterine Milieu haben könnten, eine Rolle für das spätere kindliche Übergewichtsrisiko. Bei adipösen Müttern der Mutter-Kind-Kohorte PEACHES (Programming of Enhanced Adiposity Risk in Childhood – Early Screening) war eine Hyperglykämie in der späten Schwangerschaft – diagnostiziert durch erhöhte HbA1c-Werte bei Geburt – selbst bei vorherigem Ausschluss eines GDM mit negativen Outcomes für Mutter und Kind, wie einem signifikant höheren BMI-z-Score bei den 4-jährigen Nachkommen assoziiert (Ensenauer et al. 2015; Gomes et al. 2018). Dieser BMI-z-Score war im Unterschied zu Nachkommen von Müttern mit einem (am Ende des 2. Drittels diagnostizierten) GDM signifikant höher, was auf einen günstigen Therapieeffekt bei GDM im letzten Drittel der Schwangerschaft hindeuten könnte. Um den Einfluss eines GDM im Zusammenspiel mit maternaler Adipositas auf kindliche Langzeitfolgen aufzuklären, sollte in zukünftigen Studien auch die Art, Dauer und Qualität der Therapie einbezogen werden.

> **Wichtig**
> Die präkonzeptionell bestehende maternale Adipositas geht mit einem stark erhöhten Risiko für Übergewicht bei den Nachkommen einher. Moderate Evidenz deutet darauf hin, dass dieses Übergewichtsrisiko der Nachkommen von Frauen mit Adipositas durch eine exzessive Gewichtszunahme während der Schwangerschaft und die Diagnose eines GDM noch leicht gesteigert werden kann.

15.3 Kardiometabolische Folgen für die Nachkommen

Kardiovaskuläre Erkrankungen gehören weltweit zu den häufigsten Todesursachen und bedingen eine hohe Krankheitslast (Roth et al. 2017). Neben anthropometrischen Parametern, wie einem erhöhten Körpergewicht und einer ungünstigen Fettverteilung, zählen metabolische Parameter, wie ein ungünstiges Lipidprofil, erhöhte Blutdruckwerte oder Hyperglykämien bzw. die manifesten Erkrankungen Dyslipidämie, arterielle Hypertonie oder Typ-2-Diabetes-mellitus (T2DM), zu den wichtigsten Risikofaktoren (D'Agostino et al. 2013). Diese kardiometabolischen Risikofaktoren werden teilweise schon im Kindesalter beobachtet. Beispielsweise wurde die Prävalenz von T2DM im Jahr 2016 auf 12,2 pro 100.000 Personen bei 11- bis 18-jährigen Jugendlichen in Deutschland geschätzt (Rosenbauer et al. 2019).

Diverse tierexperimentelle Studien haben neben Auswirkungen auf die Gewichtsentwicklung auch Effekte auf kardiometabolische Faktoren bei den Nachkommen durch eine diätinduzierte Adipositas bei den Muttertieren, die vor und während der Trächtigkeit bestand, gezeigt (Samuelsson et al. 2008; Van De Maele et al. 2018). Bei diesen Nachkommen wurden sowohl eine erhöhte Intima-Media-Dicke und ein erhöhter Blutdruck als auch ungünstige Parameter des Lipid- und Glukosestoffwechsels im Vergleich zu Nachkommen von Kontrolltieren festgestellt.

In prospektiven humanen Kohortenstudien wurden Assoziationen eines erhöhten präkonzeptionellen BMIs der Mutter mit erhöhten Blutdruck-, Insulin- und Triglyzeridwerten, erniedrigten HDL-Werten und einer erniedrigten Insulinsensitivität bei den Nachkommen im Kindes- sowie im Erwachsenenalter festgestellt (Hochner et al. 2012; Gaillard et al. 2014; Kaar et al. 2014; Oostvogels et al. 2014; Perng et al. 2014). Auf der Basis einer retrospektiven Kohortenstudie wurden bei 8- bis 18-jährigen Kindern von präkonzeptionell übergewichtigen Müttern erhöhte systolische Blutdruckwerte, ein ungünstigeres Lipidprofil und eine geringere Insulinsensitivität im Vergleich zu Kindern von normalgewichtigen Müttern gezeigt (Tan et al. 2015). Des Weiteren wurde in einer rezenten großen Studie in Schottland (n = 118.201) ein um 248% (OR 3,48; 95% CI 2,33–5,06) gesteigertes Risiko für T2DM bei Nachkommen adipöser Mütter im Alter von 10 bis 61 Jahren gegenüber Nachkommen normalgewichtiger Mütter belegt (Lahti-Pulkkinen et al. 2019). Ein systematischer Review ergab, basierend auf 5 identifizierten Studien, zudem ein um 13–29% erhöhtes Risiko für kardiovaskuläre Erkrankungen bei erwachsenen Nachkommen von Müttern mit einem präkonzeptionellen BMI ≥25 kg/m^2 (Pullar et al. 2019).

Ein kontinuierlich erhöhtes kardiovaskuläres Risiko bei den Nachkommen mit steigendem präkonzeptionellem BMI der Mutter wurde auch in Analysen von Geschwisterpaaren bestätigt, die diskordant für eine intrauterine adipogene Exposition waren, was einen kausalen Einfluss des intrauterinen Milieus vermuten lässt (Razaz et al. 2020). Da eine Adipositas per se allerdings eng mit kardiovaskulären Erkrankungen und metabolischen Veränderungen assoziiert ist, bleibt es unklar, ob der Zusammenhang allein durch den erhöhten BMI der Nachkommen erklärt wird oder ob Einflüsse des intrauterinen Milieus auch unabhängig davon zu einem erhöhten kardiovaskulären Risiko bei den Nachkommen führen können. Nachgewiesene Assoziationen zwischen einem erhöhten präkonzeptionellen maternalen BMI und verschiedenen adversen Ausprägungen von metabolischen Parametern bei den Nachkommen wurden in einigen humanen Beobachtungsstudien nach Adjustierung für den BMI der Nachkommen stark abgeschwächt (Fraser et al. 2010; Wen et al. 2011; Hochner et al. 2012; Gaillard et al. 2014; Santos Ferreira et al. 2017), jedoch nicht in allen (Oostvogels et al. 2014; Harville et al. 2018). Auch weisen tierexperimentelle Daten zu adipogener intrauteriner Prägung auf epigenetische Modifikationen innerhalb von Stoffwechsel- und Signalwegen in pankreatischen Betazellen, Muskel, Leber und neuronalen hypothalamischen Netzwerken bei den Nachkommen hin, die möglicherweise auch unabhängig von Adipositas zur Insulinresistenz führen (Poston 2011).

15.3.1 Einfluss pränataler Risikofaktoren bei maternaler Adipositas

15.3.1.1 Exzessive Gewichtszunahme in der Schwangerschaft

Eine exzessive Gewichtszunahme in der Schwangerschaft scheint neben einem erhöhten präkonzeptionellen BMI der Mutter das Risiko für ein ungünstiges kardiometabolisches Risikomarkerprofil bei den Nachkommen zusätzlich noch leicht zu erhöhen (Fraser et al. 2010; Kaar et al. 2014). Aber auch die Assoziationen zwischen einer exzessiven Gewichtszunahme in der Schwangerschaft und den kardiometabolischen Risikomarkern bei den Nachkommen werden größtenteils durch den ebenfalls damit einhergehenden erhöhten BMI der Nachkommen erklärt (Fraser et al. 2010; Hochner et al. 2012; Tam et al. 2018). Weitere Studien sind notwendig, um einen potenziell unabhängigen Einfluss einer exzessiven Gewichtszunahme in der Schwangerschaft auf kardiometabolische Veränderungen bei den Nachkommen zu klären.

15.3.1.2 Gestationsdiabetes

Hinweise auf den zusätzlichen Effekt eines GDM bei Adipositas in der Schwangerschaft gaben Studien anhand einer vorrangig adipösen Population in Arizona, USA, den Pima Indians (Knowler et al. 1991). Eine Follow-up-Untersuchung dieser Nachkommen zeigte, dass der maternale Glukosestoffwechsel im 3. Trimester mit dem Gewichtsoutcome und Glukosestoffwechsel im Kindes- und Jugendalter sowie mit einem erhöhten T2DM-Risiko der Nachkommen im Erwachsenenalter assoziiert war (Franks et al. 2006). Adverse anthropometrische Outcomes traten dabei vor Veränderungen des Glukosestoffwechsels auf. Dies deutet an, dass die kindliche Adipositas einer Glukoseintoleranz nach in utero-Exposition gegenüber maternaler Adipositas und einem GDM vorangeht. Außerdem wurde in einer kürzlich veröffentlichten Analyse von 4.160 Mutter-Kind-Paaren der HAPO-Studie ein dosisabhängiger Zusammenhang zwischen maternaler Nüchternglukose in der Schwangerschaft und kindlicher Nüchternglukose sowie HbA1c-Werten und Insulinsensitivität im Alter von 10 bis 14 Jahren festgestellt, der unabhängig von sowohl dem maternalen BMI als auch dem kindlichen BMI war (Scholtens et al. 2019).

Zudem deutet eine große epigenomweite DNA-Methylierungsstudie an, dass der Effekt eines GDM auf metabolische Risikofaktoren bei den Nachkommen zwar zu einem großen Teil über den präkonzeptionellen mütterlichen BMI vermittelt wird, aber nicht vollständig (Hjort et al. 2018). Differenziell methylierte DNA-Regionen von Genen, die mit metabolischen Erkrankungen assoziiert sind, wurden im Blut von 9- bis 16-jährigen Nachkommen von Frauen mit GDM gegenüber Nachkommen von Müttern ohne GDM nachgewiesen. Ein großer Teil dieser Assoziationen war zwar durch den präkonzeptionellen mütterlichen BMI erklärt, aber nicht alle.

> **Wichtig**
> Eine präkonzeptionell bestehende maternale Adipositas ist mit ungünstigen kardiometabolischen Endpunkten bei den Nachkommen assoziiert, und das Risiko könnte möglicherweise durch eine exzessive Gewichtszunahme während der Schwangerschaft und das Auftreten eines GDM noch gesteigert werden. Jedoch ist bislang unklar, ob das Risiko vollständig durch den mit maternaler Überernährung einhergehenden erhöhten BMI der Nachkommen erklärt wird oder ob auch unabhängige Mechanismen involviert sind.

15.4 Auswirkungen auf die Entstehung allergischer und atopischer Erkrankungen der Nachkommen

Atopische Erkrankungen weisen sehr hohe Prävalenzen im Kindesalter auf: Daten der Folgebefragung der KIGGS-Studie von 2009 bis 2012 zeigten eine Lebenszeitprävalenz von 14,3 % für Neurodermitis, 12,6 % für Heuschnupfen und 6,3 % für Asthma bei Kindern und Jugendlichen in Deutschland (RKI 2014a; b; c).

Asthma bronchiale kann in eine allergische und nicht-allergische Form eingeteilt werden, wobei bei Kindern mehrheitlich die allergische Form auftritt (Buhl et al. 2017). Tierexperimentelle Untersuchungen zeigten, dass Nachkommen von weiblichen Mäusen, die sowohl präkonzeptionell als auch während der Schwangerschaft und Laktation mit fettreicher Nahrung gefüttert wurden, häufiger Asthma-ähnliche Reaktionen bei Kontakt zu Ovalbumin als Kontrolltiere entwickelten, und dies war vermittelt durch eine verstärkte Aktivierung von Entzündungsparametern (E-Lacerda et al. 2019).

Sowohl in einer Metaanalyse, bei der Ergebnisse aus 12 Beobachtungsstudien zusammengefasst wurden, als auch in einer gepoolten Analyse von Daten aus 14 europäischen Geburtskohorten wurde ein Zusammenhang zwischen mütterlicher präkonzeptioneller Adipositas und kindlichem Asthma oder dem Leitsymptom Giemen gezeigt (OR 1,12 [95%-KI 1,08 - 1,17] – 1,31 [95%-KI 1,16 - 1,49]) (Forno et al. 2014; Zugna et al. 2015). In der Growing Up Today Study (GUTS), einer großen US-amerikanischen Mutter-Kind-Kohorte (N = 16.881), wurde ein stärkerer Zusammenhang für die nicht-allergische Form des Asthmas als für die allergische Form beobachtet (Dumas et al. 2016). In dieser Studie wurde kein Zusammenhang zwischen mütterlicher präkonzeptioneller Adipositas und der späteren Entwicklung von Neurodermitis gefunden (Drucker et al. 2019). Damit im Einklang wurde sowohl in einer schwedischen als auch in einer dänischen Geburtskohorte zwar ein Zusammenhang zwischen dem mütterlichen BMI und späterem kindlichen Asthma, nicht aber für die Entwicklung von kindlichem Heuschnupfen oder Ekzemen gefunden (Harpsoe et al. 2013; Ekstrom et al. 2015). Dies könnte darauf hinweisen, dass hier vielmehr gewebespezifische Effekte als eine systemische Immunschwäche – beides Faktoren, die bei der Allergieentstehung beteiligt sind – eine Rolle spielen (Godfrey et al. 2017).

15.4.1 Einfluss pränataler Risikofaktoren bei maternaler Adipositas

Die oben erwähnte Metaanalyse von Forno et al. zeigte nur einen leichten Zusammenhang zwischen einer exzessiven Gewichtszunahme während der Schwangerschaft und kindlichem Asthma (Forno et al. 2014). Während in der GUTS-Kohorte kein Effekt von präkonzeptioneller maternaler Adipositas auf die kindliche Neurodermitisentwicklung, aber auf kindliches Asthma beobachtet wurde, verhält es sich für die exzessive Gewichtszunahme während der Schwangerschaft als pränatalen Risikofaktor genau umgekehrt: Hier wurde kein Zusammenhang mit kindlichem Asthma beobachtet, aber eine Gewichtszunahme während der Schwangerschaft von etwa 20 kg oder mehr war mit der Entwicklung von kindlicher Neurodermitis assoziiert (Dumas et al. 2016; Drucker et al. 2019). Bei stratifizierter Auswertung nach der präkonzeptionellen mütterlichen BMI-Kategorie zeigte sich, dass der Effekt nur bei Kindern von Müttern mit Übergewicht zu beobachten war (Drucker et al. 2019).

> **Wichtig**
> Eine präkonzeptionell bestehende maternale Adipositas ist mit einem erhöhten Risiko für Asthma bei den Nachkommen assoziiert. Weitere Forschung ist notwendig, um die Mechanismen bei der Allergieentstehung *in utero* zu verstehen und den Einfluss einer exzessiven Gewichtszunahme in der Schwangerschaft und eines GDM bei adipösen Müttern zu klären.

15.5 Auswirkungen auf die Entwicklung neurokognitiver und psychischer Veränderungen sowie von Verhaltensstörungen der Nachkommen

Die Entwicklung des Gehirns startet mit der Ausbildung und Vernetzung von Neuronen sehr früh in der Schwangerschaft. Ein Überangebot an Nährstoffen, entzündungsfördernden Zytokinen und unterschiedlichen Konzentrationen an metabolischen Hormonen im intrauterinen Milieu von adipösen Müttern dürften sich auf das zu entwickelnde Gehirn auswirken (Menting et al. 2019b). Eine Vielzahl an tierexperimentellen Studien wurde zu diesem Thema durchgeführt mit heterogenen Ergebnissen. In der Zusammenschau der Ergebnisse dieser Untersuchungen kann jedoch eine signifikant erhöhte Bewegungsaktivität und signifikant mehr Angst bei den Nachkommen von Müttern mit diätinduzierter Adipositas gegenüber Nachkommen von normalgewichtigen Muttertieren festgestellt werden (Menting et al. 2019b).

Auch in humanen Beobachtungsstudien wurden potenzielle Zusammenhänge zwischen mütterlicher präkonzeptioneller Adipositas und dem Auftreten von neurokognitiven und psychischen Veränderungen sowie Verhaltensstörungen bei den Nachkommen analysiert und oftmals bereits in Metaanalysen zusammengefasst. Das Aufmerksamkeits-Defizit-Hyperaktivitäts-Syndrom (ADHS) hat in Deutschland unter Kindern und Jugendlichen eine besonders hohe Prävalenz mit etwa 5% diagnostizierten Fällen und weiteren 5% vermuteten Fällen (Schlack et al. 2014). Die Ergebnisse einer Metaanalyse, basierend auf 7 Beobachtungsstudien, zeigen, dass Kinder von Müttern mit präkonzeptioneller Adipositas ein um etwa 60% erhöhtes Risiko für ADHS

(OR 1,62; 95%-KI 1,23–2,14) im Vergleich zu Kindern von normalgewichtigen Müttern aufweisen (Sanchez et al. 2018). Da jedoch in 2 Kohortenstudien bei diskordanten Geschwistern kein Effekt beobachtet wurde, bleibt es fraglich, ob der Zusammenhang auf fetale Prägungsmechanismen oder Lebensstil-abhängige Faktoren und Genetik oder eine Kombination aus Risikofaktoren zurückzuführen ist (Chen et al. 2014; Musser et al. 2017).

Auch für die Diagnose Autismus-Spektrum-Störung (ASS) wurde vermehrt von einem Zusammenhang mit präkonzeptioneller mütterlicher Adipositas berichtet. Metaanalysen zeigen ein etwa 40% erhöhtes Risiko für eine ASS bei Kindern von Müttern mit präkonzeptioneller Adipositas (Sanchez et al. 2018; Lei et al. 2019). Wenn Väter präkonzeptionell adipös waren, wurde hingegen kein signifikant erhöhtes Risiko für die Nachkommen festgestellt (OR 1,28; 95%-KI 0,94–1,74) (Lei et al. 2019), was für einen kausalen Zusammenhang mit dem intrauterinen Milieu sprechen könnte. Allerdings beruht dieses gepoolte Ergebnis nur auf 3 Studien mit durchaus uneinheitlichen Ergebnissen. Dabei wurde in den Studien zum Zusammenhang von mütterlicher Adipositas und ASS teilweise nur unzureichend für Störfaktoren kontrolliert.

Die infantile Zerebralparese, eine Erkrankung, die mit kognitiven Beeinträchtigungen und motorischen Defiziten einhergeht, hat eine Prävalenz von 2 pro 1000 lebend geborenen Kindern. Gemäß einer Metaanalyse, welche auf Ergebnissen aus 5 Kohortenstudien basiert, ist das Risiko für eine infantile Zerebralparese bei den Nachkommen von Müttern mit Adipositas in der Schwangerschaft um etwa 50% erhöht gegenüber Nachkommen von normalgewichtigen Müttern (OR 1,51; 95%-KI 1,24–1,84) (Zhang et al. 2019).

In weiteren Metaanalysen wurden Ergebnisse aus Beobachtungsstudien zusammengefasst, die die neurokognitive Entwicklung bei Kindern in Abhängigkeit vom mütterlichen präkonzeptionellen BMI auswerteten. Die neurokognitive Entwicklung – erfasst über verschiedene standardisierte Tests, z. B. IQ-Tests – war bei Nachkommen von adipösen Müttern signifikant schlechter als bei denjenigen von Müttern mit einem BMI im normalgewichtigen Bereich (Alvarez-Bueno et al. 2017). Außerdem wiesen Kinder von adipösen Müttern ein etwa 60% erhöhtes Risiko für eine kognitive Entwicklungsstörung auf (Sanchez et al. 2018). Zusätzlich wurde hier, basierend auf 6 Beobachtungsstudien, ein Zusammenhang zwischen präkonzeptioneller mütterlicher Adipositas und kindlichen emotionalen bzw. Verhaltensproblemen aufgedeckt (OR 1,42; 95%-KI 1,26–1,59) (Sanchez et al. 2018).

Auch wenn bereits einige Metaanalysen auf einen Zusammenhang zwischen präkonzeptioneller maternaler Adipositas und neurokognitiven Störungen bzw. Erkrankungen hinweisen, bleibt der tatsächliche Effekt, der durch fetale Prägungsmechanismen im Mutterleib vermittelt wird, noch unklar. Die Ergebnisse der einzelnen Beobachtungsstudien waren relativ heterogen und oftmals wurde nur unzureichend für mögliche Störfaktoren adjustiert (Godfrey et al. 2017).

15.5.1 Einfluss pränataler Risikofaktoren bei maternaler Adipositas

In einer großen schwedischen Register-basierten Kohortenstudie konnte ein erhöhtes Risiko für ASS bei Kindern von Müttern mit sowohl einer inadäquaten als auch einer exzessiven Gewichtszunahme in der Schwangerschaft beobachtet werden (Gardner et al. 2015). Die Assoziation blieb auch nach Adjustierung für den maternalen präkonzeptionellen BMI bestehen und wurde auch beobachtet, wenn die Analysen ausschließlich bei Geschwistern, die für eine mütterliche Gewichtszunahme während der Schwangerschaft diskordant waren, durchgeführt wurden.

Ein GDM erhöht laut einer kürzlich veröffentlichten Metaanalyse basierend auf Ergebnissen aus 3 Fall-Kontroll-Studien das Risiko für eine kindliche ASS-Diagnose um 72% (OR 1,72; 95%-KI 1,34–2,21) (Wan et al. 2018). Daten aus einzelnen Kohortenstudien lassen additive bis synergistische Effekte der beiden pränatalen Risikofaktoren präkonzeptionelle maternale Adipositas und GDM vermuten (Connolly et al. 2016; Li et al. 2016). Beispielsweise waren diese beiden Risikofaktoren in einer Geburtskohorte einzeln nur leicht bzw. nicht-signifikant mit ASS im durchschnittlichen Alter von 6 Jahren assoziiert (Li et al. 2016). Kinder, deren Mütter beide Risikofaktoren aufwiesen, hatten jedoch ein 3-fach erhöhtes Risiko gegenüber Kindern von normalgewichtigen Müttern ohne GDM. Allerdings wurde in einer Auswertung von finnischen Registerdaten keine weitere Erhöhung des Risikos von ASS oder ADHS bei Kindern von präkonzeptionell adipösen Müttern durch GDM festgestellt (Kong et al. 2018).

> **Wichtig**
> Eine präkonzeptionell bestehende maternale Adipositas ist mit neurokognitiven Störungen bzw. Erkrankungen bei den Nachkommen assoziiert. Allerdings muss in zukünftigen Studien genauer herausgearbeitet werden, inwiefern das intrauterine Milieu an der Krankheitsentstehung beteiligt ist und inwieweit eine Gewichtszunahme während der Schwangerschaft außerhalb der empfohlenen Grenzen und ein GDM bei adipösen Müttern das Risiko noch steigern können.

Fazit für die Praxis
- Maternale Adipositas ist ein bedeutender pränataler Risikofaktor für kindliches Übergewicht. Aufgrund der hohen Prävalenzen von Adipositas bei Frauen im gebärfähigen Alter muss auch mit zukünftig gesteigerten Prävalenzen von Übergewicht und Adipositas bei den Nachkommen gerechnet werden. Präventionsmaßnahmen sollten deshalb frühzeitig, am besten bereits vor der Konzeption, implementiert werden.
- Maternale Adipositas verstärkt das Risiko für das Auftreten von weiteren pränatalen Risikofaktoren, wie einer exzessiven Gewichtszunahme während der Schwangerschaft oder der Entwicklung eines GDM. Dies kann zu einer additiven Steigerung des kindlichen Übergewichtsrisikos führen, wobei die maternale Adipositas den weitaus größeren Risikofaktor darstellt.
- Von weiteren nachteiligen Langzeitfolgen, wie kardiovaskulären und metabolischen Erkrankungen sowie Asthma und neurokognitiven Veränderungen und Entwicklungsstörungen, wurde in Folge der Exposition gegenüber maternaler Adipositas *in utero* vermehrt berichtet. Jedoch müssen in weiteren Studien zukünftig der tatsächliche Einfluss des intrauterinen Milieus und die Risiken im Zusammenspiel mit einer exzessiven Gewichtszunahme in der Schwangerschaft und einem GDM geklärt werden.

Literatur

Agarwal P, Morriseau TS, Kereliuk SM, Doucette CA, Wicklow BA, Dolinsky VW (2018) Maternal obesity, diabetes during pregnancy and epigenetic mechanisms that influence the developmental origins of cardiometabolic disease in the offspring. Crit Rev Clin Lab Sci 55(2):71–101

Alvarez-Bueno C, Cavero-Redondo I, Lucas-de la Cruz L, Notario-Pacheco B, Martinez-Vizcaino V (2017) Association between pre-pregnancy overweight and obesity and children's neurocognitive development: a systematic review and meta-analysis of observational studies. Int J Epidemiol 46(5):1653–1666

Andres A, Hull HR, Shankar K, Casey PH, Cleves MA, Badger TM (2015) Longitudinal body composition of children born to mothers with normal weight, overweight, and obesity. Obesity (Silver Spring) 23(6):1252–1258

Aris IM, Bernard JY, Chen LW, Tint MT, Pang WW, Soh SE, Saw SM, Shek LP, Godfrey KM, Gluckman PD, Chong YS, Yap F, Kramer MS, Lee YS (2018) Modifiable risk factors in the first 1000 days for subsequent risk of childhood overweight in an Asian cohort: significance of parental overweight status. Int J Obes 42(1):44–51

Barker DJ (2007) The origins of the developmental origins theory. J Intern Med 261(5):412–417

Brisbois TD, Farmer AP, McCargar LJ (2012) Early markers of adult obesity: a review. Obes Rev 13(4):347–367

Brüll V, Hucklenbruch-Rother E, Ensenauer R (2016) Programmierung von kindlichem Übergewicht durch perinatale Überflusssituation. Monatsschrift Kinderheilkunde 164(2):99–105

Buffarini R, Barros AJD, Matijasevich A, Loret de Mola C, Santos IS (2019) Gestational diabetes mellitus, pre-gestational BMI and offspring BMI z-score during infancy and childhood: 2004 Pelotas Birth Cohort. BMJ Open 9(7):e024734

Buhl R, Bals R, Baur X, Berdel D, Criee CP, Gappa M, Gillissen A, Greulich T, Haidl P, Hamelmann E, Kardos P, Kenn K, Klimek L, Korn S, Lommatzsch M, Magnussen H, Nicolai T, Nowak D, Pfaar O, Rabe KF, Riedler J, Ritz T, Schultz K, Schuster A, Spindler T, Taube C, Taube K, Vogelmeier C, von Leupoldt A, Wantke F, Weise S, Wildhaber J, Worth H, Zacharasiewicz A (2017) Guideline for the diagnosis and treatment of asthma – guideline of the German Respiratory Society and the German Atemwegsliga in Cooperation with the Paediatric Respiratory Society and the Austrian Society of Pneumology. Pneumologie 71(12):e3

Burdette HL, Whitaker RC, Hall WC, Daniels SR (2006) Maternal infant-feeding style and children's adiposity at 5 years of age. Arch Pediatr Adolesc Med 160(5):513–520

Castillo H, Santos IS, Matijasevich A (2015) Relationship between maternal pre-pregnancy body mass index, gestational weight gain and childhood fatness at 6–7 years by air displacement plethysmography. Matern Child Nutr 11(4):606–617

Chen Q, Sjölander A, Långström N, Rodriguez A, Serlachius E, D'Onofrio BM, Lichtenstein P, Larsson H (2014) Maternal pre-pregnancy body mass index and offspring attention deficit hyperactivity disorder: a population-based cohort study using a sibling-comparison design. Int J Epidemiol 43(1):83–90

Cole TJ (2004) Children grow and horses race: is the adiposity rebound a critical period for later obesity? BMC Pediatr 4(1):6

Connolly N, Anixt J, Manning P, Ping ILD, Marsolo KA, Bowers K (2016) Maternal metabolic risk factors for autism spectrum disorder – an analysis of electronic medical records and linked birth data. Autism Res 9(8):829–837

D'Agostino RB Sr, Pencina MJ, Massaro JM, Coady S (2013) Cardiovascular disease risk assessment: insights from Framingham. Glob Heart 8(1):11–23

Dahlhoff M, Pfister S, Blutke A, Rozman J, Klingenspor M, Deutsch MJ, Rathkolb B, Fink B, Gimpfl M, Hrabě de Angelis M, Roscher AA, Wolf E, Ensenauer R (2014) Peri-conceptional obesogenic exposure induces sex-specific programming of disease susceptibilities in adult mouse offspring. Biochim Biophys Acta 1842(2):304–317

Devlieger R, Benhalima K, Damm P, Van Assche A, Mathieu C, Mahmood T, Dunne F, Bogaerts A (2016) Maternal obesity in Europe: where do we stand and how to move forward?: A scientific paper commissioned by the European Board and College of Obstetrics and Gynaecology (EBCOG). Eur J Obstet Gynecol Reprod Biol 201:203–208

Dorosty AR, Emmett PM, Cowin S, Reilly JJ (2000) Factors associated with early adiposity rebound. ALSPAC Study Team Pediatr 105(5):1115–1118

Drucker AM, Pope EI, Field AE, Qureshi AA, Dumas O, Camargo CA Jr (2019) Association between maternal pre-pregnancy body mass index, gestational weight gain, and offspring atopic dermatitis: a prospective cohort study. J Allergy Clin Immunol Pract 7(1):96–102.e2

Dumas O, Varraso R, Gillman MW, Field AE, Camargo CA Jr (2016) Longitudinal study of maternal body mass index, gestational weight gain, and offspring asthma. Allergy 71(9):1295–1304

Ekstrom S, Magnusson J, Kull I, Lind T, Almqvist C, Melen E, Bergstrom A (2015) Maternal body mass index in early pregnancy and offspring asthma, rhinitis and eczema up to 16 years of age. Clin Exp Allergy 45(1):283–291

E-Lacerda RR, Teixeira CJ, Bordin S, Antunes E, Anhe GF (2019) Maternal obesity in mice exacerbates the allergic inflammatory response in the airways of male offspring. Nutrients 11(12):2902

Ensenauer R, Chmitorz A, Riedel C, Fenske N, Hauner H, Nennstiel-Ratzel U, von Kries R (2013) Effects of suboptimal or excessive gestational weight gain on childhood overweight and abdominal adiposity: results from a retrospective cohort study. Int J Obes 37(4):505–512

Ensenauer R, Brandlhuber L, Burgmann M, Sobotzki C, Zwafink C, Anzill S, Holdt L, Teupser D, Hasbargen U, Netz H, Roscher AA, von Kries R (2015) Obese nondiabetic pregnancies and high maternal glycated hemoglobin at delivery as an indicator of offspring and maternal postpartum risks: the Prospective PEACHES Mother-Child Cohort. Clin Chem 61(11):1381–1390

Flegal KM, Kruszon-Moran D, Carroll MD, Fryar CD, Ogden CL (2016) Trends in obesity among adults in the United States, 2005 to 2014. JAMA 315(21):2284-2291

Forno E, Young OM, Kumar R, Simhan H, Celedon JC (2014) Maternal obesity in pregnancy, gestational weight gain, and risk of childhood asthma. Pediatrics 134(2):e535–e546

Franks PW, Looker HC, Kobes S, Touger L, Tataranni PA, Hanson RL, Knowler WC (2006) Gestational glucose tolerance and risk of type 2 diabetes in young Pima Indian offspring. Diabetes 55(2):460–465

Fraser A, Tilling K, Macdonald-Wallis C, Sattar N, Brion MJ, Benfield L, Ness A, Deanfield J, Hingorani A, Nelson SM, Smith GD, Lawlor DA (2010) Association of maternal weight gain in pregnancy with offspring obesity and metabolic and vascular traits in childhood. Circulation 121(23):2557–2564

Gaillard R, Steegers EA, Duijts L, Felix JF, Hofman A, Franco OH, Jaddoe VW (2014) Childhood cardiometabolic outcomes of maternal obesity during pregnancy: the Generation R Study. Hypertension 63(4):683–691

Gardner RM, Lee BK, Magnusson C, Rai D, Frisell T, Karlsson H, Idring S, Dalman C (2015) Maternal body mass index during early pregnancy, gestational weight gain, and risk of autism spectrum disorders: results from a Swedish total population and discordant sibling study. Int J Epidemiol 44(3):870–883

Godfrey KM, Reynolds RM, Prescott SL, Nyirenda M, Jaddoe VW, Eriksson JG, Broekman BF (2017) Influence of maternal obesity on the long-term health of offspring. Lancet Diabetes Endocrinol 5(1):53–64

Gomes D, von Kries R, Delius M, Mansmann U, Nast M, Stubert M, Langhammer L, Haas NA, Netz H, Obermeier V, Kuhle S, Holdt LM, Teupser D, Hasbargen U, Roscher AA, Ensenauer R (2018) Late-pregnancy dysglycemia in obese pregnancies after negative testing for gestational diabetes and risk of future childhood overweight: an interim analysis from a longitudinal mother-child cohort study. PLoS Med 15(10):e1002681

Grunnet LG, Hansen S, Hjort L, Madsen CM, Kampmann FB, Thuesen ACB, Granstromi C, Strom M, Maslova E, Frikke-Schmidt R, Damm P, Chavarro JE, Hu FB, Olsen SF, Vaag A (2017) Adiposity, dysmetabolic traits, and earlier onset of female puberty in adolescent offspring of women with gestational diabetes mellitus: a clinical study within the Danish National Birth Cohort. Diabetes Care 40(12):1746–1755

Harpsoe MC, Basit S, Bager P, Wohlfahrt J, Benn CS, Nohr EA, Linneberg A, Jess T (2013) Maternal obesity, gestational weight gain, and risk of asthma and atopic disease in offspring: a study within the Danish National Birth Cohort. J Allergy Clin Immunol 131(4):1033–1040

Harville EW, Apolzan JW, Bazzano LA (2018) Maternal pre-pregnancy cardiovascular risk factors and offspring and grandoffspring health: Bogalusa daughters. Int J Environ Res Public Health 16(1):15

Heslehurst N, Vieira R, Akhter Z, Bailey H, Slack E, Ngongalah L, Pemu A, Rankin J (2019) The association between maternal body mass index and child obesity: a systematic review and meta-analysis. PLoS Med 16(6):e1002817

Hjort L, Martino D, Grunnet LG, Naeem H, Maksimovic J, Olsson AH, Zhang C, Ling C, Olsen SF, Saffery R, Vaag AA (2018) Gestational diabetes and maternal obesity are associated with epigenome-wide methylation changes in children. JCI Insight 3(17):e122572

Hochner H, Friedlander Y, Calderon-Margalit R, Meiner V, Sagy Y, Avgil-Tsadok M, Burger A, Savitsky B, Siscovick DS, Manor O (2012) Associations of maternal prepregnancy body mass index and gestational weight gain with adult offspring cardiometabolic risk factors: the Jerusalem Perinatal Family Follow-up Study. Circulation 125(11):1381–1389

Hu Z, Tylavsky FA, Han JC, Kocak M, Fowke JH, Davis RL, Lewinn K, Bush NR, Zhao Q (2019) Maternal metabolic factors during pregnancy predict early childhood growth trajectories and obesity risk: the CANDLE Study. Int J Obes 43(10):1914–1922

Hughes AR, Sherriff A, Ness AR, Reilly JJ (2014) Timing of adiposity rebound and adiposity in adolescence. Pediatrics 134(5):e1354–e1361

Ip EH, Marshall SA, Saldana S, Skelton JA, Suerken CK, Arcury TA, Quandt SA (2017) Determinants of adiposity rebound timing in children. J Pediatr 184:151–156.e152

IQTIG (2018) Geburtshilfe. Bundesauswertung zum Erfassungsjahr 2017. Qualitätsindikatoren, Institut für Qualitätssicherung und Transparenz im Gesundheitswesen

Kaar JL, Crume T, Brinton JT, Bischoff KJ, McDuffie R, Dabelea D (2014) Maternal obesity, gestational weight gain, and offspring adiposity: the exploring perinatal outcomes among children study. J Pediatr 165(3):509–515

Kaseva N, Vaarasmaki M, Matinolli HM, Sipola-Leppanen M, Tikanmaki M, Heinonen K, Lano A, Wolke D, Andersson S, Jarvelin MR, Raikkonen K, Eriksson JG, Kajantie E (2018) Pre-pregnancy overweight or obesity and gestational diabetes as predictors of body composition in offspring twenty years later: evidence from two birth cohort studies. Int J Obes 42(4):872–879

Kawasaki M, Arata N, Miyazaki C, Mori R, Kikuchi T, Ogawa Y, Ota E (2018) Obesity and abnormal glucose tolerance in offspring of diabetic mothers: a systematic review and meta-analysis. PLoS One 13(1):e0190676

Knowler WC, Pettitt DJ, Saad MF, Charles MA, Nelson RG, Howard BV, Bogardus C, Bennett PH (1991) Obesity in the Pima Indians: its magnitude and relationship with diabetes. Am J Clin Nutr 53(6 Suppl):1543s–1551s

Kong A, Norstedt G, Schalling M, Gissler M, Lavebratt C (2018) The risk of offspring psychiatric disorders in the setting of maternal obesity and diabetes. Pediatrics 142(3):e20180776

Lahti-Pulkkinen M, Bhattacharya S, Wild SH, Lindsay RS, Raikkonen K, Norman JE, Bhattacharya S, Reynolds RM (2019) Consequences of being overweight or obese during pregnancy on diabetes in the offspring: a record linkage study in Aberdeen, Scotland. Diabetologia 62(8):1412–1419

Lei XY, Li YJ, Ou JJ, Li YM (2019) Association between parental body mass index and autism spectrum disorder: a systematic review and meta-analysis. Eur Child Adolesc Psychiatry 28(7):933–947

Li M, Fallin MD, Riley A, Landa R, Walker SO, Silverstein M, Caruso D, Pearson C, Kiang S, Dahm JL, Hong X, Wang G, Wang MC, Zuckerman B, Wang X (2016) The association of maternal obesity and diabetes with autism and other developmental disabilities. Pediatrics 137(2):e20152206

Linabery AM, Nahhas RW, Johnson W, Choh AC, Towne B, Odegaard AO, Czerwinski SA, Demerath EW (2013) Stronger influence of maternal than paternal obesity on infant and early childhood body mass index: the Fels Longitudinal Study. Pediatr Obes 8(3):159–169

Linares J, Corvalan C, Galleguillos B, Kain J, Gonzalez L, Uauy R, Garmendia ML, Mericq V (2016) The effects of pre-pregnancy BMI and maternal factors on the timing of adiposity rebound in offspring. Obesity (Silver Spring) 24(6):1313–1319

Lowe WL Jr, Scholtens DM, Lowe LP, Kuang A, Nodzenski M, Talbot O, Catalano PM, Linder B, Brickman WJ, Clayton P, Deerochanawong C, Hamilton J, Josefson JL, Lashley M, Lawrence JM, Lebenthal Y, Ma R, Maresh M, McCance D, Tam WH, Sacks DA, Dyer AR, Metzger BE (2018) Association of gestational diabetes with maternal disorders of glucose metabolism and childhood adiposity. JAMA 320(10):1005–1016

Lowe WL Jr, Lowe LP, Kuang A, Catalano PM, Nodzenski M, Talbot O, Tam WH, Sacks DA, McCance D, Linder B, Lebenthal Y, Lawrence JM, Lashley M, Josefson JL, Hamilton J, Deerochanawong C, Clayton P, Brickman WJ, Dyer AR, Scholtens DM, Metzger BE (2019) Maternal glucose levels during pregnancy and childhood adiposity in the Hyperglycemia and Adverse Pregnancy Outcome Follow-up Study. Diabetologia 62(4):598–610

Mattsson M, Maher GM, Boland F, Fitzgerald AP, Murray DM, Biesma R (2019) Group-based trajectory modelling for BMI trajectories in childhood: a systematic review. Obes Rev 20(7):998–1015

Mensink GB, Schienkiewitz A, Haftenberger M, Lampert T, Ziese T, Scheidt-Nave C (2013) Overweight and obesity in Germany: results of the German Health Interview and Examination Survey for Adults (DEGS1). Bundesgesundheitsbl Gesundheitsforsch Gesundheitsschutz 56(5-6):786–794

Menting MD, Mintjens S, van de Beek C, Frick CJ, Ozanne SE, Limpens J, Roseboom TJ, Hooijmans CR, van Deutekom AW, Painter RC (2019a) Maternal obesity in pregnancy impacts offspring cardiometabolic health: systematic review and meta-analysis of animal studies. Obes Rev 20(5):675–685

Menting MD, van de Beek C, Mintjens S, Wever KE, Korosi A, Ozanne SE, Limpens J, Roseboom TJ, Hooijmans C, Painter RC (2019b) The link between maternal obesity and offspring neurobehavior: a systematic review of animal experiments. Neurosci Biobehav Rev 98:107–121

Montazeri P, Vrijheid M, Martinez D, Basterrechea M, Fernandez-Somoano A, Guxens M, Iniguez C, Lertxundi A, Murcia M, Tardon A, Sunyer J, Valvi D (2018) Maternal metabolic health parameters during pregnancy in relation to early childhood BMI trajectories. Obesity (Silver Spring) 26(3):588–596

Musser ED, Willoughby MT, Wright S, Sullivan EL, Stadler DD, Olson BF, Steiner RD, Nigg JT (2017) Maternal prepregnancy body mass index and offspring attention-deficit/hyperactivity disorder: a quasi-experimental sibling-comparison, population-based design. J Child Psychol Psychiatry 58(3):240–247

NCD-RisC (2017) Worldwide trends in body-mass index, underweight, overweight, and obesity from 1975 to 2016: a pooled analysis of 2416 population-based measurement studies in 128.9

million children, adolescents, and adults. Lancet 390(10113):2627–2642

Nehring I, Chmitorz A, Reulen H, von Kries R, Ensenauer R (2013) Gestational diabetes predicts the risk of childhood overweight and abdominal circumference independent of maternal obesity. Diabet Med 30(12):1449–1456

Ong KK, Loos RJ (2006) Rapid infancy weight gain and subsequent obesity: systematic reviews and hopeful suggestions. Acta Paediatr 95(8):904–908

Oostvogels AJ, Stronks K, Roseboom TJ, van der Post JA, van Eijsden M, Vrijkotte TG (2014) Maternal prepregnancy BMI, offspring's early postnatal growth, and metabolic profile at age 5–6 years: the ABCD Study. J Clin Endocrinol Metab 99(10):3845–3854

Patro Golab B, Santos S, Voerman E, Lawlor DA, Jaddoe VWV, Gaillard R (2018) Influence of maternal obesity on the association between common pregnancy complications and risk of childhood obesity: an individual participant data meta-analysis. Lancet Child Adolesc Health 2(11):812–821

Patro B, Liber A, Zalewski B, Poston L, Szajewska H, Koletzko B (2013) Maternal and paternal body mass index and offspring obesity: a systematic review. Ann Nutr Metab 63(1-2):32–41

Penfold NC, Ozanne SE (2015) Developmental programming by maternal obesity in 2015: outcomes, mechanisms, and potential interventions. Horm Behav 76:143–152

Perng W, Gillman MW, Mantzoros CS, Oken E (2014) A prospective study of maternal prenatal weight and offspring cardiometabolic health in midchildhood. Ann Epidemiol 24(11):793–800.e791

Pirkola J, Pouta A, Bloigu A, Hartikainen AL, Laitinen J, Jarvelin MR, Vaarasmaki M (2010) Risks of overweight and abdominal obesity at age 16 years associated with prenatal exposures to maternal prepregnancy overweight and gestational diabetes mellitus. Diabetes Care 33(5):1115–1121

Poston L (2011) Intergenerational transmission of insulin resistance and type 2 diabetes. Prog Biophys Mol Biol 106(1):315–322

Poston L, Caleyachetty R, Cnattingius S, Corvalan C, Uauy R, Herring S, Gillman MW (2016) Preconceptional and maternal obesity: epidemiology and health consequences. Lancet Diabetes Endocrinol 4(12):1025–1036

Pullar J, Wickramasinghe K, Demaio AR, Roberts N, Perez-Blanco KM, Noonan K, Townsend N (2019) The impact of maternal nutrition on offspring's risk of non-communicable diseases in adulthood: a systematic review. J Glob Health 9(2):020405

Rasmussen KM, Catalano PM, Yaktine AL (2009) New guidelines for weight gain during pregnancy: what obstetrician/gynecologists should know. Curr Opin Obstet Gynecol 21(6):521–526

Razaz N, Villamor E, Muraca GM, Bonamy A-KE, Cnattingius S (2020) Maternal obesity and risk of cardiovascular diseases in offspring: a population-based cohort and sibling-controlled study. Lancet Diabetes Endocrinol 8(7):572–581

Restall A, Taylor RS, Thompson JM, Flower D, Dekker GA, Kenny LC, Poston L, McCowan LM (2014) Risk factors for excessive gestational weight gain in a healthy, nulliparous cohort. J Obes 2014:148391

RKI (2014a) Asthma bronchiale. Faktenblatt zu KiGGS Welle 1: Studie zur Gesundheit von Kindern und Jugendlichen in Deutschland – Erste Folgebefragung 2009–2012. RKI, Berlin. https://www.rki.de/DE/Content/Gesundheitsmonitoring/Gesundheitsberichterstattung/GBEDownloadsF/KiGGS_W1/kiggs1_fakten_asthma.pdf?__blob=publicationFile. Zugegriffen am 25.09.2020

RKI (2014b) Heuschnupfen. Fakten- blatt zu KiGGS Welle 1: Studie zur Gesundheit von Kindern und Jugendlichen in Deutschland – Erste Folgebefragung 2009–2012. https://www.rki.de/DE/Content/Gesundheitsmonitoring/Gesundheitsberichterstattung/GBEDownloadsF/KiGGS_W1/kiggs1_fakten_heuschnupfen.pdf?__blob=publicationFile. Zugegriffen am 25.09.2020

RKI (2014c) Neurodermitis. Fakten- blatt zu KiGGS Welle 1: Studie zur Gesundheit von Kindern und Jugendlichen in Deutschland – Erste Folgebefragung 2009–2012. https://www.rki.de/DE/Content/Gesundheitsmonitoring/Gesundheitsberichterstattung/GBEDownloadsF/KiGGS_W1/kiggs1_fakten_neurodermitis.pdf?__blob=publicationFile. Zugegriffen am 25.09.2020

Rolland-Cachera MF, Deheeger M, Bellisle F, Sempe M, Guilloud-Bataille M, Patois E (1984) Adiposity rebound in children: a simple indicator for predicting obesity. Am J Clin Nutr 39(1):129–135

Rosenbauer J, Neu A, Rothe U, Seufert J, Holl RW (2019) Diabetestypen sind nicht auf Altersgruppen beschränkt: Typ-1-Diabetes bei Erwachsenen und Typ-2-Diabetes bei Kindern und Jugendlichen. J Health Monit 4(2):31–53

Roth GA, Johnson C, Abajobir A, Abd-Allah F, Abera SF, Abyu G, Ahmed M, Aksut B, Alam T, Alam K, Alla F, Alvis-Guzman N, Amrock S, Ansari H, Arnlov J, Asayesh H, Atey TM, Avila-Burgos L, Awasthi A, Banerjee A, Barac A, Barnighausen T, Barregard L, Bedi N, Belay Ketema E, Bennett D, Berhe G, Bhutta Z, Bitew S, Carapetis J, Carrero JJ, Malta DC, Castaneda-Orjuela CA, Castillo-Rivas J, Catala-Lopez F, Choi JY, Christensen H, Cirillo M, Cooper L Jr, Criqui M, Cundiff D, Damasceno A, Dandona L, Dandona R, Davletov K, Dharmaratne S, Dorairaj P,

Dubey M, Ehrenkranz R, El Sayed Zaki M, Faraon EJA, Esteghamati A, Farid T, Farvid M, Feigin V, Ding EL, Fowkes G, Gebrehiwot T, Gillum R, Gold A, Gona P, Gupta R, Habtewold TD, Hafezi-Nejad N, Hailu T, Hailu GB, Hankey G, Hassen HY, Abate KH, Havmoeller R, Hay SI, Horino M, Hotez PJ, Jacobsen K, James S, Javanbakht M, Jeemon P, John D, Jonas J, Kalkonde Y, Karimkhani C, Kasaeian A, Khader Y, Khan A, Khang YH, Khera S, Khoja AT, Khubchandani J, Kim D, Kolte D, Kosen S, Krohn KJ, Kumar GA, Kwan GF, Lal DK, Larsson A, Linn S, Lopez A, Lotufo PA, El Razek HMA, Malekzadeh R, Mazidi M, Meier T, Meles KG, Mensah G, Meretoja A, Mezgebe H, Miller T, Mirrakhimov E, Mohammed S, Moran AE, Musa KI, Narula J, Neal B, Ngalesoni F, Nguyen G, Obermeyer CM, Owolabi M, Patton G, Pedro J, Qato D, Qorbani M, Rahimi K, Rai RK, Rawaf S, Ribeiro A, Safiri S, Salomon JA, Santos I, Santric Milicevic M, Sartorius B, Schutte A, Sepanlou S, Shaikh MA, Shin MJ, Shishehbor M, Shore H, Silva DAS, Sobngwi E, Stranges S, Swaminathan S, Tabares-Seisdedos R, Tadele Atnafu N, Tesfay F, Thakur JS, Thrift A, Topor-Madry R, Truelsen T, Tyrovolas S, Ukwaja KN, Uthman O, Vasankari T, Vlassov V, Vollset SE, Wakayo T, Watkins D, Weintraub R, Werdecker A, Westerman R, Wiysonge CS, Wolfe C, Workicho A, Xu G, Yano Y, Yip P, Yonemoto N, Younis M, Yu C, Vos T, Naghavi M, Murray C (2017) Global, regional, and national burden of cardiovascular diseases for 10 causes, 1990 to 2015. J Am Coll Cardiol 70(1):1–25

Samuelsson AM, Matthews PA, Argenton M, Christie MR, McConnell JM, Jansen EH, Piersma AH, Ozanne SE, Twinn DF, Remacle C, Rowlerson A, Poston L, Taylor PD (2008) Diet-induced obesity in female mice leads to offspring hyperphagia, adiposity, hypertension, and insulin resistance: a novel murine model of developmental programming. Hypertension 51(2):383–392

Sanchez CE, Barry C, Sabhlok A, Russell K, Majors A, Kollins SH, Fuemmeler BF (2018) Maternal pre-pregnancy obesity and child neurodevelopmental outcomes: a meta-analysis. Obes Rev 19(4):464–484

Santos Ferreira DL, Williams DM, Kangas AJ, Soininen P, Ala-Korpela M, Smith GD, Jarvelin MR, Lawlor DA (2017) Association of pre-pregnancy body mass index with offspring metabolic profile: analyses of 3 European prospective birth cohorts. PLoS Med 14(8):e1002376

Schienkiewitz A, Damerow S, Schaffrath Rosario A, Kurth BM (2019) Body mass index among children and adolescents: prevalences and distribution considering underweight and extreme obesity: results of KiGGS Wave 2 and trends. Bundesgesundheitsbl Gesundheitsforsch Gesundheitsschutz 62(10):1225–1234

Schlack R, Mauz E, Hebebrand J, Holling H, Ki GGSSG (2014) Has the prevalence of parent-reported diagnosis of attention deficit hyperactivity disorder (ADHD) in Germany increased between 2003–2006 and 2009–2012? Results of the KiGGS-study: first follow-up (KiGGS Wave 1). Bundesgesundheitsbl Gesundheitsforsch Gesundheitsschutz 57(7):820–829

Scholtens DM, Kuang A, Lowe LP, Hamilton J, Lawrence JM, Lebenthal Y, Brickman WJ, Clayton P, Ma RC, McCance D, Tam WH, Catalano PM, Linder B, Dyer AR, Lowe WL Jr, Metzger BE (2019) Hyperglycemia and Adverse Pregnancy Outcome Follow-up Study (HAPO FUS): maternal glycemia and childhood glucose metabolism. Diabetes Care 42(3):381–392

Smith J, Cianflone K, Biron S, Hould FS, Lebel S, Marceau S, Lescelleur O, Biertho L, Simard S, Kral JG, Marceau P (2009) Effects of maternal surgical weight loss in mothers on intergenerational transmission of obesity. J Clin Endocrinol Metab 94(11):4275–4283

Tam CHT, Ma RCW, Yuen LY, Ozaki R, Li AM, Hou Y, Chan MHM, Ho CS, Yang X, Chan JCN, Tam WH (2018) The impact of maternal gestational weight gain on cardiometabolic risk factors in children. Diabetologia 61(12):2539–2548

Tan HC, Roberts J, Catov J, Krishnamurthy R, Shypailo R, Bacha F (2015) Mother's pre-pregnancy BMI is an important determinant of adverse cardiometabolic risk in childhood. Pediatr Diabetes 16(6):419–426

Torloni MR, Betran AP, Horta BL, Nakamura MU, Atallah AN, Moron AF, Valente O (2009) Prepregnancy BMI and the risk of gestational diabetes: a systematic review of the literature with meta-analysis. Obes Rev 10(2):194–203

Van De Maele K, Devlieger R, Gies I (2018) In utero programming and early detection of cardiovascular disease in the offspring of mothers with obesity. Atherosclerosis 275:182–195

Voerman E, Santos S, Patro Golab B, Amiano P, Ballester F, Barros H, Bergstrom A, Charles MA, Chatzi L, Chevrier C, Chrousos GP, Corpeleijn E, Costet N, Crozier S, Devereux G, Eggesbo M, Ekstrom S, Fantini MP, Farchi S, Forastiere F, Georgiu V, Godfrey KM, Gori D, Grote V, Hanke W, Hertz-Picciotto I, Heude B, Hryhorczuk D, Huang RC, Inskip H, Iszatt N, Karvonen AM, Kenny LC, Koletzko B, Kupers LK, Lagstrom H, Lehmann I, Magnus P, Majewska R, Makela J, Manios Y, McAuliffe FM, McDonald SW, Mehegan J, Mommers M, Morgen CS, Mori TA, Moschonis G, Murray D, Chaoimh CN, Nohr EA, Nybo Andersen AM, Oken E, Oostvogels A, Pac

A, Papadopoulou E, Pekkanen J, Pizzi C, Polanska K, Porta D, Richiardi L, Rifas-Shiman SL, Ronfani L, Santos AC, Standl M, Stoltenberg C, Thiering E, Thijs C, Torrent M, Tough SC, Trnovec T, Turner S, van Rossem L, von Berg A, Vrijheid M, Vrijkotte TGM, West J, Wijga A, Wright J, Zvinchuk O, Sorensen TIA, Lawlor DA, Gaillard R, Jaddoe VWV (2019) Maternal body mass index, gestational weight gain, and the risk of overweight and obesity across childhood: an individual participant data meta-analysis. PLoS Med 16(2):e1002744

Wan H, Zhang C, Li H, Luan S, Liu C (2018) Association of maternal diabetes with autism spectrum disorders in offspring: a systemic review and meta-analysis. Medicine (Baltimore) 97(2):e9438

Wang X, Martinez MP, Chow T, Xiang AH (2020) BMI growth trajectory from ages 2 to 6 years and its association with maternal obesity, diabetes during pregnancy, gestational weight gain, and breastfeeding. Pediatr Obes 15(2):e12579

Wen X, Triche EW, Hogan JW, Shenassa ED, Buka SL (2011) Prenatal factors for childhood blood pressure mediated by intrauterine and/or childhood growth? Pediatrics 127(3):e713–e721

WHO (2000) Obesity: preventing and managing the global epidemic. Report of a WHO consultation (WHO technical report series 894). World Health Organization, Geneva

Zhang J, Peng L, Chang Q, Xu R, Zhong N, Huang Q, Zhong M, Yu Y (2019) Maternal obesity and risk of cerebral palsy in children: a systematic review and meta-analysis. Dev Med Child Neurol 61(1):31–38

Zheng M, Lamb KE, Grimes C, Laws R, Bolton K, Ong KK, Campbell K (2018) Rapid weight gain during infancy and subsequent adiposity: a systematic review and meta-analysis of evidence. Obes Rev 19(3):321–332

Zhu Y, Olsen SF, Mendola P, Yeung EH, Vaag A, Bowers K, Liu A, Bao W, Li S, Madsen C, Grunnet LG, Granstrom C, Hansen S, Martin K, Chavarro JE, Hu FB, Langhoff-Roos J, Damm P, Zhang C (2016) Growth and obesity through the first 7 y of life in association with levels of maternal glycemia during pregnancy: a prospective cohort study. Am J Clin Nutr 103(3):794–800

Zugna D, Galassi C, Annesi-Maesano I, Baiz N, Barros H, Basterrechea M, Correia S, Duijts L, Esplugues A, Fantini MP, Forastiere F, Gascon M, Gori D, Inskip H, Larsen PS, Mommers M, Nybo Andersen AM, Penders J, Petersen MS, Pike K, Porta D, Sonnenschein-van der Voort A, Steuerwald U, Sunyer J, Torrent M, Vrijheid M, Richiardi L, Rusconi F (2015) Maternal complications in pregnancy and wheezing in early childhood: a pooled analysis of 14 birth cohorts. Int J Epidemiol 44(1):199–208

Management der postpartalen Gewichtsentwicklung

Carolin Strauss

Inhaltsverzeichnis

16.1 Einleitung – 298

16.2 Grundlagen – 298

16.3 Klinische Charakteristika – 299
16.3.1 Auswirkungen des Körpergewichtes von Müttern auf ihre weitere Gewichtsentwicklung – 299
16.3.2 Einfluss des sozioökonomischen Status und Lebensgewohnheiten – 300
16.3.3 Biologische Risikofaktoren – 301
16.3.4 Auswirkungen des Körpergewichtes von Müttern auf Folgeschwangerschaften – 302
16.3.5 Beckenbodenschwäche – 303

16.4 Steuerungsstrategien – 304
16.4.1 Angriffspunkte prä-, intra- und postpartal – 304
16.4.2 Interventionen – 305

16.5 Prävention – 305

16.6 Ausblick (Perspektive, Langzeitprognose und ggf. Nachbetreuung) – 306

16.7 Fazit für die Praxis – 307

Literatur – 308

© Springer-Verlag GmbH Deutschland, ein Teil von Springer Nature 2022
A. Strauss, C. Strauss (Hrsg.), *Praxisbuch Adipositas in der Geburtshilfe*,
https://doi.org/10.1007/978-3-662-61906-3_16

Trailer

Die internationale Gewichtsentwicklung hin zu anwachsender Prävalenz von Übergewicht und Adipositas hat in den Industrieländern, aber auch darüber hinaus in den vergangenen Jahrzehnten eine epidemische Dynamik angenommen. Diese Akzeleration macht auch vor dem weiblichen Gewichtsniveau zum Zeitpunkt der Konzeption wie auch in ihrer Entwicklung in den folgenden Schwangerschaften nicht Halt. In Abhängigkeit des Ausgangsgewichtes der Mütter ist auch postpartal mit gesteigerten Raten an Gewichtsretention mitunter auch weiterer Gewichtszunahme zu rechnen. Primiparität kann als Indikator in diesem Kontext helfen, ein Risikokollektiv für späteres Übergewicht und Adipositas frühzeitig zu identifizieren, Präventivmaßnahmen einzuleiten und damit Langzeitfolgen zu vermeiden. Dem Einsatz von Standardinstrumenten zur dauerhaften Gewichtsreduktion steht die multifaktorielle Genese der Adipositas entgegen. So sind individuelle Interventionskonzepte ausgerichtet auf Lebensstiländerungen zu favorisieren.

16.1 Einleitung

Die Häufigkeit von Adipositas ist in den Ländern der ersten Welt unter Männern wie Frauen drastisch im Steigen begriffen. Betrachtet man einen Zeitraum von 15 Jahren (1999–2013), beträgt der Anstieg bei adipösen Frauen 24,2 % (DGE 2017). Übergewicht und Adipositas treten mit entsprechend zunehmender Tendenz auch unter Frauen im reproduktiven Alter wie unter Schwangeren auf. Jede dritte Frau tritt heute mit einem BMI $\geq 25,0$ kg/m^2 in die Schwangerschaft ein. Hinzu kommt eine, im Mittel 3 kg höhere Gewichtszunahme in graviditate als dies vor 30 Jahren der Fall war (ACOG 2016). Dabei ist nicht nur das Ausmaß der Körpergewichtserhöhung, sondern auch die Anzahl betroffener Mütter von 33 % auf 43 % deutlich im Steigen begriffen (Gunderson 2014). Das hohe Körpergewicht persistiert in diesen Fällen gehäuft auch post partum. Hiermit verbunden sind langfristige Gesundheitsbelastungen („nicht-übertragbare Erkrankungen" nach der Barker-Hypothese) zu befürchten (Barker 1990).

Die Schwangerschaft stellt eine Lebensphase überwiegend anaboler Stoffwechselprozeße dar und passt sich, mit u. a. in der Plazenta gebildeten Hormonen, den dynamischen Erfordernissen von Mutter und Kind an. Neu angelegte Fettreserven zielen dabei unter dem Aspekt der Arterhaltung auf den nutritiven Schutz des Fetus ab und bereiten den mütterlichen Organismus auf die Belastung durch die Geburt und die sich anschließende Stillzeit vor. Eine exzessive Gewichtszunahme birgt dabei allerdings nicht nur für die Schwangerschaft, Geburts- und Nachgeburtsperiode eine Reihe von Gefahren (z. B. Gestationsdiabetes, Gestationshypertonie, Makrosomie, Geburtshemmnis, Schulterdystokie, postpartale Hämorrhagie – PPH), sondern wirkt, mit Blick auf die längerfristigen Folgen, auch als Marker und Trigger für die Gewichtsentwicklung im späteren Leben der Mutter (Opray et al. 2015).

16.2 Grundlagen

Die ausgeprägte Körpergewichtssteigerung in der Schwangerschaft, auch unabhängig vom Ausgangsgewicht, erhöht nicht nur die perinatale Gesundheitsbelastung von Mutter und Kind, sondern kann auch als erster Trigger für eine längerfristige Gewichtsproblematik bei jungen Frauen wirken (Gunderson 2014). In der Beurteilung und Einschätzung dieser Entwicklung ist jedoch stets zu berücksichtigen, dass Daten, insbesondere zum präkonzeptionellen Gewicht bzw. aus der Frühschwangerschaft häufig aus Patientinnenbefragungen stammen. Übergewichtige Frauen reduzieren im Rahmen derartiger subjektiver Angaben

Management der postpartalen Gewichtsentwicklung

dabei ihr tatsächliches Gewicht gerne um bis zu 5 kg. Im Vergleich dazu, wird die anamnestische Gewichtsangabe von Frauen im Kollektiv der Normalgewichtigen in der Regel nur um 1 kg unterschätzt/angegeben. Dies führt in beiden Gruppen zu, verglichen mit den tatsächlich gemessenen Körpergewichten diskrepanten Angaben. Der Grad der Gewichts-Selbstunterschätzung ist dabei allerdings körpergewichtsabhängig. In diesem Zusammenhang ist somit zu bedenken, dass sich Gewichtsentwicklungen in graviditate wie auch im postpartalen Verlauf objektiv gemessen drastischer darstellen als sich dies durch berichtete Werte ergibt (Gunderson 2014).

> **Tipp**
>
> Die Validität von Befragungsdaten zum Körpergewicht ist zur wissenschaftlichen Auswertung nur eingeschränkt geeignet.

16.3 Klinische Charakteristika

Adipositas beeinflusst nicht nur den Verlauf und das Komplikationsspektrum während einer aktuellen Schwangerschaft, Geburt und im Wochenbett, sondern wirkt darüber hinaus auch auf zukünftige Schwangerschaften. So stellt Übergewicht und Adipositas einen unabhängigen Risikofaktor (7-fach) für die Entwicklung eines Diabetes mellitus Typ 2 (GDM), insbesondere innerhalb der ersten 5 Jahre dar (Schäfer-Graf et al. 2018). Darüber hinaus erhöhen Z.n. frustraner Geburtseinleitung, Z.n. protrahiertem Geburtsverlauf, Z.n. Makrosomie/Schulterdystokie und Z.n. weiteren Schwangerschaftskomplikationen in der Folgeschwangerschaft die Kaiserschnittwahrscheinlichkeit. Ebenso ist das Misslingen vaginaler Geburten im Z.n. Sectio caesarea (VBAC, vaginal birth after cesarean section) kombiniert mit einem erhöhten Risiko für Uterusruptur und konsekutiver Schädigung des Neugeborenen gehäuft anzutreffen (Dennedy und Dunne 2012).

16.3.1 Auswirkungen des Körpergewichtes von Müttern auf ihre weitere Gewichtsentwicklung

Präkonzeptionelles Übergewicht und Adipositas gelten als vorausbestimmende Faktoren für eine höhere Gewichtszunahme in der Schwangerschaft und beeinflussen ferner die Gewichtsretention post partum bzw. die langfristige Gewichtsentwicklung der Patientin maßgeblich. Im Vergleich mit kinderlosen Frauen erweist sich der Z.n. Schwangerschaft und Geburt als unabhängiger Trigger in dieser Risikokonstellation (◘ Tab. 16.1).

Normgewichtige Frauen nehmen nach einer Schwangerschaft kumulativ durchschnittlich ein Kilogramm zu (Gunderson 2014). Dies überschreitet die physiologische altersbedingte Gewichtszunahme bei Frauen von durchschnittlich 0,45 kg pro Lebensjahr (Duvekot 2005). Eine Erhöhung des BMI >3,0 kg/m² in graviditate ist bei Erstgebärenden, unabhängig vom Ausgangsgewicht, mit einem höheren Risiko für eine Gewichtsretention im Wochenbett verbunden. Darüber hinaus triggert

◘ **Tab. 16.1** Durchschnittliche Gewichtspersistenz nach Schwangerschaft und Geburt bei der übergewichtigen Mutter (Schmitt et al. 2007)

	BMI (kg/m²)	Körpergewicht (kg)
6 Wochen	2,50	6,0
6 Monate	1,25	3,0
12 Monate	0,50	1,25

eine derartige Körpergewichtssteigerung einen ungünstigeren mütterlichen und fetalen Schwangerschaftsausgang im Rahmen einer zukünftigen Gravidität (Dennedy und Dunne 2012). Nachuntersuchungen 6 Monate post partum konnten nach exzessiver Gewichtszunahme in graviditate (oberhalb der IOM-Empfehlungen (CDC 2019), siehe Kapitel 1) ein durchschnittlich um 4 kg höheres Körpergewicht aufzeigen. Selbst nach 3 Jahren blieb eine Diskrepanz ≥3 kg bestehen (Gunderson 2014).

In den USA überschreiten 43% aller Schwangeren und knapp 67% der übergewichtigen Schwangeren die IOM-Empfehlungen. Dieser Trend setzt sich postpartal in einer Gewichtspersistenz und langfristig höheren Gewichtszunahme fort. Das präpartale Ausgangsgewicht und das Gewicht 6 Monate post partum korrelieren dabei positiv mit der Gewichtszunahme während der Schwangerschaft und beeinflussen auch langfristig die mütterliche Gewichtsretention. Die durchschnittliche Gewichtszunahme der Schwangeren, die post partum übergewichtig wurden, liegt bei 10 kg (Gunderson 2014).

> **Wichtig**
> Mit einer postpartalen Gewichtsretention (versursacht durch gesteigerte Energieaufnahme ohne Fehlanpassung des Gesamtenergieumsatzes) ist bei 57% aller Schwangeren zu rechnen. Das Körpergewicht steigt dabei im ersten Jahr um 8,6 kg, die fettfreie Körpermaße um 2,0 kg und die Körperfettmaße um 6,2 kg (Most et al. 2020).

Hohe Gewichtszunahmen führen auch bei ursprünglich normalgewichtigen Schwangeren zur Verdoppelung des Risikos einer substanziellen Körpergewichtsretention (>9 kg) 18 Monate post partum. Nach Übertreffen der empfohlenen IOM-Empfehlungen verdreifacht sich die Wahrscheinlichkeit nach der Geburt auch dauerhaft einen BMI ≥25,0 kg/m² nicht mehr unterschreiten zu können. (Gunderson 2014).

Im Verlauf von 10–25 Jahren nach Partus bei der bereits adipösen Patientin ist mit einer weiteren Gewichtszunahme von 15–30 kg (0,6–3 kg/Jahr) zu rechnen (Davis et al. 2018).

16.3.2 Einfluss des sozioökonomischen Status und Lebensgewohnheiten

Neben dem erhöhten Körpergewicht gewinnt die übermäßige Gewichtszunahme in graviditate Bedeutung, nicht nur für die unmittelbare postpartale Gewichtsentwicklung (Retention), sondern auch für langfristiges u. U. lebenslanges Übergewicht/Adipositas. Ein Nikotinabusus und der mütterliche soziale Status erweisen sich zudem als modulierende Einflussgrößen (Gunderson 2014).

13–20% der übergewichtigen Mütter weisen, verglichen zu ihrem Ausgangsgewicht ein Jahr nach ihrer Geburt eine Gewichtszunahme von mehr als 5 kg auf. Nach Fokussierung auf begleitende Risikofaktoren wie „sozialer Status" und „jugendliches Alter" steigt diesen Anteil auf bis zu 50% an.

> **Tipp**
> Die Prävalenz von Übergewicht und Adipositas während der Schwangerschaft und eine (zu) hohe Gewichtszunahme in graviditate korrelieren eng mit einer substanziellen postpartalen Gewichtspersistenz

Weitere Risikofaktoren einer fehlenden postpartalen Gewichtsabnahme sind in nachgeburtlichem Schlafmangel (<5 Stunden/Tag), unpassenden Ernährungsgewohnheiten, Alkoholkonsum, Sozialstatus, Familienstand, Ethnie, Bewegungsmangel und Nicht-Rauchen (doppeltes Risiko) oder Entwöhnung vom Rauchen zu suchen. Dagegen halbiert sich bei Raucherinnen die Prävalenz von postpartalen Gewichtsproblemen (Gunderson 2014).

16.3.3 Biologische Risikofaktoren

Es lassen sich bis zu 500 Gene identifizieren, die den Fettgehalt der Zellen und den intrazellulären Transport von Lipiden beeinflussen. Ist die Regulation von Fettaufbau und Fettabbau gestört, kann es durch Nahrungsüberfluss und mangelnde körperliche Aktivität zur Hypertrophie der Fettzellen kommen. Ab einem BMI $\geq 30,0$ kg/m^2 tritt hier eine Hyperplasie der Lipidzellen hinzu. Signalinduziert kommt es in diesen Fällen zu beständiger Neuproduktion von Adipozyten aus Vorläuferzellen. Dieses neuangelegte Fettgewebe dient nicht mehr nur als Speicher und Reserve für „Hungerzeiten", sondern nimmt als stetig wachsendes endokrines Organ u. a. Einfluss auf das körpereigene Immunsystem. Aus Adipozyten werden Adipokine und Zytokine freigesetzt, die über eine fettinduzierte generalisierte Entzündungsreaktion für die Entwicklung eines Metabolischen Syndroms verantwortlich werden können. Die abdominale Form der Adipositas ist hierfür der primäre Ursprungsort. Im viszeralen Fettgewebe finden sich im Vergleich zu den subkutanen Depots kleinere Adipozyten mit besserer Durchblutung und einer größeren Anzahl an Hormonrezeptoren (z. B. für Katecholamine und Androgene) (Bolz et al. 2014a). Bei Adipositas sind die zentralen Fettgewebsspeicher, anders als das subkutane Fettgewebe, der bevorzugte Speicherort der zusätzlich zugeführten Energieeinheiten, verbunden mit der Entwicklung von Insulinresistenz und/oder GDM. Viszerale Adipositas ist ein treffsicherer Prädiktor als die absolute Zunahme des BMI und kann das Risiko eines ungünstigen mütterlichen, aber auch kindlichen Schwangerschaftsausgangs vorhersagen (Dennedy und Dunne 2012).

Eine frühe Menarche (<12 Jahre), ein kurzes Intervall (<8 Jahren) zwischen Menarche und erster Schwangerschaft und ein mütterliches Alter zwischen 20–30 Jahren erweisen sich als unabhängige Risikofaktoren einer Gewichtszunahme in der Gravidität und einer 2- bis 3-fachen Risikosteigerung für die postpartale Gewichtsretention. Dies dokumentiert die Rolle genetischer und langfristiger biologischer Einflussfaktoren auf die lebenslange Gewichtsentwicklung von Frauen. Diese „frühen" Einflussgrößen kommen lange vor dem Eintreten einer Schwangerschaft, vor möglichen Veränderungen von Lebensgewohnheiten und auch weit vor einem Lebensalter mit einem physiologischen Gewichtszuwachs zum Tragen. Hinsichtlich ihrer Auswirkungen auf die weitere Gewichtsentwicklung sind diese mit dem Effekt einer exzessiven Gewichtszunahme während der Schwangerschaft gleichzusetzen (Gunderson 2014).

Die stärkste Assoziation zu langfristigen mütterlichen Gewichtsproblemen ist neben einem präkonzeptionellen BMI $\geq 25,0$ kg/m^2 bzw. der exzessiven Gewichtszunahme während der Schwangerschaft (oberhalb der IOM-Empfehlungen) von der Parität der Patientin (Primipara) und der Anzahl an Feten (Mehrlingsschwangerschaft) abhängig (Ehrenthal et al. 2014). Es ist die erste Schwangerschaft, welche quantitativ für die Entstehung neuen Fettgewebes Verantwortung trägt. Folgeschwangerschaften verstärken diesen Effekt lediglich und füllen die vorhandenen Speicher auf. Dieser zusätzliche, im Zuge einer Schwangerschaft akkumulierte Fettanteil (ca. 30% bei bereits präkonzeptionell übergewichtigen/adipösen Schwangeren) ist dabei bevorzugt an den Oberschenkeln und dem Abdomen (zentrales Fettgewebe) lokalisiert. Bei normalgewichtigen Schwangeren zeigt die Messung der Hautfaltendicke dagegen den höchsten Anteil an zusätzlichem Fettgewebe subscapular. Dieser Unterschied ist bei Erstgebärenden am größten (Sidebottom et al. 2001).

Nachgeburtlich, so die vielfache Erwartung, wird das während einer Schwangerschaft hinzukommene Körpergewicht rasch und auf physiologischem Weg wieder abgegeben. Eine Negativierung der Kalorienbilanz durch u. a. Stillen, Belastung durch die Wochenbettpflege des Neugeborenen (Schlafmangel), psychologische Faktoren des Ernährungsverhaltens (Appetitveränderung) werden hierfür als relevante Einflussgrößen angesehen. Dabei wird postpartal vor den viszeralen Fettdepots, zuerst die Fettgewebeansammlungen im Oberschenkel- und Trizepsbereich verbraucht (Gunderson 2014). Im Ergebnis zeigen allerdings Vergleiche ein Jahr nach Partus (Messung des Abdomenumfangs) bei übergewichtigen Frauen oder exzessiver Gewichtszunahme in graviditate auch im Wochenbett die weitere Ausweitung zentraler Fettspeicher. Auch MRT-Bestimmungen der Relativverteilung von subkutanem und viszeralem Fettgewebe zeigen beim Vergleich von prä- und postpartalen Untersuchungszeitpunkten diese Verschiebung der Körperfettverteilung in Richtung der zentralen Fettspeicher (68% des Fettgewebezuwachses) (Sohlström und Forsum 1995). Dieser Entwicklungsprozess kommt auch bei längerfristiger Betrachtung nicht zum Stillstand bzw. Umkehr. Mütter (von einem Kind) weisen verglichen mit Nulliparae 5 Jahre nach der Entbindung einen 3-fach höheren intraabdominalen Fettgewebsanteil auf (+40% versus +14%) (◘ Tab. 16.2).

Die bevorzugt zentrale Fettgewebsakkumulation während und nach der Schwangerschaft propagiert speziell das langfristige Risiko chronischer, nicht-übertragbarer Erkrankungen. Diese Erhöhung der Menge viszeraler Fettdepots bedingt diesen Zusammenhang auch bei (präkonzeptionell) nicht-adipösen Frauen (Gunderson 2014).

16.3.4 Auswirkungen des Körpergewichtes von Müttern auf Folgeschwangerschaften

Hohes Körpergewicht und gesteigerte Gewichtszunahme vor, in und nach einer Schwangerschaft kann nicht nur unmittelbar die bestehende Gravidität, Entbindung und das Wochenbett beeinflussen, sondern sich auch mittelbar auf zukünftige Schwangerschaften auswirken. Durch die Persistenz oder die Weiterentwicklung des erhöhten Körpergewichtes sind nicht nur Auswirkungen auf die langfristigen metabolischen Gesundheitsrisiken der Frau, sondern auch ein unmittelbarer Einfluss auf den Verlauf einer Folgeschwangerschaft/Geburt gegeben. Mithilfe populationsbasierter schwedischer Beobachtungsstudiendaten (151.025 Frauen) ist es gelungen, diesen negativen Einfluss einer hohen Gewichtszunahme zwischen den Schwangerschaften auf das Komplikationsrisiko in der Folgeschwanger-

◘ **Tab. 16.2** Lineare Regressionsanalyse (Longitudinalvergleich) des Gehalts und Persistenz viszeralen Fettgewebes präkonzeptionell und 5 Jahre post partum in Abhängigkeit der Parität (CT-Studiendaten) (Gunderson et al. 2008)

	Viszerales Fettgewebe (cm^2)		Hüftumfang (cm)	
	Primiparae	Nulliparae	Primiparae	Nulliparae
Absolute Messparameter	27,1 (14,5–39,7)	9,2 (4,8–13,6)	6,3 (4,1–8,5)	4,0 (3,2–4,9)
Mediane Differenz (95%KI)	18,0 (4,8–31,2)		2,3 (0–4,5)	

schaft zu quantifizieren. Im Vergleich zu Frauen, deren Gewicht unverändert bleibt, zeigen diejenigen mit einer BMI-Zunahme um mehr als drei Punkte innerhalb von zwei Jahren eine signifikant höhere Wahrscheinlichkeit für Präeklampsie, GDM, Sectio caesarea, Totgeburt und fetale Makrosomie. Der sich ergebende Zusammenhang verhält sich dabei linear zum Grad der Gewichtsveränderung. Diese Korrelation kann auch bei Frauen beobachtet werden, die ohne gesteigertes Körpergewicht in beide Schwangerschaften eintreten (Villamor und Cnattingius 2006). Der Vermeidung von Gewichtsretention post partum bzw. die Normalisierung des Körpergewichtes zwischen den Schwangerschaften kommt dabei neben der Kontrolle einer Gewichtszunahme in graviditate entscheidender Einfluss zu. Dies unter dem therapeutischen Aspekt in der aktuellen und einem präventiven Ansatz in zukünftigen Schwangerschaften (Vinter 2012).

16.3.5 Beckenbodenschwäche

Die Ursachen von Belastungsharninkontinenz und Deszensus genitalis sind meist eine Schwäche der Beckenbodenmuskulatur und/oder eine Schädigung des bindegewebigen Bandhalteapparates, der unter anderem für den kontinenten Verschluss der Harnröhre zuständig ist. Ausgelöst werden diese Störungen beispielsweise durch die starke Dehnung der Beckenbodenmuskulatur bzw. des Bindegewebes während einer Schwangerschaft und/oder Geburt mit oder ohne Einreißen dieser Gewebestrukturen. Während einer Schwangerschaft wirkt sich das zunehmende Gewicht des „Schwangerschaftsprodukts" als Dehnungsbelastung für die Beckenbodenstrukturen aus. Ausdünnung und Vulnerabilität des fibromuskulären Gewebes sind die Folge. Die Trias Adipositas, fetale Makrosomie und prolongierte Austreibungsperiode/Geburtsmodus steigern diese Belastung des Beckenbodens über das, im Zusammenhang mit Schwangerschaft und Geburt auch bei Normalgewicht zu erwartende Maß hinaus. Dauerhaft persistierende Folgezustände wie Belastungsharninkontinenz, Senkungszustände und/oder Analinkontinenz sind besonders gehäuft (bis zu 50% unmittelbar post partum) zu erwarten. In Abhängigkeit von Zusatzkriterien (Geburtsverletzungen, Lebensalter, Körpergewicht, [schwere] körperliche Arbeit, chronische Bronchitis [bei Raucherinnen], Z.n. Operationen, Z.n. weiteren Geburten, Z.n. alternativen Beckenbodentraumata, Bindegewebseigenschaften) bessert sich der Zustand nach dem Wochenbett. Dauerhafte Symptome sind prämenopausal bei 6–10% der Mütter, postmenopausal (u. a. gewichtsabhängig) bei bis zu 30% der Frauen zu erwarten.

Übergewicht und Adipositas kommt, neben dem Schwangerschafts-/Geburtstrauma, der Rang des zweitgrößten Einflussfaktors auf eine peripartale Beckenbodenbelastung und damit auf die Entwicklung und den Schweregrad einer zukünftigen Belastungsharninkontinenz zu. Ein vergleichbarer Zusammenhang zwischen Adipositas und weiteren Beckenbodenfunktionsstörungen wie analen Funktionsstörungen, Senkungsbeschwerden/Prolapszuständen und Störungen der Sexualfunktion ist, wenngleich wissenschaftlich weniger häufig untersucht, ebenfalls zweifelsfrei belegt. Das viszerale Fettgewebe und das Gewicht des schwangeren Uterus wirken additiv entsprechend der Schwerkraft auf den Beckenboden und die Harnblase ein. Zusätzliche intraabdominelle Druckerhöhungen (z. B. bei Husten/Niesen oder Tragen schwerem Lasten) sind in dieser Konstellation als biomechanische Druckspitzen für das Überschreiten des Urethraverschlussdrucks und damit belastungsbedingte Inkontinenzepisoden verantwortlich. Daher ist mit einer Gewichtsabnahme nicht nur Prävention möglich, sondern selbst die bereits bestehende Belastungsharninkontinenzsymptomatik kann gemildert oder sogar in Teilen rückgestellt werden (◘ Tab. 16.3).

Tab. 16.3 Einfluss von Körpergewichtsveränderungen auf Inkontinenzepisoden (Subak et al. 2009)

Gewichtsverlust (kg)	Reduktionsraten unwillkürlichen Urinverlustes (%)
8,0	47
1,5	28

16.4 Steuerungsstrategien

Der zunehmende Anteil an übergewichtigen oder adipösen Frauen im reproduktiven Alter (präkonzeptionell) und die zu beobachtende Progression der Gewichtszunahme in der Schwangerschaft, bedingt durch dauerhaft zu hohe Energiezufuhr, Bewegungsmangel im Alltag und verkürze Stillzeiten, sind Gründe für das Fortbestehen eines postpartalen Übergewichts/Adipositas und werden damit zum Trigger des späteren Hinzutretens metabolischer Erkrankungen (Gunderson 2014).

16.4.1 Angriffspunkte prä-, intra- und postpartal

Um die „Adipositas-Epidemie" zu stoppen bzw. umzukehren ist der präkonzeptionellen Gewichtsreduktion und einem engmaschigen Körpergewichtsmonitoring während der Schwangerschaft hohe Bedeutung zuzuschreiben (ACOG 2016; DGE 2017). Die frühzeitige Abgrenzung von Risikokollektiven zielt dabei nicht nur auf die Jahre der reproduktiven Phase im Leben der Frau und im Speziellen den Verlauf von Schwangerschaft und Geburt ab. Vielmehr sind auch jene Frauen zu identifizieren, die empfänglich für eine ausgeprägte postpartale Gewichtspersistenz und damit verbunden rasche Gewichtseskalation im mittleren Lebensalter sind. Ein frühzeitiger Ansatz zum ätiologischen Verständnis von Übergewicht und Adipositas eröffnet so bereits bei jungen Frauen die Option effektiver Therapie- und Präventionsplanungsmodelle, welche nicht nur der Körpergewichtssteigerung, sondern auch den konsekutiven Gesundheitsproblemen (metabolisches Syndrom, kardiovaskuläre Krankheiten) wirksam entgegentreten (ACOG 2016). Diverse Lebensstilkonzepte (v. a. Verzicht auf Getränke mit hohem Zuckergehalt, Süßigkeiten und Fertiggerichte, mediterrane Diät) und Aufklärung über den Nutzen regelmäßiger Bewegung (3x pro Woche mindestens 30 Minuten) werden mit dem Ziel der Reduktion von Schwangerschaftskomplikationen (u. a. GDM, Gestationshypertonie, Makrosomie, Schulterdystokie) und zur Vermeidung/Minimierung einer postpartalen Gewichtsretention implementiert. Obwohl diese Grundsätze vielen Schwangeren und Wöchnerinnen bekannt sind, kommt es oft nicht zur Reduktion des Gewichtes, da die Adipositas inklusive der perpetuierenden Mechanismen zum Bestandteil des alltäglichen Lebens geworden ist. Sättigungs- und Hungergefühle sind hormonell fehlgesteuert und Belohnungssignale werden fälschlich aktiviert. Sucht, Depression und Stigmatisierung schwächen die Willenskraft der Betroffenen und lassen den Circulus vitiosus nur schwer durchbrechen (Rogan et al. 2014; Bolz et al. 2014b). Aufgrund der multifaktoriellen Genese von Adipositas greifen pauschalierte Gebote wie „weniger essen und mehr bewegen" zu kurz. Bessere Interventionserfolge lassen sich im Rahmen von zielsynchronisierter Gruppenarbeit erwarten. Das Bayerisches Staatsministerium für Ernährung, Landwirtschaft und Forsten (StMELF) bietet sein Beratungsangebot u. a. auch den Bedürfnissen eines modernen Informationstransfers folgend, als App für Schwangere und junge Familien in den ersten Babyjahren („Gesunde Ernährung und Bewegung") an (StMELF 2020).

Management der postpartalen Gewichtsentwicklung

> **Tipp**
>
> Der multifaktoriellen Genese von Übergewicht und Adipositas ist auch postpartal mit diversifizierter Beratung und Intervention zu begegnen.

16.4.2 Interventionen

Empfehlungen zum Umgang mit der Konfliktsituation „Adipositas und Schwangerschaft" (Bolz et al. 2014b):
- Kontinuierliche Betreuung und Beratung bereits bei Kinderwunsch
  - Vermittlung des Leitbilds einer gesunden Ernährung
  - Berücksichtigung des sozioökonomischen Hintergrunds der Patientin/der Familie
  - Festlegung neuer Dominanzen und deren schrittweise Realisierung durch kalkulierbare (Zwischen-)Ziele (Protokolle)
- Begleitung während der Schwangerschaft
- Beratung und Kontrolle während des Wochenbettes
- Exploration und Berücksichtigung der individuellen Lebensumstände
- Erarbeitung eines persönlichen Lebensstilkonzeptes (Ernährung, Bewegung, psychologische ggf. psychosoziale Unterstützung, Stärkung des Selbstbewusstseins) unter Bezugnahme auf das zugrundeliegende (Ernährungs-)Problem
- Respektierung und vorurteilsfreie Beachtung persönlicher Vorlieben (Stigmatisierungsvermeidung)
- Beachtung des Erfordernisses aktiver Beteiligung (Motivationserzeugung und -erhalt)
- Etablierung von Feed-back-Mechanismen (z. B. Bewegungsprotokolle und Förderung von Erfolgsgefühlen nach körperlicher Belastung)
- Möglichen Hemmnissen der regelmäßigen körperlichen Ertüchtigung entgegentreten: zunehmende Unbeweglichkeit, Müdigkeit, Sorgen um die Gesundheit des Ungeboren, zeitliche Defizite (Downs et al. 2014)
- Nutzung physiologischer Kalorien-Verbrauchsmechanismen (Stilldauer mindestens 4–6 Monate)
- Spezifische Wissensvermittlung (z. B. nur Nachhaltigkeit einer dauerhaften Lebensstiländerung kann auch langfristig zur intendierten Gewichtsreduktion führen)
- Nährstoffspezifische Diäten sind nicht vor dem Ende der Laktation in Erwägung zu ziehen. Veränderungen der Fett- und Kohlenhydratzufuhr führen zu sehr unterschiedlichen Erfolgen. Allen gemeinsam ist die bereits nach 1 Jahr deutlich reduzierte Compliance (Abbruchsrate 45%) mit einer neuerlichen Gewichtszunahme bei den meisten Frauen nach 6 Monaten und nahezu bei allen innerhalb der folgenden 5 Jahre (Dennedy und Dunne 2012). Zweckdienlicher als die alleinige Adaptation des Fett- und Kohlenhydratanteils der Nahrung, sind gezielte Diätpläne mit einer Reduktion der täglichen Kalorienzufuhr unter den Tagesverbrauch im Verbund mit einem Aktivitätsprogramm und einem regelmäßigen professionellen Recall-System: nach 1 Jahr signifikante Gewichtsabnahme (7,3 kg) und Reduktion an Fettdepots (6%) ohne Veränderung „fettfreier Regionen" (Downs et al. 2014).

16.5 Prävention

> **Wichtig**
> Prävention beginnt bereits vor dem „Mutterleib".

Mütterliches Übergewicht bzw. Adipositas mit bereits präkonzeptionellem Bestand, exzessive Körpergewichtszunahme während der Schwangerschaft (gemessen an den Empfehlungen der IOM) und Primiparität gelten als die stärksten Prädiktoren von zukünftigen Gewichtsproblemen (CDC 2019; Gunderson 2014). Dieses Wissen um die entsprechenden Risikokonstellationen kann es ermöglichen, die entsprechenden Gruppen frühzeitig (präkonzeptionell bzw. vor der Geburt) zu identifizieren und Maßnahmen einzuleiten, die geeignet sind eine Akkumulation weiterer Co-Faktoren der Adipositaspersistenz zu durchbrechen (Primärprävention). Exzessive Körpergewichtszunahme während der Schwangerschaft und fehlende Gewichtsnormalisierung post partum ebnen den Weg zur dauerhaften Entwicklung von Übergewichtigkeit/Adipositas mit allen metabolischen, orthopädischen, internistischen Folgen. Die Körpergewichtszunahme in graviditate entsprechend der Empfehlungen der IOM zu kontrollieren und gemäß den einschlägigen Vorgaben der BMI-abhängigen Risikokategorien zu begrenzen, reduziert das Risiko der postpartalen Gewichtsretention auch bei bereits bestehender Adipositas (Sekundärprävention). Erste Präventionspriorität ist dabei nicht der Gewichtsabnahme, sondern die Vermeidung einer nachgeburtlichen weiteren Gewichtszunahme zuzumessen. Ausreichend lange Stillzeiten und die Anpassung der Lebensgewohnheit, fassen in der Folge das präkonzeptionelle Ausgangsgewicht als Zielgröße ins Auge. Langfristige Gewichtsreduktionsstrategien (Lifestyleveränderungen, diätetische Interventionen, metabolische Chirurgie) bezwecken darüber hinaus, die Vermeidung langfristiger mütterlicher Gesundheitsrisiken (nicht-übertragbare Erkrankungen) entsprechend der Barker-Hypothese (Tertiärprävention). Einer möglichst treffsicheren Identifizierung von Risikogruppen obliegt es, die Entwicklung von einer exzessiven gestationsbedingten Gewichtszunahme über dessen Retention im Wochenbett hin zur Adipositas-abhängigen chronischen Morbidität (Diabetes mellitus, Herzkreislauferkrankungen, metabolisches Syndrom) frühzeitig zu unterbrechen (Gunderson 2014).

16.6 Ausblick (Perspektive, Langzeitprognose und ggf. Nachbetreuung)

In den vergangenen Jahrzehnten ist das durchschnittliche präkonzeptionelle Gewicht von Frauen, welche eine Schwangerschaft eingingen, BMI-Gruppen übergreifend angestiegen. Übergewichtige oder adipöse Schwangere verfehlten gehäuft den für die Gewichtszunahme in der Schwangerschaft empfohlenen Bereich. Zusätzlich hat auch die Gewichtsretention post partum zugenommen und bringt im Gefolge gesundheitliche Langzeitrisiken (u. a. Diabetes mellitus, metabolisches Syndrom, Übergewicht/Adipositas, Hypertonus, kardiovaskuläre Erkrankungen, psychische Erkrankungen) mit sich. Langfristige Präventions- und Therapiekonzepte bestehend aus gezielter Ernährungsumstellung, Fitnessbemühungen, Verhaltenstraining, chirurgischen und medikamentösen Ansätzen der Gewichtskontrolle konnten, obwohl umfänglich gefordert, im täglichen Umgang bisher nur unzureichende Implementierung erfahren. Hierzu fehlen unter anderem auch noch wesentliche wissenschaftliche Logismen.

Forschungserfordernisse zur Identifikation noch ausstehender Erkenntnisse betreffend die Interaktion von Adipositas und Schwangerschaft mit kurz- und langfristigem Blick auf Mutter und Kind (Hill et al. 2020):
- Primärstudien zum Grundlagenverständnis der beteiligten Mechanismen und Stoffwechselwege wie auch biologischer Schlüsselfunktionen inklusive ihrer Auswirkungen auf Mutter und Nachkommen (Wirkungsweisen von Ernährung und Diäten, Gewichtsentwicklung in graviditate).
- Auswirkungen von Lebensstilinterventionen vor, während und nach der Schwangerschaft (soziale, psychologische und physische Unterstützungsmaßnahmen).

- Evidenzsynthese aus Studienergebnissen diverser wissenschaftlicher Ansätze (z. B. Beobachtungsstudien, Interventionsstudien randomisiert kontrollierte Untersuchungen) bevorzugt unter dem Aspekt der Lifestyleintervention und Kosteneffektivität.
- Theoretische Effektivität ist unter dem Aspekt praktischer Effizienz durch Anpassung von biopsychologischen Handlungspfaden in die Steuerung von multidisziplinärer Systemprozesse und die Medizinerausbildung zu implementieren.
- Patientinnenengagement wird in der erforderlichen Partnerschaft mit der Wissenschaft ein essenzieller Prozessbestandteil (scale up pathways).
- Individuelle Lebensführungskonzepte Schwangerer sollen mit der Zielrichtung einer gesteigerten Risikoallokation, eines gefährdungsadaptierten Screening-Betreuungssystems und daraus resultierend, langfristiger Kosteneffektivität als modellhafter Standard helfen, die mütterlichen und kindliche Gesundheitsvorsorge nachhaltig auf einem höheren Niveau zu etablieren.

16.7 Fazit für die Praxis

- Präkonzeptionelle Adipositas präjudiziert im Verein mit übermäßiger Gewichtszunahme der Schwangeren auch die (gesteigerte) Gewichtspersistenz post partum.
- Im Rahmen der Longitudinalbetrachtung des Körpergewichtsverlaufes ist auf die Vergleichbarkeit von Gewichtsangaben zu achten. Anamnestische Angaben der Betroffenen weichen in der Regel nach unten ab.
- Genetische Einflüsse, ein gestörter Energiestoffwechsel, gestörte Hunger- und Sättigungsregulation, einseitige Ernährungsweisen, Bewegungsmangel, psychosoziale Einflüsse und selten auch organische Ursachen, können kausal für die Übergewichts- und Adipositasentwicklung und seine Persistenz werden.
- Die Parität und dabei hauptsächlich die erste Schwangerschaft, beeinflusst maßgeblich und nachhaltig die Anlage von (viszeralen) Fettdepots, die zukünftig für die postpartale Gewichtsretention und langfristig für die Entwicklung von Übergewicht und Adipositas verantwortlich sind.
- Ein postpartaler Körpergewichtsverlust >4,5 kg reduziert das GDM-Risiko in einer Folgeschwangerschaft um 40% (Duvekot 2005).
- Diäten sind während der Laktation nicht empfohlen.
- Die Wahl eines langfristigen Diätplans nach der Stillperiode hat einer individuellen Erfordernisprofilierung zu folgen. Ein einheitliches, für alle wirksames und erfolgreiches Interventionsprogramm ist nicht bekannt. Compliance ≥12 Monate wird dabei allerdings kaum erreicht (Bolz et al. 2014b).
- Postpartal implementierte, kombinierte Lifestyle-Interventionen lassen Frauen innerhalb eines Jahres ihr Zielgewicht häufiger erreichen (RR 1,75, 95%KI 1,05–2,90) und die Rate an Depressionen reduzieren (RR 0,49, 95%KI 0,31–0,78), als dies bei Kontrollwöchnerinnen der Fall ist (Brown et al. 2017).
- Jedes Kilogramm Körpergewichtsveränderung beeinflusst die Funktionsweise des Beckenbodens und ist mit einer Abmilderung bzw. Verstärkung zugehöriger Symptome assoziiert.
- Dauerhafte postpartale Persistenz eines gesteigerten Körpergewichtes kompliziert nicht nur den Verlauf von Folgeschwangerschaften, sondern konstituiert auch langfristige Gesundheitskonsequenzen.

> **Tipp**
>
> Ideale Größenordnung der postpartalen Gewichtsverminderung = 10% des Körpergewichtes innerhalb von 6 Monaten (begünstigt Sicherheit und Nachhaltigkeit der Körperveränderung) (Bethesda 1998).

Literatur

American College of Obstetricians and Gynecologists – ACOG (2016) Weight gain during pregnancy. Committee opinion no. 548. Obstet Gynecol 121:210–212

Barker DJ (1990) The fetal and infant origins of adult disease. Br Med J 301(6761):1111

Bayerisches Staatsministerium für Ernährung, Landwirtschaft und Forsten (StMELF) (2020) Bildungsangebote Ernährung und Bewegung. http://www.stmelf.bayern.de/ernaehrung/bildung/001137/index.php. Zugegriffen am 01.07.2021

Bethesda MD (1998) Clinical guidelines on the identification, evaluation, and treatment of overweight and obesity in adults. The evidence report. NHLBI Obesity Education Initiative Expert Panel on the Identification, Evaluation, and Treatment of Obesity in Adults (US). National Heart, Lung, and Blood Institute Report No.: 98-4083

Bolz M, Koenen DJ, Körber S, Briese V (2014a) Adipositas und Schwangerschaft – Pathophysiologie und Pathobiochemie. In: Bolz M, Koenen DJ, Körber S, Briese V (Hrsg) Adipositas und Schwangerschaft. Walter de Gruyter Verlag, Berlin/Boston

Bolz M, Koenen DJ, Körber S, Briese V (2014b) Konservative Adipositastherapie nach der Geburt. In: Bolz M, Koenen DJ, Körber S, Briese V (Hrsg) Adipositas und Schwangerschaft. Walter de Gruyter Verlag, Berlin/Boston

Brown A, Guess N, Dornhorst A, Taheri S, Frost G (2017) Insulin-associated weight gain in obese type 2 diabetes mellitus patients: what can be done? Diabetes Obes Metab 19(12):1655–1668

CDC (2019) IOM-recommendations: weight gain during pregnancy. https://www.cdc.gov/reproductivehealth/maternalinfanthealth/pregnancy-weight-gain.htm. Zugegriffen am 01.07.2021

Davis D, Brown WJ, Foureur M, Nohr EA, Xu F (2018) Long-term weight gain and risk of overweight in parous and nulliparous women. Obesity 26:1072–1077

Dennedy MC, Dunne F (2012) Maternal obesity and pregnancy. In: Ovesen PG, Møller Jensen D (Hrsg) Maternal obesity and pregnancy. Springer, Heidelberg

Deutsche Gesellschaft für Ernährung – DGE (2017) So dick war Deutschland noch nie: Ergebnisse des 13. DGE-Ernährungsberichts zur Übergewichtsentwicklung. https://www.dge.de/presse/pm/so-dick-war-deutschland-noch-nie/. Zugegriffen am 01.07.2021

Downs DS, Evenson KR, Chasan-Taber L (2014) Obesity and physical activity during pregnancy and postpartum: evidence, guidelines and recommendations. In: Nicholson W, Baptiste-Roberts K (Hrsg) Obesity during pregnancy in clinical practice. Springer, Heidelberg

Duvekot J (2005) Pregnancy and obesity: practical implications. Eur Clin Obstet Gynaecol 1:74–88

Ehrenthal DB, Minkovitz CS, Strobino DM (2014) Maternal obesity, gestational weight gain and childhood growth in the first year of life. In: Nicholson W, Baptiste-Roberts K (Hrsg) Obesity during pregnancy in clinical practice. Springer, Heidelberg

Gunderson EP (2014) Epidemiologic trends and maternal risk factors prediction postpartum weight retention. In: Nicholson W, Baptiste-Roberts K (Hrsg) Obesity during pregnancy in clinical practice. Springer, Heidelberg

Gunderson EP, Sternfeld B, Wellons MF, Whitmer RA, Chiang V, Quesenberry CP Jr, Lewis CE, Sidney S (2008) Childbearing may increase visceral adipose tissue independent of overall increase in body fat. Obesity 16(5):1078–1084

Hill B, Skouteris H, Boyle JA, Bailey C, Walker R, Thangaratinam S, Sundseth H, Stephenson J, Steegers E, Redman LM, Montanaro C, Lim S, Jorgensen L, Jack B, Borges ALV, Bergmeier HJ, Baxter JB, Harrison CL, Teede HJ (2020) Health in preconception, pregnancy and postpartum global alliance: international network pregnancy priorities for the prevention of maternal obesity and related pregnancy and long-term complications. J Clin Med 9(3):E822

Most J, Altazan AD, St. Amant M, Beyl RA, Ravussin F, Redman LM (2020) Increased energy intake after pregnancy determines post partum weight retention in women with obesity. J Clin Endocrinol Metab 105(4):e1601–e1611

Opray N, Grivell RM, Deussen AR, Dodd JM (2015) Directed preconception health programs and interventions for improving pregnancy outcomes for women who are overweight or obese. Cochrane Database Syst Rev 14(7):CD010932

Rogan SC, Payne JL, Meltzer-Brody S (2014) Relationship between depressive mood and maternal obesity: implications for postpartum depression. In: Nicholson W, Baptiste-Roberts K (Hrsg) Obesity during pregnancy in clinical practice. Springer, Heidelberg

Schäfer-Graf U für die Leitliniengruppe (2018) Gestationsdiabetes mellitus (GDM), Diagnostik, Therapie und Nachsorge. 2. Aufl. Deutsche Diabetes Gesellschaft (DGG) und Deutsche Gesellschaft für Gynäkologie und Geburtshilfe (DGGG). AWMF S3-Leitlinie 057/008

Schmitt NM, Nicholson W, Schmitt J (2007) The association of pregnancy and the development of obesity – results of a systematic review and meta-analysis on the natural history of postpartum weight retention. Int J Obes 31(11):1642–1651

Sidebottom AC, Brown JE, Jacobs DR Jr (2001) Pregnancy-related changes in body fat. Eur J Obstet Gynecol Reprod Biol 94(2):216–223

Sohlström A, Forsum E (1995) Changes in adipose tissue volume and distribution during reproduction in Swedish women as assessed by magnetic resonance imaging. Am J Clin Nutr 61(2):287–295

Subak LL, Wing R, West DS, Franklin F, Vittinghoff E, Creasman JM, Richter HE, Myers D, Burgio KL, Gorin AA, Macer J, Kusek JW, Grady D, PRIDE Investigators (2009) Weight loss to treat urinary incontinence in overweight and obese women. N Engl J Med 360(5):481–490

Villamor E, Cnattingius S (2006) Interpregnancy weight change and risk of adverse pregnancy outcomes a population-based study. Lancet 368(9542):1164–1170

Vinter CA (2012) Gestational weight gain. In: Ovesen PG, Møller Jensen D (Hrsg) Maternal obesity and pregnancy. Springer, Heidelberg

Serviceteil

Stichwortverzeichnis – 313

© Springer-Verlag GmbH Deutschland, ein Teil von Springer Nature 2022
A. Strauss, C. Strauss (Hrsg.), *Praxisbuch Adipositas in der Geburtshilfe*,
https://doi.org/10.1007/978-3-662-61906-3

Stichwortverzeichnis

A

Abort 187
Abortrate, erhöhte 126
Abstillen 249
Acetylsalicylsäure 190, 198
Adipokin 184
Adiponectin 13, 93, 105
Adipositas
– Folgeerkrankungen 19
– hormonelle Auswirkungen 74
– kindliche 74
– morbide 99, 126, 128
– paternale 134
Adipositas-BOARD 101
Adipositasepidemie 10
adiposity rebound 280
Agouti-Gen 162
Air-Displacement-Plethymografie (ADP) 55
Aktivität, körperliche 160
– Abbruch 164
– Kontraindikationen 164
– Kontraindikationen 165
ALSPAC-Kohorte 271
Amniozentese 126
Analyse, formalgenetische 89
Anästhesieverfahren 219
Androgenisierungszeichen 77
Angiotensinogen 13
Anomalie, fetale 194
Antiadiposita 15
Anti-Müller-Hormon (AMH) 78
Apnoetoleranz 240
Apoptosis-Signal-Regulating-Kinase (ASK1) 116
appropriate for gestational age (AGA) 188, 264
Area-Mass-Index (AMI) 8
Aspirationsrisiko 234
Aspirin 132
Assistierte Reproduktionstherapie (ART) 81
Asthma bronchiale 286
Atelektase 232, 240
Aufmerksamkeitsdefizitsyndrom (ADHS) 133
Autismus-Spektrum-Störung (ASS) 288

B

Ballonkatheter-Zervixdilatation 204
Barker-Analyse 92
Barker-Hypothese 19, 88
Baufett 9
bias 56
big for gestational age (LGA) 40
Biliopankreatische Diversion (BPD) 102, 103

binge eating disorder 39, 174
BMI (Body Mass Index) 7, 12, 25, 54, 75, 98, 126, 127, 150, 164, 181, 184, 196, 213, 223, 235, 266, 279, 282
– Risikostratifizierung 76
Body-Adiposity-Index (BAI) 8
body composition 248
body image dissatisfaction (BID) 24
Body Mass Index (BMI) 7, 12, 25, 54, 75, 98, 126, 127, 150, 164, 181, 184, 196, 213, 223, 235, 266, 279, 282
– Risikostratifizierung 76
Body-Shape-Index (BSI) 8
Bonding 250
Broca-Index 8
Bulimie 39

C

Calcium 52
Calipometrie 7
Calorimetrie, indirekte 58
Carotinoid 51
central obesity 234
Cephalosporine 217
Cerebralparese (CP) 195
Chemokin 13
Chirurgie, bariatrische 17, 271
– Indikationen 100
– Nahrungsaufbau 104
– Voraussetzungen 100
Chirurgie, metabolische 105
– Voraussetzungen 100
Cholestase 203
Cito-Sectio caesarea 191, 215, 217
Clomifenstimulation 80
closing capacity 232
Cortisolspiegel 173
CpG-Methylierung 270
Crash-Diät 58
CRP 75

D

D-A-CH-Empfehlung 48
D-A-CH-Referenzwert 5
Dekompensation, kardiale 234
Depotfett 9
Depression, postnatale 171
Desogestrel 253, 254
Detektionsrate (DR) fetaler Fehlbildungen 123
DGE (deutsche Gesellschaft für Ernährung) 5

Diabetes mellitus
- Typ 1 147
- Typ 2 147
Diabetes mellitus 134, 147
Dinoproston 203
Disseminierte intravasale Koagulopathie (DIC) 203
DNA-Methylierung 269, 271, 285
D-Neuralrohrdefekt 48
Docosahexaensäure (DHA) 47, 50
doubly labeled water (DLW) 56
Dumping-Syndrom 17, 198

E

Early-onset-Präeklampsie (EOPE) 129
Edinburgh Postnatal Depression Scale (EPDS) 174
Effekt, polygener 91
Eicosapentaensäure (EPA) 47
Einheit, feto-plazentare 43
Einschallbedingung, verbesserte 123
Einzelbasen-Polymorphismus (SNP) 89
Eisen 51, 53
Eklampsie 183, 203
Endometritis 222
Endomyometritis 247
Energieaufnahme 59
Energiebedarf, leistungsabhängiger 6
Energieverbrauch 44
energy gain 42
Entbindungsort 200
Entbindung, vaginale 190, 216, 223, 235
Entscheidungs-Entbindungs-(EE-)Zeit 238
Epiduralanästhesie (EDA) 218
Epigenom 162, 268
Erkrankung
- atopische 286
- depressive 170
Ernährung, mediterrane 189
Ernährungsprotokoll 55
Ess-Sucht 252
excess weight loss (EWL) 104

F

Fallot`sche Tetralogie 186
Fasten 58
Fehlbildung, fetale 185
Fertilität 74, 75
fertility diet 79
fetal fraction 125
fetal origins of adult disease (FOAD) 256
Fettgewebe 9
- braunes 9
- Endokrinologie 13
- Verteilungstyp 10
- weißes 9
- Zelltypen 9
Fettgewebshomöostase 32
Fettutilisation 163
FGF21 13
Folat 48
Folsäure 48, 52, 53, 57, 66, 106, 132, 197
food addiction 39
Food frequency-Fragebogen 55
Forceps 193
Frühabort 149
Frühegeburtenrate 184
Frühgeburt 114, 195, 263
Früh-Ultraschall 122

G

gastric banding 15, 103
GDM 289
Geburt, elektiv terminierte 203
Geburtsgewicht (GG) 88
Geburtsmanagement 191
Genomweite Assoziationsstudie (GWAS) 89, 91
Gestagen 253, 254
Gestation-adjusted-Protocol (GAP) 130
Gestationsdiabetes 114, 181, 183, 264, 278, 285
Gestationshypertonie 181
Gesundheitsrisiko Adipositas 31
Gewichtsreduktion 79
- postpartale 249
- präkonzeptionelle 27
Gewichtszunahme
- empfohlene 22
- exzessive 39
- Restriktion 22
- schwangerschaftsbedingte 23
Glutamat-Cystein-Ligase (GCLC) 116
Grundumsatz (GU) 5

H

Häufigkeit von Übergewicht und Adipositas in Deutschland 7
HbA1c 149, 151
Heparin 132, 248
Hirsutismus 77
Hormonstatus, basaler 78
HPA-Achse 173
Hyperglykämie 48
Hyperinsulinämie 128, 256
Hyperinsulinismus 185
Hyperlipidämie 47
Hypogalaktämie 249
Hypoplastisches Linksherzsyndrom (HLHS) 186

Stichwortverzeichnis

I

Ideales Körpergewicht (IBW) 235
Insulin 154
Insulinresistenz 79, 128, 164, 252
Insulintherapie 148
intrauterine growth restriction (IUGR) 129, 182
Intrauteriner Fruchttod (IUFT) 127, 150, 184, 185, 187, 212
Intubationsnarkose (ITN) 218
In-vitro-Fertilisation 57, 81

J

Jod 50, 53, 66

K

Kaffee 61
Kandidatengenansatz 89
Kapazität, metabolische 41, 42, 44, 54
Katheterperiduralanästhesie (KPDA) 217, 218
Kinderwunschbehandlung 79
Koffein 61
Komplikation, schwangerschaftsassoziierte 117
Kopfschwartenelektrode 202
Kopienzahl-Variante (CNV) 89
Koronare Herzerkrankung (KHK) 173
Körperbau-Entwicklungsindex (KEI) 8
Körperbild 24
– Einflussgrößen 25
Körpergewicht (KG) 5
Kupferspirale 253

L

Lachgas 237
Laktoferrin 250
Laparoskopisches ovarielles Drilling (LOD) 80
large for gestational age (LGA) 188, 264
Last, metabolische 41, 42
Late-onset-Präeklampsie (LOPE) 129
Lebenswelt, adipogene 63, 65
Leptin 13, 90, 93, 218, 249, 269
Leptin-Defizienz 91
Lernen, vegetatives 19
Lifestyle-Intervention 79
LIFEstyleStudy 79
Lipotoxizität 75
Listeriose 61
Lungenembolie 248
Lungenödem 203
Lungenphysiologie 231

M

Magenballon 102, 103
Magenband 15, 102, 103
Magenbypass 99, 101–103
Magnet-Resonanz-Therapie (MRT) 55
Makronährstoff 46
Makrosomie 114, 130, 195, 264
Makrosomierate, fetale 189
Masse, fettfreie 55
massive parallel shotgun sequencing (MPSS) 125
Melanokortin-4-Rezeptor (MC4R) 91
Meptazinol 236
metabolic equivalent task (MET) 163
Metabolisches Syndrom 105, 164, 181
– Frühgeburtlichkeit 263
Metformin 79, 107, 132, 148, 154, 156, 206
MET-Wert 164
Mikroenvironment 57
Mikronährstoffbedarf 48
Milchspendereflex 251
Milieu, intrauterines 278
Misoprostol 203
Modifikation, posttranslationale von Histonen 269
Morbidität 54
– embryonale 187
– fetale 187
– maternale 191, 212, 224
– neonatale 187, 212, 224
– neonatale 262, 263
– peripartale 238
Morphin 241
Mortalität
– embryonale 187
– fetale 187
– kindliche 212
– maternale 191, 212
– neonatale 187, 212
– neonatale 262, 263
– perinatale 186
– peripartale 238
– postnatale 187
– postneonatale 212
Multiple-of-mean-Werte (MoM) 124

N

n3-Fettsäure 47
n6-fatty acid (n6-FA) 60
nature 12
negative pressure wound therapy (NPWT) 224
NEST-Kohorte 271
Neugeborenenhypotrophie 205
Neuralrohrdefekt 149, 185

Neurodermitis 286, 287
non communicable diseases (NCD) 40
non-invasive prenatal testing (NIPT) 194
Notfallkaiserschnitt 215
nurture 11

O

Oberkörperhochlagerung 240
obesity supine death syndrome 238
Obstipation 62
Obstruktives Schlaf-Apnoe-Syndrom (OSAS) 231
Omega-6-Fettsäure 47, 60
Omega-Loop-Bypass 101, 103
Opioid 222, 236, 240, 241
Oraler Glukose-Toleranztest (oGTT) 132
Ovarfunktion 78
Oxytocin 200, 203, 247, 250

P

PAI-1 13
PAL-Wert 45
Patienten-kontrollierte Analgesie (PCA) 236, 237
PCOS-Kriterien 77
Pethidin 236
Pfannenstiel-Inzision 220
Phosphor 53
physical activity level (PAL) 6, 45
Pima Indians 285
placental growth factor (PIGF) 190
Plazentainsuffizienz 205
Plazentalösung, vorzeitige 191
Polycystisches Ovarsyndrom (PCOS) 14, 74, 77, 107, 148
polygenic risk score (PRS) 88, 92
Ponderal-Index (PI) 8
Postpartale Hämorrhagie (PPH) 190
Präeklampsie 114, 128, 181, 183, 203
Preconceptional Counseling (PCC) 28
pregnancy associated plasma protein A (PAPP A) 190
Programmierung
– fetale 267, 278
– metabolische 40, 41, 47
Prolaktin 250, 251
Prostaglandin 247
Puerperalsepsis 246
Pulsatilitätsindex (PI) 129

R

ramped position 231
Re-Atemwegsmanagement 219
Reduktionskost 57
Reflux 62, 234

Remifentanil 237, 240
Re-Sectio caesarea 215
Resistin 13
resting energy expenditure (REE) 44
Risiko, kardiovaskuläres 284
Risikoschwangerschaft 182
Risikoscore, polygener 88
Rotterdam-Kriterien 77
Roux-en-Y-Bypass 16
Ruheenergiebedarf 58

S

Schlauchmagen 99, 101–103
Schlauchmagenbildung 16
Schock, geburtshilflicher 183, 191
Schulterdystokie 192, 193, 195
Schwangerschaftsdepression 170
Schwangerschaftserkrankung, hypertensive 183
Schwangerschaftsinduzierter Hypertonus (SIH) 114
Schwangerschaft, ungeplante 182
Sectio caesarea 191, 193, 195, 216, 238
– Allgemeinanästhesie 240
– Anästhesieverfahren 219
– Antibiotika 218
– eiliger 215
– im Notfall 216
– nach bariatrischer Chirurgie 215
– primäre 212, 213, 224
– Risiken 221
– sekundäre 213, 214, 217, 224
Sepsis 183, 187, 191
single nucleotid polymorphism (SNP) 32, 125
Sitzzeit 14
small for gestational age (SGA) 40, 188, 264
Sodbrennen 62
soluble fms-like tyrosine kinase 1 (sFlt 1) 190
Spinalanästhesie (SPA) 218
– hohe 235
Sport 164
Sterilisation 254
Sterilität 74
Steroidhormon 13
Stickstoffbilanz 47
Stillen 249, 250, 252, 255
Stillperiode 62
Störung, endokrine 182
Subfertilität, Adipositas-bedingte 18
Suboptimale Visualisierungsrate (SUV) 122
Suizid 170
Super-Adipositas 124, 127, 129, 223

T

Taille-Hüft-Quotient 181
Taille-Hüft-Verhältnis 8
Taillenumfang 8, 181

targeted sequencing 125
Thermogenese 6
Thrombembolie 190, 195, 221
Thrombose 190, 221
Thromboseprophylaxe 132, 222
time to pregnancy (TTP) 75, 77
total energy expenditure (TEE) 45, 59
Totales Körpergewicht (TBW) 235
Toxoplasmose 61
Tramadol 236
Transposition der großen Arterien (TGA) 122
Trisomie
– 13 125
– 18 125
– 21 125

U

under-reporting 56

V

vaginal birth after cesarean section (VBAC) 192, 215
Vakuumsextraktion 193
Vena-Cava-Kompressionssyndrom 219
– Cava-Kompressions-Syndrom 233

Veranlagung, intrauterine 74
Verhütungspflaster 253
visceral adipose tissue (VAT) 43
Vitamin
– A 51
– B6 52
– B12 50, 53, 238
– C 52
– D 50, 52, 198
– E 52

W

Wachstumsretardierung, fetale 153
Waist-to-Height-Ratio (WtHR) 8
Wehendystokie 202
WHO-Gewichtsklassifikation 98
Wochenbettdepression 255
Wundheilungsstörung 224

Z

Zerebralparese, infantile 288
Zwei-Fragen-Test nach Whooley 174
Zytokin 13

MIX
Papier aus verantwortungsvollen Quellen
Paper from responsible sources
FSC® C105338

If you have any concerns about our products,
you can contact us on
ProductSafety@springernature.com

In case Publisher is established outside the EU,
the EU authorized representative is:
**Springer Nature Customer Service Center GmbH
Europaplatz 3, 69115 Heidelberg, Germany**

Printed by Libri Plureos GmbH
in Hamburg, Germany